補　統合失調症症候学

精神科臨床のあり方：批判と提言

中　安　信　夫

星和書店

序

本書は『増補改訂　分裂病症候学—記述現象学的記載から神経心理学的理解へ』（二〇〇一）、『続　統合失調症症候学—精神症候学の復権を求めて』（二〇一〇）に続く筆者の第三論文集である（正確に記せば上記二〇〇一年刊行の論文集に先立って『分裂病症候学—記述現象学的記載から神経心理学的理解へ』〈一九九一〉と『初期分裂病／補稿』〈一九九六〉の二冊の論文集を編んでいるが、それらに収載した論文の多くが二〇〇一年の論文集に再掲されている）。二〇一〇～二〇一七年に執筆した一九篇とそれよりはるか前の一九八六～一九九五年に執筆したものの前二書の論文集への収載を見送っていた七編の都合二六編の論文から成るが、それらを第Ⅰ部：統合失調症の精神症候と病態心理、第Ⅱ部：精神科臨床のあり方、第Ⅲ部：ＤＳＭ批判、第Ⅳ部：習作より、の四部に分けて掲載することにした。なお、上記二六編のうち、三編は関由賀子氏との共著であり、一編は兼本浩祐氏との対談であるが、転載を許可された両氏に感謝申し上げる。

さて、統合失調症の症候学を主とした筆者の研究の一連の流れから本書の主題は前二書と同様に「補　統合失調症症候学」としたが、副題を「精神科臨床のあり方：批判と提言」としたのは、この八年間に執筆した論文のうち、文字通りの統合失調症症候学に関するものは少なく、多くはＤＳＭ批判も含め精神科臨床のあり方に関わるものであったからである。そうなったのは、そうしたテーマで執筆依頼を受けることが多かったからという理由もさることながら、筆者が近年の操作的診断学や治療アルゴリズムの隆盛の中で、精神科臨床は本来いかにあるべきかを強く自覚し、それを伝える必要を感じたからである。書いた内容は、一九八〇年のDSM‐Ⅲ発刊以前に精神科修練を受けた精神科医にとってはあまりにも当たり前で新味のないことであろうが、しかしそうと知りつつもなお筆者が書き続けてきたのは、DSMで教育を受けてきたいわゆるDSM世代が精神科医の大半を占めるようになっている精神医学界の現状を考えるならば、今ここでそれらを伝えておかなければ、一九世紀後半に始まるこの一〇〇年あまりの近代精神医学が達成した成果が雲散霧消してしまうという危機感があるからである。怒りをもって執筆したが、「老人の小言」とせずに真摯に受け止めてほしいと切に願うものである。

以下は私論集ゆえに記すのであるが、それは筆者の論文の書き方に関するものである。かつて筆者は「これまで筆者は、自らの学問的内容において師を持たずに過ごしてきた者である。こうした言い方は不遜に聞こえるかもしれないが、決してそうではない。遠くに、また近くに師たる人を見いだしながらも、なお師にしたがうことを筆者の内心が潔しとしなかったのである。たぶんそれは、あらゆる権威の、ことに大学の権威の否定が吹き荒れた時代に学生生活を送った者としての狭量と矜持によるものであろう」と記したことがある（『分裂病症候学—記述現象学的記載から神経心理学的理解へ』〈一九九一〉の「序」。その増補改訂版〈二〇〇一〉にも転載）。学問的内容だけでなく論文の書き方においても筆者は師を持たずに自分流を貫いてきたが、はたして筆者はどこでその書き方を学んだのであろうか。徒然に思い返し、そして思い至ったのはやはり上記の学生時代であって、自分流の論文の書き方は学生運動というのもおこがましい学生自治会活動での立て看板やアジビラの書き方を踏襲しているということであった。筆者の大学入学ははるか五〇年も前の昭和四三年（一九六八）であり、入学して間もなく始まった大学紛争に文字通り翻弄されたのであるが、その翻弄から抜け出し、学生自治会活動に邁進しはじめたのは大学紛争が終焉した一九七〇年代に入ってからであった。紛争当時の、大学構内に林立する立て看や一日に十数枚も配られるビラを食い入るように読む、かつては筆者もその一人であったいわゆる一般学生はすでになく、いささか口幅ったい言い方になるがそうした状況の中で一般学生を立て看の前で立ち止まらせ、ビラを読ませるためにはどうすればいいか。その方法として筆者は、立て看やビラの作成に際しては〝鬼面人を驚かす〟タイトル、明快で断定的な論旨、理解の便を図るための図解を心掛けるようにしたが、振り返ってみればそれとまったく同じことを筆者は論文執筆においてもしてきたのであった。タイトルについてはおよそ学術論文名らしからぬ「虚飾と徒花」（二〇〇一年論文集第二七章）や「鵺のごとく正体不明、アメーバのごとく千変万化、烏合のごとく種々雑多」（本書第一九章）が典型であり、論旨については明快さを旨として断定的に記し、図解については領域を同じくする他の研究者には見られないほどに図表を多用してきた。そうした工夫によって筆者が狙ったことは、何よりも見出した知見や主張せんとする見解を明快に伝えることにあったが、加えてそうすることによって賛同するにしろ反論するにしろ活発な議論を巻き起こすことにあった。この後者の意図について付言するならば、学問の進展のためには議論が、それも時には激しい議論が必要不可欠であるが、わが国の精神医学界では議論があまりにも少なく、その傾向は時代とともに益々強まってきていると思われたからである。以上、偽りのない事実を記したが、若い頃に覚えた習癖からいつまでも抜け出せないなあと省みて慨嘆するところがある一方で、それで良しとする思いがあるのもまた確かなのである。とまれ、そうして書き綴ってきたこの八年間の業を一書にしてみた。ご批判を願う次第である。

最後になるが、本書を含めて筆者がこれまでに刊行した主だった書籍一〇冊を以下に掲げておくことにする。いずれも星和書店から刊行したものであるが、一九九〇年の『初期分裂病』をはじめとしてこの三〇年近くにわたって快く出版を引き受け続けていただいた石澤雄司社長ならびに編集の労をとられた編集部の方々に深甚の謝意を申し述べるものである。

【単行書】

一つの臨床単位として自らが提唱した初期統合失調症について
『初期分裂病』（一九九〇）
『初期統合失調症　新版』（二〇一七：関由賀子、針間博彦氏との共著）

統合失調症の病態心理に関する自説：状況意味失認‐内因反応仮説について
『体験を聴く・症候を読む・病態を解く――精神症候学の方法についての覚書』（二〇〇八）
『統合失調症の病態心理――要説：状況意味失認‐内因反応仮説――』（二〇一三）

精神科臨床診断の方法について

『精神科臨床を始める人のために―精神科臨床診断の方法』（二〇〇七）
『反面教師としてのＤＳＭ―精神科臨床診断の方法をめぐって』（二〇一五）

精神鑑定書
『宮﨑勤精神鑑定書別冊　中安信夫鑑定人の意見』（二〇〇一）

【論文集】
『増補改訂　分裂病症候学―記述現象学的記載から神経心理学的理解へ』（二〇〇一）
『続　統合失調症症候学―精神症候学の復権を求めて』（二〇一〇）
『補　統合失調症症候学―精神科臨床のあり方：批判と提言』（二〇一八）

二〇一八年一月

中安信夫

一、本書は既発表の二五編および学会での口演草稿一編の総計二六編の論文から成る。四部二六章に部・章だてしたが、各部におけるその配列は内容に従った。

二、一書にまとめるに際してアラビア数字を漢数字に直すなどの小訂正を施したが、その他は原論文のままである。

三、原論文の初出雑誌・著書の名称、掲載頁、出版社、発行年などは、各章の最後に記載した。

四、文献欄において、本書の他章に掲載した論文にはゴチック体で**（本書第〇章）**と付し、本書の正編にあたる『増補改訂　分裂病症候学—記述現象学的記載から神経心理学的理解へ』（二〇〇一）ならびにその続編である『続　統合失調症症候学—精神症候学の復権を求めて』（二〇一〇）に掲載した論文には同じくゴチック体で、各々**（前々書第〇章）**、**（前書第〇章）**と付しておいた。

第Ⅱ部　精神科臨床のあり方

第Ⅲ部　DSM批判

第Ⅳ部　習作より

第I部　統合失調症の精神症候と病態心理

第I部解説

この第I部に筆者は「統合失調症の精神症候と病態心理」というタイトルを与えたが、同じく統合失調症の症候学を取り扱った前々書『増補改訂　分裂病症候学―記述現象学的記載から神経心理学的理解へ』（二〇〇一）の第I部「状況意味失認と内因反応」、ならびに前書『続　統合失調症症候学―精神症候学の復権を求めて』（二〇一〇）の第I部「辺縁症状の病態心理」に比すれば、この本書第I部はその分量においても、また内容においてもはなはだ貧弱なものと言わざるをえない。分量においては前々書が一六編、前書が八編であるのに対し、本書はアスペルガー症候群と老年期パラフレニーを論じた二編を除けば七編であり、内容についてはこれまでに発表してきた論文を別の視点から整理し直したものが多く、「補　統合失調症症候学」という本書の主題名通りにまさしく補遺と言えるものとなっている。そうなったのは、このテーマに関して筆者が論じたいと思っていたことはすでに前々書と前書の諸論文において書き尽くしたとの感を抱いていたからであるが、それらの諸論文、ならびにそれらをまとめた成書『体験を聴く・症候を読む・病態を解く―精神症候学の方法についての覚書』（二〇〇八）および『統合失調症の病態心理―要説：状況意味失認-内因反応仮説―』（二〇一二）を併せ読んでいただければ幸いである。

第一章「初期統合失調症における『妄想』三態」は関由賀子氏との共著で、鹿島晴雄、古城慶子、古茶大樹、針間博彦、前田貴記編『妄想の臨床』（新興医学出版社、二〇一三）に掲載したものである。この本は妄想について幅広く取り扱った五〇〇頁近くの大冊であり、筆者らは各論の一つとして初期統合失調症の項を執筆するよう求められた。患者が妄想状態ないし幻覚妄想状態を呈するならばその段階はすでに極期に入っているのであって初期統合失調症ではないのであるが、筆者らは妄想という用語の慣用的使用においては妄想と呼び習わされないものの、「訂正不能な判断の誤り」というその用語の定義からは妄想と呼びうる症状が初期統合失調症にも認められるということを本論文において指摘した（「妄想」というようにカギ括弧をつけたのはそうした意味合いを表現したいがためである）。そうした症状は三種あり、いずれも筆者が命名したものであるが、それらは「妄想的災厄恐怖」、「面前他者に関する注察・被害念慮」、「加害性反復観念」である。これらのうち、「面前他者に関する注察・被害念慮」は前々書第一五章で、「加害性反復観念」は前書第五章で詳しく論じたものであるが、「妄想的災厄恐怖」は学会発表のみであり（抄録は臨床精神病理、三二：四九—五〇、二〇一一に掲載）、詳しく論じたのは本論文が初めてである。

第二章「統合失調症の顕在発症に抗する防御症状—症状布置を把握するための一視点」は「精神科治療学」第二六巻四号（二〇一一）の特集「統合失調症患者の回復と生き方」に寄せたものである。この特集は「精神科治療学」誌を立ち上げられたお一人で前年の二〇一〇年に惜しまれつつ亡くなられた永田俊彦先生を追悼する号であり、上記の特集名は慢性期の統合失調症患者の精神病理、なかんずく特集名どおりに統合失調症患者の回復と生き方を精力的に追究してこられた永田先生を偲んで与えられたものである。ただ永田先生のお仕事にはいま一つ大きな領域があり、それは統合失調症の病初期におけるヒステリー症状や内因性若年-無力性不全症候群の臨床的意義であって、それらの有する統合失調症過程に対する防衛的機能や統合失調症症状の発現抑制機能の指摘に触発されて筆者が著したものが本論文である。本論文において筆者は、病態構造を「病的状態の態様の構造化」、その中で症状布置を「症状群（複数の症状）の構造化」、さらにその中で防御症状を「その症状の発現が一般には了解困難で、患者自身には意図なく発現し、そのことによって破局的事態の発来を回避しようとする、心因反応的に形成される症状」と初めて概念化したが、それらの概念は自らの臨床における患者理解を一段と高めるものとなった。なお、出身医局は異なるものの永田先生に兄事してきた筆者は執筆依頼を喜んで受けたが、本論文のみが「特別寄稿」とされたのはその内容が「統合失調症患者の回復と生き方」という特集名から外れたものであったがゆえであろう。

第三章「意識下・自動的認知機構における状況意味認知の可逆的易傷性—病態心理レベルでみた統合失調症の内因」は「臨床精神医学」第四〇巻八号（二〇一一）の特集「内因性は、今」に寄せたものである。もともと与えられたタイトルは「統合失調症と内因性」であったが、本論文は言葉の厳密な意味において〝内因というものによってもたらされる性状〟を意味する「内因性」ではなく、統合失調症に限ってではあるが「内因」そのものに焦点をあてて論じたものである。ただし筆者は、内因性精神病の本態は精神病理学、生理学、生化学、分子遺伝学等のさまざまなレベルで理解されるべきであって、なにも最も基底と推測される分子遺伝学レベルでの理解のみが絶対的なものではなく、各々のレベルでの理解が臨床的に有用で、かつより下層のレベルでの本態理解への道を開くものと考えており、よって本論文では統合失調症についての精神病理学レベルでの本態理解、筆者はそれを「病態心理」と呼んでいるが、それを筆者の提唱した状況意味失認-内因反応仮説の略述を通して「意識下・自動的認知機構における状況意味認知の可逆的易傷性」と同定したのである。

第四章「私論：統合失調症の概念—統合失調症は状況意味失認症である」は「臨床精神医学」第四五巻八号（二〇一六）の特集「統合失調症はどこへ行くのか」に寄せたものである。編集委員会から当初求められたのは特集名とほぼ同じタイトル、巻頭の配置であって、したがって期待されたものは本特集テーマの総説ないし基調論文と推測されたが、いまや脳科学的研究全盛のこの時代にあって筆者が行ってきたのは狭く統合失調症の精神病理学であって、そこからは期待されているような総説を記すことははなはだ任が重すぎると感じられた。それであくまでも精神病理学からの、それも筆者が行ってきた観点からの論述に限らせていただき、それゆえに「私論」と称して記したのである。この私論は三つの単元から構成されているが、その一は「統合失調症は『自我の病』にあらず」であり、旧来の「統合失調症は『自我の病』である」という常識を仮象に欺かれた誤謬であると葬り去った。その二は「統合失調症は状況意味失認という特異な認知障害である」であり、統合失調症の病態心理に関する自説：状況意味失認-内因反応仮説を、その出発点となった〈背景知覚の偽統合化〉論を略述することで説明した。その三は「統合失調症は二段階の病理発生から成る」であり、状況意味失認-内因反応仮説に基づく症候論の一段階性と初期統合失調症と極期統合失調症という経過論の二段階性の矛盾を止揚すべく、初期と極期との間に生物学的に規定された防御メカニズムを想定することで得られた統合失調症の二段階病理発生仮説を述べた。

第五章「統合失調症ははたして『自我の病』か？――MARTAの一二年を振り返って思うこと」は、副題にあるようにイーライリリー社から一二年間にわたって発刊されてきた雑誌「MARTA」の最終号（第一三巻一号、二〇一六）に掲載したものである。このMARTAは「統合失調症を述べあい、考察する」を基本テーマとして、各号とも精神科医同士あるいは精神科医と隣接領域の研究者との対談ないし鼎談、「対談に寄せて」と題された寄稿等で構成されており、最終号までに対談・鼎談に六九名、寄稿に七〇名の錚々たる方々が執筆されているが、それを通読して筆者は多くの方々が、『統合失調症の病態心理――略説：状況意味失認-内因反応仮説――』（星和書店、二〇一三）を著した筆者の目からすればであるが、今もって「統合失調症は『自我の病』である」と考えておられることが気になって、上記の自説を適宜引用することによって「統合失調症ははたして『自我の病』か？」とタイトルは疑問形ながら「自我の病」という理解を否定したのである。本論文の内容はすでにこれまでも繰り返し論述してきたものであって、眼目は「自我の病」という通説に挑戦する〝鬼面人を驚かす〟タイトルにあった。

第六章「精神病理学は精神疾患の脳科学研究の片翼を担うものである」は「臨床精神医学」第三九巻八号（二〇一〇）の特集「脳科学時代の精神病理学」に寄せたものである。与えられたタイトルは「脳科学時代における記述精神病理学の意義」であったが、その意義を論じるにあたって筆者はその意義をより直截に論文名に表したのである。この論文名にしたのは、編集委員会からの依頼文を読むかぎりは精神病理学は脳科学の埒外の存在と思われている感がし、しかし筆者の観点からは精神病理学もまた生物学的精神医学と同等に脳科学の埒内であり、かつ精神疾患の脳機能異常を探究するにあたっては生物学的精神医学と同等に両翼の一つをなすものであると思うからであった。それというのも、精神病理学の意義の最たるものは精神疾患の成因や病態生理の追究にあたっての仮説呈示であり、筆者自身はこと統合失調症に関してそれを追い求め、状況意味失認–内因反応仮説を呈示してきたという経緯があったからである。

第七章「私を初期統合失調症研究へ導いた患者たち」は「臨床精神医学」第四五巻一一号（二〇一六）の特集「私を変えた症例」に寄せたものであり、論文というよりも随想といえるものである。タイトル通り筆者を初期統合失調症研究へ導いた患者の中から五名を紹介したが、その筆頭に紹介した症例1は初期統合失調症ではなく、その対極の慢性期にあるいわゆる人格荒廃例であり、筆者の統合失調症初体験、いや精神科初体験とも言える症例である。その患者を前にして、哀切の情とともに「こうまで悲惨な状態に陥る前になんとか出来なかったのか！」という、それまでの主治医、さらには精神医学の現状に対する猛烈な怒りが沸き起こったが、その怒りが筆者をして統合失調症の早期発見・早期治療の研究へと向かわせ、一つの臨床単位としての「初期統合失調症」の提唱へと至らせたのであった。その患者の姿は今も脳裏にありありと浮かび上がり、臨床の場に陸続と現れる発病まもない若い統合失調症患者に出逢うたびに「ああしてはいけない！」と筆者を叱咤するのである。

第八章「成人精神科臨床の場でアスペルガー症候群の疑いを抱く時―初期統合失調症と対比しつつ」は、第五二回日本児童青年精神医学会総会（二〇一一、徳島）での教育講演の全文を、「ですます体」を「である体」に変更して「児童青年精神医学とその近接領域」第五三巻三号（二〇一二）に掲載したものである。この講演の二年前の第五〇回日本児童青年精神医学会総会（二〇〇九、京都）でも同じくアスペルガー症候群と初期統合失調症との対比をテーマとした教育講演を行ったが（「アスペルガー症候群患者の自叙伝に見られる『初期統合失調症症状』」：前書第二〇章）、本論文はその続編である。前著はアスペルガー症候群患者の自叙伝八症例での検討であり、本論文は自験例七症例での検討であったが、両論文を通しての最大の結論は、アスペルガー症候群患者は数多くの「初期統合失調症症状」を有している、しかし初期統合失調症においては高頻度に認められる「緊迫困惑気分ないし対他緊張」、「漠とした被注察感ないし実体的意識性」、「面前他者に関する注察・被害念慮」の三種の症状はアスペルガー症候群ではまったく欠けているということであった。なお、本論文をこの「第Ⅰ部：統合失調症の精神症候と病態心理」に含ませたのは、アスペルガー症候群を主たる対象としながらも、その検討を初期統合失調症と対比しつつ行ったからである。

第九章「遅発パラフレニーにおける妄想とそれへの対処についての一示唆―妄想が展開する場所の限局性と住所地からの引き離し」は「老年精神医学雑誌」第二五巻一〇号（二〇一四）の特集「初老期・老年期の妄想：症状の理解と治療」に寄せた論文である。遅発パラフレニーの疾患論的独立性については近年それを否定する傾向にあるが、臨床経験によるかぎりにおいては筆者はそれを一つの臨床単位に数え上げることは有用であると考えており、その有用性に関して診断面においては近隣の特定の個別的他者を妄想対象としていること、治療面においては妄想が展開する住所地からの引き離しが有効であることを自験例ならびに文献例の検討を通して報告した。なお、本論文も「第Ⅰ部：統合失調症の精神症候と病態心理」に直接関わるものではないが、上記の診断ならびに治療の両面の結論は遅発パラフレニーと統合失調症（妄想型）との対比を通して導き出されたものであるのでこの部に含ませたのである。

第一章　初期統合失調症における「妄想」三態

1　はじめに

初期統合失調症とは一九九〇年、筆者らの一人中安[1]により提唱された、統合失調症の一つの病期型ないし臨床単位であり、ここに初期とは幻覚妄想状態や緊張病状態等の極期（急性期）へ至る前の、これまで一般に前駆期と称されてきた時期のことをさしている。したがって、妄想が存在すればそれは極期に至っていると判断されるわけであって、初期統合失調症において妄想を論じることなぞ矛盾でしかない。しかし、筆者らが本稿のタイトルにおいて妄想という用語にカギ括弧を施して「妄想」と記していることから推測されるように、妄想という用語の慣用的使用からは妄想とはよびえないものの、その概念の厳密な使用からはやはり妄想とよんでもいい、いや妄想としかよびようのない症状が初期統合失調症にはみられるのである。こうした症状として三種を数え上げることができるが、それらはいずれも中安が見出し命名した、妄想的災厄恐怖[2]、面前他者に関する注察・被害念慮[3]、加害性反復観念[4]である。

以下、これら三種の症状を紹介し、その「妄想性」を論じるが、その前提としてまずはすでに自明のこととされている妄想の概念を再検討しておこう。

2　妄想の概念についての再検討

(1)　妄想の概念

ここではわが国の信頼に足る代表的な精神医学教科書三冊に基づいて妄想の概念をみていきたい。その三冊とは西丸四方著『精神医学入門』[5]、諏訪望著『最新精神医学—精神科臨床の基本』[6]、三好功峰、藤縄昭編『精神医学』[7]であるが、そこには妄想の定義として次のように記されている。「意味づけが誤っていて、それはその人個人だけに限られ、またごく限られた内容だけに関係して居り、その意味づけの正しさを絶対に確信している」（西丸）、「異常な精神状態から発生する訂正不能な判断の誤り」（諏訪）、「間違った推論によって、外界の現実について生じた誤った確信である。その確信の内容は不可能で、ありえないものであり、かつ主観的で、一人だけにしか通用しないものである」（三好ら）。ここには個人性やテーマの限定性、異常精神状態起因性、推論の誤り等の指摘があるものの、三者に共通するものを取り出すならば、判断の誤謬性（意味づけが誤っていて／判断の誤り／誤った確信である。その確信の内容は不可能で、ありえないもの）と訂正不能性（その意味づけの正しさを絶対に確信している／訂正不能な／確信）の二種となり、「訂正不能な判断の誤り」という諏訪の定義がもっとも簡にして要を得たものであろう。

(2) 「訂正不能な判断の誤り」に対する再検討

前項で述べたように、妄想とは「訂正不能な判断の誤り」であり、それは判断の誤謬性がまずあり、次いでそれに対する訂正不能性があるという構造を成したものである。ここで筆者らが問題とするのは上記した二種の構成成分の慣用的使用である。

①判断の誤謬性

妄想とは「迷妄の想念」であるが、ここに「迷妄」としている判断の基準は何か、それが筆者らの問いである。この問いに答えるに、中安[8]がかつて著した「記述現象学の方法としての『病識欠如』」がその参考となろう。その論文において中安は、病識欠如を「患者自身が個々の疾病症状の全部あるいは病全体に関して、その種類も重症度も正しく判断できていない場合」とするK・ヤスパース（Jaspers K）の定義に対する疑義から出発して、最終的にはそれを「『彼（彼女）は病気である。しかし、彼（彼女）は自分は病気ではないと考えている』という医師の認識」であり、それはあくまでも出発点においては当該医師の判断概念であるにすぎないが、「彼（彼女）は病気である」という前段の認識の普遍妥当性が保証されるところ、それは客観的な病態概念となること、および病態概念であるとはいっても通例理解されている疾患のそれではなく、症状に内包される病態概念であり、こと妄想に関しては病識欠如とは「蓋然性（probability）の誤判断」であると結論づけられたのであった。

この「蓋然性の誤判断」について、先の論文を引用しつつ（内容を変えない範囲内で文言を一部改変）、いま少し説明しておこう。

例えば、ある高校生が家族に連れられて来院し、「行く先々に赤い服を着た人がいる。その人たちはロシアのスパイで、絶えず僕を見張っている」と述べるとしよう。〈中略〉それでは、われわれがその陳述を妄想とみなす根拠はいずこにあるのだろうか。医師の思考過程を追ってみよう。その陳述をうけて、まずわれわれの心に生起するのは「赤い服を着ているからといってロシアのスパイとするのは、どうにも解せない」という判断である。もちろん、現在の日本が各国のスパイの最も暗躍する国であるといわれ、したがって「ロシアのスパイによる監視」それ自体は全くないわけではなかろう。しかし、その根拠が「行く先々で出会う赤い服の人」だけであり、かつその対象が無名の一高校生となると首をかしげざるをえないのである。ここに「あり得そうではない」、すなわち陳述にあるようなことが起きている蓋然性は低いという判断が生まれる。そして次にわれわれに生じるのは「彼は本当にそれを事実と考えているのか」という疑念である。そして、その疑念を直接的に表明するか、あるいは先の陳述の一層詳しい説明を相手に求めるとかという方法で確認していく。そして、そうした過程をとおして「事実だ」との表明や一層不可解な説明を聞いて、「どうやら彼はそれを事実だと確信しているらしい」という認識に到達して、ここにわれわれはその陳述を妄想とみなすのに至るのである。以上の思考過程を要約するに、われわれは相手の陳述のなかに、われわれにとって蓋然性の低い判断を相手は蓋然性の高い判断としている、すなわち「蓋然性の誤判断」をみているのである。そして、この「蓋然性の誤判断」というわれわれの認識こそ、患者にとっての「真実」をわれわれにとっての妄想に転化させているものなのである。

以上の議論によって、妄想における病識欠如の各論的定義は「蓋然性の誤判断」とされたわけであるが、ここに判断の誤謬性における「誤謬」とは絶対的な誤りではなく、蓋然性のレベルでの、いわば相対的な誤りであることが判明したのである。先に例示した「ロシアのスパイが云々」という妄想にしたところで、我々が治療場面において患者に「それは絶対にあり得ない」と断言しないのは、そうすることが「あり得る」――「あり得ない」という、患者との果てしない論争に巻き込まれてしまうという実際上の困難を避けるためだけでなく、原理的にもできないからである。そのことは、北朝鮮による一般市民の拉致という、その当時においては多くの人にとってまったく想定もされえない、したがってそれを口にすれば周囲の人からは妄想とも判じかねられない事件が現実に生じたことからも首肯されるであろう。妄想形成は一般に現在および過去のこととして、すなわち既定のことに対して生じることが多いだけについ忘れられがちとなるが、上記のごとく妄想における判断の誤謬性の基準はあくまでも蓋然性のレベルなのである。このことをもっとも端的に示すのは、妄想内容が未来のこととして、すなわち未定のことに対して生じるときであって、たとえば「世界は明日滅びる」というような世界没落体験といえども、それが明日すなわち未来のことであるだけに誰も確とは知りえないのであって、ここに我々の判断のレベルが「そんなことはまずないだろう」という蓋然性であることがはっきりと知れるのである（かつて日付けまで指し示して富士山の爆発を「予言」した自称気象学者がいたが、一部の人々がその「予言」という形を取った妄想に右往左往したことが思い出される）。

議論を先取りすることになるが、上記したごとくそもそも妄想における判断の誤謬性は絶対性ではなく蓋然性であること、および妄想内容は未来すなわち未定のことに対しても生じうることを考慮すると、後に詳述する妄想的災厄恐怖に対して、我々がそれを「妄想」と理解することが許されるのである。

②訂正不能性

この訂正不能性の議論については、第一にはいつの時点で訂正不能なのかという時間性、第二には確信された妄想内容に対する対処のあり方、という二つの問題が問われなければならない。

第一の「いつの時点で訂正不能なのかという時間性」についてであるが、成書を読むかぎり、これまで確とは記されていないものの、妄想に対する訂正不能は治療によって初めて（まれには自然治癒もあるが）改善されるものと認識されてきているようである（妄想の改善に限定してのものではないが、「病識が出てきた」という、臨床の場で治療効果の指標として頻繁に使われる言い方に表れている）。ということは、治療をしない限りは妄想ならびにその訂正不能性は持続するものであって、治療を施して改善しえたとしても訂正可能となるまでのおおよその時間経過は少なくとも週、多くは月、時には年の単位で考えられているようである。筆者らがここで考えたことは、これが一般的な理解であるとしても、訂正不能性という概念そのもののなかには訂正可能となるまでの時間経過は含まれていない、つまり時間経過として週、月、年という長い時間単位は必須の要件ではないということである。言い換えれば、分、時、日という単位であってもその当該の時間帯において訂正不能ならば、それを「妄想」とよんでも差し支えがないということになるのである。議論を先取りするが、この、時間性は考慮しなくてもよいとの議論から、後に詳述する面前他者に関する注察・被害念慮もまた「妄想」といいうるのである。

第二の「確信された妄想内容に対する対処のあり方」についてであるが、通例妄想患者はその妄想内容を信じ込んで、たとえば被害妄想の場合には迫害対象に対して怯え、逃避したり、逆に反撃したりと、いずれにしろ振り回されるのであるが、ここに一方でその内容を確信しつつ、他方でその否定を他者に求め続けるという対処をする場合があるのである。こうしたあり方を示しているのが後に詳述する加害性反復観念である。ここでも議論を先取りするが、他者に否定を求め続けるという、強迫観念にも似た対処をしながらも、強迫観念と違って内容の不合理性の認識に乏しく、その内容の正当さを確信しているという点で、これもまた「妄想」とよびうるのである。

3　初期統合失調症における「妄想」三態

(1)　妄想的災厄恐怖

妄想的災厄恐怖（自己ならびに家族の災厄をテーマとする妄想的恐怖：delusional phobia of misfortune）とは「自分もしくは家族が、地震、落雷、不治の死病、疫病、交通事故、偶発的な傷害事件、あるいは不定の『何か悪いこと』等の、天災、病気、もしくは他者が関与したとしても意図あってのことではない事故・事件等、総じて不慮の出来事と言えるものに遭うのではないかという内容の、かつその蓋然性の判断が高い恐怖感であり、一般には『杞憂』と呼ばれるものである。特定の意図を有する迫害者による事件という被害性とは一線を画する」と定義されるものである。(2)

①症例呈示

以下の症例1（次項以下の症例2、症例3も）の呈示にあたっては、既往歴、家族歴、生活歴等、本稿と直接関係するものではない病歴は省略する。

【症例1】初診時一六歳　女性

〔主訴〕どうしても他人を意識してしまい、そうすると他人も自分を意識する。

〔現病歴〕もともと、腋臭があり、X－一年、中三秋になってすごくそれを気にしはじめた。電車に乗るとまわりの人が自分を避けるのがわかり、途中で降りたいほどであった。それで一二月に手術をし、それ以来腋臭のことは気にしなくなっていた。しかし、腋臭の臭いとは別に、このころより、自分としては臭いを感じないし、臭っているとも思わないのに、まわりの人が鼻に手をやるようになり、自分が何か臭っているような仕草をするようになった。X年五月連休明けのころから、母に息を吹きかけては「臭い？」と尋ねる。母が「臭わない」と言うと、「私が他人と話しているところを見ていないから、臭わないと言うんだ」と攻撃的となる。ある日、また息を吹きかけて「臭い？」と聞いてきた折、母が実際には臭っていないのに不用意に「臭い」と言ってしまったところ、歯を非常によく磨くようになるとともに五月下旬からはまったく学校へ行かなくなった。また、上記の臭いの悩みとは別に、どうしても他人を意識してしまい、そうすると他人も自分を意識するという悩みもあるという。契機は小五のころ、担任の男性教師を意識しはじめ、それがX－二年、中二の二学期からは学校のすべての教師を意識しはじめたところ、自分が意識しているのが相手にわかり、相手も当方を意識するようになったとのこと。現在ではすれ違う人に対しては誰に対しても意識してしまい、そうするとその他人もまた自分のことを意識してしまう。原因はあくまでも自分の側にあって、二次的に他人が反応するのだと言う。しかし、最近は反応する他人に対して腹立たしくなり、そばに行って小声で「馬鹿」とか言ったりする。その他（以下の陳述は後述する初診時所見で「漠然とした被害念慮」と記し、さらに後に「未定性被害妄想（妄想的迫害恐怖）」と改めた症状である）、実際にそういう人がいるわけではないが、誰かが自分を付け狙っているんじゃないかと思う。クローゼットのなかに人が潜んでいるんじゃないか、換気口から人が忍びこんでくるのではないかとかと心配になる。寝る前には必ず鍵穴から外を見るようにしている。上記にてX年八月に初診した。

◎初診時所見ならびに診断

〈初診時所見〉

ⅰ．表出：父母同伴して入室し、ピョコンとお辞儀をする。患者の希望によって（当初は）単独で面接する。不潔ではないが、この年齢の女性にしては身だしなみに気を配っているふうではない。面接開始後、すぐに眼鏡を外し、話しながら涙を流しはじめる。ほぼ終始ハンカチで涙を拭いながらの応答。足踏みするかのように下肢を忙しなく動かし、全体としては（喋り方も含めて）促迫的。質問の理解は良好、応答も迅速。ただし、断片的で要領を得ない点もあり。表情は半泣きで苦しげ。

ⅱ．体験・行動症状：加害−忌避妄想（ただし、加害の内容は〝意識する〟というものであり、また他人が手を鼻にやる動作を自己に関係づけているが、自己臭は否定する）、漠然とした被害念慮、前医処方によるアカシジア、不登校→退学、自宅閉居。

〈診断〉保留

加害−忌避妄想で始まり、現在もそれが主病像か？　その点では思春期妄想症が疑われるが、加害の内容が〝意識する〟であって、自己臭、自己視線などに明確に限定されていない点が典型例とは異なる。また、漠然とした被害念慮が存在しており、この点も異なる。全般に促迫的であるが、これはアカシジアによるものか。思春期妄想症か、それとも統合失調症か？

◎その後の経過

初診後も「漠然とした被害念慮」（以後は「未定性被害妄想（妄想的迫害恐怖）」と記す）とともに、新たに出現してきた「妄想的災厄恐怖」ならびに「既定性被害妄想」が頻繁に訴えられるとともに、不安・焦燥的で、常に母と一緒でないと近所にも外出できないという状態が持続し、保留としていた診断をいま一つ曖昧なものながら統合失調症圏のものとし、それに応じた薬物療法を外来にて行った（X＋一年三月の時点で、ハロペリドール二四mg、クロルプロマジン四五〇mg／日等と大量）。こういう状態でありながらも勉学意欲はあり、X＋一年四月に通信制高校に入学（週一日のスクーリングには常に母が同伴する形であったが、X＋五年三月に卒業）。薬物療法は必ずしも速効的ではなかったが、X＋二年六月頃より上記の症状が軽減し、X＋五年一月以降は完全に消失した。それに応じて患者は単独でも外出できるようになり、高校卒業と同時に推薦によって四年制私立大学に入学。以後、三年終了時までは試験期間中は不安が増大し、かつ課題等は母が肩代わりしての学業継続であったが、上記症状も含めてこれという症状はなく、経過した（その時点での処方はハロペリドール七・五mg、スルピリド二〇〇mg／日等）。しかし、X＋八年四月、四年生になるとともに自生記憶想起、自生空想表象等の初期統合失調症症状が散発しはじめ、大学卒業を控えたX＋九年一月以来、未定性被害妄想（妄想的迫害恐怖）、既定性被害妄想が再現するとともに、不安・焦燥、易怒的となり、X＋一〇年以後は入院治療（症状が軽快したのみで、寛解状態には至らず）を行うに至った。

本症例に認められた、本節の冒頭にその定義を示した妄想的災厄恐怖の陳述例を以下に掲げる。なお、これらはいずれもX年八月～X＋四年一〇月に認められたものであり、X＋八年四月の再発時以後には認められなかった。

・自分も含め、家族がガンになったらどうしよう。父が雷に打たれて死んだらどうしよう。
・テレビで、この季節、くも膜下出血が多いと言っていた。私もなっちゃうかもしれない。
・飼い犬に留守中に何か起こるのではないかと心配になったりした。
・（一九九九年一二月三一日、母の実家の静岡へ伯父と一緒に車で行くが）二〇〇〇年問題で何か起こるのではないか。伯父の運転する車は嫌だ。
・自分が死んだり、地震で生き埋めになったりしたら、どうしよう。
・（父からの電話が途中で切れたら）集団リンチに遭ったのではないか。
・（母が単独外出中、ケータイが壊れて三〇分以上つながらなかったが、大泣きで父のもとに電話したり、静岡の伯母宅へ電話したりしていた。帰宅すると大泣き）母に何か起こったのではないかと心配になって。
・（母が美容院に行くとき）行き着くまでに倒れていないか。

併せて、併存して認められた未定性被害妄想（妄想的迫害恐怖）ならびに既定性被害妄想の定義と陳述例を紹介する。

〈未定性被害妄想（妄想的迫害恐怖）〉

未来における「～であろう」という未定のもとに、他者の意図的関与による被害の訴えがなされるものである。ただし、その蓋然性の判断は高く、妄想の域に達しているとみなされる。妄想的災厄恐怖との違いは、「害を被る」というその被害性に他者の意図的関与があると判断されていることのみであり、その点では妄想的迫害恐怖とよびうる。

・夜、誰かが忍び込んでくるのではないか。

・玄関の所に赤いスポットライトが二カ所ついた。自分が誰かにレーザー光線で撃たれるんではないか。
・（父がマンション理事会の忘年会に出ると言うと）毒を入れられないだろうか。管理人は怪しい。
・（夕方、母と散歩に行くが）向こうから来る人に自分たちが刺されてしまうのではないか。留守中に人が自宅に侵入して飼い犬を刺すんじゃないか。
・向かいから来る人が自分を攻撃してくるのではないか。
・宅急便がきて、そのとき自分が入浴していれば、母が何か襲われるのではないかとチラッと思う。
・風呂場の天井の一部に穴が開いているが、そこから人が入ってこないか。
・（静岡の伯母宅で、伯母宅の引っ越しの手伝いをしたが、その際、患者のセーラー服が出てきた。従姉妹たちの間でその話が出たが）その話を隣家の人に聞かれた。自分のセーラー服を盗みに来られる（と言ってトランクにしまい、さらにそれを紐で何重にも縛った）。
・誰かが部屋に入り込んで、歯ブラシ等、患者の持ち物に精液をつけるのではないか。

〈既定性被害妄想〉

過去における「～であった」、あるいは現在における「～である」という既定のこととして訴えられる被害妄想である。これはいわゆる被害妄想であるが、未定性被害妄想と区別するために、本稿では「既定性」という形容句を冠する。

・外へ出ると、皆が鼻の下へ手を持っていったりする。自分は臭っているわけではない。
・（風呂場の換気口にティシューを貼りつけるという母の報告について）見られているような気がするから。
・入浴場面を隠しカメラで撮られており、インターネットで流されているのではないか。

・（ウォーキング中、水道の水を飲んで）毒が入っているのではないか。通りがかりの小学生も自分を避けている。
・（自宅で）監視されている気がする。
・誰かが入ってきて、化粧品等に精液をつけたのではないか。
・（このころは、留守中に他人が侵入するとの心配から、外出時には持ち物をケータイのカメラで撮影しておくことが常態化していたが）外出時に着替えた洋服をケータイのカメラで写していなかったが、誰か触ったかもしれない。
・（このころ、盗聴・盗撮感が強かったが、メモがなくなったと言って天井に向かって）「聞いているんでしょう。見ているんでしょう」と大声を上げた（母談）。

②妄想的災厄恐怖の症候学的位置づけと形成機序、およびその「妄想性」

上記した妄想的災厄恐怖の症候学的位置づけと形成機序、およびすでに症状名に「妄想的」という文言を使用しているがその「妄想性」を論じてみよう。

まずは症候学的位置づけと形成機序についてであるが、考えるヒントは（a）妄想的災厄恐怖、（b）未定性被害妄想（妄想的迫害恐怖）、（c）既定性被害妄想の三種が同時期に発現し、かつ症状内容の点でも関連性が示唆されることである。単純に考えるならば、妄想的恐怖の内容が災厄から迫害へと変化することによってa→b、さらに被害妄想の時間性が未来（未定性）から現在・過去（既定性）へと変化することによってb→cが形成される、すなわちa→b→cという形成順序ないし症候学的位置づけが考えられるが、この推定はb→cはともかく、a→bについては症状内容の違い（関連性が示唆されるとしても、災厄vs迫害という違いが

表1　緊迫困惑気分／対他緊張の定義と陳述例

定義

緊迫困惑気分とは、何かが差し迫っているようで緊張を要するものの、なぜそんな気持ちになるのかわからなくて戸惑っているというような、緊迫感の自生とそれに対する困惑からなる気分である。対他緊張とは、上記の緊迫困惑気分がいささか進展したものであり、他（他人、物）→自の攻撃性とともに、それに対抗すべく生じた自→他の攻撃性という、双方向性の攻撃をうちに含んだいちじるしい緊張感である。

陳述例

〈緊迫困惑気分〉

いつも何かに追われているような圧迫感があります。（追われているって何に？）時間とか…。（怖いって感じはあるの？）怖いです。（自然に緊張してくるの？）いつも面接の前のような緊張感が、朝も昼も晩もあるんです。

〈対他緊張〉

・行き交う人達がみな怖くなる。‘襲われる’という思いがすることがある。
・眼に映るすべてのものが襲ってくるような感じになるときがある。物とか看板とか。文字が…人もそうですが。

（中安信夫、村上靖彦編『初期分裂病―分裂病の顕在発症予防をめざして』岩崎学術出版社、東京、2004[9]より許諾を得て転載）

ある）という事実によって否定されることになった。そこで次のヒントが求められたが、それは、表1に初期統合失調症の重要な一症状である緊迫困惑気分／対他緊張の定義と陳述例[9]を掲げたが、そのうちの対他緊張の陳述例が未定性被害妄想（妄想的迫害恐怖）の陳述、ことに上記陳述例の傍線部と相同であることであった。定義に記したように他→自、自→他の双方向性の攻撃性は対他緊張という症状の内に含まれたもの、すなわち潜在しているのであるが、対他緊張の陳述例として例示したものはそれがすでに顕在化したものであり、それこそが未定性被害妄想（妄想的迫害恐怖）なのであって、上記した「相同である」のはもっともなことであった。以上、二つのヒントから上記a、b、cの形成機序ならびに相互関連性は次のように結論づけられることとなった。

統合失調症の病態心理に関する筆者らの状況意味失認－内因反応仮説[9]を構成する一つの症状形成機序

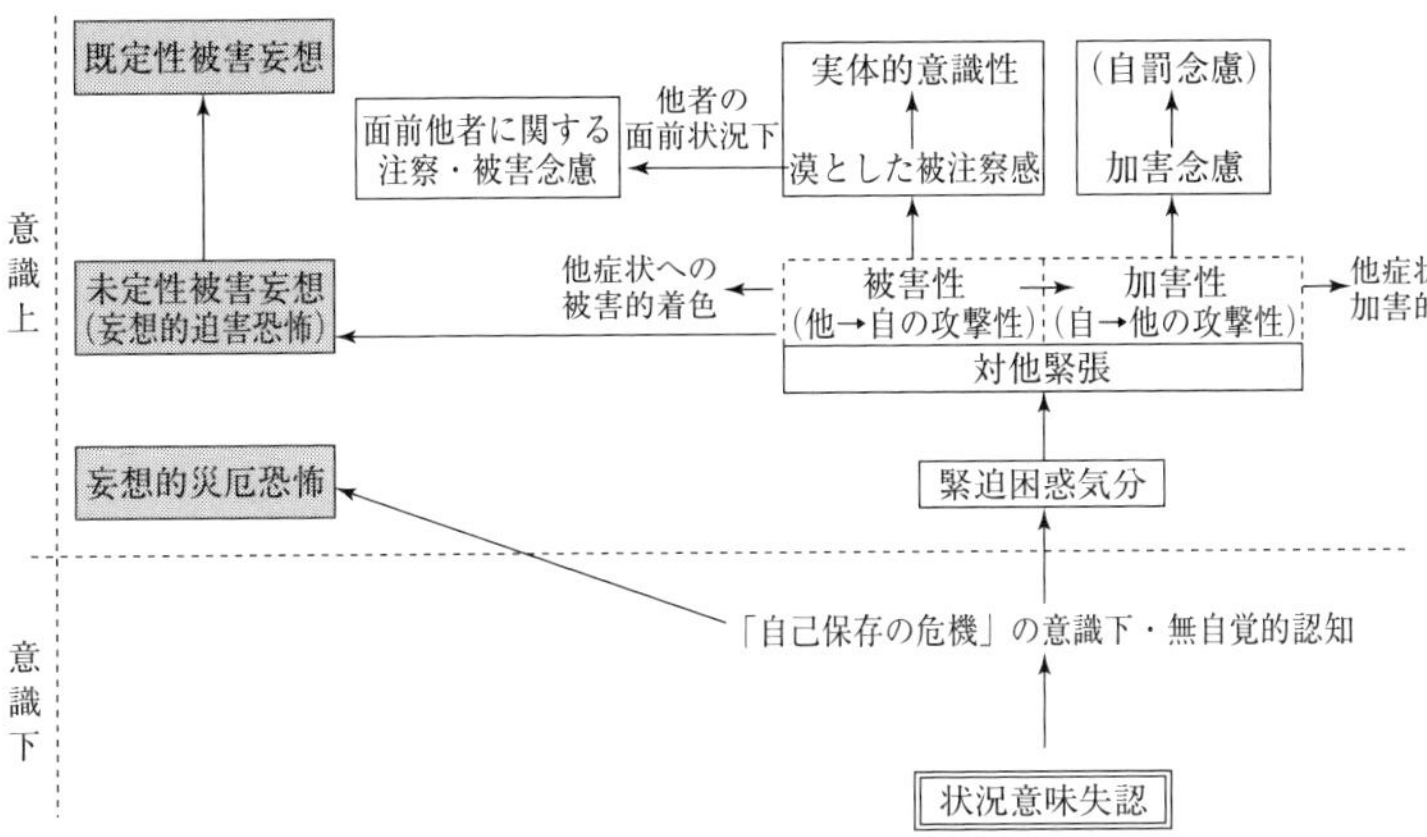

図 1　〈緊迫感の形成〉における症状形成過程

（中安信夫「対他緊張―示説例、形成機序、そして quetiapine の使用経験」。『続　統合失調症症候学―精神症候学の復権を求めて』（中安信夫）、星和書店、東京、91－130 ページ、2010 [10] より許諾を得て転載した図に一部追加：太実線と灰色で網かけした症状が今回追加したもの）

である〈緊迫感の形成〉（図1）[10]において、対他緊張に潜在している他→自の攻撃性、すなわち被害性が顕在化したものが未定性被害妄想（妄想的迫害恐怖）であり、それが進展して未定が既定となったものが既定性被害妄想である。他方、妄想的災厄恐怖は対他緊張の下層にある緊迫困惑気分のさらに下層にある〈「自己保存の危機」の意識下・無自覚的認知〉そのものに起因する、緊迫困惑気分と同格の症状である。ここにおいて、緊迫困惑気分と妄想的災厄恐怖が同格とみなされるゆえんは、意識下にあって自覚されないものながら「自己保存の危機」の認知が、一方で理由の定かでない緊迫感すなわち緊迫困惑気分を生ぜしめ、他方で災厄という、「自己保存の危機」のもっとも微弱な形での恐怖感すなわち妄想的災厄恐怖を生ぜしめると思われるからである。

次にその「妄想性」についてであるが、妄想的災厄恐怖において災厄が生じる時間は未来のこととされており、その点では患者が恐怖する災厄の発現可能性は何人たりとも絶対的に否定し去るものではないが、一般にはそれは杞憂であってその蓋然性は低いとされるものであるにもかかわらず、陳述例にみられるごとく患者はそれをほとんど確信して恐れおののいているのであって、ここにそれはきわめて蓋然性の高い判断となっている、すなわちそこには前節の(2)の①で述べた、判断の誤謬性における「蓋然性の誤判断」が認められるのである。筆者らがこの災厄恐怖に「妄想的」という形容句を冠し、それを広く「妄想」と看做すのはそうしたわけがあるからである。

なお、この妄想的災厄恐怖が頻回に訴えられた時期は、先にも述べたようにX年八月～X＋四年一〇月のみであって（X＋八年四月以降の再燃時には認められず）、この時期には未定性被害妄想（妄想的迫害恐怖）と既定性被害妄想も併せ認められたものながら、その訴えは機会性であって確とした妄想状態を呈したものでなく、それゆえにこの時期は経過上初期から極期への移行段階と判断された。よって筆者らは、この妄想的災厄恐怖という「妄想」が認められるのは、移行段階であるとはいえ、あくまでも初期統合失調症においてであると考えたのである。

(2)　面前他者に関する注察・被害念慮

面前他者に関する注察・被害念慮（suspicion of being observed and commented on by the people around）とは「周囲に人のいる場所において、人から見られている、あるいは人々から自分のことが悪く言われていると感じられるものであるが、被害妄想とは異なってその確信度は半信半疑であり、またその場では強く確信されたとしても、場を離れるとそれが否定されるというように（「今信次否」）、その場限りのものである」と定

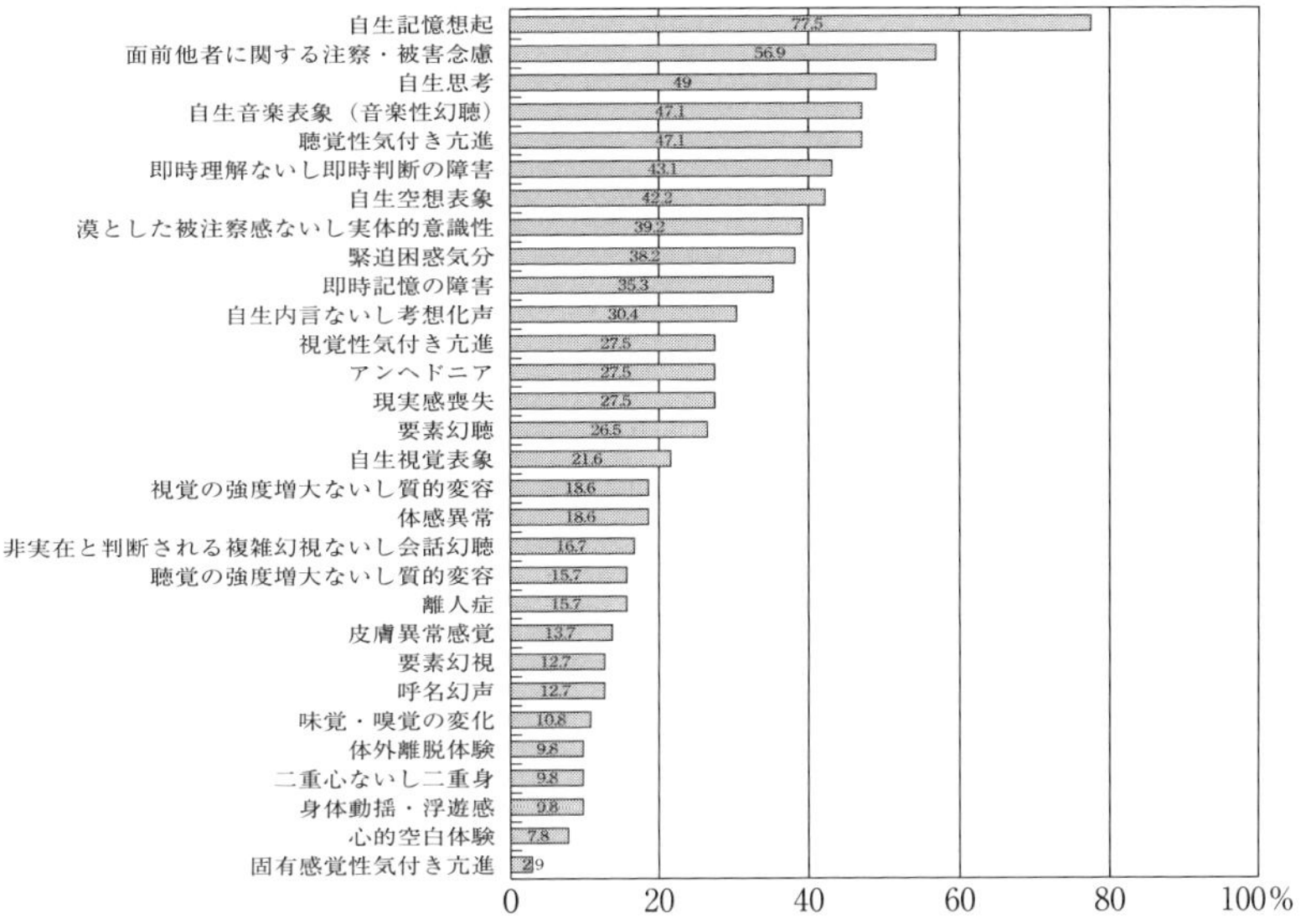

図2　初期統合失調症症状（30種）の出現頻度（n=102）
（中安信夫、村上靖彦編『初期分裂病―分裂病の顕在発症予防をめざして』。岩崎学術出版社、東京、2004[9]より許諾を得て転載）

義されるものであり[11]、数ある初期統合失調症症状のうちで自生記憶想起に次いで二番目に多く、また過半数の患者に認められる体験である[9]（図2）。

①症例呈示

【症例2】初診時一七歳　女性

〔主訴〕学校に行けない。人の目が気になって行動できない。

〔現病歴〕X－三年、中学三年の二学期から、それまでは毎日登校していたのに、ある日を境にぱたっと学校に行かなくなった。X－二年四月、公立高校に入学するも一年目も二年目も数日通っただけで、以後は不登校を続けており、現在は三年目の高校一年に在学している。母親はそもそもは中三時のいじめが原因と述べるが、患者本人はそれを否定し、「他人の視線が気になって行動がしばられる。友人のなかでも、また電車など人のなかに入ったときにも」、「友人のなかに入っていけない。顔が強ばってしまう」、「家のなかでも居間に飾ってある祖母の遺影が気になる。見られているみたい」と述べ、「学校で自然に振る舞えないこと、ぎごちない態度になること、表情が強ばり、返事に手間取ってしまうことがつらい」のが不登校の原因であると述べる。また、高校に入学したころより「どちらかと言えば忘れたほうがいいような、いじめまではいかないけれども気になったような、中学校時代の何気ない光景が自然に頭のなかに見えてくる。他人の表情がはっきりとわかるほどではないが、漠然とそのときの様子が浮かび、声が聞こえはしないが、こんなことを言っていたなあと思い出される」、「空想で、学校で過ごしている自分や教室のなかの様子が見えてくる。皆が休み時間に話している光景なども」、「夜、横になると耳鳴りがする。ピッという音が断続的にピッ、ピッ、ピッと。そのほかには、たとえばホースを振り回すようなヴォワーン、ヴォワーンという音。右だけ、左だけ、左右ともとさまざまで、左右で違う音が聞こえることも」と言う。以上の訴えにてX年四月に初診した。

◎初診時所見ならびに診断

〈初診時所見〉

ｉ．表出：母と同伴して来院・入室。母に合わせて軽く会釈をする。長身、色白でいくぶん痩せている。普段着ながら身だしなみは整っており、身ぎれい。やや強ばった、生気に乏しい、いわゆる〝くすみ〟が見てとれる独特の表情であり、動きが少なく、笑顔を見せることはない。自ら話すことはなく、質問に答える形。理解は良好であるが、応答はやや躊躇を見せながらゆっくりと断続的。思路に乱れは認めず。声量は小で、か細い小声。

ii．体験・行動症状：面前他者に関する注察・被害念慮、それに関連した対人場面での緊張（表情・態度・

行動のぎごちなさを伴う)、自生記憶想起、自生空想表象、耳鳴り?(要素性幻聴?)
〈診断〉初期統合失調症
面前他者に関する注察・被害念慮が病像の前景かつ中心を占める症状であり、患者はそれをもっとも苦衷とし、かつ不登校・自宅閉居の原因ともなっている。耳鳴り?はその性状からは要素性幻聴の可能性もあり。全般にはかなげでいわゆる「影が薄い人」。
◎その後の経過
スルピリド一五〇mg/日で治療を開始したが、間もなく耳鳴り?が増強して終日聞こえるようになり、また理由の定かでない不安感(時にはそれは恐怖感と言えるものとなる)が家のなかでも、また外出しても感じられ、夜間一人で寝るのが怖くて母に「一緒に寝てくれ」とも言うようになった。

〈上記の不安・恐怖感についての質疑応答:直接的には現状が続いていくことに対する恐怖感であるが、その背後には緊迫困惑気分が窺われる〉

(不安感や恐怖感って?)特別な原因があるわけではないが、ちょっとしたことがすごく大変なことに思われて、いろいろ考えてしまう。

(ちょっとしたことって?)少し頭が重かったり、耳鳴りがしたり、体の調子が悪いことなどを悪いほうへ悪いほうへと考えてしまう。でもそのときは、そういうことも感じられなくて…すごく気分が落ち込んでしまって、時間が長く続いていくというのが怖い。次の日も、また次の日もずっと終わりがないなって怖くなる。

上記の点で病状増悪と判断してスルピリドを徐々に増量(四カ月後には四〇〇mg/日に)。次第に上記の不安・恐怖感は軽減していき、耳鳴り?はあっても気にならず、また外出時に他人から見られているという思いは変わらないものの、顔の強ばりや態度のぎごちなさはなくなってきたという。それに応じて面接場面でも、表情のくすみがとれ、笑顔も見せるようになっていった。この時点（X年八月）で大検予備校に通うことにして二年あまり在学した高校を中退した。以後、外出時に他人から見られているという思いは持続していたが、以前のように自宅に引きこもることはなくなり、断続的ながら予備校に通いはじめた。X＋一年二月、自ら治療を中断した。

本項で取り上げる面前他者に関する注察・被害念慮（現病歴欄の傍線部）について、患者がより詳しく述べた際の質疑応答を以下に掲げる。

（困っていることは?）まわりのことが気になりすぎてしまって、自由に行動できない感じ。自由に行動しているようでもあり、していないようでもある。

（まわりのことって?）少しのことでも気になる。友達と話したときのちょっとしたこととか、まわりの人が話しているのとか。

（話している場面を見て、どう思うの?）そんなことはないと半分はわかっているけど、自分のことを話しているのではないかと思ってしまう。

（自分のことっていうのは悪口みたいな、陰口というか?）はい。

（学校の生徒に限られるの?）クラスの人とか、他のクラスの人とかにかぎらず、まわりの人はみんなっていうか。

（そうすると学校以外の見ず知らずの人にも?）あります。視線が少し気になったり。親しくなった友人にはないんですが。

(見られる?)そうではないんだと頭ではわかっているんですけど。

(見ず知らずの人にも?)はい。

(学校に行っていないことを言っているとか?)それは関係ないと思います。

(自由に行動できないっていうのは?)特別に意識せずに生活していても…自然にしていても意識してしまう。自然に振る舞おうとするんですけど、気にしてしまってうまくいかない。

(家のなかでは?)家のなかでは特別にないと思っている。

(外へ行くのは怖い?)すごく怖いという気持ちを持っているわけではないが、ごく普通に出ることはできない。抵抗を感じる。

②面前他者に関する注察・被害念慮の体験特性、形成機序、およびその「妄想性」

本症状は、先の定義でも述べたように初期統合失調症患者の過半から頻繁に訴えられるものであり、したがって上記した本症例の訴えも引用しつつ、まずはその体験特性を概括しておく。三つの特性があるが、その一は、本症例が「まわりのこと」、「まわりの人」と述べているように、この体験はもっぱら他人が患者の傍らにいるという状況下においてのみ発現するという〈面前性〉である(「面前性」とはいっても、文字どおりの意味で顔の前、すなわち近辺に限らず、やや遠方であっても他人の姿が見える、他人の声が聞こえるという状況をも含むものである)。その二は、その体験内容は他者がある意図を持って「見ている」、「悪く言っている」というように他者を主語として能動態で語られることは少なく、他者に「見られている」、「悪く言われている」と多くは受動態で表現される〈被注察・被害性〉である。その三は、本症例が最初の傍点部のごとく「そんなことはないと半分ではわかっているけど」と述べているように、その体験に対する確信度は半信半疑という〈念慮性〉である。ただし、「半信半疑」とはいっても、次の傍点部「そうではないんだと頭ではわかっているんですけど」にあるように、「頭」すなわち知的理解においては「見られている」、「悪く言われている」という思いは否定されるものの、心では、すなわち実感的には肯定されるという類いのもの、すなわちそれは頭と心の、ないしは知的理解と実感との乖離であり、さらに言うならば本症例では確とした文言は聞けなかったものの（多くの症例では語られるが）、そうした場に直面しているときには肯定され、その場を離れると「見ず知らずの人だから自分のことを知っているわけはなく、そんなことってあるはずがない」とかのように否定されるという、〝今信じて、次には否定する〟、言うならば「今信次否」というものである。

次にその形成機序であるが、先にも示した図1の矢印に沿って簡略に説明しておこう。対他緊張に潜在する他↓自の攻撃性、すなわち被害性の顕在化の一つが未定性被害妄想（妄想的迫害恐怖）であることは前項の妄想的災厄恐怖の形成機序で論じたところであるが、他の一つが矢印で示すように漠とした被注察感である。この漠とした被注察感とは「周囲に誰もいない状況で『誰（何）かに見られている』と感じられる体験である。『見られている』という感じは明瞭、確実であるが、患者は『実際に誰かが見ている』とは考えていない。見ている存在に関しては、その方向や距離も十分に定めきれず、またそれが人間であるか否かもわからない」と定義されるものであるが、この体験は周囲に他者がいる状況においては見ている存在は容易に周囲の他者へと定位されることになり、ここに体験として析出してくるものが本項で論じている面前他者に関する注察・被害念慮なのである。

本項の最後に面前他者に関する注察・被害念慮の「妄想性」を論じるが、先に体験特性の三として確信度は

「半信半疑」と述べ、それにしたがって念慮と名づけていながら、なにゆえにいま改めてそれを「妄想」と筆者らはよぶのか。それは先に、「半信半疑」とはいえそれは知的理解と実感との乖離であって、つまるところ「今信次否」であると述べたことに関係しているが、この場合の「今信次否」とは今、すなわち他者に面前している状況では「見られている」、「悪く言われている」と実感として確信するのであるが、次、すなわちその場を離れるとそれに対する理性的な批判が生じることをさしたものであり、病識が生じるまでの時間性さえ問わなければ、他者に面前している、まさにその時点ではこれは「妄想」なのである。共著者の関[12]がこの面前他者に関する注察・被害念慮を「瞬間妄想」とよんだのはまさにそのゆえである。

(3)　加害性反復観念

加害性反復観念（加害性を内容とする自我親和的・妄想様反復観念：recurrent delusion-like ideas of doing harm to others）とは、筆者がそれまで妄想様・自我親和的・奇異な反復観念として述べていたもののうちの一つ（その「奇異な」内容が他者に対する加害をテーマとしたもの）であり、「自分の発言や行為によって『他人が死んだ／自殺した』、『他人を殺した』という内容の、その不合理性の認識に乏しい観念を繰り返し自己能動的に考え、そのことに苦しみ続けるか、周囲にその否定を求め続ける体験」と定義されるものであり、一見したところ強迫観念に類似したものである[4]。

①症例呈示

【症例3】初診時一八歳　男性

〔主訴〕頭（脳）が思うように動かせない。実感がわかない。

〔現病歴〕X－七年、中学一年の夏頃より学校に提出物を出す際に、「先生の悪口を書いていないか」と馬鹿馬鹿しいと思いつつも何度も見直すようになった。X－四年、高校生になると「教科書にタバコが挟まっていないか」、「制服のポケットにタバコが入っているのではないか」と何回も確認しないと気がすまないようになり、登校準備に二時間くらいかかるようになった。また、「学校の自分のロッカーや机の上にタバコの灰が落ちているのではないか」と気になったり、タバコを吸っている父のそばに行くと「タバコがポケットに入るかもしれない」と考えてしまい、近づけなくなった。さらに「白い粉を見ると、それが麻薬ではないか」と思えたり、「『早く』、『さやか（妹の名前）』など自分の発した言葉が『麻薬』と言っているように相手に聞こえたのではないか」と不安感に襲われるようになったり、駅のホームに立つと「飛び込んでしまうのではないか」と不安になったりした。患者は、自分は規則を守る性格であり、また周囲からもそう思われているのでそのイメージを壊してはいけないと思っているのに、どうしてこういう馬鹿馬鹿しいことを考えてしまうんだろうと落ち込み、毎日が辛くて死にたいと思うこともあった。またこのころ、勉強をしているときにまわりにある筆箱とかに自然に目がいってしまい肝腎の教科書に目がいかなかったり、物音に過敏になったり、頭のなかにテレビのCMソングが流れてくることが数カ月にわたって出没したりした。

X－二年、高校三年の修学旅行を契機に「こんなにいろいろなことをいちいち確認していたら変人と思われる」と考え、自分自身を制御しようとしはじめた。すると逆に「いままで回転しすぎていた頭がうまく回転しなくなり」、「テレビニュースを見ても本を読んでも、内容が理解できなかったり、理解できても覚えられない。また、覚えていても文を論理的に組み立てられず、他人にうまく説明できない」、「言葉がすぐ出てこない」、「相手の言ったことが即座に理解できない」、「物が覚えられない」、「話そうとしたこととまったく関係のない単語が口から出てくる」と感じるようになった。「以前は脳が勝手に動いていた感じだったのに、最近は頭のなかに石があるような、頭が別のもののように感じるときがある」、「自分の目の前に薄い膜があるようで世界が生き生きと感じられなくもなってきて、可愛がっていた飼い猫が死んでも悲しみの感情が湧いてこなかった」、「脳がピタッと止まって、何かを感じとろうと立ち止まったときに、もう一人の自分というか…もう一人の自分の存在というものに考えを向けることがある。頭のなかにもう一人の自分がいるように感じることがある」という。以上のことから、X－一年七月近医精神科クリニックを初診。強迫性障害との診断の下、フルボキサミン、アルプラゾラムを処方されるも改善せず、X年一月、自ら希望して転院・初診した。

◎初診時所見ならびに診断

〈初診時所見〉

ｉ．表出：単身で来院。少し少年の趣を残している、ちょっと可愛げな印象のある青年。身だしなみや礼容は整っている。体はやや斜めに向けているが、顔は上げており、当方へ向けている。面接中、終始微笑を浮かべている。質問自体の理解は悪くはないと思われるが、応答までに少し時間を要することがあり、流暢とはいいがたい。しかし、話のまとまりがないわけではない。声量は中であり、緩急抑揚はあり。

ⅱ．体験・行動症状：思考不全感（即時理解の障害、即時記憶の障害、思路構成の障害、錯語）、現実感喪失、体感異常、二重心、視覚性気付き亢進（＊）、聴覚性気付き亢進（＊）、音楽性幻聴（＊）、強迫観念（＊＊）

〈診断〉初期統合失調症

思考不全感が持続的に存在し、それが現在の患者の苦悩の中心を占めている。その他に現実感喪失、体感異常も時折存在しており、内因性若年‐無力性不全症候群のトリアスがほぼ揃っているか。加えて時折の二重心もある。＊の陽性初期統合失調症症状は現在はないが一～二年前にはあり、また＊＊の強迫観念も現在はないが中学生のころより高校三年までの期間はかなり強くあったもよう。強迫症状ではじまり、次いで陽性初期統合失調症症状を示し、さらにその消褪とともに内因性若年‐無力性不全症候群が前景化してきた初期統合失調症であると診断する。

◎その後の経過

初診以後、各種の抗精神病薬、抗うつ薬、抗不安薬を比較的大量に用いたが、X＋二年八月までは基本的に病像は変わらず、思考不全感が持続的に訴え続けられた（ただし、経過中クエチアピンによると判断された、母親に対する、暴力こそみないが激しい暴言等の攻撃性が認められ、あるいはまた「通りすがりの若い女性が患者に好意を抱き、それが患者と同世代の男性の嫉妬をよび、中傷してくる」という、たぶんに誇大〈被愛〉的色彩のある被害妄想をごく短期間呈したことがある）。

ところが、X＋二年八月以後、本項で主題としている加害性反復観念がこれという思い当たる原因なく急に訴えられはじめ、思考不全感は少なくとも病像の前景からは消褪してしまった。上記の加害性反復観念の内容は、同一のものが数日から一～二週間程度訴えられ、それが次々と変転していくというものであった（なお、以後の経過は省略するが、この加害性反復観念は各種の抗精神病薬に抵抗性を示したものの最終的には九～一二㎎／日という少量のアリピプラゾールにて劇的に改善した）。

本症例に認められた加害性反復観念の陳述例を以下に掲げる。

・駅のホームを歩くと、自分が他人を線路に突き落としはしなかったかと気になる。それでホームの中央を歩くようにしているが、あとで駅員に電話して事故はなかったかと尋ねることも頻繁である。

・昨夜、高校の教師と同級生一〇人との飲み会があった。ある女の子が酔い潰れて教師と二人して介抱したが、その際に上着が胸までずり上がってしまった。そのことで、わざとそうしたのではないかと女の子に受け取られたのではないか。はっきりとは覚えていないが、自分が「脱がして」と言ったようで、それを聞いた友人がそう誤解したのではないか。

・自分が何気なくいった言葉がまわりの人に「死ね」って聞こえたのではないか。それで、その人が死んでしまうのではないか。

・自転車で外出した折など、物陰や堀があると人が倒れているのではないかと気になって、そのつど一五分ぐらい自転車を降りて確認する。自分が見過ごしたためにその人が死んでしまったら、自分の責任になる。

・自分は自宅のパソコンを一五分でスクリーンセービングとなるように設定しているが、先日三〇分以上も席を離れていたのにそうなっていなかった。誰かが窓から入ってきて、自分のパソコンをいじり、メールを送ったのに違いない。それで知り合い一〇〇名ぐらいに「自分からメールがいっても、それは自分が送ったのではないから」というメールを送った。以来、トイレ等でパソコンから席を離れるときは、必ず母にパソコンのそばにいてくれるよう頼んでいる。

・数日前に思い出したことであるが、大学一年のときに同学年に〇〇さんという三〇歳過ぎの変わった人がいて、ある日離れた所で友人とその〇〇さんのことを話して笑った。その後、〇〇さんは退学して、今はどうしているか消息不明だが、自分が笑ったのが聞こえていて、それを苦にして自殺したのではないか。

・一年くらい前のことだが、大学の休み時間に三階の外階段で友人と話していて、そのときに自分が手に持っていた小石を放り投げたが、それがだいぶ離れてはいたが道路を歩いていた人に当たって、その人が死んだのではないか。

・（実際にあった銃乱射の事件の後で）銃乱射の夢を昨夜見たが、あの事件は自分が超能力で指示を出したために起きたのではないか。

なお、上記のさまざまな陳述例を通してのほぼ共通したテーマは、自分の発言や行為によって「他人が死んだ／自殺した」、「他人を殺した」というものであり、患者はそうした体験内容そのものに苦しむと同時にその否定を求めて家族や主治医にそのつど、繰り返し執拗に問い質したが、それは辟易とさせるほどのものであった。

②加害性反復観念の症候学的特性、およびその「妄想性」

以上の陳述例（おおよそ、奇異さが増していく順に配列）にみられるように、加害性反復観念とは、内容的には自分の発した言葉や行為によって「他人が死んだ／自殺した」、「他人を殺した」というものであって加害性であり、また十分には表現されえてはいないが形式的にはそうした観念の生起に対して「…を考えずにはおられない」という強迫的能動性も「…が勝手に出てくる」という自生性もなく、すなわち自我違和的ではなく、あくまでも「…と自分が考える」という自己能動性があり、すなわち自我親和的であって、また実際にそういうことがあり得るはずもないという不合理性の認識は乏しく、いったんその観念に取り憑かれるや苦悩は強く、自らだけでは否定しえず家族や主治医に執拗にその可能性はないかと尋ねてくるなど、ほとんど妄想の域に達している、すなわち妄想様といえるものであった（表2）。

さて、ここでその「妄想性」について検討するが、患者はこうした観念を自我親和的に感じており、家族や

表2　強迫観念ならびに自生思考との比較から見た加害性反復観念の体験特性

		強迫観念	加害性反復観念	自生思考
1	体験の感じられ方	自我違和的	自我親和的	自我違和的
		…を考えずにはおられない（強迫的能動性）	…と自分が考える（自己能動性）	…が勝手に出てくる（自生性）
	［営為に対する自己能動感］	あり	あり	なし
2	重症化の方向性	強迫的能動性→自己能動性（強迫病？）	自己能動性→自生性→他者能動性	自生性→第二自己能動性→自己被動性→他者能動性
3	体験による主体の苦痛	体験内容の不合理・無意味性	体験内容そのもの	体験形式の自主性
4	体験による主体の構え	不合理・無意味な体験内容に対して抗争する	苦しみ続けるか、周囲に否定を求め続ける	自生的な体験形式を抑圧しようとするか、もしくは受身的に翻弄される
5	体験の対象	単一・特定のテーマ性（ただし、変遷あり）	単一・特定のテーマ性（ただし、変遷あり）	多岐・不特定の事象
6	出現の時間的様相	断続的に再現	断続的に再現	断続的に新現

（中安信夫「加害性を内容とする自我親和的・妄想様反復観念（略称：加害性反復観念）―統合失調症と強迫神経症の境界領域をめぐって」、最新精神医学、14巻、231－243ページ、2009[4]より許諾を得て一部改変し転載）

主治医など周囲の他者にその否定を求め続けるとはいってもそれは確信度のゆらぎからではなく、「他人が死んだ／自殺した」、「他人を殺した」のは自分の発した言葉や行為によるものであるという倫理感に基づく苦しみからのものであり、かつそれは周囲が辟易とするほどに執拗なものであって、そうしたことからは患者はその観念の正当さをほとんど確信している、すなわち判断の誤謬性と訂正不能性があると考えられるのであり、その点でこれは広く「妄想」であると判断されるのであった（それでもなお筆者が先に妄想様と記し、いままた括弧つきで「妄想」とよんだのは、その内容を信じ込んでそれに振り回される通常の妄想患者とは違って、患者がその否定を周囲に求め続けたからである）。

4　おわりに

「訂正不能な判断の誤り」という妄想の概念の再検討を通して、初期統合失調症に認められる妄想的災厄恐怖、面前他者に関する注察・被害念慮、および加害性反復観念の各々についてその「妄想性」を論じ、「初期統合失調症における『妄想』三態」とまとめた。

文献

(1) 中安信夫：『初期分裂病』。星和書店、東京、一九九〇。
(2) 中安信夫：自己ならびに家族の災厄をテーマとする妄想的恐怖（略称：妄想的災厄恐怖）について。臨床精神病理、三二：四九―五〇、二〇一一。
(3) 中安信夫：面前他者に関する注察・被害念慮―初期分裂病に対する誤診の一要因。永田俊彦編：『精神分裂病―臨床と病理2』、人文書院、京都。一三五―一五七、一九九九。**（前々書第一五章）**
(4) 中安信夫：加害性を内容とする自我親和的・妄想様反復観念（略称：加害性反復観念）1統合失調症と強迫神経症の境界領域をめぐって。最新精神医学、一四：二三一―二四三、二〇〇九。**（前書第五章）**
(5) 西丸四方：『精神医学入門（第二三版）』。南山堂、東京、一九九二。
(6) 諏訪望：『最新精神医学―精神科臨床の基本（新改訂第三五版）』。南江堂、東京、一九九〇。
(7) 三好功峰、藤縄昭編：『精神医学（第二版）』。医学書院、東京、一九九四。
(8) 中安信夫：記述現象学の方法としての「病識欠如」。精神科治療学、三：三三―四二、一九八八。**（前々書第二三章）**
(9) 中安信夫、村上靖彦編：『初期分裂病―分裂病の顕在発症予防をめざして（思春期青年期ケース研究10）』。岩崎学術出版社、東京、二〇〇四。

(10) 中安信夫：対他緊張—示説例、形成機序、そして quetiapine の使用経験。『続 統合失調症症候学—精神症候学の復権を求めて』、星和書店、東京、九一—一三〇、二〇一〇。**（前書第四章）**

(11) 中安信夫：成人精神科臨床の場でアスペルガー症候群の疑いを抱く時—初期統合失調症と対比しつつ。児童青年精神医学とその近接領域、五三：二四八—二六四、二〇一二。**（本書第八章）**

(12) 関由賀子：「妄想知覚」の形成過程についての微視的解析—初期から極期への移行段階にある分裂病の一例を通して。松本雅彦編：『精神分裂病—臨床と病理1』、人文書院、京都、一一七—一四一、一九九八。

（関由賀子氏との共著。鹿島晴雄、古城慶子、古茶大樹、針間博彦、前田貴記編『妄想の臨床』、二三四—二六一、新興医学出版社、東京、二〇一三）

第二章　統合失調症の顕在発症に抗する防御症状
――症状布置を把握するための一視点――

抄録

永田が、ヒステリーが統合失調症過程に防衛的に機能すること、および内因性若年‐無力性不全症候群が統合失調症症状の発現を抑制するとともに統合失調症症状の原基ともなりうるという両義性を有していると指摘したことは夙に知られているが、この指摘に触発されて、筆者はヒステリー〈転換症、解離症〉、内因性若年‐無力性不全症候群〈体感異常、離人症、思考障害〉に加えて強迫症の三種が統合失調症の顕在発症に抗する防御症状たりうることを症例を挙げて示し、かつその防御機能の因ってきたるべきところを論じた。その議論を通して、精神科臨床においては症状の原発―続発、および本稿で論じた防御症状に限らず、明らかに了解可能な反応、対処行動等の続発の機制を考慮すること、すなわち症状布置を把握することが患者の病態構造を理解し、ひいては的確な診断と多面・重層的な治療を行っていく上で重要であることを指摘した。

1　はじめに

永田[15,16,42]らは、統合失調症とヒステリーとの関連性について「分裂病と解離ヒステリー——その重畳と精神病理」およびその続編二編の都合三編の論文を著し、その重畳の精神病理学的意義を論じている。また、永田[14]は身体感情障害〈体感異常〉、疎隔体験〈離人症〉、思考障害のトリアスからなるGlatzel, J.とHuber, G.[3]の内因性若年-無力性不全症候群 endogene juvenil-asthenische Versagenssyndrome をわが国に初めて紹介するとともに自験例を報告し、広く寡症状性統合失調症の症状理解について論じている。そしてその中で、前者については「ヒステリー症状は従来指摘されているごとく、分裂病過程に防衛的に機能していた」と、過程 Prozeß に対する防衛機能を、後者については「本症候群の上述した三症状はいずれも分裂病症状の発現を抑制する機能があり、それと同時に分裂病症状の原基ともなり得るもので、ここにこれらの症状の両義性を指摘できる」と、症状発現（筆者の観点からは顕在発症）への抑制機能を指摘している（傍線はともに筆者による）。筆者自身[29,36,38]も、自身による統合失調症症候学の研究の中で上記の症状ないし症候群のこうした機能を理論的に論じたことがあるが、本稿ではさらに強迫症状にまで広げて、こうした機能を有する症状を新たに「防御症状」と名付けて総括的に再論してみようと思う。

2　病態構造と症状布置

(1)　病態構造

DSMをはじめとする操作的診断基準はほぼ症状と経過に基づいており、症状については例えば「A．特徴的症状：以下のうち二つ（またはそれ以上）、おのおのは、一ヵ月の期間（治療が成功した場合はより短い）ほとんどいつも存在：（1）妄想、（2）幻覚、（3）解体した会話（例：頻繁な脱線または滅裂）、（4）ひどく解体した、または緊張病性の行動、（5）陰性症状、すなわち感情の平板化、思考の貧困、または意欲の欠如」（DSM－Ⅳ－TR[1]：統合失調症）に見られるように、列記された複数の症状のうち一定数以上の症状を満たせばよしとしている。精神症候学の復権と再生を唱えてきた筆者としては、精神科診断において症状を重視しようとするその姿勢は一定程度評価するものの、それこそエビデンスもなく各々の症状を独立したものとして、よしんば独立したものであっても重み付けもなく同格のものとして扱うという、精神症候学に対するその無定見さには呆れ果てて物も言えないほどであり、研究用の対象選択基準として用いるのはまだしも、これを臨床に用いることは到底容認できるものではない。というのは、上記した精神症候学に対する無定見さに対する批判だけでなく、臨床における診断とはただに診断名を与えることではなく、病態構造を見極めることこそ肝要であるからである。ここに筆者が病態構造と呼んだものとは、どのような人（年齢、性別、遺伝負因、病前性格、知的能力、生活史）が、どのような状況（職場・学校内適応、家族内力動）で、心身の両面においいて何を契機に／契機なしに、どのような発症の仕方（急性／亜急性／潜勢性）で、どのような症状（これには後述する症状布置が考察される必要がある）を発し、その後はどのような経過（漸次もしくは急速進行性、発作性／挿間性／相性、周期性）を辿って、どのような状態像を現在呈するに至っているのか等々、文字通りの臨床場面で得られた情報を統合的に捉えたもの、一言で言えば「病的状態の態様の構造化」であり、それなくしては十全の意味での治療の方針は成り立たず、またそれ以前に患者にどう接すればいいか、それすらもわからないものである。操作的診断基準による「診断」とは症状と経過のみに依拠したものであって、こうした「診断」が治療方針の決定に必須な病態構造を明らかにしえないのはいわば理の当然である。

(2) 症状布置

①原発症状と続発症状

前項で臨床診断に求められるものが病態構造であることを述べたが、その中でとりわけ重視されなければならないのは、何が原発症状で何が続発症状であるのか、加えてその続発はどのような機制によるものか、言うならば「症状群（複数の症状）symptoms の構造化」と定義できる症状布置についての考察であり、その考察があって初めて年齢、性別、遺伝負因、病前性格、知的能力、生活史、状況（職場・学校内適応、家族内力動）、心身の両面における契機等の、成因に関わる情報に適切な位置付けが与えられ、病態構造が一元的に把握されるのである。先に、操作的診断基準における症状の取り扱いを「各々の症状を独立したものとして、しばしば独立したものであっても重み付けもなく同格のものとして扱う」と批判したが、症状を列記するだけの操作的診断基準にはこの症状布置の考察が欠けているのである。

症状布置を欠いた操作的診断基準の弊害を述べるならば、かつて筆者[34]が誌上討論した山本ら[49]のカンファランス症例の診断のあり方にその一端が認められる。すなわち、筆者の目からは原発症状は自生記憶想起、面前他者に関する注察・被害念慮の二つの初期統合失調症症状、加えて離人症（疎隔体験）、即時理解の障害ならびに即時記憶の障害（思考障害）という内因性若年‐無力性不全症候群のトリアスのうちの二つであり（後に詳論するように、正確には内因性若年‐無力性不全症候群自体も続発症状である）、抑うつ症状は上記の症状の存在による苦悩からもたらされた、明らかに了解可能な反応としての続発症状であって、診断は「内因性若年‐無力性不全症候群が前景に立った初期統合失調症」と思われるにもかかわらず、こうした症状布置の考察を欠き、抑うつ症状の続発性が見落とされた山本らの診断は「大うつ病性障害」（comorbidity に従ってさらに「離人性障害」との重複診断が与えられている）となっているのである。

先に筆者は、症状布置とは「何が原発症状で何が続発症状であるのか、加えてその続発はどのような機制によるものか、言うならば『症状群（複数の症状）symptoms の構造化』」と述べ、いま、上記の例で抑うつ症状を「上記の症状の存在による苦悩からもたらされた、明らかに了解可能な反応」と述べたが、ここで肝要なのは「明らかに了解可能な反応」というような続発の機制であって、それを個々に明らかにしえてこそ、初めて原発―続発の区別がなされるのである。

原発―続発の区別について、ここで重要な点を一つ付加しておく。それは筆者[29,36,38]が提唱してきた、統合失調症の病態心理に関する状況意味失認‐内因反応仮説において内因反応として形成される症状は、それが一次的障害である状況意味失認ないしそれに直接的に起因する真の原発症状に続発したものであっても、ここでは広く原発症状として取り扱っていることである。例を挙げるならば、状況意味失認‐内因反応の一つの機序である〈背景思考の聴覚化〉においては真の原発症状は自生思考であり、作為思考、考想伝播等のいわゆる自我障害、考想化声、幻声などは自生思考に続発するものであるが、これらをもまたここでは原発症状としているのである。なんとなれば、それらは統合失調症という疾患そのものに内在する上記した生物学的機序によって不可避的ないし必発的に生じるものであるからであるが、逆に論じれば、本稿で言う続発症状とは心理学的機序によって、すなわち心因反応的に生じる、あえて言えば偶発的なものということになる。

②続発症状の分類と機制

「心理学的機序によって、すなわち心因反応的に生じる」という上記の注釈を前提に、続発症状の機制とそれに基づく分類を述べておこう。以下に三種を挙げるが、筆者は最低限この三種は数え上げ、区別しなければならないと考えている。

ⅰ．明らかに了解可能な反応：先の山本らのカンファランス症例での自生記憶想起、面前他者に関する注察・被害念慮、離人症、および即時理解の障害、即時記憶の障害のように、著しい苦悩をもたらす症状を体験している人が二次的に抑うつ気分、あるいは不安、あるいは神経衰弱（易刺激性衰弱 reizbare Schwäche）を呈するのはいわば当たり前、すなわち明らかに了解可能なことである。心因となる出来事に対して了解可能な抑うつ気分、不安、神経衰弱が生じることは広く心因反応として認められているが、続発症状としての「明らかに了解可能な反応」とは、心因となる出来事が著しい苦悩をもたらす症状である場合のことである。

ⅱ．対処行動：「対処」という言葉が示すように、これは患者が原発症状に対して意図をもって行う行動であって、患者自身にそのことが自覚されているものである。一例を挙げるならば、自分の手が汚れたのではないかという強迫観念（不潔恐怖）に基づく不安を、患者が繰り返し手を洗うこと（洗浄強迫）で解消しようとするような、不安解消型強迫行為がこれに相当する（付言するならば、強迫行為には今一つ、道を歩きながら目に入った電柱にはすべて触れざるをえないという衝動に駆られて、次々と触れて歩くというような衝動実行型強迫行為がある）。

iii．防御症状：これは、その症状の発現が一般には了解困難で（後述するように、「明らかに」ではないとしても、「密やかに」には了解しうる）、患者自身には意図なく発現し、そのことによって破局的事態の発来を回避しようとする（すなわち防御性の）、心因反応的に形成される症状である。一例を挙げるならば全生活史健忘がそれであるが、この場合は解決困難な患者に感じられる現実的事態による自殺念慮が原発症状であって、それに対して姓名、年齢までをも含む一切の自己同一性 self-identity を健忘し（このことからは「自己史健忘」という用語の方が適切）、そして自己同一性の中に含まれる、苦悩の基をなした現実的事態を、そしてそれに起因する自殺念慮をも健忘することで、最悪の事態である自殺企図を回避しようとするものである。そこに防御という隠された意図がある以上、治療者あるいは家族が性急に記憶を取り戻させようとする諸々の行為は禁忌であって（患者自身も頭痛その他の身体症状によってこれに無意識的抵抗を示す）、時として健忘の回復とともに現実的事態に再直面して自殺企図が生じるのはこうしたわけがあるからである。なお、ここで用いた「防御症状」は、筆者[24]がかつて統合失調症の初期から極期への進展に抗する内在的な生物学的機構を表す意味で用いた「防御メカニズム」とはまったく関連はないものである。誤解を避けるためにあえて触れておく。

3　統合失調症の顕在発症に抗する防御症状

前節にて三種の続発症状を述べたが、本節でその詳細を述べるのはⅲの防御症状であり、それを上記の破局的事態が統合失調症の顕在発症である場合に限って論じることにする。

以下、取り扱うのはヒステリー〈転換症、解離症〉、内因性若年-無力性不全症候群〈体感異常、離人症、思考障害〉、強迫症の三種である。疾患名あり、症候群名あり、あるいはまた症状名ありとまちまちであるが、論述の都合上そうした項目分けをしただけであって、後一者の強迫症と同じく、前二者については〈　〉内の症状（ここに「○○症」とは「○○症状」と同じく症状名として用いている）を問題視し、それらを防御症状と呼んでいるのである。また、筆者が防御症状に「統合失調症の顕在発症に抗する」を冠しているのは、これらの症状が、従来も例えば永田が内因性若年-無力性不全症候群は統合失調症の症状発現（筆者の考えによれば顕在発症）を抑制すると論じたことに加えて、以下症例を例示し、若干の理論付けを加えるように、これらの症状を呈する患者の中に筆者の提唱してきた初期統合失調症の症例があるからである。

(1)　ヒステリー〈転換症、解離症〉

①永田らの報告

永田ら(15、16、42)は都合三編の論文で、統合失調症とヒステリーが重畳した症例を一〇例報告している。それらは大きくは二群に分類されるが、第Ⅰ群（四例）は統合失調症の経過中に明らかなヒステリー症状（遁走三例、失神発作一例）が挿間的に発現したものであり、第Ⅱ群（四例）は「解離状態に分裂病性の異常体験が『ない交ぜ』になっている場合（分裂病極とヒステリー極の『中間物』）」（カギ括弧内は永田による。以下も同様）である（その他の二例はその位置付けが不明）。ヒステリー症状が原発症状に応じる防御という意味合いを有する続発症状、すなわち防御症状であるという点で筆者の興味を引いたのは、第Ⅰ群では第一論文[15]の症例1（遁走）（以下、症例A）と第三論文[16]の症例3（失神発作）（以下、症例B）であり、第Ⅱ群では第三論文[16]の症例4（例外状態 Ausnahmezustand）（以下、症例C）である。

症例Aは二一歳、男性で、「ある日、幻聴が激しくなり不眠、次の日、外出すると急に幻声は命令調となり、幻声の命令に従って某地に向かった時点で解離（遁走：筆者注）が起きていた。そして回復後の幻聴は解離前よりも強さはむしろ減じている」というものであり、永田は「この解離には分裂病者の自己の異常体験に対する『反応性の要素』を読みとることは可能であろう」と述べ、筆者の言う防御症状である旨を指摘している。症例Bは三五歳、女性であり、「三五歳時、友人の結婚式に出席してから、主治医の『声』が聞こえるようになった（それ以前の入院時に『医師に殺されるのではないか』という恐怖感を抱いたというエピソードあり：筆者注）。無理をして仕事をしていたが、職場で易怒的となり、上司が自宅まで、患者を送り届けたところ、自宅に着くなり『倒れ』（失神発作：筆者注）」、「入院後も、主治医の侵襲的な面接の後に、廊下で『くずれるように倒れる』ことがあった」というものであり、永田はこれを「ヒステリー性の失神発作が、ある危機的状況で出現する」とまとめている。この「危機的状況」とまとめられたもののうち、少なくとも前者は幻声であり、ここに失神発作、すなわち一過性の意識喪失はそれに応じた防御症状と見なしうると筆者には思われる。

症例Cは三一歳、男性であり、「分裂病性体験の再燃、就職の返事待ち、弟の叱責などから」、「『もうだめだから死ぬ』というが、その数分後には覚えていない。『目が見えなくなった』と騒ぎ、鏡を見て『へんな顔になってしまった、人間の顔ではない、顔に紙をはってしまったようだ』などといいながら部屋をウロウロしていた」という例外状態が生じたというものである。この状態を防御症状と呼ぶにはいささか不分明なところがあるが、永田の指摘するところでは統合失調症性体験の関与もあるとされている。

以上、永田の論文から防御症状としてヒステリー症状を呈した三例を簡略に紹介したが、この三例は（他の七例も）いずれもが顕在発症した後の統合失調症症例であり、その点で防御症状が統合失調症の顕在発症に抗する場合を取り扱う本稿のテーマとはいささか異なっている。しかし、顕在発症例であるとしても、防御症状としてヒステリー症状が確かに現れうるということを示したものとしては貴重な症例報告と思われる。

②関の報告

筆者の初期統合失調症研究の同僚である関[43]は「ヒステリー様症状にて急性発症した初期分裂病の一例——診断の経緯と病像形成の要因について」（後に再説[45]）を著し、疲労時や夜間に起こる過換気症状、発作性に起こる発汗・流涙・顔面紅潮などの自律神経症状を伴う情動反応とともに退行を病像の前景に立て、自生記憶想起、まなざし意識性（実体的意識性）、聴覚の強度増大と質的変容、即時理解の障害、即時記憶の障害等の初期統合失調症症状を背景に有した初期統合失調症の一例（一四歳、女性）を報告している。関のこの論文執筆にあたっては筆者も相談に与ったが、執筆の折に「ヒステリー様症状」と一括された、病像の前景に立っていた症状のうち、「退行」は記述現象学的には正しく幼稚症 Puerilismus であって、また明確に記載はされていないが的外れ応答 Vorbeireden を思わせる陳述もあり、ガンゼル症候群を呈していたとみなされよう。

その幼稚症ならびに的外れ応答?の様相を関は次のように記している。「だだをこねている幼児のように母に寄り添って離れようとせず、筆者と母親が話していると話に割って入り、母親に幼児語で関係ないことを話しかけていた。ときどき筆者の方を伺っているようにも見えたために、本人だけにして面接をしたところ、母親が同席したときとは異なり、質問に対して年齢相応の対応をするようになった。診察の回数を重ねるにつれ、しっかりとした対応になってきたが、母が同席すると、途端に甘えた調子になり『わかんなーい。ここには遊びに来てるんでしょ?』と退行してしまうという状態であった」（傍線は筆者による）。

関は「急激に起こった症状や自分自身の状態を理解できないことに患者自身が非常に戸惑っていた様子や、筆者自身が感じたえもいわれぬ切迫感」から、この症例に対して初期統合失調症を疑い、初期症状について再三の質問を行い、その結果初診後二ヵ月にしてやっと上記した数種の初期症状が確認され、fluphenazine の投与によって比較的速やかに初期統合失調症症状ならびに前景にあったすべての症状の消失を見たとしている。

この報告はわずか一例とはいえ、初期統合失調症症状が原発症状となり、それに応じて幼稚症（広くはガンゼル症候群）が防御症状として続発したことを示す貴重な報告である（過換気症状、情動反応は現時点では「明らかに了解可能な反応」と理解できる）。

③ヒステリー〈転換症、解離症〉の防御機能

以上、永田、関の報告から顕在発症後の統合失調症の三例（遁走、失神発作、例外状態）ならびに初期統合失調症の一例（幼稚症）における、防御症状としてのヒステリー症状発現の実際を見てきたが、本項ではなにゆえにヒステリー症状が防御機能を有するのか、それを筆者の既発表のヒステリー論から論じてみたい。

筆者はこれまで「自己危急反応の症状スペクトラム―運動暴発、擬死反射、転換症、解離症、離人症の統合

表1　自己危急反応の症状スペクトラム（括弧内は疾患もしくは症候群の名称）
（文献26より一部改変して転載）

	生命危急的事態 →	精神危急的事態
客観的危急的事態 ↓	運動暴発 擬死反射 （原始反応）	転換症 （転換型ヒステリー） 解離症 （解離型ヒステリー） 離人症 （離人神経症）
主観的危急的事態	緊張病性興奮 緊張病性昏迷 （緊張病症候群）	
（症状形成の目的）	↓ 生命危急的事態からの脱出	↓ 精神危急的事態の隠蔽

的理解」[25]、「解離症の症候学―精神危急時における〈葛藤主体の隠蔽〉の諸相」[26]の二編の論文を著してヒステリーを論じた。その論はKretschmer, E.[13]のヒステリー論とHoche, A.[8]の症候群学説に依拠したものであり、その出発点はKretschmerと同様に生命‐客観的自己危急的事態における生得的反応様式と考えられる原始反応（運動暴発と擬死反射）であるが、彼とは異なりヒステリーを原始反応の不全型と看做すのではなく、生命‐客観的自己危急的事態を生命→精神と客観的→主観的の二方向へ拡大するとともに、それを基にして前者の（客観的、主観的を問わず）精神危急的事態における生得的反応様式をヒステリーと捉えたのであった（後者の拡大に基づく生命‐主観的危急的事態における生得的反応様式が緊張病性興奮ないし昏迷である）[19]（表1）。そして旧来の疾病利得性に代えて用いた目的志向性ないし合目的性（この変更は、前者の用語に含まれる、個体のいささか浅薄な自由意志を感じさせるニュアンスを避け、後者の用語の持つ生得性を強調せんがためである）に関して、転換症（転換型ヒステリー）では〈葛藤対象の隠蔽〉が、解離症（解離型ヒステリー）では〈葛藤主体の隠蔽〉がその本質であると考え、さらに後者の〈葛藤主体の隠蔽〉については、葛藤主体の隠蔽の巧緻化の程度に応じて三層を区別し、それに基づいて現象の表層に着目して命

表2　解離症における各種病態の状態像と〈葛藤主体の隠蔽〉の諸相
（文献26より転載）

病態	状態像			
心因性健忘〔全生活史健忘を除く〕	限局性健忘	（もうろう状態）		
遁走		分別もうろう状態		
心因性もうろう状態〔ガンゼル症候群を除く〕		もうろう状態		
全生活史健忘			自己ならびに来歴の健忘	
ガンゼル症候群				偽幼児症
多重人格			〔自己ならびに来歴の健忘〕	自己ならびに来歴の否認と創出
	葛藤そのものの事後的被包（無意識）化	↓ ①現在の意識野からの葛藤の排除	↓ ②葛藤主体としての自己の不認知	↓ ③葛藤主体としての自己の変容
		葛藤主体の隠蔽（狭義の解離症）（①②③）		

名されてきた旧来の解離症の分類を整理したのであった（表2）。

さて、改めて「統合失調症の顕在発症に抗する」という観点から転換症および解離症の防御機能を考えてみたい。「統合失調症の顕在発症に抗する」とは要は患者が初期統合失調症という臨床単位ないし統合失調症の初期段階にあるということであるが、この時期の患者にとって最も苦衷となるのが緊迫困惑気分[22]という症状であることはこれまでも繰り返し述べてきたことである。何かが差し迫っているようで緊張を要するものの、何故そんな気持ちになるのかわからなくて戸惑っているという気分であるが、気分であるだけに言葉に直して伝えられることこそ少ないものの、これは「張りつめ／くすみ」[31,41]という表出となって現れ、治療者をして「居住まいを正させる緊迫感／粛然たる思い」[22,41]にさせるものである。この気分は患者に自殺を考えさせるほどの苦衷を与えるものであり、まさに実存的恐怖なのであるが、その根底に〈「自己保存の危機」の意識下・無自覚的認知〉があることに思いを至せば（図1）、それは納

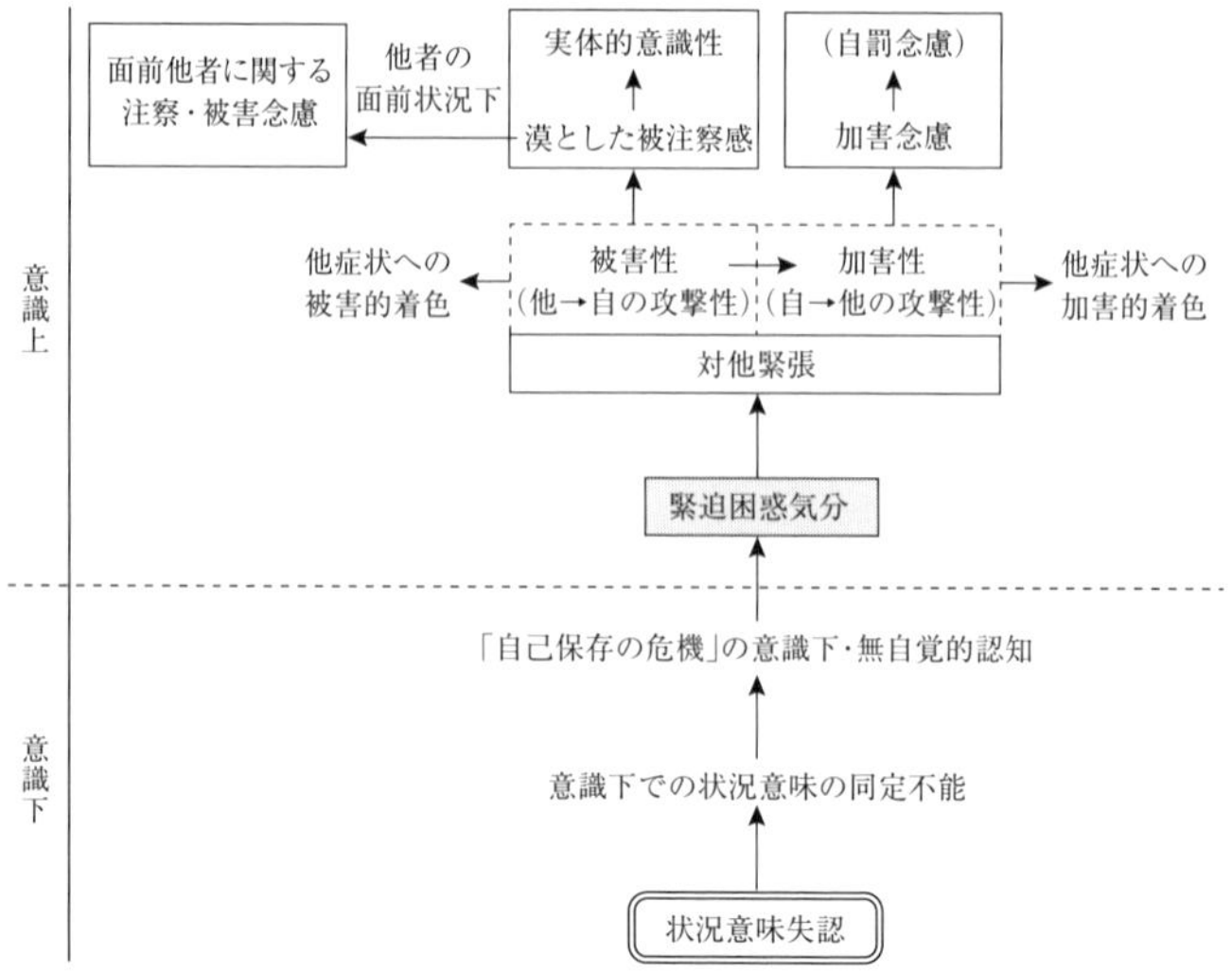

図1　緊迫困惑気分とその関連症状の形成機序
（文献33、36より一部改変して転載）

得できるものとなる。上記した関の症例においても、この緊迫困惑気分が明らかに訴えられることこそなかったものの、治療者の関が感じた「筆者自身が感じたえもいわれぬ切迫感」からは、やはりこの患者も緊迫困惑気分に襲われていたと看做すことができよう。この緊迫困惑気分に襲われているということは患者にとってはまさに精神-主観的自己危急的事態（自己危急の感を惹き起こしているのが緊迫困惑気分という症状である以上、それは主観的なものである）なのであるが、ここにおいて苦悩の対象・客体を心理的葛藤から身体的症状へと置き換える転換症（葛藤対象の隠蔽）が、あるいはまた苦悩の主体すなわち自我を別の自我へと置き換える解離症（葛藤主体の隠蔽）が生じてくるのである。

このようにして、初期統合失調症患者にヒステリー症状が生じうるのであるが、こういう方策ははたして顕在発症に抗する防御症状たりうるのであろうか。これに対する回答として、「一時凌ぎ」という限定付けで筆者はこれを肯定するのである。というのは、幻覚や妄想等の極期症状もまた、状況意味失認という内因に基づくとはいえ、それもまた反応（内因反応）として生じるのであって、言うならば苦悩の対象を隠し、苦悩の主体を隠す（患者の意識においては「消す」）ヒステリー症状は内因反応の促進因子でもある不安を減じると思えるからである。ただ、もちろんこの方策は統合失調症の一次的障害である状況意味失認そのものを改善するわけではないので、あくまでも「一時凌ぎ」のものであって、いずれ怒濤のごとく押し寄せてくる内因反応には抗しきれず、早晩極期への進行という破綻がもたらされるものと思われる。治療者にとって肝腎なことは、上記した関の診療行為のごとく、こうした患者のヒステリー症状の背後に初期統合失調症症状があることを見抜き、初期統合失調症との診断のもと、できるだけ早く相応の薬物療法を開始することであり、譬えるならば〝溺れながらも藁をも掴んで、必死に一時凌ぎをしている患者へ早々に助け舟を出す〟ことである。

(2) 内因性若年−無力性不全症候群〈体感異常、離人症、思考障害〉

①永田の報告

永田[14]が体感異常、離人症、思考障害をトリアスとする内因性若年−無力性不全症候群の自験例を報告するとともに、「本症候群の上述した三症状はいずれも分裂病症状の発現を抑制する機能があり、それと同時に分裂病症状の原基ともなり得るもので、ここにこれらの症状の両義性を指摘できる」と述べたことは「はじめに」で紹介したことであるが、精神病理学的検討が不十分なままにGlatzel, J.[3]らが本症候群を統合失調症圏としたこと（共著者のHuber, G.[9]は後にこれを「統合失調症なき統合失調症 schizophrenia sine schizophrenia」とした）を批判しつつも、永田もまたこれを統合失調症圏に位置付けている。「統合失調症の顕在発症に抗する防御症状」という本稿の主題との関連で筆者が抱いた疑問は、永田がa．両義性の前者、すなわちトリアスのいずれもが統合失調症症状の発現を抑制する機能を有するとしたのは何ゆえか、およびb．本症候群を（いささか曖昧な用語ではあるが）統合失調症圏としたのは何ゆえか、である。

まずaから見ていくが、筆者の見るところ永田がそう考えたのは、先行する数多くの研究者によって三症状の各々が個々に統合失調症の産出性症状を抑制する機能があるとすでに指摘されてきたからであり、また体感異常が顕著か不鮮明かで区分された典型例（三例）と不全型例（二例）において他の標識（統合失調症性の人格障害の感得、エネルギー水準の低下、ロールシャッハ・テストのプロトコール）において不全型例の方が統合失調症と診断できうること、すなわち体感異常が不鮮明となり、トリアスの一つを欠くことによって抑制機能が不十分となり統合失調症性障害が露呈してくると判断されたからと思われる。次いでbについてであるが、これは主として体感異常が統合失調症親和的な症状であるという考察に基づいてのことと思われるが、併せて「本症候群における思考障害の特異性は、これを患者自らが自覚し、かつ、強烈に悩むことにある。〈中略〉もし、彼らが内省力を喪失すれば、これらはいわゆる分裂病性の連合弛緩になることは明らかである」に示唆されるように、思考障害についての考察も与っているように思われる。後述するように、筆者は本症候群は初期統合失調症の症状スペクトラムの一症状群であると考察してきたのであるが、永田が本症候群を、正確に述べればトリアスの揃った典型例を統合失調症の顕在発症例ではなく、いわばその前段階と看做していたことは押さえておきたいと思う。

ここでの結論を述べておくが、永田は内因性若年‐無力性不全症候群を構成する体感異常、離人症、思考障害の各々が統合失調症の産出性症状の発現を抑制する機能があること、典型例は顕在発症の前段階であること、そして両者を兼ね合わせて考えて本症候群の治療的取り扱いについて「これらの症状の消去だけを治療的目的としないことが正しい」との妥当な示唆を述べていたのであった。

②針間の報告

筆者の初期統合失調症研究のいま一人の同僚である針間[4]は、内因性若年‐無力性不全症候群を呈した三症例を取り上げて「転帰からみた内因性若年‐無力性不全症候群の疾患論的位置づけ」を著したが、その結論はa．内因性若年‐無力性不全症候群を呈した時期にはいずれの症例にも初期統合失調症の諸症状が併存していた（この点からは、内因性若年‐無力性不全症候群は初期統合失調症症状スペクトラムの一症状群であり、こうした症例は初期統合失調症の変異型と診断できる）、b．三症例の転帰およびその際の内因性若年‐無力性不全症候群の消長はまちまちであり、症例1は破瓜型統合失調症へと進展し、かつ内因性若年‐無力性不全症候群は持続性・難治性に存続し、症例2は妄想型統合失調症へと進展し、その際に内因性若年‐無力性不全症候群は存在しないか前景から退いており、症例3は初期統合失調症症状とともに内因性若年‐無力性不全症候群もすべて消失したというものであった。

さて、この報告において「統合失調症の顕在発症に抗する防御症状」という本稿の主題との関連で注目されるのは、第一に内因性若年‐無力性不全症候群は統合失調症の初期段階（初期統合失調症）において出現していたこと、第二に後に妄想状態および幻覚妄想状態を呈するに至った症例2（後に「内因性若年‐無力性不全症候群を前景とし、治療中断後に顕在発症し、以後再燃を繰り返し欠陥状態に陥った症例」にて詳説[5]）ではその段階では内因性若年‐無力性不全症候群は消失し、統合失調症の初期段階（初期統合失調症）が治癒した症例3では併せて内因性若年‐無力性不全症候群も消失していたという事実である。何ゆえに注目されるのか。それはもしも内因性若年‐無力性不全症候群に顕在発症を防御する機能があるとするならば、症例2における消失は疾患過程がすでに次の極期段階へと進展してしまったために、逆に症例3における消失は疾患過程が前の無症状の段階へと改善したためにと理由は正反対ながら、各々の内因性若年‐無力性不全症候群の消失はいわば〝防御の必要性がなくなったから〟と解釈されうるからである。この解釈と一見したところ矛盾するのは破瓜型へと進展しつつも内因性若年‐無力性不全症候群を残存させ続けている症例1の存在であるが、症例1の進展先が破瓜型であったという事実がこの「矛盾」を解き明かしてくれるように思える。というのは、破瓜型とは意欲減退や感情鈍麻を主病像とするものであり、幻覚や妄想はないか、あっても軽微ないし断片的なものであるが（症例1にはない）、「ない」とは「今のところないだけであって、今後においては現れる可能性がある」わけであり、そうした点で症例1は内因性若年‐無力性不全症候群を残存させ続けて極期症状の発現をいまだ防御し続けていると解釈することが可能であるからである。

③内因性若年‐無力性不全症候群の防御機能

筆者は[23]「内因性若年‐無力性不全症候群についての一考察―初期分裂病症状スペクトラムの一症状群として」を著し、そのタイトルにあるごとく内因性若年‐無力性不全症候群は独立した一つの疾患単位ないし臨床単位ではなく、初期統合失調症症状スペクトラムに包摂される一症状群であることを精神病理学的に論証し、かつ文献例に基づいて実証した（本論文を出発点として、その後筆者は内因性若年‐無力性不全症候群について数編[27,30,40]の論文を執筆している）。

上記論文を簡略に紹介するに、まずは論証であるが（図2参照）、それは先行して関とともに著していた

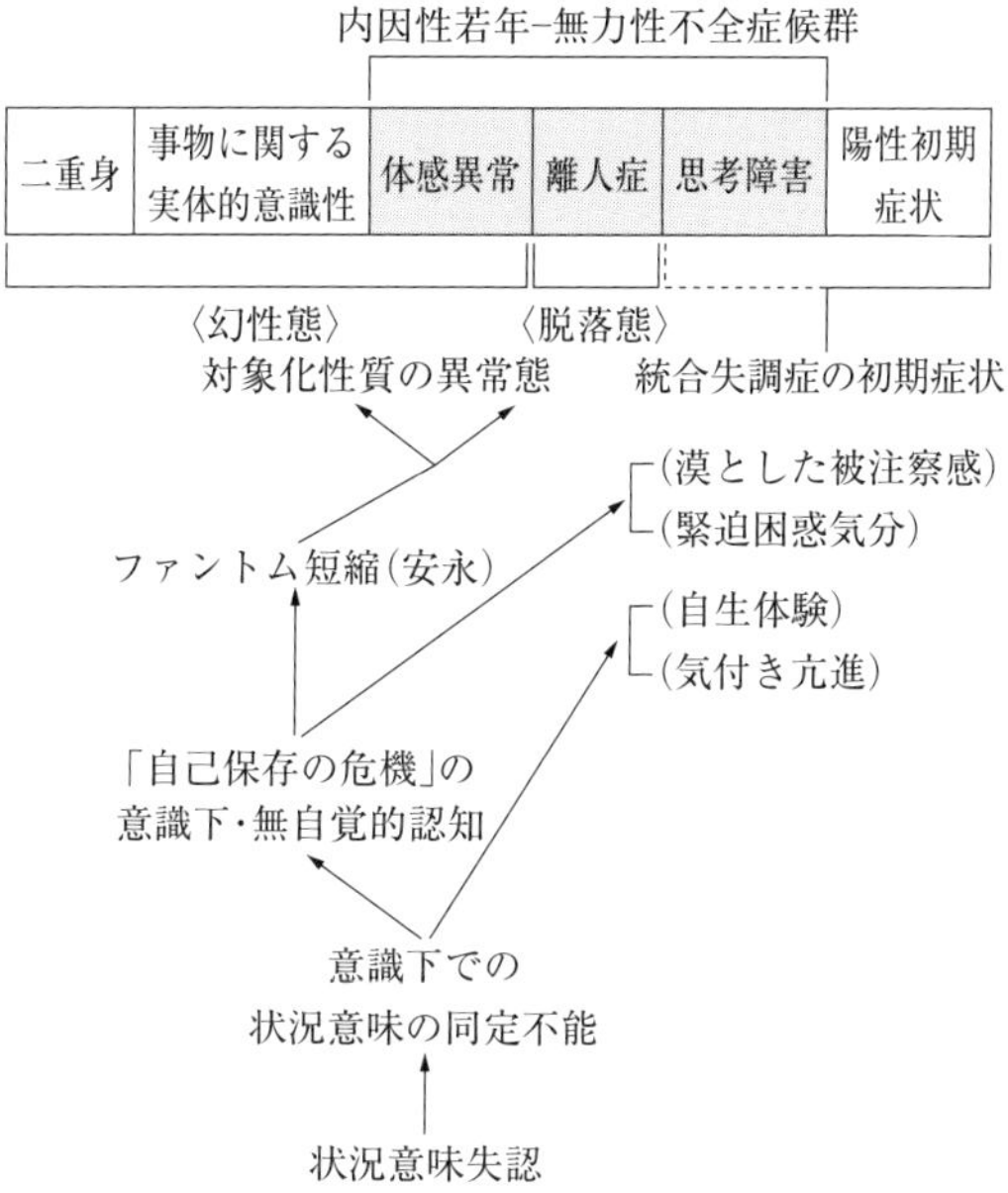

図2　内因性若年-無力性不全症候群（体感異常、離人症、思考障害）と二重身、事物に関する実体的意識性、陽性初期症状の臨床的合併についての統一的理解（文献23より転載）

「初期分裂病の陰性症状――二症例にもとづく予備報告」[21]において、初期統合失調症には旧来報告していた初期症状を陽性というならば陰性の初期症状と呼ぶべき即時記憶の障害、即時理解の障害、思路構成の障害が併存しており、そしてそれらは内因性若年-無力性不全症候群の思考障害と相同であること、およびやはり先行して著していた「離人症の症候学的位置づけについての一試論――二重身、異常体感、実体的意識性との関連性」[17]において、離人症は対象化性質の脱落態、体感異常は二重身、事物に関する実体的意識性とともに対象化性質の幻性態と捉えられる、広く対象化性質の異常態の表と裏をなす症状であり、さらには安永[50]のファントム論を批判的に論じた「ファントム理論に対する疑義」[20]にて、状況意味失認に発する〈「自己保存の危機」の意識下・無自覚的認知〉に基づくファントム短縮によって上記の脱落態と幻性態の両者が併存して生じると結論されていたことからは、陽性初期症状および内因性若年‐無力性不全症候群のトリアスのうちの離人症と体感異常はともに状況意味失認に端を発して形成される症状であり、その形成機序は論証されえなかったもののトリアスのいま一つである思考障害（上記の陰性初期症状）は陽性初期症状と併存して生じることが判明しており（加えるならば、先に引用した針間の症例が聴覚性気付き亢進、自生記憶想起という陽性初期症状と、離人症、体感異常、二重心〈二重身の原基〉、事物に関する実体的意識性をつなぐ示説例であったこと）、ここに「内因性若年‐無力性不全症候群は初期統合失調症症状スペクトラムの一症状群である」という結論が導かれたのであった。

次いで実証であるが、筆者が行ったのは内因性若年‐無力性不全症候群と銘打たれたものでなく、離人症もしくは体感異常に注目して報告されたわが国の七文献[10—12, 46—48, 51]、三三症例において、上記の論証の結論が実証されうるかどうかという検討であった。検討結果を示すが、内因性若年‐無力性不全症候群（トリアスを完全に満たす例六例、トリアスのうち二つが確実で一つが不確実な例七例、トリアスのうちの二つが確実にある例一一例と、総計で三三例中二四例、七二・七％）と陽性初期症状（三三例中一一例、三三・三％）の両方を有する症例は一一例であり、結論的には上記の規定による内因性若年‐無力性不全症候群が二四例あり、そのうち陽性初期症状のある例が一一例、ない例が一三例であった。ここで取り上げた報告はすべてが筆者[18]による初期統合失調症の提唱（一九九〇）以前のものであり、それにまったく注意が払われていないにもかかわらず陽性初期症状が認められるものが二四例中一一例、四五・八％にものぼったということは、注目さえすれば内因性若年‐無力性不全症候群と陽性初期統合失調症症状の併存はより多く認められるものと考えられ、ここに「内因性若年

‐無力性不全症候群は初期統合失調症症状スペクトラムの一症状群である」という、論証的に得られていた結論はおおよそのところ実証もされえたと考えられたのであった。

さて、「統合失調症の顕在発症に抗する防御症状」という本稿の主題との関連で、内因性若年‐無力性不全症候群と陽性初期統合失調症症状との併存が認められた上記一一例の診断を検討してみよう。ここでの診断は各々の著者の診断病名ではなく、両者が併存した時期における筆者の診断であるが、明らかに初期統合失調症と診断できる症例が七例（後に顕在発症した二例を含む）、断片的な幻聴や関係妄想を有しながらもいまだ初期統合失調症と診断できる症例が二例、顕在発症例が二例であり、一一例中九例、八一・八％の症例が初期統合失調症と診断されうるのであった。こうした事実からは、内因性若年‐無力性不全症候群は初期統合失調症の段階で認められるものであり、顕在発症に抗する防御機能を有しているのではなかろうかという示唆が強く与えられるのである。

それでは、その場合にこれらの各々の症状はいかなる点において防御機能を発揮するのであろうか。まず離人症の防御機能であるが、前項で紹介した筆者のヒステリー論[25、26]において、その項では紹介しなかったが、離人症を対象化に伴って付与される対象化性質の脱落態と捉える筆者は、離人症とは〈葛藤対象の隠蔽〉たる転換症とは違って苦悩の対象・客体が心理的葛藤にあることを正しく認識し、他方において〈葛藤主体の隠蔽〉たる解離症とも違って自らがその苦悩をまさに主体的に引き受けつつも、苦悩の現実感、迫真性を減じようとしたものであって、不完全さは否めないものの、これもまた心理的葛藤に対する隠蔽工作であり、ある種のヒステリー症状であると考えているが（ＤＳＭ[1]では離人性障害は広く解離性障害に含まれ、すなわち旧来概念に則ればヒステリーと看做されているが、この点だけは筆者はＤＳＭを評価している）、この点からは内因性若年

-無力性不全症候群における離人症は迫りくる顕在発症の予兆、その恐怖に対して、譬えるならば〝目を曇らせる〟働きがあるのではなかろうか。次いで体感異常の防御機能であるが、これは転換症が苦悩の対象・客体ないし矛先を心理的葛藤から身体的症状へと置き換えることによって〈葛藤対象の隠蔽〉を図るのと同様に、迫りくる顕在発症の予兆から奇異な体感へと〝目を転じる〟ことによって恐怖を減じようとしたものではなかろうか。最後に残された思考障害であるが、先に述べたようにその実体は即時記憶の障害、即時理解の障害、思路構成の障害であり、とすればこれは〝頭をぼんやりさせる〟ことによって顕在発症の予兆、その恐怖を vivid に感じさせないようにしたものではなかろうか[40]。総じて、迫りくる統合失調症の顕在発症の予兆、その恐怖からの〝めくらまし〟という効果を狙ったものであり、それがいかに姑息なものであろうとも筆者はそこに患者の必死のもがきを見る思いがするが、内因性若年-無力性不全症候群が治療抵抗性であるのは、それこそ患者がそれを〝命の綱〟としているからであろう。

(3) 強迫症

① Hoch, P.H. と Polatin, P. による偽神経症性統合失調症の報告

ここで取り上げるのは境界例 borderline case（ＤＳＭ[1]では境界性パーソナリティ障害：ＢＰＤではなく、統合失調型パーソナリティ障害：ＳＰＤに相当）についての論文の嚆矢の一つとされる Hoch, P.H. と Polatin, P.[6]による偽神経症性統合失調症 pseudoneurotic schizophrenia の報告である。それというのも、一方において原典に詳しい病歴が記された五症例において筆者ら[35]による症候学的再検討によって初期統合失調症症状が見出されたこと、経過中ごく短期間の精神病状態（小精神病 micropsychosis）が起こるとされていること、加えて

Hoch らの五〜一〇年後の予後調査においておよそ二〇％が明らかな統合失調症へ発展したとされていること[7]等より、筆者がこの偽神経症性統合失調症を初期統合失調症と看做していること（特徴の一つとされる汎不安pananxiety は筆者らの目から見れば緊迫困惑気分と思われる）、他方において汎神経症 panneurosis と称された種々の神経症症状の中に強迫症が少なくとも五例中三例に記載されており（併せて述べるならば、汎神経症を構成するその他の神経症症状として転換症、解離症、離人症の記載があり、また体感異常の記載も散見される）、強迫症もまた統合失調症の顕在発症に抗する防御症状の一つではないかと考えられたからである。

さて原典に記載された五症例のうち最も詳しく病歴が記されている症例1について、本稿のテーマに沿って初期統合失調症症状と強迫症の記載を引用しておこう。なお、患者は初診時二一歳の女性、発病は一五歳時であり、以下に述べる初期統合失調症症状が出現したが、重要なことは強迫症の出現が同時期であったことである。

〔初期統合失調症症状〕

・「私にどこか悪いところがあったような気がするの。エレベーターで昇っていくような感じ」（身体動揺・浮遊感？）

・「『お〇〇〇』（fuck）という四文字ことばがポンと私の心の中に弾け出ていつまでも続いたので、一瞬たりとも頭から追い出すことはできなかったわ。二ヵ月経ってもまだこのことばは私の心の中で繰り返されていたので」（自生内言）

・彼女はたくさんの白日夢を見ている。けれども、愉快な内容のものは一つもないという。きちんとした空想はできない、だって心の中ではいつも最悪のことばかり心配しているんだから、と語っている。（自生空想

表象）

〔強迫症〕

・一つのことばの強迫・反復思考がかなり恒常的となり、恐怖症的強迫症的反応が目立つようになってきた。

・患者はさまざまな恐怖症状を示し始め、彼女にとってもっとも心配なのは、自分が何か特別な恐怖症とか強迫症になりはしないかという恐れであった。彼女は食べることができないのではないか、そのために死んでしまうのではないかという、食物恐怖を示し始めた。

・彼女はまた、次のような強迫行為を示すようになった。就床前に六回くらい燈りを消したりつけたり、まわりの品物を声を出して読み上げ、ベッドに入るときには靴を平行に揃えなければ気が済まなかった。

②筆者の報告

筆者[37]は「加害性を内容とする自我親和的・妄想様反復観念（略称：加害性反復観念）—統合失調症と強迫神経症の境界領域をめぐって」[28]を著し、それまで妄想様・自我親和的・奇異な反復観念 wahnähnliche, ichnahe und bizarre Wiederholungsidee と自ら呼び習わしてきた症状のうち、「奇異な」内容が加害性であるものを表題のごとくに命名して、自験二症例を挙げて症候学的に検討し、併せてそれらの症例の疾患論的位置付けを論じた。症例1のみを簡略に紹介するが、患者は一二歳時発病の男性で、当初は例えば学校に提出物を出す際に「先生の悪口を書いていないか」、あるいは登校に際して「制服にタバコが挟まっていないか」等、自分でも馬鹿馬鹿しいとは思いながらも何度も確認をせずにはおられないという通常の強迫観念／確認強迫を発症し、その内に視覚性気付き亢進、聴覚性気付き亢進、自生音楽表象等の初期統合失調症症状が断続的に混入し始めたものの、一六歳時にはそれらと入れ替わるように思考不全感（即時理解の障害、即時記憶の障害、思路構成の障害、錯語）、現実感喪失、体感異常からなる内因性若年‐無力性不全症候群および二重心が病像の前景を占めるようになり、次いで二〇歳時からはまたまた病像が変わり、「自分が何気なくいった言葉がまわりの人に『死ね』って聞こえたのではないか。それで、その人が死んでしまうのではないか」、「一年くらい前のことだが、大学の休み時間に三階の外階段で友人と話していて、その時に自分が手に持っていた小石を放り投げたが、それがだいぶ離れてはいたが道路を歩いていた人に当たって、その人が死んだのではないか」等の、自己能動的でその不合理性に対する認識に乏しい、その都度変遷する観念に取り憑かれて苦悩し、家族や主治医にその否定を執拗に求めるという、表題にある加害性反復観念を呈したというものである（症例2は一三歳時発病の女性で、加害性反復観念ならびに通常の不潔恐怖／洗浄強迫が発病当初から存在するとともに、自生記憶想起、自生音楽表象、自生空想表象等の初期統合失調症症状のみならず、断片的な幻声も存在していた）。

さて、ここで「統合失調症の顕在発症に抗する防御症状」という本稿の主題との関連で注目されたのは、これらの症例においては一方において初期統合失調症症状が存在しており（症例1は変異型[23]、症例2は極期への移行段階[44]という注釈がつくものの、二症例ともに初期統合失調症との診断が与えられた）、他方において通常の強迫症（症例1は強迫観念／確認強迫、症例2は不潔恐怖／洗浄強迫）および加害性反復観念がともに存在していたことであった。この併存はどのように理解されるべきであろうか。一つの可能性は強迫症と加害性反復観念は初期統合失調症と同一の原基に発する並列的な症状であるということであるが、いま一つの可能性もあり、それは強迫症と加害性反復観念は統合失調症の顕在発症に抗する防御症状として発現したのではあるまいかということである。筆者はこれら二つのうち後者の方により大きな可能性を感じ取ったが、それというのも前項でその防御機能を論じた内因性若年‐無力性不全症候群が症例1で併せ認められていたこと、および治

表3　強迫症ならびに自生体験との比較から見た加害性反復観念の体験特性
（文献37より一部改変して転載）　　の部分は互いに共通した特性を示している。

		強迫症	加害性反復観念	自生体験
1	体験の感じられ方	自我違和的 …を考えず（せず）にはおられない（強迫的能動性）	自我親和的 …と自分が考える（自己能動性）	自我違和的 …が勝手に出てくる（自生性）
	〔営為に対する自己能動感〕	あり	あり	なし
2	重症化の方向性	強迫的能動性→自己能動性（強迫病？）	自己能動性→自生性→他者能動性	自生性→第二自己能動性→自己被動性→他者能動性
3	体験による主体の苦痛	体験内容の不合理・無意味性	体験内容そのもの	体験形式の自生性
4	体験に対する主体の構え	不合理・無意味な体験内容に対して抗争する	苦しみ続けるか、周囲に否定を求め続ける	自生的な体験形式を抑圧しようとするか、もしくは受身的に翻弄される
5	体験の対象	単一・特定のテーマ性（ただし、変遷あり）	単一・特定のテーマ性（ただし、変遷あり）	多岐・不特定の事象
6	出現の時間的様相	断続的に再現	断続的に再現	断続的に新現

療抵抗性が防御症状と判断する一つのメルクマールと考えられるが、二症例の加害性反復観念にはともに最終的には少量の aripiprazole が著効したものの、その他の多くの抗精神病薬あるいは抗強迫薬に対して著しい治療抵抗性を示したからである。

なお、次の議論のために表記の論文の結論として与えられた加害性反復観念の体験特性を強迫症ならびに自生体験と比較した表を一部改変して表3に掲げておく。

③強迫症の防御機能

強迫症の防御機能を考察するにあたって、まずは筆者がかつて初期統合失調症の諸症状で構成される状態像を代表的な症状に着目して自生・過敏状態[32]と呼んだことから論を始めたいと思う。ここに「自生」とは自生体験（自生思考、自生視覚表象、自生記憶想起、自生内言、自生空想表象、自生音楽表象）を表し、「過敏」とは気付き亢進（聴覚性気付き亢進、視覚性気付き亢進、固有感覚性気付き亢進）をより一般的な用語で表現したものであるが、後者については一層の議論を付け加えておこう。「気付き」とは「気が付く」の意であるが、感覚モダリティーに即して考えるならば聴覚性気付き亢進とは「耳に付く」、視覚性気付き亢進とは「目に付く」であって、「耳に」あるいは「目に」とあるように、これは受動的な体験であり、自己の能動的な意思（それは「耳を立てる」、「目を付ける」と表現される）によらない不随意的な体験である。ここに「不随意的」とは「自動的」とも言えるものであって、となると自生体験をも含めて「自生・過敏状態」とは総じて「自動症症候群 syndrome d'automatisme」という、de Clérambault, G.[2]をはじめとしてフランス語圏で数々言われてきた概念へと逢着することになる（翻って、筆者の「自生・過敏状態」は自動症症候群を具体的症候がより一層わかるように言い直したものである）。

さて、強迫症の防御機能を論じるにあたっては、「統合失調症の顕在発症に抗する」とは具体的には何に抗しているのかが問われなければならないが、この「何」とは自らの精神の自動性にほかならないと筆者は考えるのである。当該の初期統合失調症の患者にあっては、自生体験（そのうちの自生思考）が幻声へ、また気付き亢進が妄想知覚／被害妄想へと進展していくなぞ及びもつかないであろうが、しかしその初期形態である自生体験や気付き亢進の生起形式、すなわち自動性が恐怖をもたらすものであることは確かと思われる。というのは、自動性とはこれまで自己能動性のもとにコントロールされていた精神の一部がそのコントロールを外れてしまい、要は自己の中に自己ならざるものを抱え込むことになるからである。

それでは、そうした精神の自動性、あるいはそれに基づく恐怖に抗するにはどうすればいいのか。想像するに、それには心的営為に対する自己能動性を保とうと絶えず努め、そして〝自己能動性が保たれている〟という感覚を確認する作業を繰り返すほかなく、ここに〝考えず（せず）にはおられない〟という強迫的能動性、すなわち強迫症が生じるのであると考えられる。筆者が造語した強迫的能動性とは表層的には主体は個々の営為を強いられ、迫られつつ、なおその営為を自己能動的に営んでいるという意味合いであるが、主体が強いられ、迫られているのは個々の営為をなべて貫いている自己能動性の確認であって、いわば「能動強迫」とでも称するのがその本質であろう。ここで結実してくる強迫症という症状自体もまた患者に相当な苦痛を与えるものであるが、その苦痛にやむなく曝されながらも、それでもなお患者は自己能動性のコントロールを外れた自動性という、まさに実存的とでもいうべき恐怖からは逃れようとしているのである。先の二症例における通常の強迫症（症例1の強迫観念／確認強迫、症例2の不潔恐怖／洗浄強迫）の成立はこうした防御機能の果たせるわざであろう。

次に、症例1では強迫観念／確認強迫の後に、症例2では不潔恐怖／洗浄強迫と同期して発現してきた加害性反復観念はどう理解される事態であろうか。先の論文では筆者は、症状内容の違いから強迫観念／確認強迫ないし不潔恐怖／洗浄強迫が進展して加害性反復観念へと至ったという可能性は否定しておいた。また体験の感じられ方において自我親和的で〝強いられ、迫られる〟という感がないという点で強迫性を否定し、ゆえに強迫という用語を避けて反復観念と呼んでいた。しかし、である。表3にあるように、加害性反復観念は強迫的能動性か、ただの自己能動性かの違いはあるとしても強迫症と同じく〔営為に対する自己能動感〕はあるのであり、またそれが断続的に再現するという点においては強迫症と同じく自己能動性の確認作業と看做せるものであって、ここにおいて加害性反復観念もまた、自動性ひいては統合失調症の顕在発症に抗する防御症状と看做しうることが判明したのである。

4　おわりに

永田の業績に触発される形で、ヒステリー〈転換症、解離症〉、内因性若年‐無力性不全症候群〈体感異常、離人症、思考障害〉、強迫症を「統合失調症の顕在発症に抗する防御症状」として捉え、実際例を挙げつつその防御機能を論述した。

なお、ヒステリーおよび強迫症については、初期統合失調症に併存した場合に限って「統合失調症の顕在発症に抗する防御症状」と看做しうると言っているのであって、そのすべてがそうだと言っているわけではない。一方、内因性若年‐無力性不全症候群だけはそれが存する病期はほぼ統合失調症の顕在発症の前段階に限られており、その点でそのすべてが「統合失調症の顕在発症に抗する防御症状」と看做しても妥当であると思われる。今回の検討を通して、内因性若年‐無力性不全症候群は内因反応の結果ではなく、「そのことによって破局的事態の発来を回避しようとする（すなわち防御性の）、心因反応的に形成される」とされた防御症状であることが判明したが、内因反応として形成される諸症状をその機序に従って図示した統合失調症症状系統樹〈図3〉に筆者が以前よりこれを含めているのは上記した背景があってのことである。

見ての通り、その論述には推論も多くあるが、ＤＳＭのごとくただただ並記するだけの無構造な症状論と

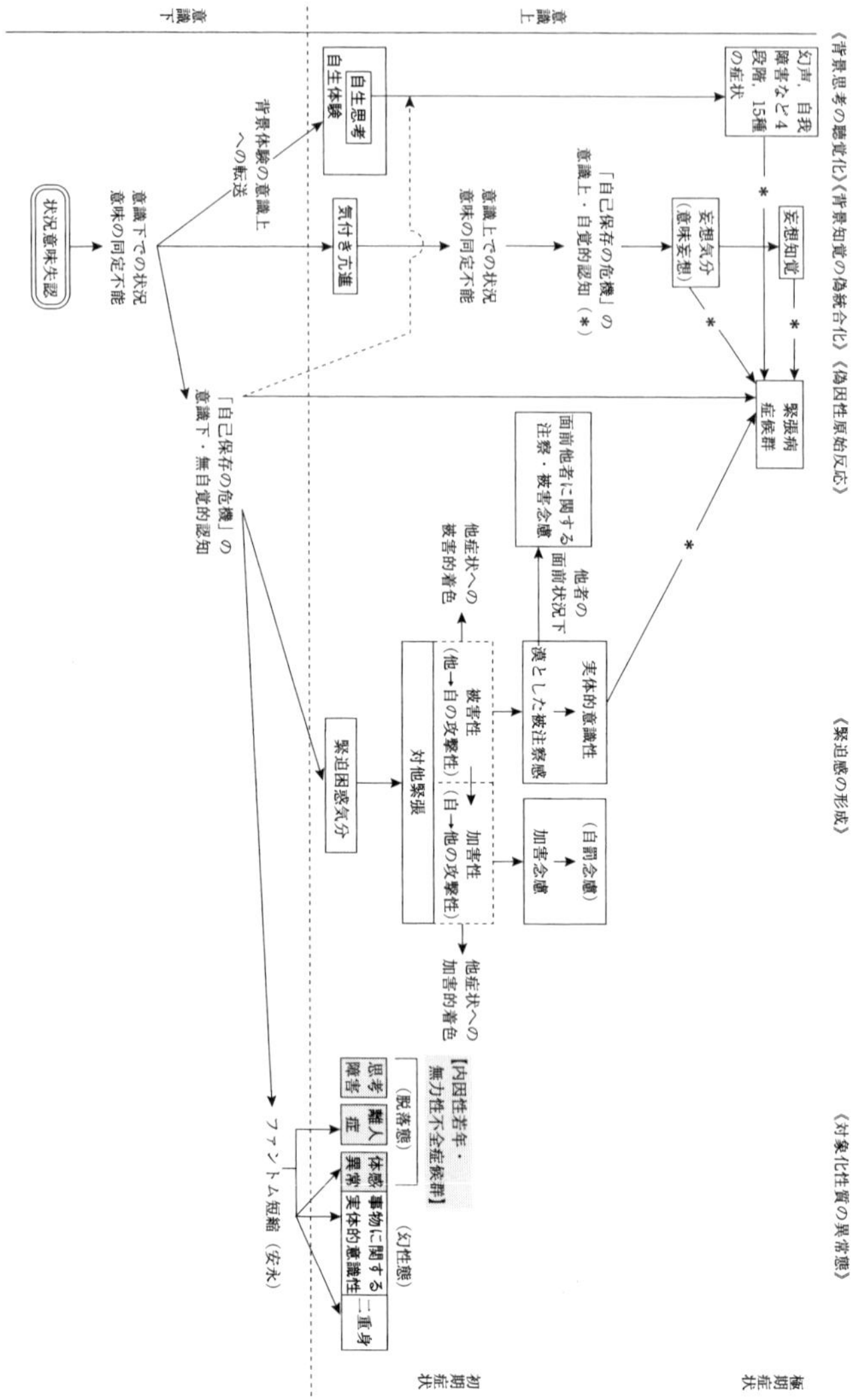

図3　状況意味失認-内因反応仮説に基づく統合失調症症状系統樹（2004年版に一部追加）（文献39より転載）
内因性若年-無力性不全症候群を░░で示す。

違って、本稿で論じた防御症状、広くは症状の原発―続発という症状布置についての考察が個々の患者において個々に検討されてこそ、初めて患者の病態構造が把握され、そしてそれに基づく多面・重層的な治療の方針が立てられうるのである。

本稿の最後に、上記した、初期統合失調症で各種の防御症状を呈している患者に対する治療的営為に触れておこう。というのは、「症状は取り去られるべきもの」という単純な治療観では、症状の除去（その防御機能のゆえか、これらはいずれも治療抵抗性であるが）はひとえに防御機能を失わせることになり、患者を顕在発症へと至らしめかねないからである。筆者の理解するところ、重要なことは表層に現れている（多く）神経症症状に惑わされて、そうした患者を神経症圏の疾患と誤診したり、神経症症状の除去のみを目的とした治療は決してしないこと、さらには下層ないし基底にある初期統合失調症症状を見逃さずに確実に初期統合失調症と診断し、それに準じた治療を行うことである。〝枝葉に目を奪われずに幹を見ろ〟、〝元を絶て〟と言えばわかりやすいであろうか。

本論文を、我ら後に続く者に「精神科医としての範」を示し続けてこられた先達、永田俊彦先生の霊に捧げます。

文　献

（1）American Psychiatric Association:Diagnostic and Statistical Manual of Mental Disorders, 4th ed., Text Revision: DSM-Ⅳ-TR. American Psychiatric Association, Washington, D.C., 2000.（高橋三郎、大野裕、染矢俊幸訳：『DSM-Ⅳ-TR 精神疾患の診断・統計マニュアル』。医学書院、東京、二〇〇二）

(2) de Clérambault, G.:Automatisme mental. Oeuvre psychiatrique, Tome II, PUF, Paris, 453-654, 1942.（針間博彦訳：『クレランボー精神自動症』。星和書店、東京、一九九八）
(3) Glatzel, J. und Huber, G.:Zur Phenomenologie eines Typs endogener juvenil-asthenischer Versagenssyndrome. Psychiat. Clin., 1 : 15-31, 1968.（高橋俊彦、大磯英雄、青木勝ほか訳：内因性若年無力性不全症候群の一型に関する現象学。思春期青年期精神医学、二：一〇三—一一八、一九九二）
(4) 針間博彦：転帰からみた内因性若年-無力性不全症候群の疾患論的位置づけ。永田俊彦編：『精神分裂病—臨床と病理2』、人文書院、京都、一八五—二一二、一九九九。
(5) 針間博彦：内因性若年-無力性不全症候群を前景とし、治療中断後に顕在発症し、以後再燃を繰り返し欠陥状態に陥った症例。中安信夫、村上靖彦編：『初期分裂病—分裂病の顕在発症予防をめざして（思春期青年期ケース研究10）』、岩崎学術出版社、東京、一二〇—一三一、二〇〇四。
(6) Hoch, P.H. and Polatin, P.:Pseudoneurotic form of schizophrenia. Psychiatr. Quart. '23 : 248-276, 1949.（清水將之訳：偽神経症型の分裂病。思春期青年期精神医学、一：一九七—二一六、一九九一）
(7) Hoch, P.H., Cattell, J.P., Strahl, M.O. et al.:The course and outcome of pseudoneurotic schizophrenia. Am. J. Psychiatry '118 : 106-115, 1962.
(8) Hoche, A.: Die Bedeutung der Symptomenkomplexe in der Psychiatrie. Z. Neur. Psychiat. '12 : 540-551, 1912.（下坂幸三訳：精神医学における症状群の意義について。精神医学、一七：七七—八五、一九七五）
(9) Huber, G.: Aktuelle Aspekte der Schizophrenieforschung. In: (herg.), Huber, G. Schizophrenie und Zyklothymie－Ergebnisse und Probleme, Georg Thieme, Stuttgart, 1969.（保崎秀夫、武正建一、浅井昌弘ほか訳：『精神分裂病と躁うつ病—臨床経験と問題点』。医学書院、東京、二〇九—二二八、一九七四）
(10) 井上晴雄：離人神経症に関する一考察。精神経誌、五八：六九六—七〇六、一九五六。
(11) 井上晴雄：精神分裂病における離人症の現象学的考察。精神経誌、五九：五三一—五四九、一九五七。
(12) 小波蔵安勝：異常体感を主徴とする青春期分裂性精神病の臨床的研究。精神経誌、八〇：一—二八、一九七八。
(13) Kretschmer, E.: Histerie, Reflex und Instinkt (5 Aufl). Georg Thieme Verlag, Berlin, 1948.（吉益脩夫訳：『ヒステリーの心理』。みすず書房、東京、一九六一）
(14) 永田俊彦：内因性若年-無力性不全症候群（Glatzel und Huber）をめぐって—寡症状性分裂病の症状理解に向けて。精神科治療学、二：二二五—二三三、一九八七。

(15) 永田俊彦、酒井充、島崎正次：分裂病と解離ヒステリー―その重畳と精神病理。精神科治療学、四：三六一―三六八、一九八九。
(16) 永田俊彦：ヒステリーと分裂病。精神科治療学、七：一二二三―一二二八、一九九二。
(17) 中安信夫：離人症の症候学的位置づけについての一試論―二重身、異常体感、実体的意識性との関連性。精神科治療学、四：一三九三―一四〇四、一九八九。**（前々書第一八章）**
(18) 中安信夫：『初期分裂病』。星和書店、東京、一九九〇。
(19) 中安信夫：緊張病症候群の成因論的定義―偽因性原始反応として。中井久夫編：『分裂病の精神病理と治療3』、星和書店、東京、一―二八、一九九一。**（前々書第七章）**
(20) 中安信夫：ファントム理論に対する疑義。臨床精神病理、一二：七―一八、一九九一。**（前々書第一九章）**
(21) 中安信夫、関由賀子：初期分裂病の陰性症状―二症例にもとづく予備報告。精神科治療学、七：一三五三―一三五八、一九九二。**（本書第二三章）**
(22) 中安信夫：緊迫困惑気分／居住まいを正させる緊迫感―初期分裂病治療の標的について。精神科治療学、八：一一六一―一一六七、一九九三。**（前々書第一〇章）**
(23) 中安信夫：内因性若年-無力性不全症候群についての一考察―初期分裂病症状スペクトラムの一症状群として。村上靖彦編：『分裂病の精神病理と治療6―分裂病症状をめぐって』、星和書店、東京、二五九―二八四、一九九四。**（前々書第一一章）**
(24) 中安信夫：二段階病理発生仮説から見た分裂病の再発／治癒と再燃／寛解。太田龍朗編：『精神分裂病の再発精神医学レビュー12』、ライフ・サイエンス、東京、一三―二六、一九九四。**（前々書第一二章）**
(25) 中安信夫、関由賀子：自己危急反応の症状スペクトラム―運動暴発、擬死反射、転換症、解離症、離人症の統合的理解。精神科治療学、一〇：一四三―一四八、一九九五。**（前々書第二六章）**
(26) 中安信夫：解離症の症候学―精神危急時における〈葛藤主体の隠蔽〉の諸相。中谷陽二編：『精神医学レビュー22 解離性障害』、ライフ・サイエンス、東京、二二―三一、一九九七。**（前々書第二一章）**
(27) 中安信夫、針間博彦：内因性若年-無力性不全症候群―原典紹介と批判的検討。精神科治療学、一二：三五七―三七〇、一九九七。（中安信夫編：『稀で特異な精神症候群ないし状態像』。星和書店、東京、二〇五―二二四、二〇〇四に一部改変して転載）**（前書第一章）**
(28) 中安信夫：強迫性の鑑別症候学―制縛性ならびに自生性との比較を通して。思春期青年期精神医学、九：一四五―

一五六、一九九九。**（前々書第二二章）**
(29) 中安信夫：『増補改訂 分裂病症候学―記述現象学的記載から神経心理学的理解へ』。星和書店、東京、二〇〇一。
(30) 中安信夫：初期分裂病を疑う身体関連症状―体感異常に焦点化して。精神科治療学、一七：六八三―六九二、二〇〇二。**（前書第二章）**
(31) 中安信夫：張りつめ／くすみ―初期分裂病を疑う表出について。精神科治療学、一七：一二一七―一二二〇、二〇〇二。**（前書第一六章）**
(32) 中安信夫：精神分裂病。松下正明、広瀬徹也編：『ＴＥＸＴ精神医学（第二版）』。南山堂、東京、二九九―三一八、二〇〇二。
(33) 中安信夫：初期統合失調症の一症状としての対他緊張とひきこもり―その精神病理とクエチアピンの臨床効果。『クエチアピン発売3周年記念クエチアピン研究会』診療新社、大阪、四一―八六、二〇〇四。**（前書第四章）**
(34) 中安信夫：大うつ病性障害は内因性うつ病にあらず―ケースカンファランス「山本滋隆ほか：うつ病か統合失調症か？―診断が確定しなかった一例―」（精神科治療学、一八：一三四一―一三四六、二〇〇三）に対する討論。精神科治療学、一九：九一六―九一九、二〇〇四。**（前書第二五章）**
(35) 中安信夫、関由賀子、針間博彦：初期統合失調症は近年になって出現してきた新しい病態か？　ＭＡＲＴＡ、五（二）：一四―二一、二〇〇七。**（前書第一三章）**
(36) 中安信夫：『体験を聴く・症候を読む・病態を解く―精神症候学の方法についての覚書』。星和書店、東京、二〇〇八。
(37) 中安信夫：加害性を内容とする自我親和的・妄想様反復観念（略称：加害性反復観念）―統合失調症と強迫神経症の境界領域をめぐって。最新精神医学、一四：二三一―二四三、二〇〇九。**（前書第五章）**
(38) 中安信夫：『続 統合失調症症候学―精神症候学の復権を求めて』。星和書店、東京、二〇一〇。
(39) 中安信夫：アスペルガー症候群患者の自叙伝に見られる「初期統合失調症症状」。中安信夫：『続 統合失調症症候学―精神症候学の復権を求めて』、星和書店、東京、四九九―五四二、二〇一〇。**（前書第二〇章）**
(40) 中安信夫：内因性若年‐無力性不全症候群。精神科治療学、二五：四三一―四四〇、二〇一〇。**（前書第一章）**
(41) 中安信夫：統合失調症患者への私の接し方―「自己保存の危機」を鍵概念として。精神療法、三六：二二三―二三三、二〇一〇。**（本書第一一章）**
(42) 酒井充、伊藤匡、永田俊彦：分裂病と解離ヒステリー補遺―全生活史健忘を示した2症例。精神科治療学、五：六六五―六七二、一九九〇。
(43) 関由賀子：ヒステリー様症状にて急性発症した初期分裂病の一例―診断の経緯と病像形成の要因について。精神科治療学、九：一三八七―一三九四、一九九四。
(44) 関由賀子、中安信夫：初期から極期への移行を観察しえた初期分裂病の1例―顕在発症予見の観点から。精神科治療学、一四：四八七―四九六、一九九九。
(45) 関由賀子：ヒステリー様症状にて急性発症した症例。中安信夫、村上靖彦編：『初期分裂病―分裂病の顕在発症予防をめざして（思春期青年期ケース研究10）』。岩崎学術出版社、東京、七五―八四、二〇〇四。
(46) 高橋俊彦：分裂病と「重症」離人症との連続性について―離人症状及び思考の聴覚化を手懸りとして。高橋俊彦編：『分裂病の精神病理15』、東京大学出版会、東京、三〇五―三三一、一九八六。
(47) 高柳功：離人症の精神病理学的研究。信州医誌、一六：一二六―一三九、一九六七。
(48) 渡辺央、青木勝、高橋俊彦ほか：「青年期セネストパチー」について―青年期に好発する異常な確信的体験（第五報）。精神医学、二一：一二九一―一三〇〇、一九七九。
(49) 山本滋隆、本田俊一、土門祐二ほか：うつ病か統合失調症か？―診断が確定しなかった一例。精神科治療学、一八：一三四一―一三四六、二〇〇三。
(50) 安永浩：『分裂病の論理学的精神病理―「ファントム空間」論』。医学書院、東京、一九七七。
(51) 吉松和哉：セネストパチーの精神病理。精神経誌、六八：八七二―八九〇、一九六六。

（精神科治療学、二六：四八三―四九八、二〇一一）

第三章　意識下・自動的認知機構における状況意味認知の可逆的易傷性

――病態心理レベルでみた統合失調症の内因――

1　はじめに

本特集号のテーマは「内因性は、今」であるが、ここで問われているのが「内因」ではなく「内因性」であることに、近・現代精神医学の中で内因および内因性という用語が担ってきた歴史的経緯が現われているように思われる。というのは、内因性という用語が形容詞であろうとも、あるいはまた名詞であろうとも、そこに含意されているのは内因というものによってもたらされる性状であって、内因そのものではないこと、言葉を代えて言えば、例えばKraepelin E[4]が早発性痴呆とパラフレニーを内因性鈍化と呼んだことに始まり、その後の内因性精神病、内因性うつ病という用語にあるように内因という概念の有する外延は問題とされてきたが、その概念の内包そのものはTellenbach H[13]を例外としてこれまで問われることがまずなかったからである。

さて、筆者が内因もしくは内因性に触れた論文はこれまでに二編ある。一編は「臨床精神病理」誌の特集

「内因性概念をめぐって」（第一一巻三号、一九九〇）に寄せた「状況意味失認と内因反応―症候学からみた分裂病の成因と症状形成機序」[6]であり、他の一編は「精神科治療学」誌の特集「改めてうつ病中核群を問う」（第二四巻一号、二〇〇九）に寄せた「『内因性うつ病』について想い起こすこと」[10]である。各々の論文の結語を紹介するが、前者では次のように記している。

> 分裂病における一次障害は意識下・自動的認知機構に生じた状況意味失認（situational meaning agnosia）であり、それは直接には何らの症状として現れるものではないが、内因として作用し、それ自体は正当な、より上位の脳機構の応答を、すなわち内因反応（endogenous reaction）を不可避的に誘導して、そこに症状が形成されるのである。〈中略〉本特集のテーマは「内因性概念をめぐって」であるが、思うにこうした漠たる概念レベルの議論をせざるをえないところに精神医学の後進性が現われており、精神医学もそろそろこの段階を卒業していかなければならないであろう。

また後者の結語としては次のように記している。

> 筆者は「内因性うつ病」という診断病名の堅持を主張しているが、その際の内因性とは、一般に理解されているように内包として〝粗大な脳障害によらず、しかし脳機能の異常は想定される〟、外延として〝外因性にあらず、さりとて心因性にもあらず〟ということである。これを内因性うつ病に適用して考えるならば、内包たる脳機能の異常の追究にさらなる努力が傾注される必要があるが、しかし内因性うつ病におけるそれが不分明な現状にあっては、外延

たる非外因性・非心因性（すなわち内因性）という指標が当面のところ、不分明な内包の代役を果たしているのであり、ここに「内因性うつ病」という診断病名はいまだ捨て去られてはならないと思えるのである。

内因性という用語に関して、前者は「そろそろこの段階を卒業していかなければならない」、すなわち捨て去るようにと、後者は「いまだ捨て去られてはならない」、すなわち残すようにと、一見したところ矛盾したことを述べているように受け取られるかもしれないが、筆者が前者で捨て去るようにと述べたのは「内因性概念」、すなわち内包たる内因という用語そのものであり、後者で残すように述べたのは外延である内因性という用語であったのである。

こうした主張に見られるように、筆者は内因性という用語は「外因性にあらず、さりとて心因性にもあらず」、具体的に言うと「意識障害もなく、また粗大な脳障害もなしに、その完成した形態において病識を欠如するに至る病態」という意味において臨床的に有用であり、残すべきであると考えているのであるが、内因という用語はそのものとして残すのではなく、「遺伝的素因が関与し、粗大な脳障害によらず、しかし脳機能の異常は想定される」という現今の概念レベルの実体を求めて、統合失調症、躁うつ病、内因性うつ病、あるいはまた非定型精神病等々と個々に追究されてしかるべきものであると考えているのである。

本特集で筆者に与えられたテーマは「統合失調症と内因性」であるが、以上の議論を踏まえて筆者は本稿で、外延である内因性ではなく、「統合失調症、躁うつ病、内因性うつ病、あるいはまた非定型精神病等々と個々に追究されてしかるべきものであると考えている」内因の内包そのものを統合失調症に限って論じてみようと考えている。

2　疾患の本態は認識レベルごとに規定されるべきである

われわれが物事を理解する際に、表面に現れた形（象）としての現象そのものの観察に始まり、次いでそうしたものの基底にある原因やプロセス、すなわち成り立ちにまで立ち入って現象を理解しようとすること、これは一般に科学的態度と呼ばれるものである。精神医学においてもしかりであり、近代になっても長い間、症候と経過でしか規定されてこなかった、いわゆる内因性精神病に対してもこうした科学的態度が適用され、症候や経過に通底する基本的な精神病理が追究され、またその下層にあると思われる生物学的機序が、それも生理学的レベルからさらに生化学的レベルへ、さらに現代においては分子遺伝学のレベルへと、基底を求めて認識が次々と深化していくのは、科学的態度からはいわば理の当然のことである。こうした態度からは、連鎖を次々に追い求めて得られた最深奥の基底にこそ物事の本態ないし本質があり、その連鎖の途中段階の各々の認識レベルでの理解は、上記した最深奥の本態が究明されたならばもはや無用のものと考えられがちである。しかし、純粋科学ならいざ知らず、こと患者の診断と治療における実用性を旨とする臨床医学においては（たぶん、工学や農学のような実用性を旨とする他の学問分野においても）、こうした本態論は当てはまらないと筆者は考える。それというのも、例えば精神病理レベルでの理解は個々の患者の症状布置、ひいては病態構造を、そして患者に接する治療者の精神療法的態度を決定するであろうし、生化学レベルでの理解は作用機序を考慮した適切な薬物選択を決定すると思われるからである。すなわち、内因性精神病に限って論じるならば、その本態は最深奥の認識レベル、現段階でいえば分子遺伝学のレベルでだけでなく、より上位の生化学、さらに生理学、さらに精神病理というような、各々の認識レベルごとに理解されるべきと考えられるのである。

このことを示すものとして、神経内科医である岩田[2]によって記された「精神科医に望むこと」の一節を引用しておこう（彼は、自然科学の方法論の三本柱である普遍性、論理性、客観性のみではヒトの〈こころ〉の理解はできないのであって、個別的、不条理、主観的な〈こころ〉を理解するにあたっては現象論的接近もまた重要であるという文意のもとに下記を記したのであるが、筆者はこれを認識レベルごとの本態理解があることを示す寓話として引用する）。

たとえば、「悲しい気分で涙を流している」ヒトの脳を調べれば、悲しい気分を起こす神経回路、涙を流す神経回路が活動しているはずである。自然科学の方法論では、これをもって「悲しい気分で涙を流している」ヒトの〈こころ〉が理解できたとしてしまう。しかし、〈こころ〉についての別の理解の仕方も確かに存在するのである。目の前にいる誰か特定の人が、「悲しい気分で涙を流している」のは一体何故なのか、片思いの恋人にふられたためなのか、温暖化によって滅びつつある地球の未来を考えたためなのか、あるいはかわいがっていた飼い犬が死んでしまったからなのか。

筆者が本稿で論じようとしている「病態心理レベルでの統合失調症の内因」とは精神病理レベルでの本態理解であるが、それを究明する必要性を筆者が感じるのは、上記の本態理解についての考察に加えて、統合失調症においては精神病理レベルでの本態すらもいまだ混乱しており、それを究明することこそが次のステップである生理学レベル、さらに生化学レベル、さらに分子遺伝学レベルの本態究明へと繋がっていく突破口となろうと考えるからである（こうした方法論的自覚に立つならば、ただに操作的診断基準によって選択された患者群に対して、生理学、生化学、分子遺伝学のレベルでの、筆者には〝やみくもに〟としか思われない解析を施していくという、現今の生物学的研究は〝賽の河原の石積み〟を続けるだけではないかと思料される）。

3　略説：状況意味失認–内因反応仮説

やや広い概念である精神病理という用語に代えて用いた病態心理（pathopsychology）[8、9]とは病態生理（pathophysiology）をもじったものであり、「個々の精神症候、一定のまとまりのある精神症候群、究極的にはある特定の疾患で出現するすべての精神症候の形成を説明する心理学的機序」であるが、本節では統合失調症に関する筆者の病態心理仮説である「状況意味失認–内因反応仮説」[6、7、8、9、11]を、仮説の前提、方法、ならびに出発点となった〈背景知覚の偽統合化〉論[5]を再論することを通して略説し、次節で述べる「病態心理レベルで見た統合失調症の内因」に関する議論の資料としたい。

(1)　仮説の前提

①心的体験の定義

筆者[9]によれば、心的体験とは「主体Ｓ（Subjedt）と客体Ｏ（Object）とが営為Ｖ（Verb）で関連づけられ

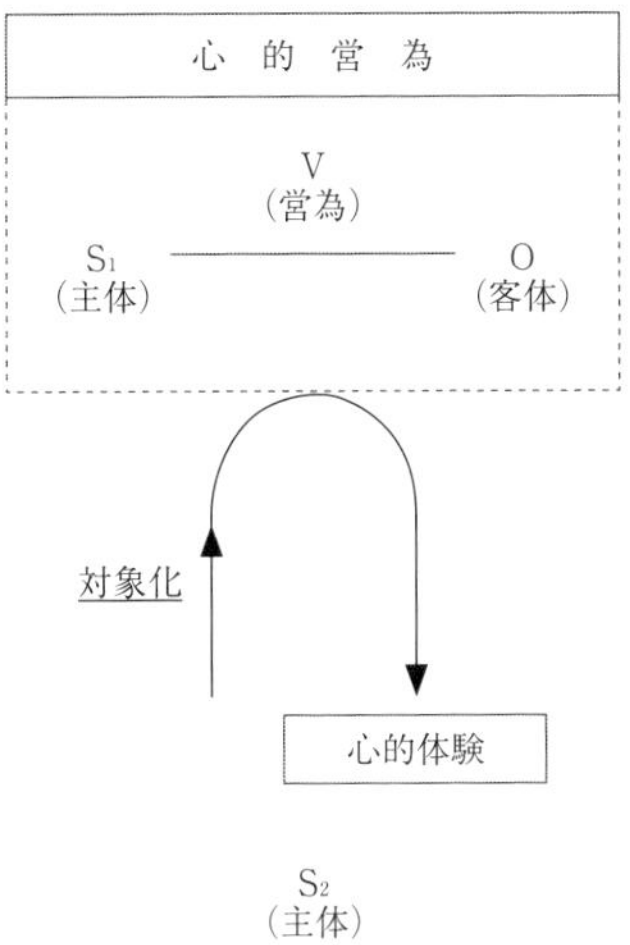

図1　心的体験の形成プロセス
（文献9より一部改変して引用）

主体Sは営為する主体（営為主体：S_1）と体験する主体（体験主体 S_2）に分けて記載してある。従来の用語でいえば、S_1 は客我であり、S_2 は主我である。ただし、主体を対象化しようとする時に限り、S_1 と S_2 の分離が反省的に自覚されるのであって、通常は一体のものとして機能し、自覚されない。

た心的営為総体S—V—Oの意識上・自覚的認知」と定義づけられるものであって（図1）、心的営為総体の対象化において主体の側に焦点化されたものがJaspers K[3]のいう「自我意識」であり、客体の側に焦点化されたものが「対象意識」であって、両者はともに広義の対象意識である。この点において、Jaspersのいう、「対象」に対立するという意味での「自我」の意識とされている「自我意識」という概念は否定されることになる。

②二段階認知機構論とそこで同定されるもの

ごく日常的な経験から、筆者は認知機構には意識下・自動的認知機構と意識上・随意的認知機構の二段階から構成されており、認知的バイパスによって両者は有機的・合理的に連結されていると考えた（図2）。認知的バイパスとは、その都度の注意が向けられた情

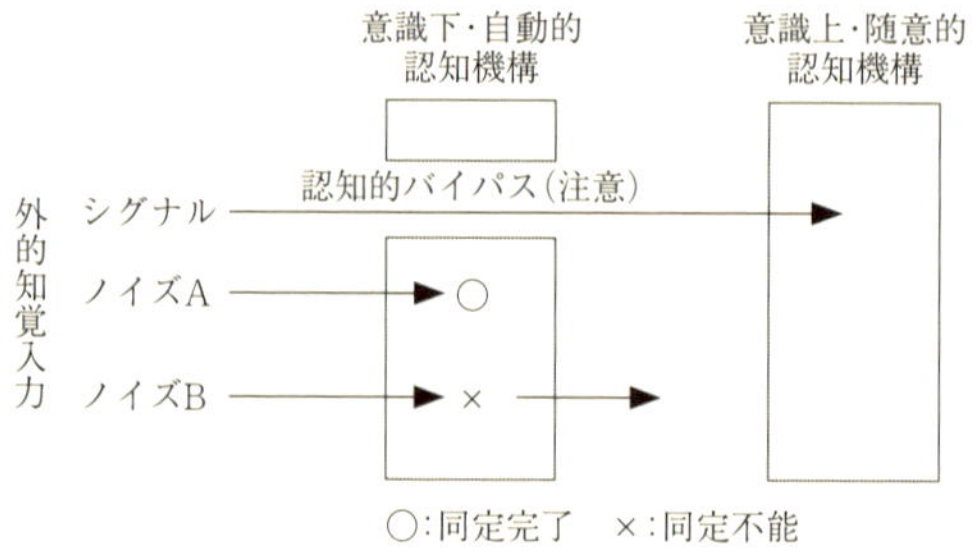

図2　筆者の提唱する２段階認知機構仮説
（文献８より引用）

1. 注意の原初的機能は自己保存にあり、その実体は情報の迅速処理システムの一環としての意識下・自動的認知機構に開いた‘穴’、すなわち認知的バイパスである（シグナル）。
2. 意識下・自動的認知機構は二重の意味で自己保存的である。
①内に対するもので、意識野が環界からの絶え間ないノイズに攪乱されるのを防ぐことであり、それなくば獲物を追い求めることは不可能となる（ノイズA）。
②外に対するもので、意識的関与なく外界の変化（シグナルとなるべきノイズ）をキャッチすることであり、それなくば自らがすぐに獲物になり果ててしまう（ノイズB）。

報（外的知覚ないし内的表象）入力、すなわちシグナルに対して開かれ、そのシグナルを意識下・自動的認知機構を経ずして、いっきに意識上・随意的認知機構で処理することを保証するものであって、ここに認知的バイパスとは迅速情報処理システムの一環であり、注意の実体をなすものということになるが、注意の原初的機能が外敵に対峙した際に、戦うにしろ逃げるにしろ外敵の動静を逸速くキャッチすることにあること、すなわち自己保存のための迅速情報処理にあることを考えると、それは納得できるものとなる。そして、注意というものが自己保存のためにあることを考えるならば、注意が枢要な役割を果たしている、上記の二段階の認知機構そのものの原初的機能もまた自己保存であると結論づけられるのである。

次いで、対象認知（文字通り「認め知る」）において同定されるものは何かという問題であるが、筆者はつまるところ、それはその対象が示す、主

表1　即物意味と状況意味

	即物意味	状況意味
定義	その対象は何であるか	その対象はその状況の中で何を意味するか
認知原理	決定性 明らかに、○○である	蓋然生 多分、△△であろう
	単体的認知 その対象のみで可能	統合的認知 他の対象群との相互関係のもとに可能
具体例	道路にある特定の物Xがある	
	Xは財布である	Xは誰かがうっかりして落としたのだろう

（文献8より引用）

体にとっての意味の同定であって、これには「その対象は何であるか」という即物意味と「その対象はその状況の中で何を意味するか」という状況意味の二種があると考えた。各々について、定義とともに認知原理、具体例を表1に掲げる。

(2)　方法

幻声、妄想知覚／被害妄想、自我障害、緊張病症候群などの統合失調症の極期症状（陽性症状）の形成機序にアプローチするにあたって筆者が採用した方法は、臨床的に初期症状であると措定された自生体験、気付き亢進、漠とした被注察感、緊迫困惑気分の発展形態としてそれらを理解することであった。筆者が何ゆえに初期症状に着目したのか、それは「何事によらず事の本質はその始まりの中に垣間見えるのではないか」と考えたからであるが、論証は、まずは主だった初期症状のすべてを説明する病態心理を仮設し、次いで仮設されたその病態心理に基づいて、初期症状のみならず（ここまでは循環論法である）、さらなる発展として極期症状をも説明する症状形成機序を精神病理学的に論証することであった（図3）。

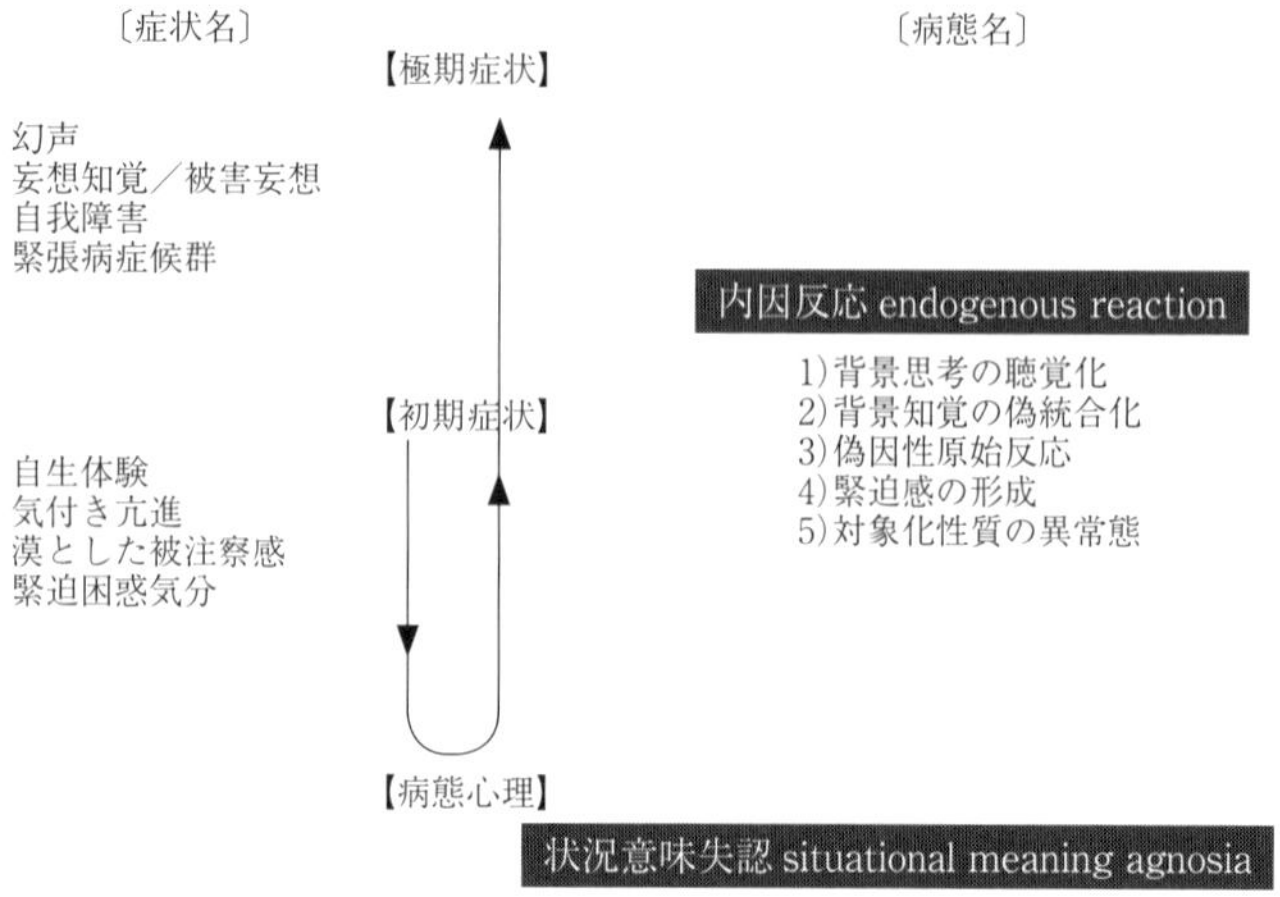

図3　統合失調症の病態心理にアプローチするにあたって筆者が採用したストラテジーとその結果（文献8より引用）

一次性の病態心理としての状況意味失認と二次性の症状形成機序としての内因反応

(3)〈背景知覚の偽統合化〉論

①状況意味失認

気付き亢進とは、当初それを〈背景知覚に対する注意転導性の亢進〉と呼んだように「注意を向けている対象以外の、種々些細な知覚刺激が意図せずに気付かれ、そのことによって容易に注意がそれる（往々、驚愕や恐怖などの情動反応や進行中の行為の中断を伴う）」と定義されるものであって、初期統合失調症症状の中では頻度高く報告されるものである。この症状を上述した二段階認知機構論の中で理解するにあたって着目されたのは「どうしてこんな、どうでもいいようなことが気になるのだろう」という患者の反応であった。それは、気付き亢進の結果として意識野（意識上・随意的認知機構）へと上がってきた情報自体には特別な意味はないということを指し示しており、図2に示したように正常状態であれば情報入力（この場合は外的知覚入力）の側に問題があって同定不能となり、その結果、その外的知覚入力が意識上・随意的認

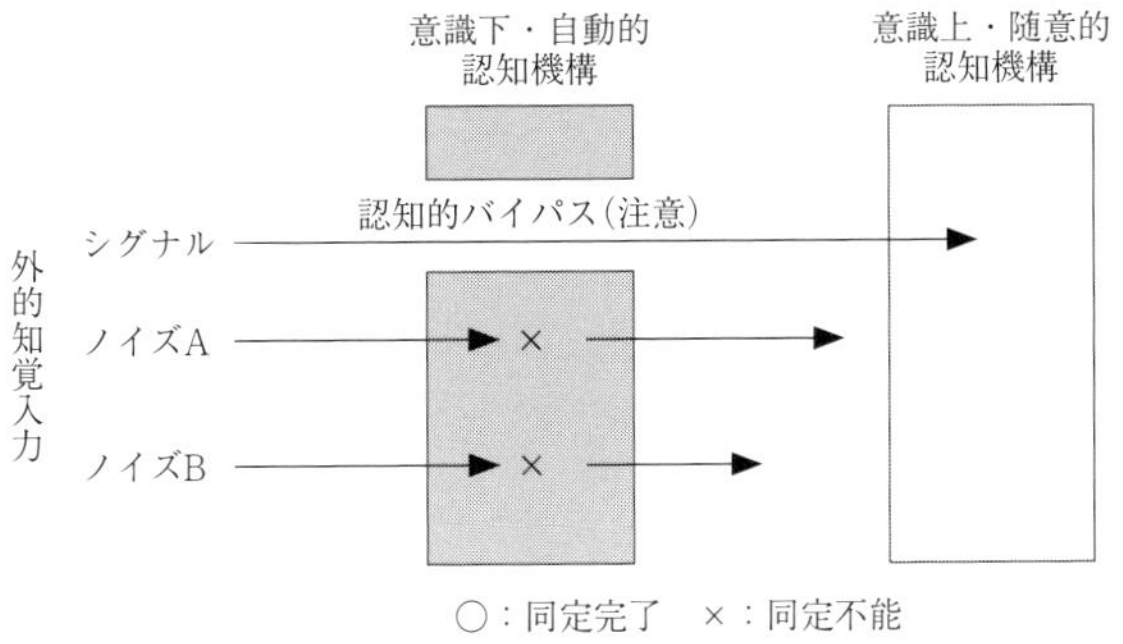

図4　意識下・自動的認知機構が「失調」した際の外的知覚入力の意識上・随意的認知機構への転送（気付き亢進）（文献8より引用）

1. 意識下・自動的認知機構が「失調」を起こすと（失認 agnosia）、その機構が無傷ならば同定されるはずの外的知覚入力（ノイズA）も同定不能に陥り、結果として意識上・随意的認知機構へ転送されることになる。これが気付き亢進という症状を形成することになる。
2. 意識上・随意的認知機構へ転送された外的知覚入力は、その不特定・多岐・非脈絡性のために、意識上・随意的認知機構は無傷でありながらも統合不能に陥る。
（→妄想気分→妄想知覚／被害妄想）
3. 二重の意味で自己保存的に機能していた意識下・自動的認知機構の「失調」は、即「自己保存の危機」という‘誤った’意識下・無自覚的認知を生じる。その認知の直接的現れが緊迫困惑気分であり、発展して対他緊張を生じる。

知機構へと転送されるのであるが、統合失調症にあっては外的知覚入力に問題がなくても、それを処理する意識下・自動的認知機構の側に障害が生じて同定が不能となり、結果として外的知覚入力が意識上・随意的認知機構へ次々と転送されることになる、すなわちそれが気付き亢進の本態だと考えられたのであった（図4）。

そして、意識下・自動的認知機構とは中枢性の認知機構であって、それが障害されたと考えられるので、筆者はここにおいてその障害を「失認（agnosia）」という概念で理解することが可能であると考えたのである（ただし、旧来の症状概念としての失認とは違って、ここでの「失認」とはあくまでも意識下の障害概念であって、即症状として顕現するものではない)。

ここで、次に「何が失認されるのか」が問題となってくるが、先の患者の陳述中にある「どうしてこんな、どうでもいいようなこと」からは失認されるものが「その対象は何であるか」という即物意味ではないことは明らかで、ここにそれは「その対象はその状況の中で何を意味するか」という状況意味ではなかろうかという可能性が浮上してきたのであった。そして、それが確かだと考えられたのは、気付き亢進の発展形態だと推定されていた妄想知覚の定義「知覚は正常であるが、その意味付けにおいて誤つ」を即物意味/状況意味論で読み替えるならば、それは「即物意味の認知は正しいが、状況意味の認知は誤っている」、すなわち状況意味誤認となるからであった。のちに状況意味誤認へと発展する失認であるので、それは状況意味に関わることであって、ここに状況意味失認(situational meaning agnosia)の概念が成立したのであった。

②偽統合反応

意識下・自動的認知機構に生じた障害によって状況意味失認が生じ、結果的に不特定・多岐・非脈絡な外的知覚入力群が意識上・随意的認知機構へ流入することになり、その自覚が気付き亢進の本態であることを述べたが、この後において何が生じるのか。

流入してきた外的知覚入力群に対して、それ自体は無傷の意識上・随意的認知機構が応答しようとするが、こんどは外的知覚入力群の不特定・多岐・非脈略性のゆえに統合的認知を認知原理とする状況意味認知は不能に陥ることになる。しかし、反応はこれにとどまらない。というのは、先に述べたように認知の原初的機能が自己保存にあるとすれば、認知不能は即「自己保存の危機」という、誤った認識を招来し、それがアクセルを踏むがごとくに、そもそも統合なぞできない不特定・多岐・非脈絡な外的知覚入力群の状況意味認知を無理にでも促進しようとするからである。要は「わからない」ことは不安であり、なんとか「わかる」ように、そこに一つの意味を見いだそうとするのであるが、この段階が妄想気分（意味妄想）であり、そして最終的に得られるのが妄想知覚という名の偽りの統合としての状況意味誤認である。急性期の妄想知覚のほとんどは内容的には被害妄想であるが（ゆえに妄想知覚／被害妄想と記す）、ここに被害性が現われるのは、いつに〈「自己保存の危機」の意識上・自覚的認知〉という誤った認識があるからであり、それが他者をして自分を攻撃する「外敵」へと転化させるからである。そして、その妄想知覚／被害妄想に対して患者が病識をもたないのは、第一には状況意味認知の認知原理の一つに蓋然姓があり、あらゆる状況意味認知の可能性が開かれている以上、どんな誤った認識であってもそれにブレーキがかからないからであり、第二に不特定・多岐・非脈絡な外的知覚入力群の流入によって形成された患者の外的知覚界の相貌（動物行動学の祖であるUexküll J[14]の言を借りるならば環世界〈Umwelt〉）は、状況意味失認のない、いわゆる正常者のそれとは異なっており、正常者が自らに見え、聞こえる外的知覚界に何らの疑問を挟まないように、患者もそれに疑いを抱かないからである。

以上、気付き亢進という初期症状に対して意識上・随意的認知機構が反応して、妄想気分（意味妄想）を経て、最終的に妄想知覚／被害妄想という極期症状が形成される過程を筆者は偽統合反応（pseudointegrative reaction）と呼んだが、後に他の初期症状から極期症状への形成過程にも適用すべく、より一般的に内因反応（endogenous reaction）と呼び改めた（この用語は心因反応〈psychogenic reaction〉にではなく、Bonhoeffer K[1]の外因反応型〈exogene Reaktionstypen〉に倣ったものである）。

本節の最後に、上記した状況意味失認-内因反応仮説に基づく統合失調症の症状形成過程（統合失調症症状系統樹）を図5に示しておく。

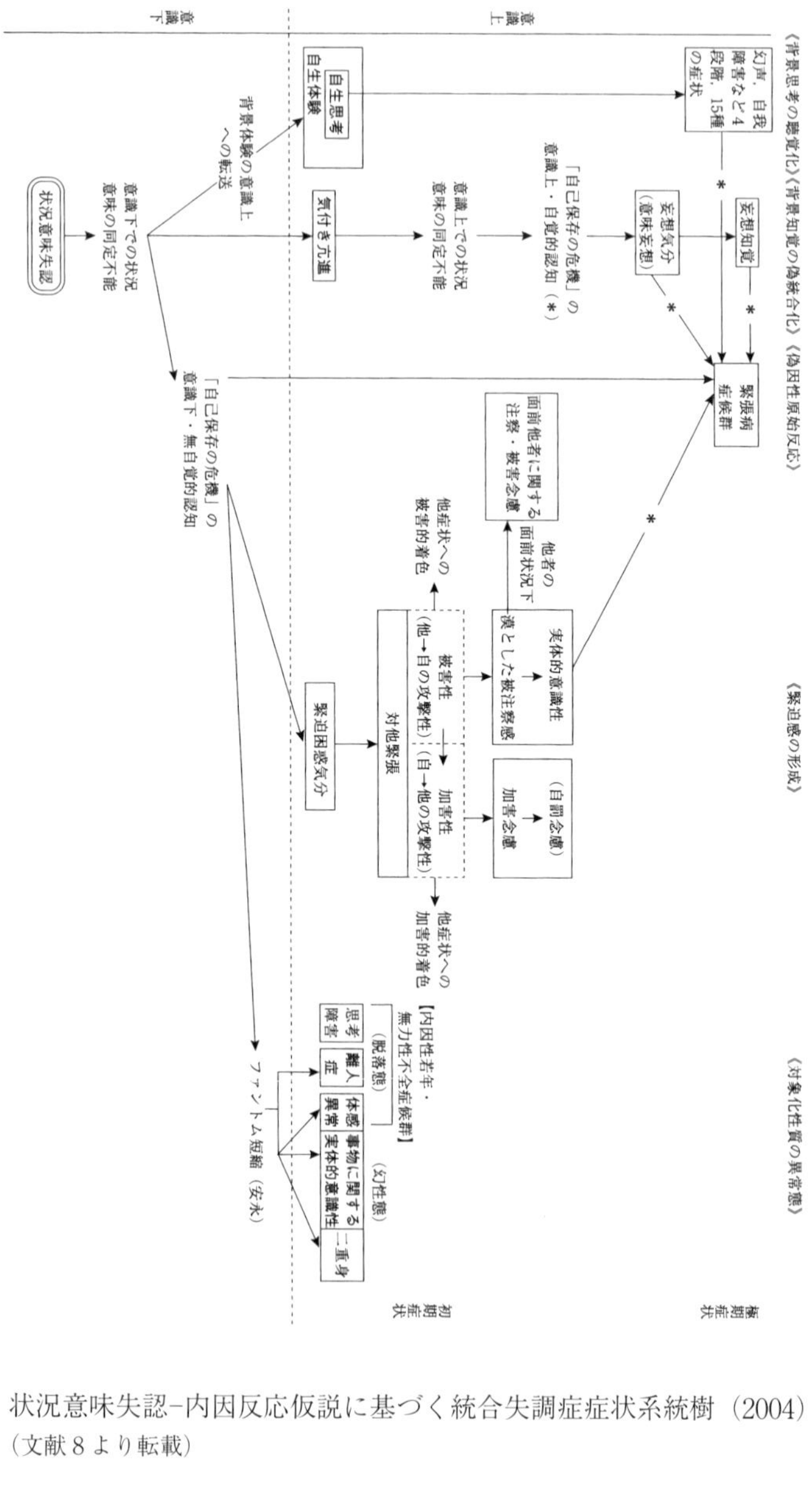

図5　状況意味失認−内因反応仮説に基づく統合失調症症状系統樹（2004）
（文献８より転載）

4　病態心理レベルで見た統合失調症の内因

前節において〈背景知覚の偽統合化〉論を通して状況意味失認−内因反応仮説を略述したが、ここでとりあえず「内因」と呼んだものは状況意味失認である。

そこで次の設問であるが、第一に「内因」と措定した、それ自体は障害概念である状況意味失認を脳機構の異常として理解するならば、それは何と表現されるものなのか?、次いで第二にそうして表現された何ものかははたして真に内因たりうるものであるのか?

まずは第一の設問に対する回答であるが、それは「意識下・自動的認知機構における状況意味認知の可逆的易傷性（reversible vulnerability in the cognition of situational meaning in the subconscious-automatic cognitive mechanism）」と表現されよう。前節で説明したように、意識下・自動的認知機構において状況意味認知が障害された事態を状況意味失認と呼んでいるのであるが、状況意味失認の直接的結果としてもたらされる気付き亢進をはじめとする各種の初期症状が sulpiride その他の薬物によって、あるいは稀には自然に消失する（逆に再現も生じる）ということからは、その障害は正しくは失調、すなわち可逆的易傷性（reversible vulnerability）と呼ぶべきものである。

次いで第二の設問であるが、その回答は第一の設問への回答として与えられた「意識下・自動的認知機構における状況意味認知の可逆的易傷性」が「遺伝的素因が関与し、粗大な脳障害によらず、しかし脳機能の異常は想定される」という旧来の一般的な内因概念の要件を満たすか否かを検討することによって与えられよう。筆者が状況意味認知の失調が生じると想定しているのが意識下・自動的認知機構である以上、それは「脳機能の異常」であり、かつその意識下・自動的認知機構の脳局在部位については、そこへの情報入力はその状況意味を問われるほどに高度に精緻化されたもののはずであり、併せて状況意味の認知は多感覚性の複合感覚であることを考慮に入れるならば、あらゆる情報の収束中枢である側頭葉内側部の嗅内野（entorhinal cortex）と海馬傍回（parahippocampal gyrus）[12]（その部位は統合失調症の神経発達障害仮説において注目されている脳領域でもある）にあるのではないかと筆者は考えているのであるが、その部位は細胞構築の変異や異所性こそ指摘されているものの、それはもちろんのこと「粗大な脳障害ではない」。最後に残るのは遺伝的素因の関与であるが、これのみは機構論そのものからは是とも非とも決めがたいものである。以上、遺伝的素因の関与のみは未定のままに残されたが、「意識下・自動的認知機構における状況意味認知の可逆的易傷性」は内因の内包である他の二要素（粗大な脳障害によらず、しかし脳機能の異常は想定される）は満たしており、よって筆者はそれを病態心理レベルで見た統合失調症の内因と看做してもよかろうと考えている。

5　おわりに

実用性を旨とする臨床医学においては疾患の本態理解は各々の認識レベルごとに規定されるべきであり、かつその各々が有用であるという前提のもとに、筆者は病態心理レベルで見た統合失調症の内因を「意識下・自動的認知機構における状況意味認知の可逆的易傷性」と規定した。図５に示した統合失調症症状系統樹はこうした認識からもたらされたものであり、それ自体として統合失調症の臨床に有用であるばかりでなく、それを突破口として、より基底にある生理学的、生化学的、さらには分子遺伝学的なレベルでの統合失調症の本態理解の具（そうしたレベルでの病態追究のための仮説）ともなると思われる。

文献

（1）Bonhoeffer, K.: Zur Frage der Exogenen Psychosen. Zentralbl. f. Nervenheilk. Psychiat. 32 : 499-505, 1909（小俣和一郎訳：外因性精神病の問題について。精神医学、二六：一一二九―一一三一、一九八四）。
（2）岩田誠：精神医科に望むこと。こころの臨床 à·la·carte, 17 : 1 : 11-14, 1998.
（3）Jaspers, K.: Allgemeine Psychopathologie. Springer, Berlin, 1913.（西丸四方訳：『精神病理学原論』。みすず書房、東京、一九七一）。
（4）Kraepelin, E.: Psychiatrie-Ein Lehrbuch für Studierende und Ärzte (8 Aufl.) Verlag von Ambrosius Barth, Leipzig, 1913.（西丸四方、西丸甫夫訳：『エーミール・クレペリン　精神分裂病』。みすず書房、東京、一九八六）
（5）中安信夫：背景知覚の偽統合化―妄想知覚の形成をめぐって。高橋俊彦編：『分裂病の精神病理15』、東京大学出版会、東京、一九七―二三一、一九八六。**（前々書第二章）**
（6）中安信夫：状況意味失認と内因反応―症候学からみた分裂病の成因と症状形成機序。臨床精神病理、一一：二〇五―二一九、一九九〇。**（前々書第八章）**
（7）中安信夫：『増補改訂 分裂病症候学―記述現象学的記載から神経心理学的理解へ』。星和書店、東京、二〇〇一。
（8）中安信夫：初期統合失調症研究の三〇年―発想の原点を振り返りつつ。臨床精神病理、二六：二一五―二三五、二〇〇五。**（前書第一〇章）**
（9）中安信夫：『体験を聴く・症候を読む・病態を解く―精神症候学の方法についての覚書』。星和書店、東京、二〇〇七。

（10）中安信夫：「内因性うつ病」について想い起こすこと。精神科治療学、二四：五五—五八、二〇〇九。**（前書第二四章）**

（11）中安信夫：略説：統合失調症の状況意味失認-内因反応仮説—統合失調症の陽性症状の形成について。Schizophrenia Frontier, 10 : 117-122, 2009.

（12）Roberts, G.W.：Schizophrenia：a neuropathological perspective.Brit. J. Psychiatr., 158 : 8-17, 1991.

（13）Tellenbach, H.：Melancholie：Problemgeschichte, Endogenität, Typologie、Pathogenes, Klinik. Mit einem Exkurs in die manisch-melancholische Region（4 Aufl.）. Springer, Berlin, 1983.（木村敏訳：『メランコリー（改訂増補版）』。みすず書房、東京、一九八五）。

（14）Uexküll, J.：Streifzüge durch die Umwelten von Tieren und Menschen. S. Fischer Verlag GmbH, Frankfurt am Main, 1970.（日高敏隆、羽田節子訳：『生物からみた世界』。岩波書店、東京、二〇〇五）

（臨床精神医学、四〇：一〇二一—一〇三〇、二〇一一）

第四章　私論：統合失調症の概念

――統合失調症は状況意味失認症である――

抄録

統合失調症の概念に関して「統合失調症は状況意味失認症である」という私論を述べた。この私論は三つの単元からなるが、その一は「統合失調症は『自我の病』にあらず」であり、旧来の「統合失調症は『自我の病』である」という常識を仮象に欺かれた誤謬であると葬り去った。その二は「統合失調症は状況意味失認という特異な認知障害である」であり、統合失調症の病態心理に関する自論：状況意味失認－内因反応仮説を、その出発点となった〈背景知覚の偽統合化〉論を略述することで説明した。その三は「統合失調症は二段階の病理発生から成る」であり、状況意味失認－内因反応仮説に基づく症候論の一段階性と初期統合失調症と極期統合失調症という経過論の二段階性の矛盾を止揚すべく、初期と極期との間に生物学的に規定された防御メカニズムを想定することで得られた統合失調症の二段階病理発生仮説を述べた。

1　はじめに

本特集「統合失調症はどこへ行くのか」で当初筆者に与えられたタイトルならびに配置は、特集名とほぼ同じ「統合失調症概念はどこに行くか」であり巻頭であった。このタイトル名ならびに配置からは、筆者に期待されているものは本特集のテーマに関するいわば総説にあたるものと推察されたが、いまや脳科学的研究が全盛となっているこの時代にあって筆者が行ってきたのは狭く統合失調症の精神病理学であって、精神医学の基幹分野とはいえ一分野にすぎない精神病理学からは期待されているような総説を記すことははなはだ任が重すぎると感じられた。それでいったんはお断りしようかとも考えたのであるが、改めて考えてみるに、脳科学的研究が全盛であるとはいえ統合失調症の成因や病態生理について決定的な知見が得られていない現況にあっては、また後述するように近年のＤＳＭの流布によって操作的診断基準ばかりが先行して概念が後追いしているような状況を考えるならば、今一度これまでその概念を形成してきた精神病理学がその概念を再検討しておくことは、脳科学がその研究のターゲットを絞る上においても、また臨床診断を適切に行う上においても有用ではなかろうかと考え直し、執筆をお引き受けした次第である。ただそうはいっても、筆者がこれから論じる統合失調症の概念は現今の精神病理学全般からのものではなく、あくまでも筆者が行ってきた精神病理学からのものであって私論であり、ゆえに本稿は主タイトルを「私論：統合失調症の概念」と題し、副タイトルとした「統合失調症は状況意味失認症である」を論じることにした。

【Kraepelin,E.】
成因―――――――――――症候－経過－転帰－病理所見

【中安信夫】
〈身体疾患〉
成因－病態生理――――――症候－経過－転帰－病理所見

〈精神因（心因）性精神疾患〉
成因――――――病態心理－症候－経過－転帰
（精神力動）

〈身体因（外因、内因）性精神疾患〉
成因－病態生理－病態心理－症候－経過－転帰－病理所見

【DSM】　　　　　　　症状－経過

図1　Kraepelin E および中安信夫による疾患単位の考え方と DSM
（文献 14 より引用）

DSM は、本来の疾患単位から症状と経過のみを切り出した、はなはだ不完全な疾患単位であって、いうならば臨床単位にすぎない（なお、DSM に限って「症候」ではなく「症状」としているのは、DSM には徴候である表出の所見が欠けているからである）。

2　DSMによる統合失調症概念の崩壊

一九八〇年のDSM－Ⅲ刊行以来すでに三六年が経過し、DSMを教科書として育ってきた、いわゆるDSM世代の精神科医が大半を占めるようになってきた。筆者自身はその当初よりDSMに見られる操作的診断手法を批判し、その総決算として昨二〇一五年に『反面教師としてのDSM―精神科臨床診断の方法をめぐって』[14]を出版したが、その弊害はただに診断の安直さに留まらず、各々の精神疾患の概念の崩壊をまでもたらしてしまったと思われる。それというのも、DSMの診断基準は症状と経過のみによって規定されたものであって、疾患概念を構成する主要な要素である成因を初めとして、病態生理も、また病態心理（精神病理）をも無理論的 atheoretical という名のもとに棚上げしているからである。したがって、図1に疾患概

診断基準A：以下のうち2つ（またはそれ以上）、おのおのが1カ月間（または治療が成功した際にはより短い期間）ほとんどいつも存在する。これらのうち少なくとも1つは（1）か（2）か（3）である。

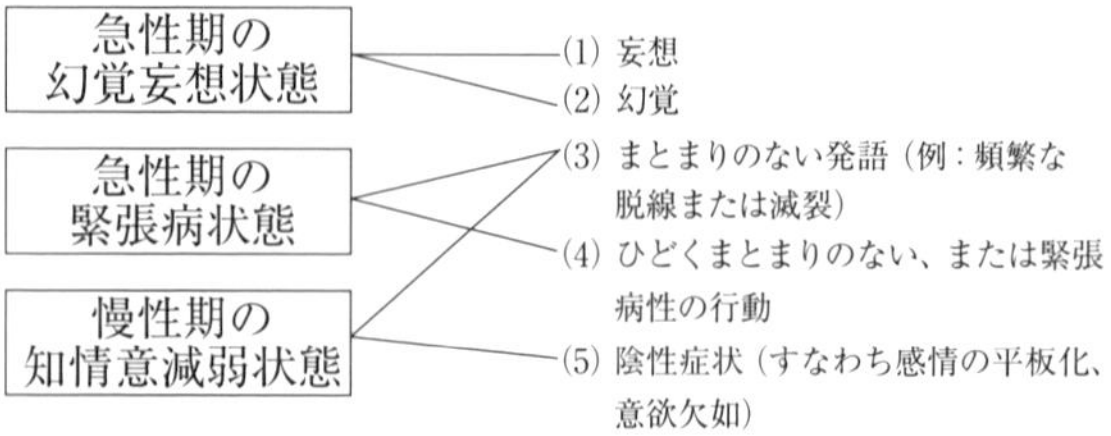

図2　DSM－5：統合失調症は鵺のごとし（文献14より引用）

批判：統合失調症のさまざまな状態像、病期が診断されえようが、逆に言えば（1）～（5）の組み合わせ全体はいかなる状態像をも、いかなる病期をも特定化するものではない、すなわち無構造である。

念から導かれる疾患単位 disease entity の考え方を Kraepelin, E. 中安、および DSM に分けて示したが、DSM のそれは症状と経過から成る臨床単位 clinical entity にすぎず、疾患単位とは到底呼びえないものとなっているのである。加えて、その症状と経過についても、図2に示すように本稿で取り上げる統合失調症の診断基準には状態像も病期もその分別がなく、さながら「鵺のごとし」とでも言うべき正体不明のものと成り果てているのである。

3　統合失調症は状況意味失認症である

これから、筆者がこの四半世紀以上にわたって行ってきた初期統合失調症の臨床研究[8,11]、ならびにそれと表裏一体である統合失調症の病態心理研究[12,13]から導かれたテーゼとでも言うべき「統合失調症は状況意味失認症である」を論じるが、これを三点に分けて述べる。

(1) 統合失調症は「自我の病」にあらず

統合失調症は自我が病むもの、すなわち「自我の病」と考えられてきたことは、雑誌「こころの科学」において二度（一九八六、二〇〇五）にわたって行われた精神科主任教授アンケートの設問「分裂病（統合失調症）で何が本質的な（特に重要な）症状とお考えでしょうか?」に対して、多くの教授が端的には自我障害を、またそれと類似した表現で自我機能の障害を挙げていることでも明らかであろう。なにゆえに自我障害が本態と考えられてきたのか。筆者の推測するところを述べてみるに、Schneider, K.[17]が統合失調症の診断に際して挙げた一級症状の多くが自我意識の異常であり（身体的被影響体験、思考奪取、思考干渉、思考伝播、感情・意欲・意志の領域における他からの作為や被影響が含まれる）、またこれらの症状が統合失調症の中核群と考えられてきた破瓜型において顕著に認められること、またわが国の精神病理学研究ではその嚆矢の一人である島崎[18]がかの有名な「精神分裂病における人格の自律性の意識の障害」論文を書き、それに基づいて統合失調症を「人格の病」としたこと（ここにおいて「人格」はパーソナリティの意ではなく、自我を指している）、また近年の精神病理学研究では自我障害の内実を人間学的現象学の立場で表現した「超越的他者の出現」が統合失調症の本質と看做されたことなどが挙げられよう。

しかし、筆者は順次認識してきた以下の三点においてこれを否定してきた。

その一は、患者は「自我意識の異常」、例えばさせられ思考（作為思考）gemachtes Denken（この症状名は患者の陳述をそのままに採用したものである）を述べるが、これは「させられる」というその陳述内容において自我が被動的となっていることを示すが、一方でそれを自ら陳述しうるという点で自我の能動性が保たれていることを示している、すなわちさせられ思考を述べることはそれ自体、自己被動性と自己能動性のダブルメッセージであって、ここに「させられる」という陳述内容だけから、自我はその能動性を失って被動的となっていると解釈することは一面的な理解であって、誤った理解である可能性があるのである。(6)

その二は、筆者は精神病理学に参入して間もなく論文「背景思考の聴覚化―幻声とその周辺症状をめぐって」(4)を執筆したが、これは思考と聴覚とが営為に対する自己能動感、内容の自己所属感、言語的明瞭性、音声性、営為の場の定位の五属性において真反対であることに着目し、幻声は営為に対する自己能動感のない思考、いうならば背景思考〈意識下思考、フランスでいう内的思考〉が内容の自己所属感以下の四属性において順次聴覚の属性に転じていくという〈背景思考の聴覚化〉論を仮説し、属性の有無によって決定された各々の現象形態に合致する症状が実在するか否かを検討したものであったが、図3に示すように想定された一六種の現象形態のうち一三種に対応する症状が見出され、そしてそのすべてが統合失調症症状であって、加えて旧来の要素心理学的症状分類においては思考障害と分類されてきた症状と知覚障害と分類された症状との間に、作為思考（Ⅰ－1）と考想転移・考想吹入（Ⅱ－3）、さらに共働思考（Ⅰ－4とⅡ－3の中間段階）：考想伝播に関するイギリスのFish, F.の理解）という、旧来自我障害に分類されてきた症状が認められたこと、すなわち旧来自我障害と呼ばれてきた諸症状は〈背景思考の聴覚化〉という症状形成過程のたんなる中間段階にすぎず、その原基は意識下の、通常は意識に上ることもない背景思考であって、本来の自我とは無縁なものであることが立証されたことであった。加えて言うならば、先にも述べたように、旧来記述現象学的に自我障害とされたものは人間学的現象学においては「超越的他者の出現」と言い換えられるが、その超越的他者の出現もまた、この〈背景思考の聴覚化〉論で説明できることが判明したことである。(7)というのは、図3の左上に示したように営為に対する自己能動感がないといっても、それは他者性が次第にあらわになってくる順にA（自動性）、

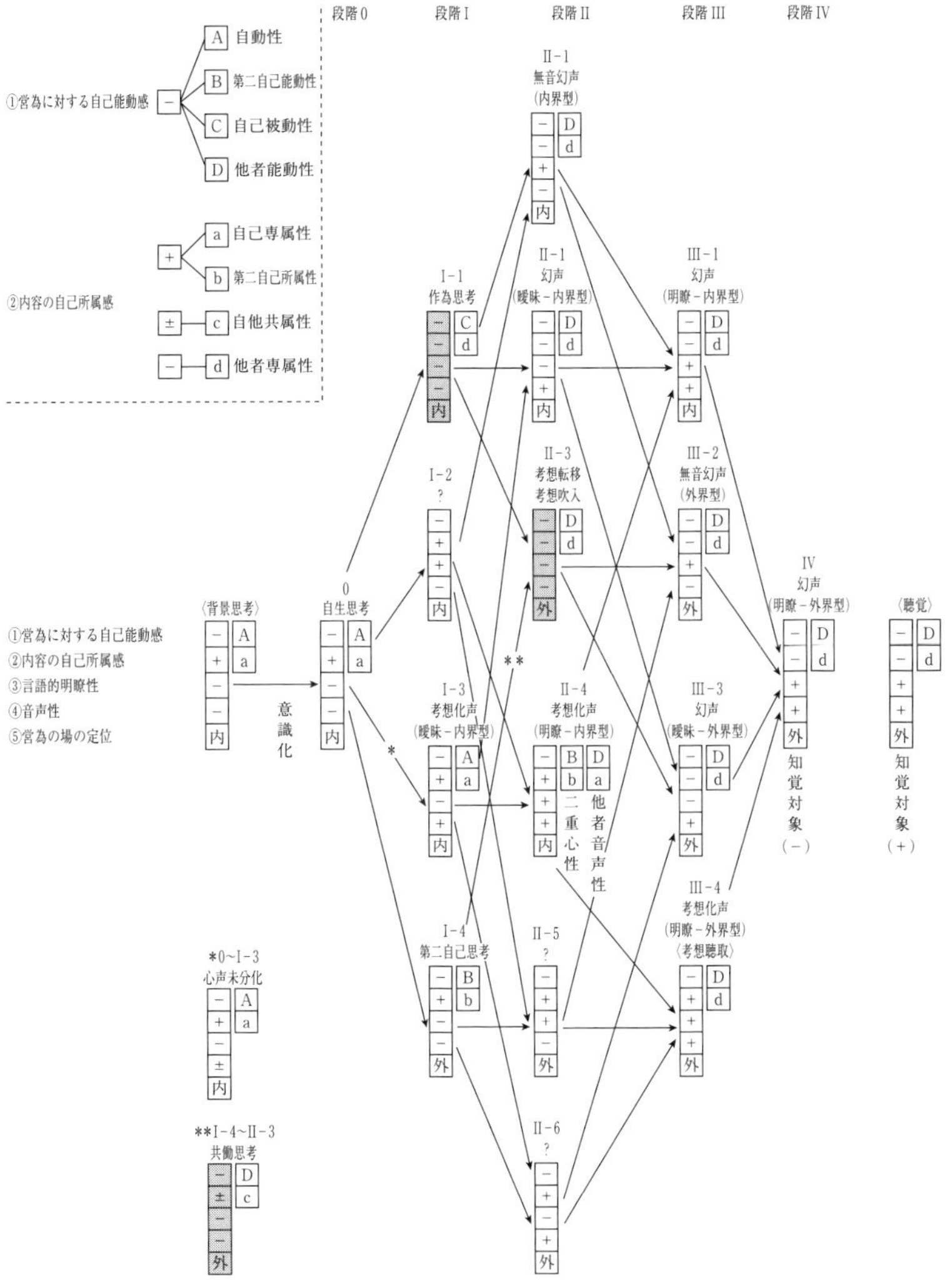

図3　〈背景思考の聴覚化〉の症状進展図式（2013）（文献13より、一部追加して引用）網掛け部分は旧来の自我障害に含まれる症状

B（第二自己能動性）、C（自己被動性）、D（他者能動性）と分けられ、また内容の自己所属感についてはその有無を問わず他者性が現れてくる順にa（自己専属性）、b（第二自己所属性）、c（自他共属性）、d（他者専属性）と分けられるのであるが、図中に矢印で示したいかなる症状進展経路においてもその順番で、すなわちA→B→C→D、およびa→b→c→dで出現してくるのであって、したがって「超越的他者の出現」とは旧来の自我障害に限られたことではなく、思考障害、自我障害、知覚障害を通して症状に内在する他者性が順次、より明確に現れてくることを反映したものにすぎないことが立証されたのである。

以上の二点によって、いわゆる自我障害は決して本来の自我の障害を表したものではないこと、加えて言えばこれが破瓜型に見られやすいのは破瓜型においては知情意減弱という陰性症状が急速かつ著しく付加されるためにいわば反応母体が弱まり、ために〈背景思考の聴覚化〉が十全に進展せず、中間段階である、いまや括弧付きの「自我障害」に留まることが多いのであるということが筆者の中では確定的となったのである。しかし、筆者は今一度、心的体験とはいかなるものかを再考することで、自我障害を否定しようと考えた。

それがその三であるが、させられ思考をもって自我の障害とするような誤謬のそもそもの原因はJaspers, K.(2)の自我意識の定義にあったのである。Jaspersによれば、自我意識とは対象意識とは別に、「自我が自己自身をいかに意識するか wie das Ich seiner selbest bewußt ist」と定義されるものであって、その標識として自己能動性、自己単一性、自己同一性、自他の区別の四つの標識があげられており、統合失調症における自我意識の異常は主として自己能動性の障害とされている。しかしながら、筆者から見ればこの定義こそが問題なのである。それと言うのも、ここに「自我 Ich」と「自己自身 seiner selbst」という言葉の使い分けがされているが、要は意識する主体も意識される客体も同一である、ここでは「意識」という曖昧な言葉を避けて「観察」という言葉を用いるが、自我意識においては観察主体が即、被観察客体であり、被観察客体が即、観察主体となるのであるが、はたしてこういうことは可能であろうか。筆者はここで自分の眼を自我のアナローグとして持ち出すが、自分の眼が自分の眼を直接的に見ることが不可能なように、「自我」が「自己自身」（自我）を直接的に観察することは不可能であると考える。自分の眼が自分の眼を見ようとした場合には、例えば鏡に映して見るように媒介手段を必要とし、それはあくまでも眼の虚像であって眼そのものではないが、同じように自我が自我を観察する場合には媒介手段を必要とし、そしてそこで得られたものはあくまでも自我の虚像であって自我そのものではないのである。ここに自我を観察するための媒介手段として筆者が考えるのは心的営為であるが、それはいみじくもかの有名なデカルトの「我思う、故に我あり（Cogito ergo sum）」に表されているように思われる。すなわち、デカルトの発言の意図あるいはその哲学的省察はいざ知らず、「我思う」という心的営為がまずあり、それがあって初めて「我あり」という自我意識（この場合は存在意識）が生じるのであると考えられる。つまり、自我意識とは心的営為を媒介手段として形成される「対象化された自我の意識」にすぎず、それもまた対象意識の一つであるということである。以上述べた心的体験の定義を図4に示すが、対象化されるものはS_1－V－Oという心的営為全体であり、それがS_2（体験主体、主我）によって対象化されることになるが（ここにおいてS_1はS_2の時間的先行体であって、じつは同一のものである）、心的営為全体をS_1（営為主体、客我）に片寄せて対象化されたものが旧来「自我意識」という名で呼ばれてきた対象意識であり、O（客体）に片寄せて対象化されたものが旧来の「対象意識」であって、いずれもが対象意識なのである。では、こうした心的体験の定義を踏まえるならば、本項のその一で指摘した、陳述内容において自己被動性を、陳述しうるという点で自己能動性を表している「させられ思考」のダブルメッセージ性はいかよう

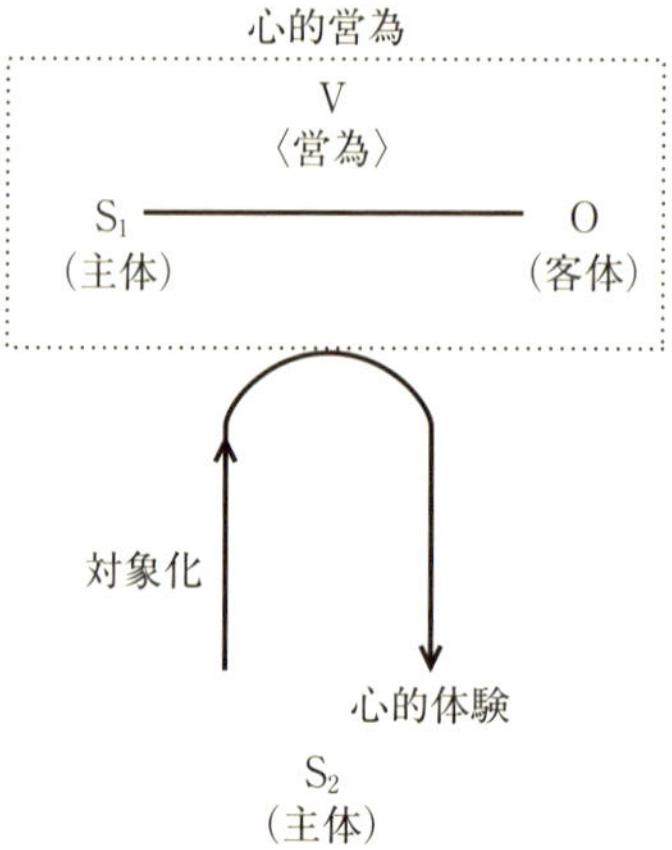

図4　心的体験の成立（文献13より引用）

主体Sは営為する主体（営為主体：S_1）と体験する主体（体験主体：S_2）に分けて記載してある。従来の言葉でいえば、S_1は客我であり、S_2は主我であり、またS_1はS_2の時間的先行体である。ただし、主体を対象化しようとする時に限り、S_1とS_2の分離が反省的に自覚されるのであって、通常は一体のものとして機能し、自覚されない。

に解釈されるものであろうか。まず、陳述しうるという点からは体験主体S_2が自己能動的であることは明らかであり、そうなるとS_2の時間的先行体にすぎない営為主体S_1も自己能動的であることになる。それでは「させられる」という陳述内容の自己被動性は何処から生じてくるのか。結論から述べるが、それはS_1－V－Oの客体であるOがすでにして被動性を帯びているからなのである。改めて図3「〈背景思考の聴覚化〉の症状進展図式（二〇一三）[13]」を見ていただきたいが、客体Oが自生思考（0）である場合には体験主体S_2は思考の自生性を感知するのであって、幻声（明瞭-外界型）（Ⅳ）の場合にはS_2は外界からくる他者の明瞭な声を感知するのであって、それと同様にさせられ思考（Ⅰ－1）の場合には思考の自己被動性を感知する、要は〈背景思考の聴覚化〉によって不随意的に客体Oとなったさせられ思考の性状すなわち自己被動性が感知されただけのことなのである。以上が一見不可解なダブルメッセージ性の説明であるが、改めて述べるが、旧来の「自我意識」の「自我」、そのじつ「対象化された自我」である営為主体S_1はなんら被動化をこうむっていないのである。

以上の三点が筆者が自我障害を否定する理由である。けだし、統合失調症は「自我の病」であるという旧来の、常識ともなっていた理解は仮象に欺かれた誤謬なのである。[15]

(2)　統合失調症は状況意味失認という特異な認知障害である

こうして旧来の常識「統合失調症は『自我の病』である」を否定したが、それでは筆者は統合失調症の基本障害は何であると考えているのか、それをこれから述べようと思う。

近年、統合失調症は認知障害によるとの言を頻繁に耳にするが、それに対して筆者は、第一にはそこで用いられている認知 cognition とは情報の入力から出力のすべてを含んだものであって、認知障害とは言いながらそのじつ何も述べていない、第二には統合失調症の諸症状の形成がそうした認知障害によってどれほど説明されえているのか、はなはだ疑問であるという批判を与えようと思う。後述するように、筆者もまた認知障害が一次的であると考えているのであるが、ただし上記二点の批判に呼応する形で述べるならば、筆者は第一にその認知障害は状況意味失認 situational meaning agnosia[5、9] という特異な、入力段階における文字通りの〝認め知る〟障害であると特定しているのであり、第二に統合失調症の諸症状、少なくとも陽性症状の大半はその状況意味失認に対する、より上位の健常な脳の応答である内因反応 endogenous reaction[9] によって形成されることを立証してきたのである（状況意味失認-内因反応仮説）。筆者の論の全貌は『統合失調症の病態心理—要説・状況意味失認-内因反応仮説—』（二〇一三）[13] に記したところであるが、本小論ではこの仮説の出発点と

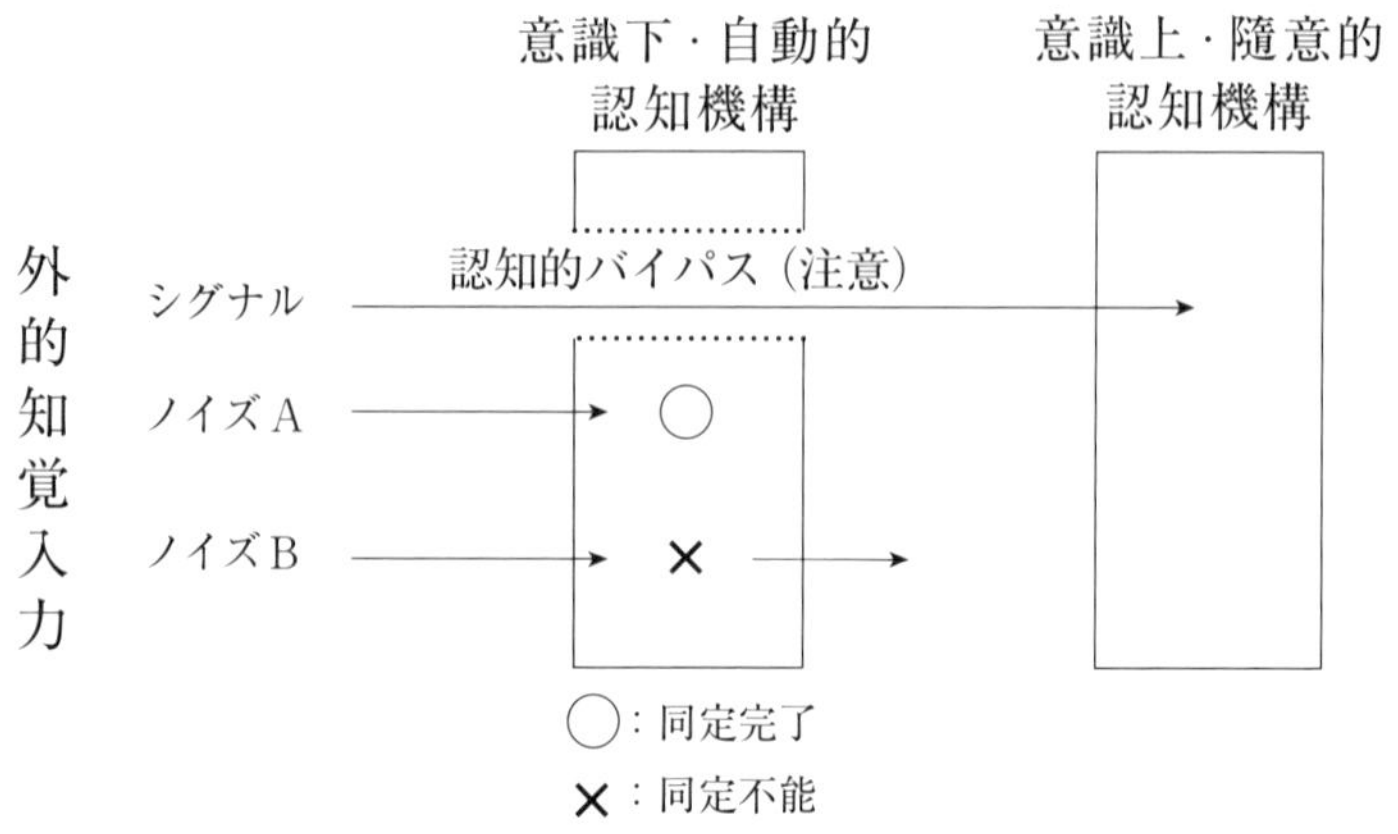

図5　中安の提唱する2段階認知機構（文献13より引用）

1．注意の原初的機能は自己保存にあり、その実体は情報の迅速処理システムの一環としての意識下・自動的認知機構に空いた‘穴’、すなわち認知的バイパスである（シグナル）。
2．意識下・自動的認知機構は二重の意味で自己保存的である。
　①内に対するもので、意識野が環界からの絶え間ないノイズに攪乱されるのを防ぐことであり、それなくば獲物を追い求めることは不可能となる（ノイズA）。
　②外に対するもので、意識的関与なく外界の変化（シグナルとなるべきノイズ）をキャッチすることであり、それなくば自らがすぐに獲物になり果ててしまう（ノイズB）。

なった〈背景知覚の偽統合化〉論[5]を略述する。

①二段階認知機構と対象認知

仮説の前提になることとして二段階認知機構と対象認知とを述べておく。ごく日常的な経験から、筆者は認知機構は意識下・自動的認知機構と意識上・随意的認知機構の二段階から構成されており、認知的バイパスによって両者は有機的・合理的に連結されていると考えている（図5）。認知的バイパスとは、その都度の注意が向けられた情報（外的知覚ないし内的表象）入力すなわちシグナルに対して開かれ、そのシグナルを意識下・自動的認知機構を経ずしていっきに意識上・随意的認知機構で処理することを保証するものであって、ここに認知的バイパスと

表1　即物意味 vs. 状況意味（文献13より引用）

	即物意味	状況意味
定義	その対象は何であるか	その対象はその状況の中で何を意味するか
認知原理	決定性 明らかに、○○である	蓋然性 多分、△△であろう
	単体的認知 その対象のみで可能	統合的認知 他の対象群との相互関係のもとに可能
具体例	道路にある特定の物Xがある	
	Xは財布である	Xは誰かがうっかりして落としたのだろう

は迅速情報処理システムの一環であり、注意の実体をなすものということになるが、注意の原初的機能が外敵に対峙した際に戦うにしろ逃げるにしろ外敵の動静を逸早くキャッチすることにあること、すなわち自己保存のための迅速情報処理にあることを考えると、それは納得できるものとなる（なお、注意の向けられていない情報入力すなわちノイズは、まずは意識下・自動的認知機構で処理され、同定不能の場合にのみ意識上・随意的認知機構へと転送され、そこで再度の処理が行われると考えられる）。そして、注意というものが自己保存のためにあることを考えるならば、注意が枢要な役割を果たしている、上記の二段階の認知機構そのものの原初的機能もまた自己保存であると結論づけられるのである。

次いで、対象認知において同定されるものは何かという問題であるが、筆者はつまるところ、それはその対象が示す、主体にとっての意味の同定であって、これには「その対象は何であるか」という即物意味と「その対象はその状況の中で何を意味するか」という状況意味の二種があると考えている。各々について、定義とともに認知原理、具体例を表1に掲げる。

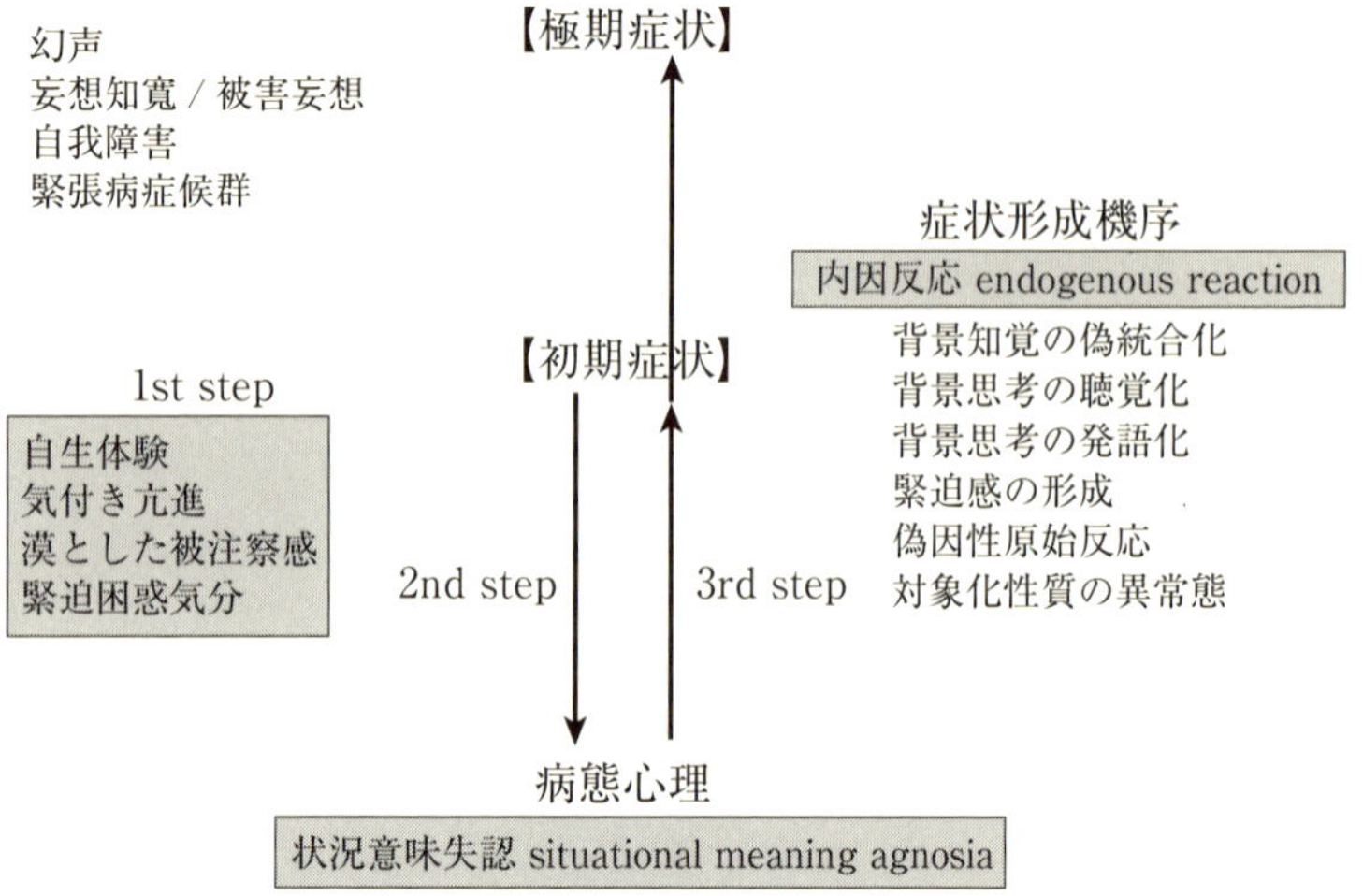

図6　統合失調症の病態心理にアプローチするにあたって中安が採用したストラテジー（精神病理学的論証）とその結果（文献13より引用）

②方法

幻声、妄想知覚／被害妄想、自我障害、緊張病症候群などの統合失調症の極期症状の形成機序にアプローチするにあたって筆者が採用した方法は、臨床的に初期症状であると措定された自生体験、気付き亢進、漠とした被注察感、緊迫困惑気分の発展形態としてそれらを理解することであった。筆者が何ゆえに初期症状に着目したのか、それは「何事によらず事の本質はその始まりの中に垣間見えるのではないか」と考えたからであるが、論証はまずは主だった初期症状のすべてを説明する病態心理pathopsychology（個々の精神症候、一定のまとまりのある精神症候群、究極的にはある特定の疾患で出現するすべての精神症候の形成を説明する心理学的機序）を仮設し、次いで仮設されたその病態心理に基づいて、初期症状のみならず、さらなる発展として極期症状をも説明することであった（図6：図中にはすでにその結果も書き込んでいる）。

③状況意味失認と内因反応

筆者が状況意味失認ならびに内因反応という概念を初めて提出したのは、気付き亢進という初期症状が妄想知覚／被害妄想という極期症状へと発展していくことの論証を通してであった。

i．状況意味失認

気付き亢進とは、当初それを背景知覚に対する注意転導性の亢進と呼んだように「注意を向けている対象以外の、種々些細な知覚刺激が意図せずに気付かれ、そのことによって容易に注意がそれる（往々、驚愕や恐怖などの情動反応や進行中の行為の中断を伴う）」と定義されるものであって、初期症状の中では頻度高く陳述されるものである。この症状を上述した二段階認知機構の中で理解するにあたって着目されたのは「どうしてこんな、どうでもいいようなことが気になるのか」という患者の当惑であった。それは、気付き亢進の結果として意識野（意識上・随意的認知機構）へと上がってきた情報自体には格別の意味はないということを指し示しており、先に掲げた図5に示したように正常状態であれば情報入力（この場合は外的知覚入力）の側に問題があって同定不能となり、その外的知覚入力が意識上・随意的認知機構へと転送されるのであるが、図7にあるように統合失調症にあっては外的知覚入力に問題がなくても、それを処理する意識下・自動的認知機構の側に障害が生じて同定が不能となり、結果として外的知覚入力が意識上・随意的認知機構へ次々と転送されることになる、すなわちそれが気付き亢進の本態であり、先の患者の当惑は意識化された外的知覚入力にはこれといった問題がないからである。そして、意識下・自動的認知機構とは中枢性の認知機構であって、それが障害されたと考えられるので、筆者はここにおいてその障害を「失認 agnosia」という概念で理解することが可能であると考えたのである（ただし、旧来の症状概念としての失認とは違って、ここでの「失認」とはあくまでも意識下の障害概念であって、即症状として顕現するものではない）。

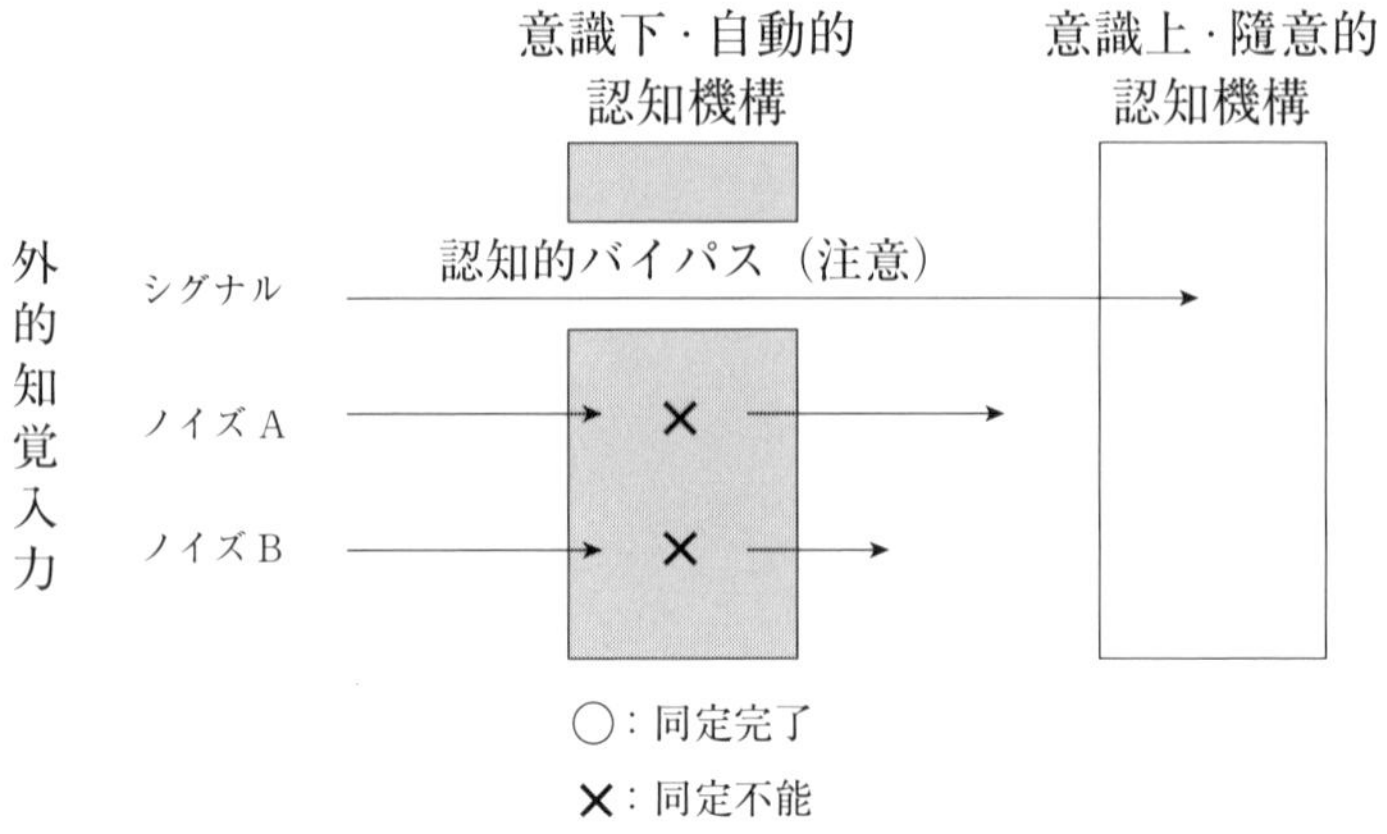

図7　気付き亢進の形成機序（文献13より引用）

意識下・自動的認知機構が「失調」を起こすと（失認 agnosia）、その機構が無傷ならば同定されるはずの外的知覚入力（ノイズA）も同定不能に陥り、結果として意識上・随意的認知機構へ転送されることになる。これが気付き亢進という症状を形成することになる。

ここで、次に「何が失認されるのか」が問題となってくるが、先の患者の陳述中にある「どうしてこんな、どうでもいいようなこと」からは、失認されるものが「その対象は何であるか」という即物意味ではないことは明らかで、ここにそれは「その対象はその状況の中で何を意味するか」という状況意味ではなかろうかという可能性が浮上してきたのである。そして、それが確かだと考えられたのは、気付き亢進の発展形態だと推定されていた妄想知覚の定義「知覚は正しいが、その意味付けにおいて誤つ」を即物意味／状況意味論で読み替えるならば、それは「即物意味の認知は正しいが、状況意味の認知は誤っている」、すなわち状況意味誤認となるからであった。のちに状況意味誤認へと発展する失認であるので、それは状況意味にかかわることであって、ここに状況意味失認の概念が成立したのであった。

ii．内因反応

意識下・自動的認知機構に生じた障害によって状況意味失認が生じ、結果的に不特定・多岐・非脈絡な外的知覚入力群が意識上・随意的認知機構へ流入することになり、その自覚が気付き亢進の本態であることを述べたが、この後において何が生じるのか。

流入してきた外的知覚入力群に対して、それ自体は無傷の意識上・随意的認知機構が応答しようとするが、こんどは外的知覚入力群の不特定・多岐・非脈絡性のゆえに統合的認知を認知原理とする状況意味認知は不能に陥ることになる。しかし、反応はこれにとどまらない。というのは、先に述べたように認知機構の原初的機能が自己保存にあるとすれば、認知不能は即「自己保存の危機」という、誤った認識を招来し、それがアクセルを踏むがごとくに、そもそも統合などできない不特定・多岐・非脈絡な外的知覚入力群の状況意味認知を無理にでも促進しようとするからである。要は「わからない」ことは不安であり、なんとか「わかる」ように、そこに一つの意味を見出そうとするのであるが、この段階が妄想気分（意味妄想）であり、そして最終的に得られるのが妄想知覚という名の、偽りの統合としての状況意味誤認である。急性期の妄想知覚のほとんどは内容的には被害妄想であるが、ここに被害性が現れるのは、いつに〈「自己保存の危機」の意識上・自覚的認知〉という誤った認識があるからであり、それが他者をして自分を攻撃する「外敵」へと転化させるからである。そして、その妄想知覚／被害妄想に対して患者が病識をもたないのは、第一には状況意味認知の認知原理の一つに蓋然性があり、あらゆる状況意味認知の可能性が開かれている以上、どんな誤った認識であってもそれを許容するからであり、第二に不特定・多岐・非脈絡な外的知覚入力群の流入によって形成された患者の外的知覚界の相貌は、状況意味失認のない、いわゆる正常者のそれとは異なっており、正常者が自らに見え、聞こえる知覚界に何らの疑問を挟まぬように、患者もそれに疑いを抱かないからである。

以上、気付き亢進という初期症状から妄想気分（意味妄想）を経て、最終的に妄想知覚／被害妄想という極期症状が形成される過程を略述した。筆者は当初これを偽統合反応と呼んでいたが、後にこれを他の初期症状から極期症状への形成過程にも適用すべく、より一般的に内因反応と呼び改めた。この用語は心因反応にではなく、Bonhoeffer, K. の外因反応型 exogene Reaktionstypen[1] に倣ったものであるが、意識下・自動的認知機構に生じた状況意味失認という脳の障害（それは可逆的なものであって、したがって失調と呼ぶ方が適切であるが、その失調のしやすさが遺伝的に規定されているとの推測のもとに「内因」）に対する無傷の意識上・随意的認知機構の応答というほどの意味合いである。

以上、統合失調症の病理発生に関する自説：状況意味失認－内因反応仮説の出発点となった〈背景知覚の偽統合化〉論を略述したが、筆者はそのほかに〈背景思考の聴覚化〉、〈背景思考の発語化〉、〈緊迫感の形成〉、〈偽因性原始反応〉、〈対象化性質の異常態〉の諸論を展開して、統合失調症の主要な陽性症状の形成がこの状況意味失認－内因反応仮説で説明できることを論証してきた[13]。それらのすべてを割愛せざるをえなかったが、いま現在得られている症状形成過程を「状況意味失認－内因反応仮説に基づく統合失調症症状系統樹（二〇一三）」と称して図8に掲げておく。

(3) 統合失調症は二段階の病理発生から成る

筆者が統合失調症の病理発生 pathogenesis は二段階から成ると考えるようになった契機は、筆者の所論における症候論における一段階性と経過論における二段階性の矛盾であった。

すでに図8に示しておいた「状況意味失認-内因反応仮説に基づく統合失調症症状系統樹（二〇一三）」によれば、統合失調症においては最下段に記してある状況意味失認が生じさえすれば、症状形成は矢印で示した経

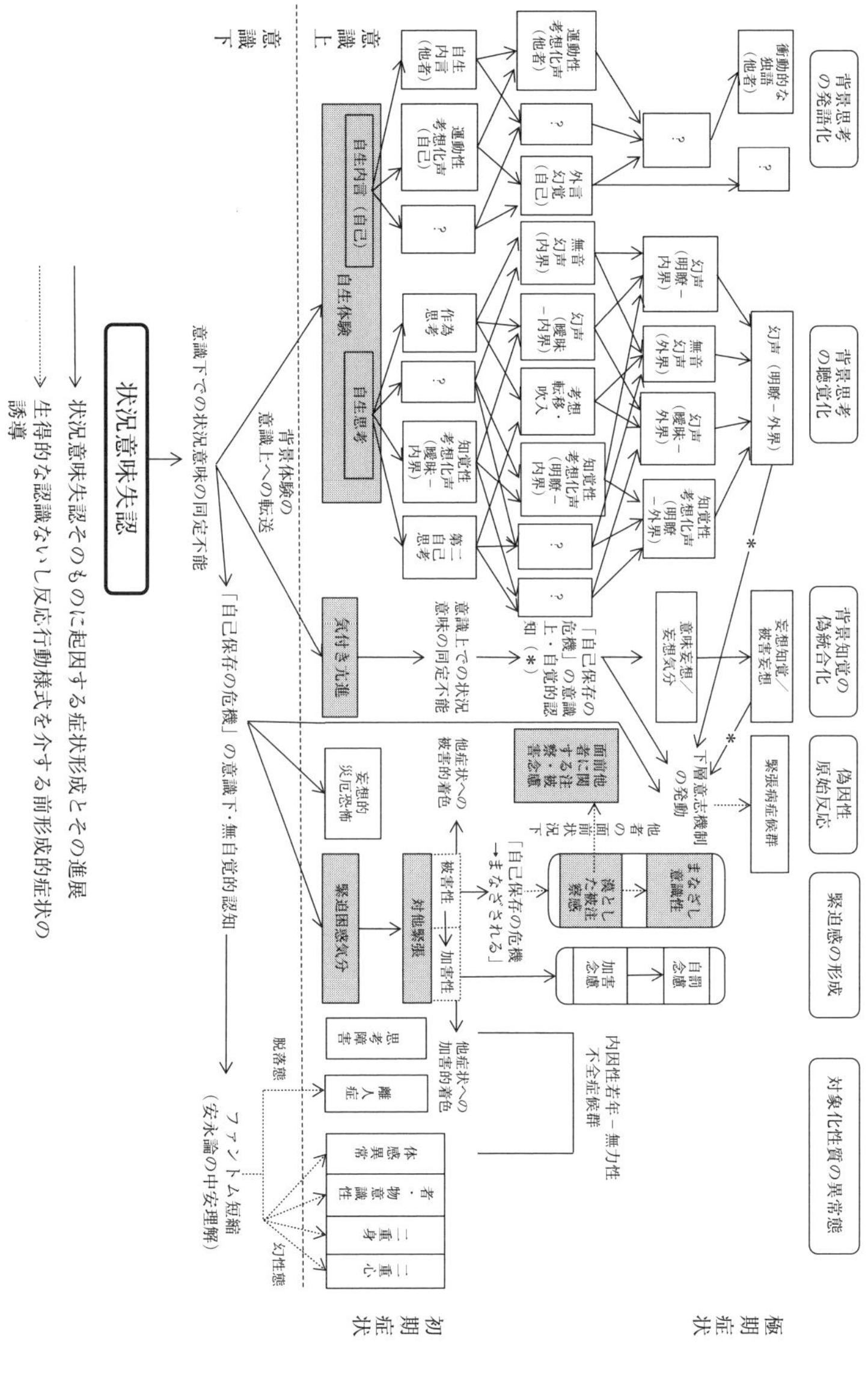

図 8　状況意味失認－内因反応仮説に基づく統合失調症症状系統樹（2013）
（文献 13 より、一部追加して引用）

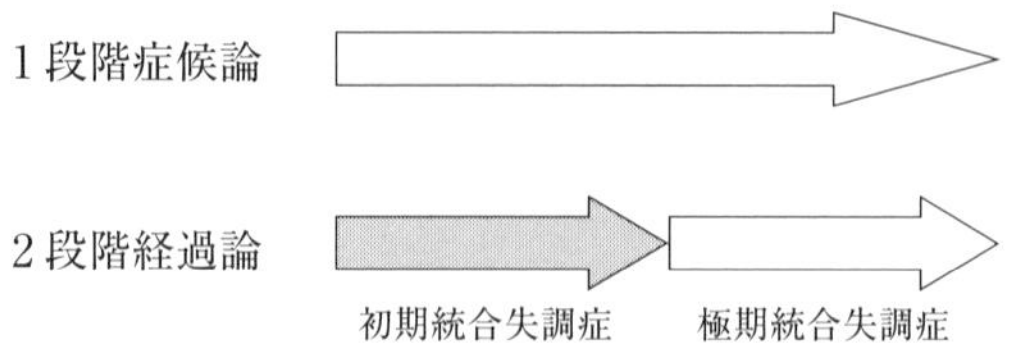

図9　1段階症候論と2段階経過論の矛盾

路をたどってドミノ倒しのごとく、最上段に示した衝動的な独語（他者）、幻声（明瞭-外界型）、妄想知覚／被害妄想、緊張病症候群という最終的な極期症状にまで進展するはずである（一段階症候論）。しかるに、実際は中段に網掛けをして示した諸症状（図8では自生体験〈自生思考と自生内言（自己）〉、気付き亢進、緊迫困惑気分、対他緊張、漠とした被注察感、まなざし意識性、面前他者に関する注察・被害念慮）からなる初期統合失調症の段階で症状進展はいったん停止し、それ以降の症状進展による幻声、妄想知覚／被害妄想、緊張病症候群等から成る極期統合失調症との間にはある種の障壁があるのであった（二段階経過論）。以上述べた一段階症候論と二段階経過論を図示したものが図9であるが、一段階症候論が正しいのであれば、状況意味失認が生じるならば一気に極期症状が形成されて極期統合失調症となるだけであって、初期症状から構成される初期統合失調症は存在するはずはなく経過も一段階となるはずであり、逆に二段階経過論が正しいのであれば、症状形成は初期症状の段階でいったんはその形成がストップして、次の段階の症状形成には状況意味失認以外の病的機序を要し、単純に矢印を引けばすむというものではなくなってしまうのであり、ゆえに一段階症候論と二段階経過論は互いに相容れない、すなわち矛盾なのである。

　そこで筆者がこの矛盾を止揚すべく考えたのが、初期と極期との間に生物学的に規定された防御メカニズムを想定することであった[10]。それというのも、筆者が考え

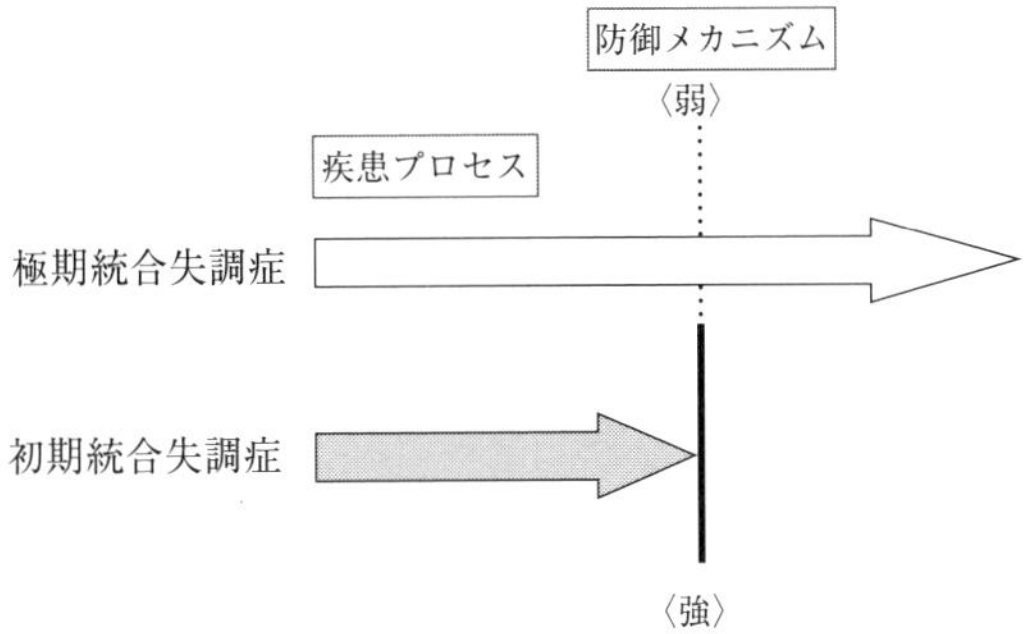

図 10　統合失調症の２段階病理発生仮説（１段階症候論と２段階経過論の矛盾の止揚）（文献 10 より、一部改変して引用）

るところ、統合失調症は脳の病、ひいては体の病であって、身体疾患においては種々の防御メカニズム、例えば免疫系が作動して疾患の発現や進展を防止するように、統合失調症が体の病である以上、生物学的な防御メカニズムがあるのは当然であると考えられたからである。こうした防御メカニズムと疾患プロセスとのせめぎ合いを図示したものが図10であり、ここにおいて疾患プロセスが防御メカニズムに打ち勝てば（疾患プロセス＞防御メカニズム）極期統合失調症にまで進展し、逆に疾患プロセスが防御メカニズムに打ち負ければ（疾患プロセス＜防御メカニズム）初期統合失調症に留まると考えられることになったのであり、一段階症候論と二段階経過論の矛盾は止揚されることになったのである（統合失調症の二段階病理発生仮説）。

付言するならば、この統合失調症の二段階病理発生仮説にしたがうならば、抗精神病薬の作用点は、初期統合失調症に有効な sulpiride や fluphenazine は疾患プロセスにあって、それを消失させ、極期統合失調症に有効な chlorpromazine（CPZ）や haloperidol（HPD）は防御メカニズムにあって、それを強めて初期から極期への症状進展を防止すると考えられることとなった（CPZやHPDによっていわゆる寛解状態に達しても初期症状はなお残存していることからは、これら両剤は疾患プロセスには作用してはいないと判断される)。

以上の(2)ならびに(3)が本稿の主要な論考であるが(それに先立って(1)を置いたのは、(2)と(3)の論考が活きるためには、統合失調症は「自我の病」であるという、これまでの誤った常識を葬り去っておく必要があったからである)、総括するならば、統合失調症における障害は意識下・自動的認知機構に生じた状況意味失認のみであって、それに基づく症状形成機序である内因反応は健常な意識上・随意的認知機構による正常な反応なのであり、また極期への進展を防止すべく作動する防御メカニズムも生来的に具備されている、これまた正常な機構であって、このことが筆者をして「統合失調症は状況意味失認症である」と言い切らせた根拠である。なお、思考弛緩(連合弛緩)、感情鈍麻、意欲減退等の、かつては基本症状とも呼ばれた陰性症状は、筆者によれば極期(急性期)の幻覚妄想状態や緊張病状態の後遺症であるが、この後遺症は状況意味失認では説明がつかず、別の要因が考えられなければならない。

4　おわりに

「統合失調症は状況意味失認症である」という大胆な結論を述べた。筆者は元々は統合失調症の生物学的研究を志向して精神科に入局したものの賭けるに値する仮説を見出せず、仮説を求めて臨床に、あるいはまた精神病理学へと転じた者である。生物学的病態生理追究のための仮説呈示、それこそが筆者が精神病理学に求めたものであったが、そのゆえもあるのか、本稿は狭く精神病理学を超えて、二段階認知機構、状況意味失認、内因反応、疾患プロセス、防御メカニズム等々、今後においてその脳科学的基盤の探究を要する、いまだ仮説としか言いえない概念を多用してきた。こうした、仮説につぐ仮説とでも言うべき試論であり、私論でもある本稿の是非は読者に問うしかないが、統合失調症の精神病理学に関する長年の研究からは筆者にはもはや〝こうとしか考えられない〟のである。そのことを最後に述べて筆を擱くことにする。

文献

（1）Bonhoeffer, K.: Zur Frage der Exogenen Psychosen. Zentralbl. f. Nervenheilk. Psychiat. 32: 499-505, 1909.（小俣和一郎訳：外因性精神病の問題について。精神医学、二六：一一二七—一一三二、一九八四）

（2）Jaspers, K.: Allgemeine Psychopathologie. 5 Aufl. Springer-Verlag, Berlin, 1948.（内村祐之、西丸四方、島崎敏樹ほか：『精神病理学総論』。岩波書店、東京、一九五三）

（3）宮本忠雄、山下格、風祭元編：精神科主任教授アンケート：精神分裂病を考える。こころの科学、一〇：一二五—一三九、一九八六。

（4）中安信夫：背景思考の聴覚化—幻声とその周辺症状をめぐって。内沼幸雄編：『分裂病の精神病理14』、東京大学出版会、東京、一九九—二三五、一九八五。**（前々書第一章）**

（5）中安信夫：背景知覚の偽統合化—妄想知覚の形成をめぐって。高橋俊彦編：『分裂病の精神病理15』、東京大学出版会、東京、一九七—二三一、一九八六。**（前々書第二章）**

（6）中安信夫：「自我意識の異常」は自我の障害か—ダブルメッセージ性に着目して。土居健郎編：『分裂病の精神病理16』、東京大学出版会、東京、四七—七六、一九八七。**（前々書第三章）**

（7）中安信夫：内なる「非自我」と外なる「外敵」—分裂病症状に見られる「他者」の起源について。湯浅修一編：『分裂病の精神病理と治療2』、星和書店、東京、一六一—一八九、一九八九。**（前々書第六章）**

（8）中安信夫：『初期分裂病』。星和書店、東京、一九九〇。
（9）中安信夫：状況意味失認と内因反応―症候学からみた分裂病の成因と症状形成機序。臨床精神病理、一一：二〇五―二一九、一九九〇。**（前々書第八章）**
（10）中安信夫：二段階病理発生仮説から見た分裂病の再発／治癒と再燃／寛解。太田龍朗編：『精神医学レビュー12精神分裂病の再発』、ライフ・サイエンス、東京、一三―二六、一九九四。**（前々書第一二章）**
（11）中安信夫、関由賀子、針間博彦：初期分裂病二〇〇四。中安信夫、村上靖彦編：『初期分裂病―分裂病の顕在発症予防をめざして（思春期青年期ケース研究10）』、岩崎学術出版社、東京、一一―五〇、二〇〇四。**（前書第九章）**
（12）中安信夫：初期統合失調症研究の30年―発想の原点を振り返りつつ。臨床精神病理、二六：二一五―二三五、二〇〇五。**（前書第一〇章）**
（13）中安信夫：『統合失調症の病態心理―要説：状況意味失認‐内因反応仮説―』。星和書店、東京、二〇一三。
（14）中安信夫：『反面教師としてのＤＳＭ―精神科臨床診断の方法をめぐって』。星和書店、東京、二〇一五。
（15）中安信夫：統合失調症ははたして「自我の病」か？―ＭＡＲＴＡの12年を振り返って思うこと。ＭＡＲＴＡ、13（一）：一五―一九、二〇一六。**（本書第六章）**
（16）岡崎祐士、青木省三、宮岡等編：統合失調症を考える［精神科主任教授アンケート］。こころの科学、一二〇：一二九―一三九、二〇〇五。
（17）Schneider, K.: Klinische Psychopathologie. (15 Aufl.) Thieme, Stuttgart, 2007.（針間博彦訳：『新版臨床精神病理学』。文光堂、二〇〇七）
（18）島崎敏樹：精神分裂病における人格の自律性の意識の障害、（上）他律性の意識について、（下）無律性及び自律‐即‐他律性の意識について。精神経誌、五〇：三三―四〇、一九四九。五一：一―七、一九四九。

（臨床精神医学、四五：一〇五五―一〇六八、二〇一六）

第五章　統合失調症ははたして「自我の病」か？

——ＭＡＲＴＡの一二年を振り返って思うこと——

「その姿は、筆者にこれ以上悲惨な人間の姿があるだろうかという強烈なショックを与えるとともに、これほどまでに人間を破壊するものが脳の病気でなくしてなんであろうかという確信を与えることになった」（中安信夫：脳から心への「転向」、日本精神病理学会ニュース・レター、第六号、一九九二、二、一五）

筆者をして生涯の職業として精神科医を選ばせ、また統合失調症を専門とさせた決定因はここにある。「その姿」とは、学生の頃に見学した精神科病院で見た一人の統合失調症患者の姿で、その患者は痩せこけた体に不潔な衣服をまとい、何かに憑かれたような目をギョロギョロとさせるばかりの、筆者と同年の女性であったが、連れてこられるやいなや機関銃のごとく勝手に早口でしゃべりまくりはじめた彼女の言葉はまったくの支離滅裂で聞き取ることさえできなかった。

この患者に出会っていなければ、筆者が統合失調症を専門とすることもなかったであろうし、そもそも精神科医になることすらもなかったであろう。「脳の病気」との確信のもとに当初は脳科学的研究を志したものの、そうした研究の仮説のあまりの薄弱さに確かな仮説を求めて精神病理学へ転じたが、それは「これ以上悲惨な人間の姿があるだろうか」、「これほどまでに人間を破壊するもの」の病態心理を探究する旅となった。

さて、二〇〇三年一月の創刊号以来一二年、一二巻三二号（創刊プレビュー号を含めれば三三号）を数えてきた本誌ＭＡＲＴＡが最終号を迎えるとのことで、「ＭＡＲＴＡの一二年を振り返って思うこと」というタイトルで寄稿を求められた。

このＭＡＲＴＡは上島国利先生の監修のもと、「統合失調症を述べあい、考察する」を基本テーマとして、各号とも精神科医同士あるいは精神科医と隣接領域の研究者との対談ないし鼎談、「対談に寄せて」と題された寄稿、加えてolanzapine関連論文で構成されてきたが、総頁数七五二頁、そこに登場された方は対談・鼎談に六九名、寄稿に七〇名、論文に二六名、都合一七五名（述べ人数）の、各々第一線で活躍されている錚々たる方々であり、また多く「統合失調症と〇〇」と題された対談の内容は、〇〇が一方では遺伝、脳、脳画像・言語脳科学、遺伝子、他方では臨床哲学、言語、倫理、医療経済、宗教、映画、音楽、社会学、人類学、法、文学等々というように、脳科学から人文科学・芸術にも及ぶものであって、まさに「統合失調症を述べあい、考察する」ものであった。

上記のごとく、いわば「統合失調症学」の広大な地平を示す対談とそれに関連して寄稿された「対談に寄せて」、それらを料理とするならば、それを盛る器とでもいうべきこの小冊子の体裁、それは上島先生ご自身が撮影された国内外の風景写真と一つとして同じもののない草木染めを思わせる抑えた色調からなるその表紙、簡にして要をえた上島先生の各号の解説、お名前だけは知っているもののその風貌を知らない対談者のごく自然なスナップ写真等々であるが、それらに魅かれて筆者は毎号、本誌の配布を心待ちにしていたものである。

加えて、筆者自身も「初期統合失調症は近年になって出現してきた新しい病態か？」（寄稿：第五巻一号、二〇〇七)、「職人芸を言葉にする、しかしなお伝えきれぬもの…初期統合失調症患者の診断面接について」(対談：第八巻二号、二〇一一)と二度にわたって登場させていただいたこともあって、「MARTAの一二年を振り返って思うこと」の執筆の依頼をお引き受けすることにした。

しかし、いざこのご依頼に応えようとして、はたと困ってしまった。というのは、配布当時には流し読みで楽しんでいたこの小冊子の全貌をまとめようにも、そのあまりの広大さと濃さに当惑するばかりであったからである。とにもかくにも、ということでこの二週間あまり全巻全号を精読してみたが、その作業は難行苦行で、半分も、いや三分の一すらもわからず、当惑は一層つのるばかりとなった。それもそのはずで、各々第一線でご活躍の専門家の言であるだけに、広く統合失調症を研究しているとはいっても、狭く統合失調症症候学の立場で初期統合失調症の臨床ならびに統合失調症の精神病理のみを研究してきた筆者の力量では、ほとんどそのすべてが理解の限度を大幅に超えるものであったからである。お断りをしようかとの思いも脳裏に浮かんだが、締切まであと一週間あまりとなって断るのも迷惑をかけるばかりで、なんとか自分の力量でも書けることだけでも思い返し、「MARTAの一二年を振り返って思うこと」に相応しいかどうかは読者にお任せすることにして、この小文に記すことにした。

自分の力量でも書けるものを捜しに捜して、やっと一筋の光明を見い出したが、それが本稿の主タイトルにした「統合失調症ははたして『自我の病』か?」である。それというのは、対談・鼎談あるいは「対談に寄せて」のすべてを通して、各々の論者が統合失調症をいかようなものと考えておられるかを眺めてみるに、ある人は明確に、またある人は曖昧ながら、統合失調症の本態は自我障害であって自我が病むもの、すなわち「自我の病」と考えておられるように思えたからである。このことは、雑誌「こころの科学」において二度（一九八六、二〇〇五）にわたって行われた精神科主任教授アンケートの設問「分裂病（統合失調症）で何が本質的な（特に重要な）症状とお考えでしょうか？」」に対して、多くの教授が端的には自我障害を、またそれと類似した表現で自我機能の障害を挙げておられるのと同じであった。なにゆえに自我障害が本態と考えられてきたのか、筆者が推測するところを述べてみるに、Schneider, K. が統合失調症の診断に際して挙げた一級症状の多くが自我意識の異常であり（身体的被影響体験、思考奪取、思考干渉、思考伝播、感情・意欲・意志の領域における他からの作為や被影響が含まれる）、またこれらの症状が統合失調症の中核群と考えられる破瓜型において顕著に認められること、またわが国の研究では精神病理学の嚆矢のお一人である島崎敏樹先生がかの有名な「精神分裂病における人格の自律性の意識の障害」論文を書かれ、それに基づいて統合失調症を「人格の病」とされた（ここにおいて「人格」はパーソナリティの意ではなく、自我を指している）ことなどが挙げられよう。また、そもそもわが国における統合失調症の旧名「精神分裂病」の元となった Bleuler, E. の Schizophrenie は「心が分裂する」の意であって、この場合の「心」とは正確には観念連合を指しているが、その観念連合を司るものとして自我が想定されていると思われること、また二〇〇二年に呼称変更された「統合失調症」という病名とて、「分裂」という言葉のおどろおどろしさを避けて「統合失調」に置き換え、「失調」という言葉によってそれが永続的なものでなく一時的、可逆的なものであることを示し、さらには「病」を「症」に置き換えることによって症状群であることを示したとしても、その「失調」する「統合」とは思考や行動を必要なひとつの方向へとまとめる作用であって、そこにも暗々裡に自我の存在が前提とされている、つまり「統合失調症」とは自我の統合失調が意味されているように思われるのである。

はたしてこうした見解は妥当であろうか。筆者が本稿において「統合失調症ははたして『自我の病』か？」と疑問を投げかけるのは、そうではなく、統合失調症において自我は障害されておらず、したがって「自我の病」ではないと言いたいからである。

冒頭に掲げた、四〇年の臨床を経たいま振り返ってみても最重症と思われる統合失調症患者の姿がもう逃れられない呪縛となり、一方で統合失調症は「自我の病」であるという、さながら人を魅了してやまない魔女に魅入られて筆者は精神科医になったが、実際に臨床を始めてみると、ほとんどの患者はより軽症であり、一時的に幻覚妄想状態となり緊張病状態となったとしても、寛解に達すれば、いわゆる欠陥さえ残しているものの話しの通じるごく普通の人々であり、それはいったいぜんたい自我が病んでいるのだろうかと訝しく思えるほどのものであった。それとは反対に、研修を終える頃に診た三一歳発病の若年性アルツハイマー病患者、彼女はわが国有数の美術館の学芸員であり、語学に堪能で海外を飛び回って仕事をしている人であったが、短時日のうちに自分の名前もわからず母親さえも認知できず、言葉も失ってただへらへらと笑うだけの存在と成り果てたが、先の統合失調症患者において自我が障害されていると言うならば、このアルツハイマー病患者も同じく、いやそれ以上に自我が障害されていると思わざるをえないのであった。そうこうの経験からはたして自我障害とは何かという問いが筆者の中に浮上してきたのであるが、加えて脳科学的研究の仮説を求めて精神病理学に転じた筆者には、自我障害とは何かという設問は必ずや解いていかなければならない課題となったのである。それというのは、自我なるもの、またその障害というものは、当時においてはおおよそ脳科学的研究の対象となるものとは思えず、仮説を構築する上において乗り越えていかなければならないものと思われたからである。

結論は思いもかけないところから、それも存外早くにやってきた。それは筆者の精神病理学第一論文である「背景思考の聴覚化―幻声とその周辺症状をめぐって」の執筆を通してであったが、思考と聴覚とが営為に対する自己能動感、内容の自己所属感、言語的明瞭性、音声性、営為の場の定位の五属性において真反対であることに着目し、幻声は営為に対する自己能動感のない思考、いうならば背景思考（意識下思考、フランスでいう内的思考）が内容の自己所属感以下の四属性において順次聴覚の属性に転じていくという〈背景思考の聴覚化〉論を仮説し、属性の有無によって決定された各々の現象形態に合致する症状が実際に存在するか否かを検討した時であった。図1にその検討結果を示すが、想定された一六種の現象形態のうち一三種に対応する症状が見い出され、そしてそのすべてが統合失調症症状であって、加えて旧来の要素心理学的症状分類においては思考障害に分類されてきた症状と知覚障害に分類された症状との間に、なんと作為思考（Ⅰ－1）と考想転移・考想吹入（Ⅱ－3）、さらに共働思考（Ⅰ－4とⅡ－3の中間段階：考想伝播に関するイギリスのFish. F.の理解）という、旧来自我障害に分類されてきた症状が認められたのである。すなわち、〈背景思考の聴覚化〉という症状形成機序は、旧来の思考障害、自我障害、知覚障害という要素心理学的症状分類を横断するものであって、そうした分類を反古にすると同時に、本稿との関係でいえば、これはまったく予想外の驚きであったが、旧来自我障害と呼ばれてきた諸症状は〈背景思考の聴覚化〉という症状形成過程の単なる中間段階にすぎず、その原基は意識下の、通常は意識に上ることもない背景思考であって、本来の自我とは無縁なもの

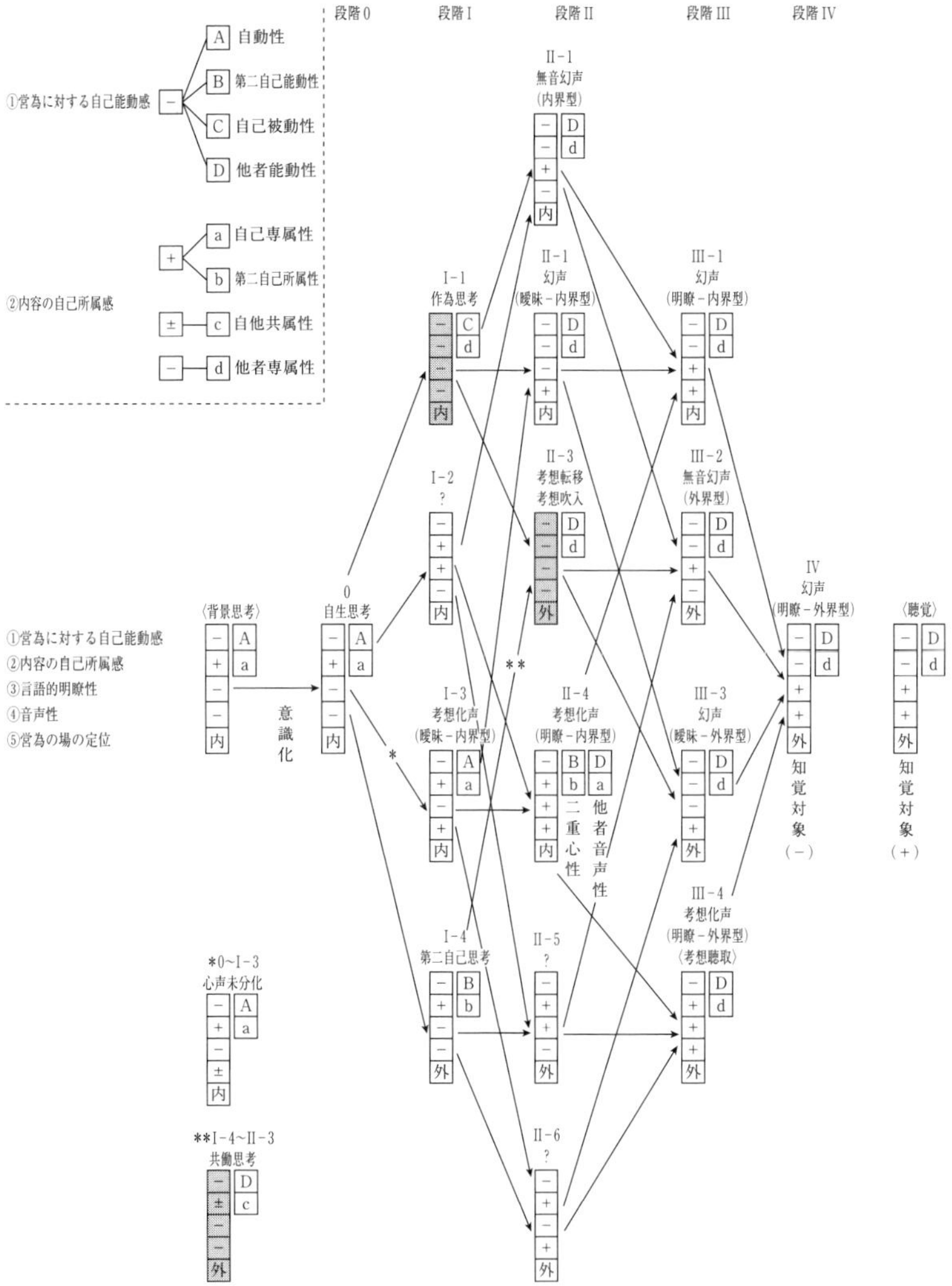

図１　〈背景思考の聴覚化〉の症状進展図式（2013）（文献13より、一部追加して引用）網掛け部分は旧来の自我障害に含まれる症状

であることが立証されたのである。加えて言うならば、記述現象学的に自我障害とされたものは人間学的現象学においては「超越的他者の出現」と言い換えられるが、その超越的他者の出現もまた、この〈背景思考の聴覚化〉論で説明できることが判明したのである。というのは、図1の左上に示したように営為に対する自己能動感がないといっても、それは他者性が次第にあらわに現れてくる順にA（自動性）、B（第二自己能動性）、C（自己被動性）、D（他者能動性）に分けられ、また内容の自己所属感についてはその有無を問わず他者性が現れてくる順にa（自己専属性）、b（第二自己所属性）、c（自他共属性）、d（他者専属性）に分けられるのであるが、図中に矢印で示したいかなる症状進展経路においてもその順番で、すなわちA→B→C→D、およびa→b→c→dで出現してくるのであって、したがって「超越的他者の出現」とは旧来の自我障害に限ったことではなく、思考障害、自我障害、知覚障害を通して症状に内在する他者性が順次、より明確な形で現れてくることを反映したものにすぎないことが立証されたのである。

ここで、では真に自我が障害されることはないのかという議論を補足しておきたい。振り返ってみれば、統合失調症において自我が障害されているという場合、冒頭で示した最重症の統合失調症や若年性アルツハイマー病の患者において筆者が直感した「自我が壊れている」という客観的印象ではなく、それはJaspers, K.が述べた、患者自身は「事実」として主観的に訴える症状の中に見て取れる自我意識の異常をさしていたのである。ここに自我意識とは、Jaspersによれば対象意識とは別に、「自我が自己自身をいかに意識するかwie das Ich seiner selbst bewußt ist」と定義されるものであって、その標識として自己能動性、自己単一性、自己同一性、自他の区別の四つの標識があげられており、統合失調症における自我意識の異常は主として自己能動性の障害とされている〈その具体例が先にあげたSchneiderの一級症状や〈背景思考の聴覚化〉論に出てきた作為思考、考想転移・考想吹入、共働思考〈考想伝播〉である〉。しかしながら、筆者から見れば、この定義こそが問題なのである。それと言うのも、ここに「自我Ich」と「自己自身seiner selbst」という言葉の使い分けがされているが、要は意識する主体も意識される客体も同一である、ここでは「意識」という曖昧な言葉を避けて「観察」という言葉を用いるが、自我意識においては観察主体が即、被観察客体であり、被観察客体が即、観察主体となるのであるが、はたしてこういうことは可能であろうか。筆者はここで自分の眼を自我のアナローグとして持ち出すが、自分の眼が自分の眼を直接的に見ることは不可能なように、「自我」が「自己自身」（自我）を直接的に観察することは不可能であると考える。自分の眼が自分の眼を見ようとした場合には、例えば鏡を介して見るように媒介手段を必要とし、それはあくまでも眼の虚像であって眼そのものではないが、同じように自我が自我を観察する場合には媒介手段を必要とし、そしてそこで得られたものはあくまでも自我の虚像であって自我そのものではないのである。ここに自我を観察するための媒介手段として筆者が考えるのは心的営為であるが、それはいみじくもかの有名なデカルトの「我思う、故に我あり（Cogito ergo sum）」に表されているように思う。すなわち、デカルトの発言の意図あるいはその哲学的省察はいざ知らず、「我思う」という心的営為がまずあり、それがあって初めて「我あり」という自我意識（この場合は存在意識）が生じるのであると考えられる。つまり、自我意識とは心的営為を媒介手段として形成される「対象化された自我」の意識にすぎず、それもまた対象意識の一つであるということである。以上の議論を図2に示すが、Jaspersの自我意識論では自我が自己自身（自我）を対象化することになっているが、筆者の論では対象化されるものはS_1−V−O（英語の第三文型で心的営為を代表させる。ここにSとはsubject、主体、Vと

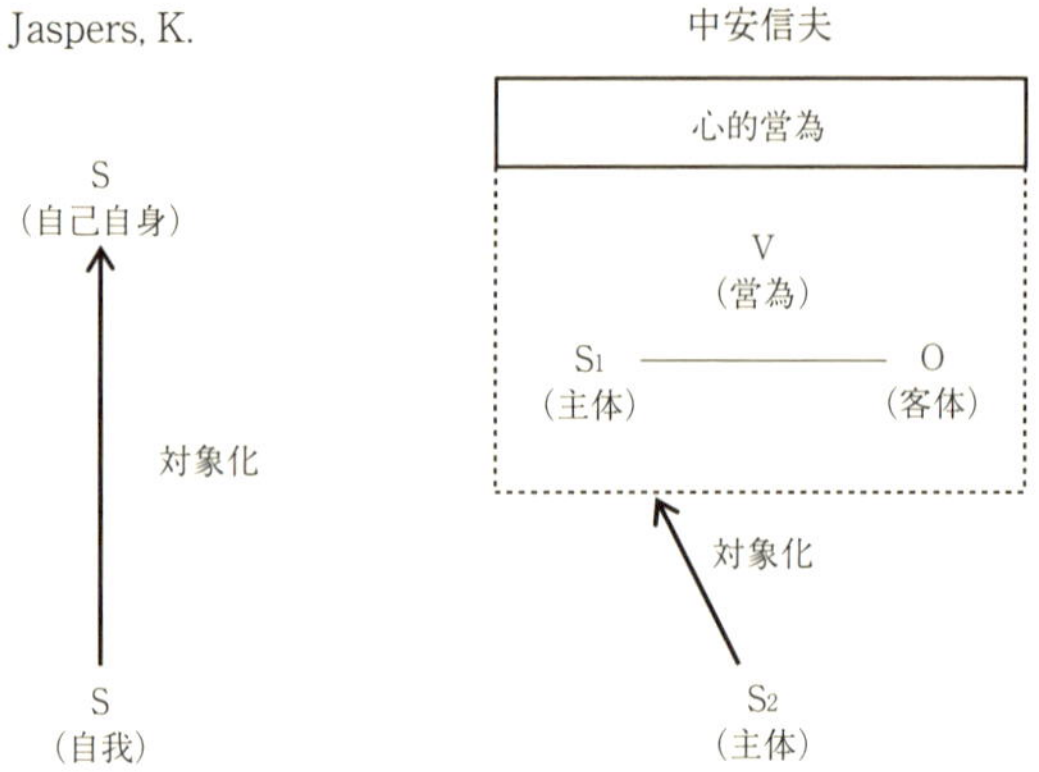

図 2　Jaspers, K. のいう自我意識と中安のいう対象意識としての「自我意識」

中安においては、主体：Sは営為主体ないし客我：S_1と体験主体ないし主我：S_2とに分けて記載してある。時間的にはS_1が先、S_2が後という関係があり、また主体を対象化しようとする時に限り、S_1とS_2の分離が反省的に自覚されるのであって、通常は一体のものとして機能し、自覚されない。

はverb、営為、Oとはobject、客体である）という心的営為全体であり、それがS_2（観察主体、主我）によってS_1（営為主体、客我）に片寄せて対象化されたものが旧来「自我意識」という名で呼ばれてきた対象意識なのである。

旧来自我障害と捉えられてきた精神症状のうちでは、離人症が筆者のこの論で説明が可能となる。Jaspersによれば、離人症は自己能動性の意識の障害とされているが、筆者によれば、それはS_2によるS_1－V－Oの対象化の障害、より具体的には正常ならば対象化に伴って素材に付与される対象化性質（「実感」という言葉が相応する）が脱落したもの、すなわち〈対象化性質の脱落態〉であって、離人症は転換症、解離症と同じく自己危急反応の一つとして生じるのである。離人症の多く、ことに重症型においては主体のみならず客体のすべてにおいて実感が失われる（自己精神離人症、自己身体離人症、外界精神離人症〈現実感喪失〉）のは、要は対象化はS_1－V－O全体に対して行われるのであって、したがってその障害もまたS_1－V－O全体に及ぶからである。以上の議論からは、ここでも真の自我はなんら障害されていないと結論できるのである。

筆者が統合失調症における自我障害を否定したからといって、自我そのものの存在は否定しているのではない。この小文をしたためながら、筆者はそこに筆者の自我が働いているのを感じる。安永浩先生の言を借りるならば、それは「静的には心理諸機能の統合中心（位置）、動的にはその統合作用」であるが、その自我は統合失調症においても我々と同様に健常なのであり、あたかもそれが障害されているように思われるのは仮象に欺かれた誤謬であって、上記したように、作為思考や考想転移・考想吹入、共働思考（考想伝播）は〈背景思考の聴覚化〉過程の一部であり、離人症は〈対象化性質の脱落態〉であって、ともに本来の自我とは無縁なのである。かつてその困難さのゆえに解明への努力が「賽の河原の石積み」にも擬せられた統合失調症、それはたぶんに「自我の病」との理解によるものと思われるが、その理解は誤っている、すなわち統合失調症は「自我の病」にあらず、との結論に筆者は達したのである。

（本論の詳細は、中安信夫『体験を聴く・症候を読む・病態を解く――精神症候学の方法についての覚書』、星和書店、東京、二〇〇八、ならびに中安信夫『統合失調症の病態心理――要説：状況意味失認-内因反応仮説――』、星和書店、東京、二〇一三を参照のこと）

（MARTA、第一三巻一号、一五―一九、二〇一六）

第六章　精神病理学は精神疾患の脳科学研究の片翼を担うものである

1　はじめに

筆者に与えられたタイトルは「脳科学時代における記述精神病理学の意義」というものであったが、その要請に答えるべく、しかしタイトルは「精神病理学は精神疾患の脳科学研究の片翼を担うものである」に変えて、この問題を論じることにした。ここに一般的な用語である「一翼」に代えて「片翼」という表現を用いたが、筆者がこの片翼という用語でいい表そうと意図していることは、飛行機が左右両方の翼、すなわち両翼でないと飛べないように、片翼たる精神病理学を欠いては精神疾患の脳科学研究は成功裏には終わらないであろうということである。

脳科学とは、こと精神医学においては一般に生物学的精神医学を意味しており、併せて「生物学的精神医学に対する精神病理学の……」という編集委員会からの依頼文の一節を読むかぎりにおいては、精神病理学は脳科学の埒外の存在と見なされているようである。しかし、筆者の考えるところ、外因性はむろんのこと、内因性の精神疾患に認められる異常精神現象（精神症状）は脳の機能異常を表現しているのであって、種々のレベルでの生物学的手法と同じく精神病理学も脳機能異常に迫る一つの方法であって、脳科学の埒内のものである。しかし、本稿では精神病理学の意義を狭義の脳科学の外からの「対象選択」と広義の脳科学の内からの「仮説呈示」の二点から論じることにする。なお、筆者はかつて[18]「臨床精神病理」誌の特集「精神病理学 vs. 生物学的精神医学」に「虚飾と徒花」という論文を寄せ、そこで現今の生物学的精神医学に対して、①臨床なき仮説設定、②安易な対象選択の二点において、その成果は徒花となりかねないという批判を与えたが、批判に終始したその論稿をより前向きに提言として論じようというのが本稿の目的である。

2　対象選択：狭義の脳科学の外から

(1)　ＤＳＭに依るかぎり、クリアーな結果は出るわけがない

近年の精神疾患の生物学的研究論文を瞥見するに、そのいずれにおいても研究対象はＤＳＭに依って選択されているが、筆者にはそのことが不思議でならない。というのは、ＤＳＭが世界を席巻し、それに依らないかぎり国際的（国家間 inter-national）に同一の疾患ないし障害を取り扱ったことにならず、比較検討のしようがないという理由（言い訳）はわかるものの、操作的に規定することによって同一性を保証しようとしてなされたＤＳＭの疾患分類は、その診断基準の内容を見るかぎり、意図とは裏腹に一つの分類の中に成因的あるい

は病態生理的に異種と思われる複数の対象を包含したものであって、偽陽性をできるだけ排して対象の同一性ないし均質性を保つことを必須の前提とする研究用の対象選択基準としては適さないと筆者には思えるからである。その異種性を指摘した筆者の既出論文[22、25]を二編あげる。

その一は「DSM統合失調症とは『鵺（ぬえ）のごとき存在』である―操作的診断と疾患概念の変化[22]」であるが、その論文において筆者が正体不明を意味する「鵺」という表現を用いたのは、DSMにおける統合失調症の操作的診断基準には疾患概念の成立においては必須の3S、すなわちState（状態像）、Stage（病期）、Severity（重症度）を欠いているからであった。わかりやすく例をあげるならば、診断にあたって二つ以上必要とされる「A．特徴的症状」は、①妄想と②幻覚であっても、④ひどく解体した、または緊張病性の行動と⑤陰性症状、すなわち感情の平板化、思考の貧困、または意欲の欠如であってもいいのであり、極端な例をあげて換言するならば、幻覚妄想状態を示している初発の新鮮例であっても、情意減弱状態を示している発病後数十年を経た陳旧例であっても、等しく統合失調症と診断されることになるわけであるが、上記の3Sにおいて対極ともいえるこの両者の（成因はともかく）病態生理が同一であろうと誰が推測しえようか。しかし、DSMに依るかぎり、この両者は等しく統合失調症という研究対象に含まれるのである。

その二は「うつ病は増えてはいない―大うつ病性障害（DSM）とは成因を問わない抑うつ症状群である[25]」であるが、副題に示した通り、旧の内因性うつ病のみならず、抑うつ反応であってもその程度が大となると大うつ病性障害と診断されることになるという、成因の問わなさ加減を見るならば、いかに多数例を集めようともそこにクリアーな結果が出るものではないことは火を見るより明らかであろう。成因はともかく「抑うつ症状群」というように状態像は同じではないか、ゆえに抑うつ状態の脳科学的基盤のみは明らかにしうるのではないかという反論が予測されるが、筆者の目から見れば、内因性うつ病と抑うつ反応の状態像は概括的に抑うつ状態といいうるだけであって、内実はまったくといってよいほどに異なっているのである。上記の反論が精神科臨床を知らない基礎科学者から問われるならば、筆者はまだ上記のように丁寧に答えるであろうが、その反論の主が精神科医となるならば多分「あなたは一体全体、臨床で何を見てきたのか！」と怒鳴り散らすことになろう。

以上、ＤＳＭ統合失調症およびＤＳＭ大うつ病性障害の診断基準の検討を通して筆者が抱いた感想は、本項のタイトル「ＤＳＭに依るかぎり、クリアーな結果は出るわけがない」に尽きるのである。

ＤＳＭをその当初より批判し続けてきた筆者は、その立場から上記のごとく「ＤＳＭに依るかぎり、クリアーな結果は出るわけがない」と断じたが、同じ結論をＤＳＭ－Ⅲ、ＤＳＭ－Ⅳの作成に積極的に関与してきたAndreasen NC[2]も述べている。「ひとりひとりの患者が抱える問題や社会的背景に目を向けた注意深い臨床評価、精神病理学全般についての十分な知識に裏づけられた注意深い臨床評価、そうした臨床評価についての教育が一九八〇年のＤＳＭ－Ⅲの刊行から着実に衰退してきている。……二〇〇五年の時点でのその衰退は『アメリカにおける精神症候学（直訳すれば「現象学」：筆者注）の死 the death of phenomenology in the United States』と呼びうる状況にまで到ってしまった」（福田訳[4]）

上記は「ＤＳＭとアメリカにおける精神症候学の死」と題された、二〇〇七年に発表されたAndreasen[2]のエッセイの一節であり、その中で彼女は、創出者たちも予期しなかったＤＳＭが招いた悪しき顛末として、1．クライテリアはある精神障害のいくつかの特徴ある症状しか含まないのに、そちらを基本に教育された医学生たちは、概してＤ

SMが含まない他の重要な興味ある症候について無知である、2．DSMのチェックリストを使用することで病歴聴取という中核となるべき精神医学の評価方法が軽視され、患者を一人の人として理解することが妨げられていると、臨床におけるDSMの弊害を述べるとともに、3．信頼性の代わりに妥当性が犠牲になっているDSM診断は研究には有用でないと、研究におけるDSMの弊害も述べているのである。そしてつまるところ、「精神病理症状に精通した良質な臨床医との連携なしには、遺伝子と脳を解明するいかなる科学技術も不毛な企てであろう」（黒木訳[12]）と断じている。

　この論文を紹介したわが国の研究者たち[4,12]は、いわば〝あのAndreasenすらもこう述べている〟とおおむね好意的ないし中立的に上記文言を取り上げているのであるが、筆者はといえば、この文言に接したときに真っ先に脳裏に浮かんだ思いは「創出者たち（この中にはAndreasenも含まれる：筆者注）も予期しなかった」とはいえ、「これではさながらマッチポンプ（match pump）じゃないか」というものであった。ここに、マッチポンプという和製英語は、「マッチで火をつけておきながら、それをポンプで消す」というように、自分でわざわざ問題を作り出しておきながら、素知らぬ顔で自分がそれを解決することで賞賛や利益を得るような、偽善的な自作自演の手法を意味する用語であるが、筆者がそう思ったのは、先に述べたようにAndreasen自身がDSM-Ⅲ、DSM-Ⅳの作成に関与するとともに、American Journal of Psychiatry誌の編集主幹としてDSM以外のクライテリアを用いた研究論文を一切認めなかったという経緯があるからであり、加えてそうした「前非」があるにも関わらず、上記文言の一〇年前、一九九七年にそうした点について警告[1]を発したにも関わらず何も改まっていないと嘆き、あろうことか「トロイの都の滅亡を予言したのに誰も耳を貸さなかった」というカサンドラに自らを擬しているからであった。DSM-Ⅲ（一九八〇）の発刊から比較的早い時期の一九八九年以来、筆者[15-17]が繰り返し批判してきたように、精神科の臨床ならびに研究の現在の惨状は十分に予測可能であったのであり、現状は決して Andreasen がいう「創出者たちも予期しなかった悪しき顛末」ではないのである。

(2) 今こそ Gjessing 父子の範に学ぶべき

前向きの提言をするとは述べたものの、やはり批判を先行させてしまったが、前項の批判を踏まえて研究対象の選択に関する筆者なりの提言を以下に行いたいと思う。

「今こそ Gjessing 父子の範に学ぶべき」というのがそれを象徴する文言であるが、要は極めて限られた臨床単位ないし少数例であるとしても、臨床的に均質性の高い患者群を対象とすべしというものである。今や Gjessing 父子[5, 30]といっても、また彼らが対象とした周期性緊張病（periodic catatonia）といっても知る人とて少ないであろうが（かくいう筆者とて、生物学的精神医学を志していた若年の頃に、その研究を仄聞したにすぎない）、彼らはわずか七名の症例に限られたとしても数十年にわたって自らが臨床観察を行うとともに、当時のあらゆる検査方法を駆使して、周期的に生じる緊張病状態という病期とタンパク質代謝ならびに窒素平衡の変動との関連性を見いだしたのである。わずか七例という小数例から結論を引き出す危険性を指摘する声に対して Gjessing RR が答えた次の言葉が、現今のＤＳＭに依る膨大な研究の、Andreasen もいう「不毛さ」に対する警句ともなりうるものとして筆者には印象的であった。「われわれの意図するものは、全ての物を証明しようとすることではなく、何物かを示すことである」。この発言の意図を誤解している危惧は残るものの、筆者は極めて均質性の高い対象群から確かなものとして何らかの知見が得られるとすれば、それを基にして広く内因性精神疾患の脳科学研究は一点突破、全面展開する可能性があるのではないかと夢想するのである。

表1　診断に有用な高頻度初期統合失調症症状

1. 自生体験
   - ・自生思考
   - ・自生記憶想起
   - ・自生空想表象
   - ・自生音楽表象（音楽性幻聴）
2. 気付き亢進
   - ・聴覚性気付き亢進
3. 緊迫困惑気分／対他緊張とその関連症状
   - ・緊迫困惑気分／対他緊張
   - ・漠とした被注察感ないし実体的意識性
   - ・面前他者に関する注察・被害念慮
4. 即時的認知の障害
   - ・即時理解ないし即時判断の障害
   - ・即時記憶の障害

上記したGjessing父子の研究のような、小数例の継続的な研究はわが国にも存している。満田および彼の弟子である鳩谷らによる非定型精神病ないしMitsuda psychosisの研究（最後の弟子である林[8,9]に引き継がれている）や山下[31,32]の提唱した若年周期精神病の研究がそうであるが、十分な結論はいまだ得られていないとはいえ、こうした方法こそが精神疾患の脳科学研究の本来の方法、王道だと筆者には思えるのである（ちなみに周期性緊張病、非定型精神病、若年周期精神病のいずれもが広く非定型的な精神病であるが、ＤＳＭ－Ⅳ－ＴＲではしかるべき位置を与えられていない）。

この項の最後に、[16,19,21,23]筆者の提唱した初期統合失調症の研究も、いまだ生物学的研究の緒に就いていないが、その系譜に連なるものであることを述べておこう。

筆者による統合失調症の特異的初期症状研究、その発展としての「初期統合失調症」という臨床単位の提唱は、後述するように一方に統合失調症の病態心理仮説を得たいという願いもあったが、第一義的には統合失調症の早期発見・早期治療を目指してのものであった。そして、この観点から今現在得られている「診断に有用な高頻度初期統合失調症症状」は表1に示した四カテゴリー一〇種の症状である。[19、21] 筆者らはあくまでも日常臨床のレベルにおいて、いい換えるならば自らの意思で医療機関を訪れた患者を対象として、上記の症状の有無によって臨床診断を行っているのであるが、そうした対象に限るかぎり提唱した筆者自身が驚くほどの均質性が患者群に認められるのである。筆者の研究はまずは McGhie A と Chapman J[13] の先駆的報告に従ってのものであったが、その系譜は古くは de Clérambault G[3] の小精神自動症に、近年は Huber G[10] らの基底症状ないしその評価尺度であるＢＳＡＢＳ（Bonn Scale for the Assessment of Basic Symptoms）[6]、ＩＰＳ（Initial Prodromal State）[29] に、あるいは中井[14]の臨床記述に繋がっており、これらの間には相当程度の重なりを認め得ているのである。[19] 先に「いまだ生物学的研究の緒に就いていない」と述べたが、de Clérambault、McGhie と Chapman、Huber ら、中井、筆者らの初期症状に基づくならば、かなり均質な対象群が得られると予測され、それゆえに統合失調症の初期段階についての病態生理について一定程度のクリアーな結果が得られる可能性があると思われる。

ここで、筆者らと同じく、統合失調症の早期発見と早期治療ないし予防をテーマとして、近年精力的な研究を展開している McGorry PD 一派の研究、[7、11] なかんずくその研究の中核概念であるＡＲＭＳ（At Risk Mental State：発症危険精神状態）についての筆者の評価を述べておく。ここにＡＲＭＳとは、従来のハイリスク群を規定していた素因要因（精神病性障害の家族歴あるいは統合失調型パーソナリティ障害）に新たに状態要因を付け加えることによって、精神病性障害の超ハイリスク（ultra-hige-risk：UHR）群を操作的に規定したものとされており、より具体的には豪州ＰＡＣＥ（Personal Assessment and Crisis Evaluation）クリニックによるＣＡＡＲＭＳ（Comprehensive

Assessment of At Risk Mental State：発症危険精神状態包括評価）におけるＵＨＲ群は次の三群（一つ以上の群を満たす）に規定されている。

①脆弱性（vulnerability）群：素因リスク要因（第一度親族に精神病性障害の家族歴あるいは患者に統合失調型パーソナリティ障害が存在すること）に加えて精神状態および／あるいは機能の重大な悪化。

②弱い精神病（Attenuated Psychosis）群：閾下の精神病症候群。

1．強度（重症度）が閾下である（症状が十分に重症でない）ために精神病状態の閾値水準に達していない症状（「弱い精神病症状」）。

2．頻度が閾下である（症状が十分な頻度で生じない）精神病症状の存在。

③短期限定間欠性精神病症状（Brief Limited Intermittent Psychotic Symptoms：BLIPS）：明らかな精神病症状が一週間以内に自然に（抗精神病薬による治療なしに）消褪したという最近の病歴。

このＵＨＲ群の定義を筆者の初期統合失調症論の見地から批判するに、①は原則として症候学の立場からのものではなく、②-1については「強度（重症度）が閾下である」、すなわち「弱い精神病症状」（この概念はＤＳＭ-Ⅳの「統合失調症の前駆期・残遺期には変わった確信、普通でない知覚体験など基準Ａの症状の弱い形 attenuated form がみられる」から借りてきたものである）の存在から判定されることになるが、例えば「1．陽性症状」の下位項目「1．2 奇異でない概念」に記載のある「変わった思考、特異な確信、独自で高度に非蓋然的だが疑念を伴う思考」に端的に見られるように、それらの内容は極めて曖昧であって、いかような恣意的判断をも許すものであることに加えて、「弱い（attenuated）」精神病症状と「明らかな（frank）」精神病症状とが同系統であり連続性があるために両者の境界設定も恣意的になりやすく、②-2は頻度が閾下であるというだけで症候学的にはすでに「明らかな」精神病症状を呈している点で顕在発症の段階に至っていると見なされるものであり、③はたんに持続期間の基準に満たないというだけで、②-2と同様に症候学的にはすでに「明らかな」精神病症状を呈している点で顕在発症の段階に至っていると見なされるものである。以上のごとく、上記三群は①は不確か、②-1は観察者の恣意によるところ大であり、②-2および③は顕在発症を指し示している、すなわちＵＨＲ群全体は異種の混交であって、一括してＵＨＲもしくはＡＲＭＳと呼ぶにはあまりにも杜撰な包含基準というしかないと判断される。

付言するならば、上記はこと研究用の対象選択基準の是非に絞っての指摘であるが、筆者らの観点からはＡＲＭＳとはいいながらすでに顕在発症後（②-2、③）もしくは顕在発症間際（②-1）の状態である以上（①はコメントの対象外）、ＣＡＡＲＭＳプログラム開始当時において一年以内の精神病状態移行率が三五～四〇％であったという結果が得られたのは当然のことである。はたして、これをもって統合失調症の「早期発見」と呼んでいいのか、筆者は疑問に思うのである（かつてＤＳＭ－Ⅲ－Ｒの前駆期を批判して述べたように「筆者が近年提唱している『初期分裂病』とはＤＳＭ－Ⅲ－Ｒの前駆期のさらに前、すなわち前駆期症状として記載されたような外見上の変化が生じるその前の時期を取り扱っている」[17]のである）。

3　仮説呈示：広義の脳科学の内から

上記した、脳科学研究の対象選択のために精神病理学が果たす役割については、筆者が記した内容はともかくとして、その意義についてはおおかたのところ首肯されることと思われる。しかし、ここではあくまでも生物学的精神医学が主であって、精神病理学は従という、いわば主従関係が認められる。しかし、筆者が本節で述べようとしていることは、生物学的精神医学と精神病理学とが互いに対等の関係、飛行機が両翼でないと飛べないように、片翼である精神病理学を欠いては精神疾患の脳科学研究はそもそも成り立たないのではないか、もう少し突っこんで言うと、精神病理学は研究にとって最も重要な仮説呈示という役割を担うものであって生物学的精神医学はその検証を行うもの、譬えるならば物理学における理論物理学と実験物理学に相当するものであって、あえていうならば精神病理学こそ主であって生物学的精神医学は従ではないかという提言である。

⑴　精神病理学（psychopathology）とは病態心理（pathopsychology）の究明を目的とする

図1に示したものは、進行麻痺をモデルとしてKraepelin Eが提出した疾患概念と、それに対する筆者による修正である。筆者による修正を身体疾患と精神疾患とに、さらに精神疾患を精神因（心因）性精神疾患と身体因（外因、内因）性精神疾患とに分けて示したが、身体疾患の疾患概念において、Kraepelinのそれに欠けていた病態生理（pathophysiology）を成因と症候の間に挿入したのは成因が即、症候を形成するのではなく、成因によって形成される病態生理が症候を形成すると考えられるからであって、筆者が改めて述べるまでもなくすでに周知のことであろう。精神因性精神疾患の場合には、しかるべき病態生理が存するとは考えられず、成因が直接的に、この領域では従来、精神力動（psychodynamics）と称されてきた病態心理を形成すると考えられる。問題となるのは、認知症のような外因性ならびに統合失調症のような内因性からなる身体因性精神疾患の概念である。図示のごとく、筆者は上述した身体疾患の病態生理と症候の間にさらに病態心理（pathopsychology）を挿入したが、これは身体因性である以上、病態生理が想定されるのは当然のことである

［Kraepelin E］

成因――――――――――――症候―経過―転帰―病理所見

［中安信夫］

身体疾患

成因―病態生理――――――症候―経過―転帰―病理所見

精神因（心因）性精神疾患

成因――――――病態心理―症候―経過―転帰
　　　　　　（精神力動）

身体因（外因、内因）性精神疾患

成因―病態生理―病態心理―症候―経過―転帰―病理所見
　　　　　　↑　　　　↑
〔生物学的精神医学〕〔精神病理学〕

図 1　Kraepelin E による疾患概念と中安による現代的修正
（文献 24、図 5 を拡充）

が、精神疾患である、すなわち症候が精神症候であるからには、病態生理が即、症候を形成するのではなく、病態生理はそれに相応した病態心理を引き起こし、それが精神症候となって顕現するものと思われるからである。なお、説明が前後したが、ここに病態心理という用語は病態生理をもじって作った筆者の造語であり、「個々の精神症候、一定のまとまりのある精神症候群、究極的にはある特定の疾患で出現するすべての精神症候の形成を説明する心理学的機序[24]」を意味している。

ここに、身体因性精神疾患の脳科学研究にあたっては、症候から病態心理に、さらに病態心理から病態生理に迫る道筋が示されたことになるが、このプロセスの前半が精神病理学の、後半が生物学的精神医学のはたすべき役割であろうと思われる。思うに本項のタイトルに示したように「精神病理学（psychopathology）とは病態心理（pathopsychology）の究明を目的とする」のである。

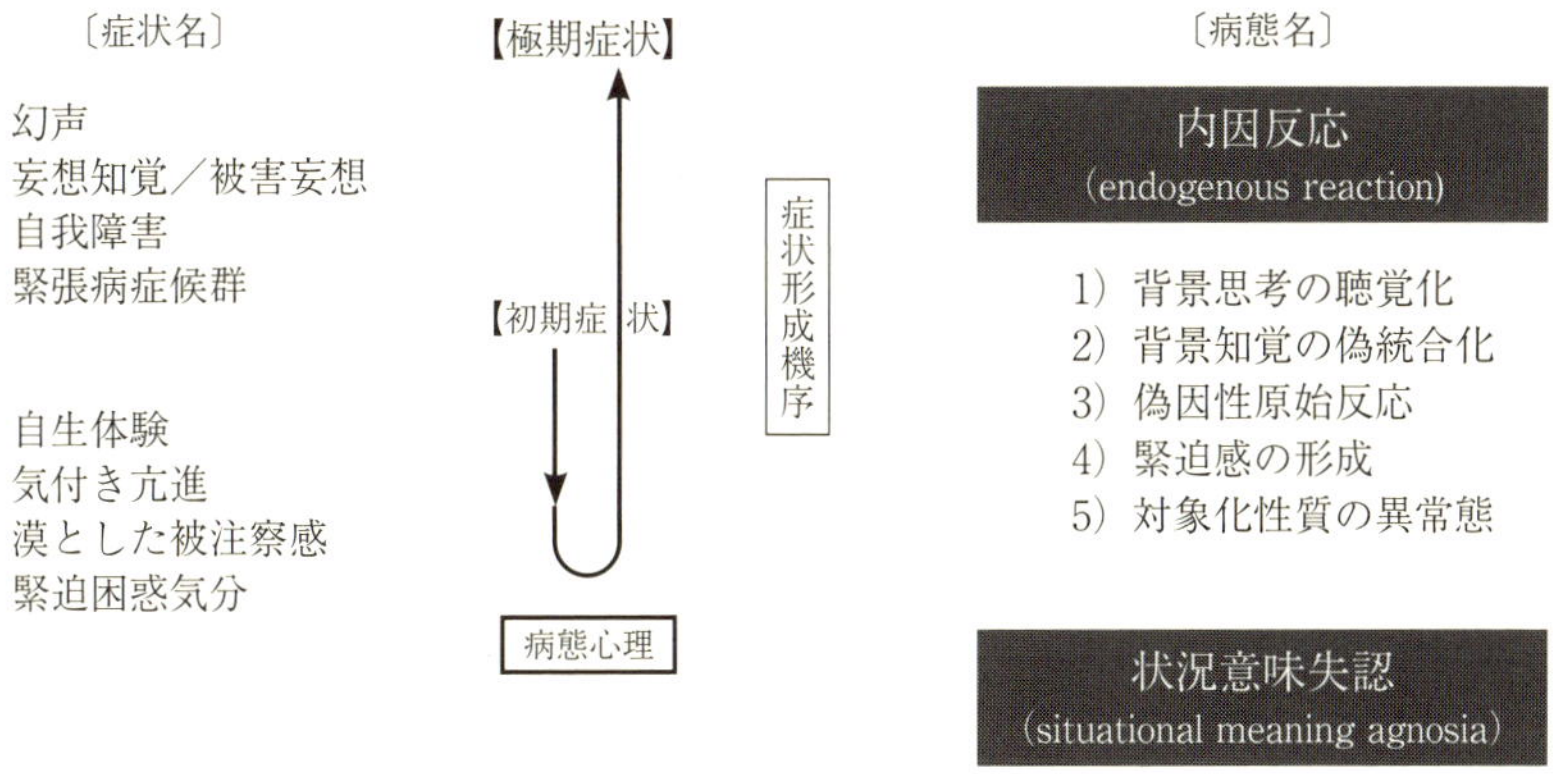

図2　状況意味失認−内因反応仮説（文献26より引用）
一次性の病態心理としての状況意味失認と二次性の症状形成機序としての内因反応

(2) 統合失調症の状況意味失認−内因反応仮説：方法と結論

「精神病理学とは病態心理の究明を目的とする」という前項の結論の一例示として[20,24,28]、筆者が長年にわたって探究してきた統合失調症の病態心理仮説を示しておこう。ただ、与えられた紙数も尽きており、方法と結論の要点のみを、それも極めて簡明に述べておくことにする（他誌に記した概説[26,27]を参照のこと）。

図2がそれであるが、筆者の取った方法は、1. 自生体験、気付き亢進、漠とした被注察感、緊迫困惑気分という統合失調症の初期症状（初期統合失調症の特異的四主徴）から病態心理を想定し、2. 想定された病態心理から、初期症状の形成のみならず、幻声、妄想知覚／被害妄想、自我障害、緊張病症候群という極期症状の形成をも説明する症状形成機序を精神病理学的に論証するというものであったが、ここに一次性の病態心理として得られたものが状況意味失認(situational meaning agnosia)であり、二次性の症状形成機序として得られたものが内因反応(endogenous reaction)（個々には1. 背景思考の聴覚化、2. 背景知覚の偽統合化、

3．偽因性原始反応、4．緊迫感の形成、5．対象化性質の異常態）であり、そのプロセス全般を統合失調症症状系統樹として称して表したものが図3である。

ここに、上記したように一次性の障害として得られたものが状況意味失認という神経心理学的障害であるが、いまだ緒に就いていないとはいえ、この結論は、そうした障害を生み出す脳機能の局在部位はどこか、またその局在部位が決定されるならばその部位の形態ないし機能の異常が実際の統合失調症患者で認められるか否かという、生物学的手法を用いた狭義の脳科学研究という次のステップを明示していると考えられるのである。

4　おわりに

筆者はかつて統合失調症の生物学的研究を志向し、しかしてその当時の作業仮説のあまりの薄弱さ、ことにそれが臨床的事実に発したものではないことに気づいてそれ以上研究を続ける気力を失い、いつの日か生物学的精神医学に回帰することを願いつつ、仮説を求めて精神病理学に「転向」した者である[23]。筆者が本稿をしたためたのは、そのような軌跡を経てきた者として、近年の「脳科学時代の到来」という旗の下、精神疾患の脳科学的解明を求めて陸続と精神医学に参入する若い医学徒に、すぐに生物学的研究に着手するのでなく、いましばらく立ち止まって精神疾患の脳科学研究のあり方（方法）について大局的に考えてほしいと願っているからに他ならない。ＤＳＭ-Ⅲ（一九八〇）の発刊以来、この三〇年を経て、この時代を牽引してきた一人である Andreasen 自身がいまや「精神病理症状に精通した良質な臨床医との連携なしには、遺伝子と脳を解明す

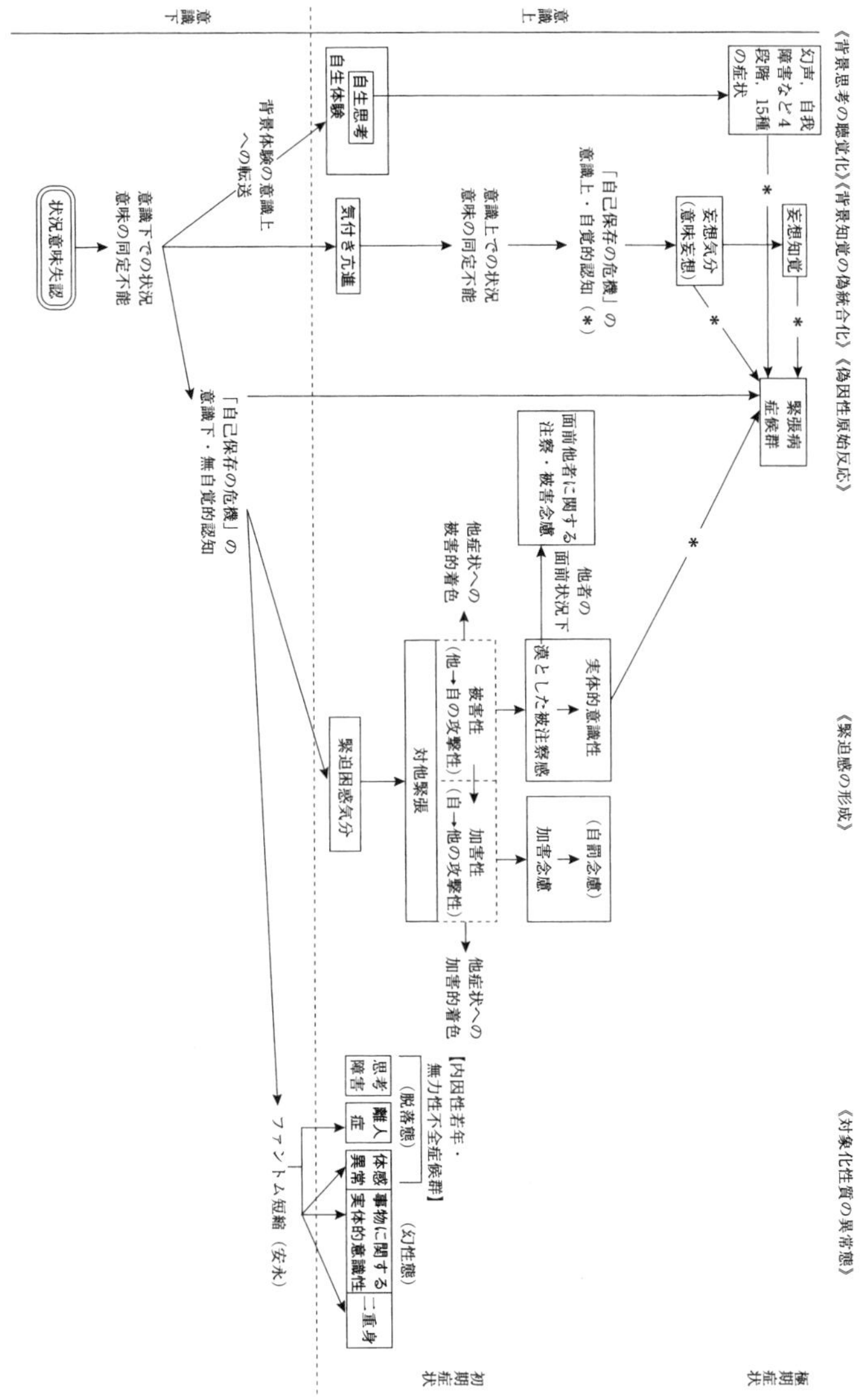

図３　状況意味失認-内因反応仮説に基づく統合失調症症状系統樹（2004）
（文献 24 より引用）

るいかなる科学技術も不毛な企てであろう」と断じる時代にわれわれはいるのである。「マッチポンプ」と非難したものの、彼女の与えたこの結論だけは正鵠を射ていると筆者は思うのである。

文献

（1）Andreasen, N.C.：What shape are we in?：gender, psychopathology, and the brain. Am. J. Psychiatry, 154：1637-1639, 1997.

（2）Andreasen, N.C.：DSM and the death of phenomenology in America：an example of unintended conséquences. Schizophr. Bull., 33：108-112, 2007.

（3）de Clérambault G：Automatisme mental.（Euvre psychiatrique. Tome Ⅱ. PUE, Paris, 453-654, 1942.（針間博彦訳：『精神自動症』。星和書店、東京、一九九八）

（4）福田正人：精神病理と精神療法に学ぶ脳科学―精神現象の悩機構の解明。臨床精神病理、二九：二九―三八、二〇〇八。

（5）Gjessing, R.R.：Contribution to the Somatology of Periodic Catatonia. Pergamon Press, Oxford, 1976.

（6）Gross, G., Huber, G., Klosterkötter, J.：BSABS. Bonner Skala für die Beurteilung von Basissymptomen. Springer-Verlag, Berlin, 1987.

（7）針間博彦、西田淳志：統合失調症および精神病性障害の前駆期／超ハイリスクの症候学。臨床精神薬理、一三：二三―三六、二〇一〇。

（8）林拓二編：『非定型精神病―内因性精神病の分類を考える』。新興医学出版社、東京、二〇〇八。

（9）Hayashi, T.：Clinical Neurobiology of Atypical Psychoses. Kyoto University Press, Kyoto, 2009.

（10）Huber, G.：Das Konzept substratnaher Basissymptome und seine Bedeutung für Theorie und Therapie schizophrener Erkrankungen. Nervenarzt, 54：23-32, 1983.（坂本薫訳：基体接近的な規定症状の概念とその精神分裂病の理論と治療に対する意義。精神科治療学、三：六一五―六一九、一九八八）

（11）Jackson, H.J., McGorry, P.D.：The Recognition and Management of Early Psychosis：A Preventive Approach.（2 ed.) Cambridge University Press, New York, 2009.（水野雅文、鈴木道雄、岩田仲生監訳：『早期精神病の診断と治療』。医学書院、東京、二〇一〇）

(12) 黒木俊秀、松尾信一郎：解題。クッファー／ファースト／レジエ編、黒木俊秀、松尾信一郎、中井久夫訳：『DSM-V研究行動計画』。みすず書房、東京、三一一—三三九、二〇〇八。

(13) McGhie, A. Chapman, J.: Disorders of attention and perception in early schizophrenia. Br. J. Med. Psychol. 34 : 103-116, 1961.（天谷太郎、飯島幸生、加藤雅人ほか：初期分裂病における注意と知覚の障害。思春期青年期精神医学、一：九二—一一〇、一九九一）

(14) 中井久夫：奇妙な静けさとざわめきとひしめき—臨床的発病に直接先駆する一時期について。中井久夫編：『分裂病の精神病理8』。東京大学出版会、東京、二六一—二九七、一九七九。

(15) 中安信夫：DSM-Ⅲ（-R）「奇異な妄想bizarre delusions」についての批判的検討—記述現象学とその妄想概念。精神科治療学、四：六〇七—六一三、一九八九。**（前々書第二四章）**

(16) 中安信夫：『初期分裂病』。星和書店、東京、一九九〇。

(17) 中安信夫：DSM-Ⅲ-Rに見る臨床的視点の欠落—精神医学における臨床診断のあり方に触れて。精神科治療学、六：五一一—五二〇、一九九一。**（前々書第二五章）**

(18) 中安信夫：虚飾と徒花—「精神病理学vs.生物学的精神医学」に寄せて。臨床精神病理、一四：二〇五—二一二、一九九三。**（前々書第二七章）**

(19) 中安信夫、針間博彦、関由賀子：初期症状。松下正明総編集：『臨床精神医学講座2 精神分裂病I』。中山書店、東京、三一三—三四八、一九九九。**（前書第一一章）**

(20) 中安信夫：『増補改訂 分裂病症候学—記述現象学的記載から神経心理学的理解へ』。星和書店、東京、二〇〇一。

(21) 中安信夫、村上靖彦編：『初期分裂病—分裂病の顕在発症予防を目指して（思春期青年期ケース研究10）』。岩崎学術出版社、東京、二〇〇四。

(22) 中安信夫：DSM統合失調症とは「鵺（ぬえ）のごとき存在」である—操作的診断と疾患概念の変化。Schizophrenia Frontier, 6 : 33-37, 2005.**（前書第二一章）**

(23) 中安信夫：初期統合失調症研究の30年—発想の原点を振り返りつつ。臨床精神病理、二六：二一五—二三五、二〇〇五。**（前書第一〇章）**

(24) 中安信夫：『体験を聴く・症候を読む・病態を解く—精神症候学の方法についての覚書』。星和書店、東京、二〇〇八。
（25）中安信夫：うつ病は増えてはいない—大うつ病性障害（ＤＳＭ）とは成因を問わない抑うつ症状群である。精神経誌、一一一：六四九—六五六、二〇〇九。**（前書第二三章）**
（26）中安信夫：略説：統合失調症の状況意味失認-内因反応仮説—統合失調症の陽性症状の形成について。Schizophrenia Frontier, 10 : 117-122, 2009.
（27）中安信夫：精神症候から病態心理を読み解く—統合失調症の「状況意味失認-内因反応仮説」の原点としての〈背景知覚の偽統合化〉論。精神治療学、二四：八八七—八九五、二〇〇九。
（28）中安信夫：『続　統合失調症症候学—精神症候学の復権を求めて』。星和書店、東京、二〇一〇。
（29）Ruhrmann, S., Schultze-Lutter, F., Klosterkötter, J. : Early detection and intervention in the initial prodromal phase of schizophrenia. Pharmacopsychiatry, 36（Suppl.3）: S162-S167, 2003.
（30）高橋三郎：白樺ヶ丘研究室開設五十周年—周期性緊張病研究の回顧。臨床精神医学、四：五九一—六一一、一九七五。
（31）山下格：『若年周期精神病』。金剛出版、東京、一九八九。
（32）Yamashita I : Periodic Psychosis of Adolescence. Hokkaido University Press, Sapporo, 1993.

（臨床精神医学、三九：九九三-一〇〇二、二〇一〇）

第七章　私を初期統合失調症研究へ導いた患者たち

筆者は自らが提唱した「初期統合失調症」を研究して、すでに四半世紀を超えるまでとなった。このたび本誌の特集「私を変えた症例」に寄稿を求められて、来し方を振り返って「私を初期統合失調症研究へ導いた患者たち」を随想風に語ってみることにした。啓発された患者は数多いが、そのうちの五症例（プライバシー保護のため、病歴を一部改変）を掲げる。ただし、そのいずれもがこれまで何らかの形で報告したものであることをお断りしておく。

【症例1】二五歳、女性

この症例は初期統合失調症の患者ではない。むしろその逆とでも言うべき、慢性期にあるいわゆる人格荒廃例であり、これまでもいくどとなく紹介してきたが[7,9]、筆者をして精神科医にならせた患者である。

時は昭和四九年（一九七四）の秋。卒業を翌年春に控えていながら、筆者は脳外科に進んで臨床医になるか、精神科に入って研究者になるか、その二者択一に悩みに悩んでいた。そうした折、どういう機縁でそうなったのか今となってはよく覚えていないが、精神科に進んだある先輩がパート勤務する、都内のとある精神科病院を訪ねたのであった。当時の精神科病院が一般的にそうであったにせよ、入口には二重の鍵、窓には太い鉄格子、そして便所と食物と煙草の入り交じった独特な臭い、物置きを兼ねた粗末な診察室。その診察室に筆者を精神科へと導くことになった件の患者が連れてこられたのである。その患者は痩せこけた体に不潔な衣服をまとい、何かに憑かれたような目をギョロギョロとさせるばかりの、筆者と同年の女性であったが、連れてこられるやいなや機関銃のごとく勝手に早口でしゃべりまくりはじめた彼女の言葉は全くの支離滅裂で、理解することはおろか聴き取ることさえ出来なかった。その姿は、筆者に「これが本当の分裂病なのか！　これ以上悲惨な人間の姿があるだろうか」という強烈なショックを与えるとともに、「これほどまでに人間を破壊するものが脳の病気でなくしてなんであろう」という確信を与えることになった。また、患者が当時進学校の誉れ高かったH高校在学中に発病した、もともとは知能に秀でた人であり、また発病さえしなければさぞや美しい女性になっていたであろうと推測された整った顔立ちが、この狭く汚い空間で一生を終えざるを得ないであろうと推測されたこの患者に一層深い哀惜の念を呼び起こした。帰りの道すがら「分裂病をやろう。分裂病患者の脳研究をやろう！」と繰り返しくりかえし思ったことを今も覚えているが、その姿は進路についての先の逡巡を吹き飛ばすにあまりあるものがあり、「見た以上はもう逃れられない」という呪縛となって、筆者をして精神科医とならせ、そして統合失調症を専門とさせたのであった。

ただ、この患者は筆者を精神科へ進ませ、統合失調症を専門とさせただけではなかった。精神科医となってパート勤務した精神科病院でも同じく荒廃例と呼ばれる患者をたくさん、今度は主治医として診たが、そうした患者を見るたびに脳裏に浮かんだのは、この統合失調症初体験とでも言うべき彼女の姿であり、胸に去来した思いは「こうなる前になんとか出来なかったのか！」というそれまでの主治医に対する怒りであった。しかし、そうした怒りは天に唾するものであり、神経症圏と思って診ていた外来患者がにわかに幻覚妄想状態や緊張病性興奮を発するのを、そしていったん顕在発症するやいわゆる欠陥を付け加え、時に「この患者が前に診ていたあの人なのか?!」との変貌を示すのを驚愕をもって経験することもいくどもあり、そんなこんなで、筆者は当初目指していた統合失調症の脳研究をいったんは脇に置いて、まずは統合失調症の早期発見・早期治療に専心することにしたのである。

【症例2】一六歳、男性

この患者は精神科医となって三ヵ月後に経験した初期統合失調症の自験第一例である。ただ、「第一例」とは言っても、筆者が『初期分裂病』[6]という小さな本で初期統合失調症の概念を初めて提唱したのは入局一五年後の一九九〇年であるので、もちろんこの時点ではこの患者を初期統合失調症と認識していたわけではなく、あくまでも振り返って「そうだったのか！」と気付いたというものである。

いま筆者の手元には、「75.11.17」と日付けが入った、入局半年後に筆者が初めて行った症例検討会の手書きレポートが残されている。そこには「情意面での機能低下を主症状とし、Schizophrenie を強く疑われているが確定診断に至っていない、ローティン発病の男子四症例について」とのタイトルが付されているが、この患者はそのうちの一例である。

主訴は「理由はよくわからないが、急に胸が締め付けられるような息苦しさと吐き気が起こる」というものであり、進学高校に入学し、一年次は勉強がどんどん進み、成績が上がるのがおもしろいほどに感じていたが、二年生になった途端にすべてがつまらなくなる（ⅰ）と同時に、授業に集中しようとしていてもたえず雑念（家庭でのこと、通学途上のこと、中学生の頃の思い出）が浮かんで頭がまとまらなくなり（ⅱ）、五月初旬には上記の主訴が発作的に起こり始め、欠席するか登校しても保健室で休むようになってきたという。頭に勝手に浮かび上がってくるものは上記の雑念としか言いようのないものから、「（前年末から交際していた）ガールフレンドの姿が始終ボヤーっと頭の中に浮かんでいる」（ⅲ）へと変わり、そのうちに「ガールフレンドの言葉や態度が頭にこびりついて離れず、振り切ろうとしても出来ない」というふうに変わって来た。そのため、また勉強への焦りもあって、そのガールフレンドとの交際を止めようとしたり、一方でずっと交際していたいという気持ちもあって、二度にわたって交際を断ったり再開したりを繰り返したという（最終的には相手から交際を断られたとのこと）。家族の観察によれば、元々は時間にうるさく、父が仕事で遅くなり夕食時間が変わるのにも文句をいうほどに判で押したような生活をしていた（制縛性）のがなくなり、一二時まで勉強していたのが一〇時には床につくようになり、試験前は苛立ったり緊張していたのがそれもなくなり成績も低下してきた。帰宅後はすぐに横になったり、起きていても机でボーっとしていることが見られるようになった等、生活全般がだらしなくなってきたとのことであった。

この症例は筆者が予診をとり、上級医が本診をしたものであるが、上級医の診断は beginnende Schizophrenie であり、そう診断した根拠として「不安の内容が曖昧であり、一方で情意面の低下、元来の制縛的な性格がだらしなくなってきている点が気になる。女性に対するアンビヴァレント、かつ非理性的な面も気になる」と記されている。このbeginnende Schizophrenieという診断名は、もちろんかの有名なK. Conradの著書『Die beginnende Schizophrenie』によるが、二度にわたって邦訳されたそのタイトル『精神分裂病―その発動過程』（吉永訳）[2]、『分裂病のはじまり』（山口ら訳）[2]には十分に反映されていないものの、各々の訳者が解説しているように、この用語はTrema（戦慄、トレマ）、Apophänie（異常意味顕現、アポフェニー）、Apokalyptik（異常意味啓示、アポカリプス）と続く「初回の分裂病シューブの発動する全課程」（吉永）、「第一回のシューブ」（山口ら）[2]を詳述したものである。その点でearly schizophrenia、初期統合失調症という意味合いでこの症例に与えられたbeginnende Schizophrenieという診断名は適切ではないが（この用語を用いて正確に記すとすればDas Trema der beginnenden Schizophrenie〈K. Conrad〉となろう）、いずれにしろこの症例を研修開始後間もなくの時期に診たという経験、ならびにこの症例に間違った使用ではあるが統合失調症の初期を意図する診断名が与えられたということが、筆者にこの領域への関心を向けさせたのである。

なお、その当時には個々の体験に症状名を与えてはいなかったが、初期統合失調症の症候学的研究を進めてきた現時点では、ⅰはアンヘドニア、ⅱは自主思考ないし自生記憶想起、ⅲは自生視覚表象との症状名が与えられよう。

また、今一つの「なお」であるが、本症例は当初用いたハロペリドール二・二五mg／日、ペルフェナジン六mg／日（抗パーキンソン剤を併用）はアカシジアを引き起こしただけで効果なく、フルフェナジン〇・七五mg／日へ処方変更するやいなや五日目にして種々の自生体験が消失して勉強にも集中できるようになった。そして、この経験が今に続く、初期統合失調症の治療薬として筆者がフルフェナジンを繁用するきっかけとなったのである。
（本患者は初診後三年にして「未分化癌の頸部リンパ節転移」で癌が発見され、一年後に亡くなった。そのことは「若くして癌で逝った、ある患者との別れ」と題した随想[10]に綴ったことがある）

【症例3】二五歳、男性

先に紹介した症例2が、初期統合失調症症状のうちの大きな部分を占める自生体験（症例2に認められた自生思考、自生記憶想起、自生視覚表象のほかに、自生内言、自生空想表象、自生音楽表象がある）を筆者が知った例とすれば、ここに述べる症例3は今一つの大きな部分である気付き亢進（この症例に見られた聴覚性気付き亢進のほかに、視覚性気付き亢進と固有感覚性気付き亢進がある）を知ることになった患者である。

この症例は、筆者が精神科医となって四、五年目の頃、東京・下町のある保健所に嘱託医として月に一回通って精神衛生相談を行っていた折に、三年来自分の部屋に閉じこもって出てこない二〇歳代半ばの男性がいるということで往診を依頼されて診た患者である。「三年来自分の部屋に閉じこもって出てこない」という家族の相談内容からいって、筆者はたぶん破瓜型の統合失調症だろう、部屋も乱雑で、身だしなみも不潔であろうと思って訪ねたのであるが、驚いたことにその患者の部屋の前に行ったところ、患者が扉を開けて「よく来ていただきました。精神科医にお会いしたいと思っていました」と非常に丁重な挨拶をし、存外に清潔な部屋に招じ入れてくれたのである。ただ、ギョッとしたのは患者の姿で、おたふく風邪の漫画でよく描かれるような、タオルで顎と両耳を包んで頭の上で結んでいて、耳にはテレビのイヤホンが差し込まれていたのであった（後で聞いた親の話では、耳穴にはさらに綿を詰めているということであった）。それから、大音量でステレオがかかっている、ラジオもかかっているという状況で、窓には厚手のカーテンが二重に閉めてあり、これにも驚いたものである。患者によれば「他人の声や不意の音、たとえば戸を開閉する音や近くを走る電車の音などを聞くとビクッとして落ち着かなくなる。ラジオ、テレビ、ステレオは不意の音を消すためにわざと聞いているのであるが、それらの音に対してはそういうことはない。最近はそれほどでもないが、大学を中退した頃が最もひどく、音を出している人に憎しみさえ抱いた。講義中、まわりの学生が雑談をしていると耐えきれなくなって外へ出た。何かをしようとすると、決まって音声が耳に入ってきて注意が集中できなかった」とのことであった。

筆者はこの症状を当初は「背景知覚による注意転導性の亢進」と呼び、後に注意が転導するのは気付くからだと考えて「気付き亢進」と改め、本症例のように気付きの対象が聴覚刺激である場合には「聴覚性気付き亢進」と名付けた。現在ではそれを「注意を向けている対象以外の、種々些細な知覚刺激が意図せずに気付かれ、そのことによって容易に注意がそれる（往々、驚愕や恐怖などの情動反応や進行中の行為の中断を伴う）というものの内、気付きの対象が予期せず突発的に周囲で起こる些細な物音や人声など、聴覚性のものである場合をさす。往々それらの雑音が大きく聞こえるという聴覚強度の増大を伴いやすい。患者は『音がすると気が散って、一つのことに注意の集中ができない』、『音がするとビクッと驚いてしまう』、『その時にしていたことが中断される』などと訴える」と定義しているが[11]、この定義はもっぱらこの患者の陳述から得られたものである。三年間に及ぶ、自宅ではなく自室への閉じこもり（洗面、トイレ、入浴以外は自室で過ごし、食事は家族が部屋に運んでいた）、厚手の二重のカーテン、耳穴に綿を詰め、テレビのイヤホンを差し込み、さらにはタオルで耳を覆うという行為、ステレオやラジオの大音響等はみな、不意の音声による注意の転導や驚愕・恐怖を回避するために患者がとっていた対処行動であるが、その対処行動の凄まじさにこの症状による苦痛がいかばかりのものであるかが表されていよう。加えて、そうした異様さ、凄まじさとは対比的に、患者が自分の病状を客観的に精細に語り、自ら治療を求めるという、当初は「アンバランス」とも感じられた態度にも筆者はひどく印象づけられたものである。

【症例4】三〇歳、女性

この症例は、筆者をして幻声とその周辺症状の形成機序としての〈背景思考の聴覚化〉[5]論を着想させるとともに、統合失調症の病態心理（pathopsychology：個々の精神症候、一定のまとまりのある精神症候群、究極的にはある特定の疾患で出現するすべての精神症候の形成を説明する心理学的機序）[11]全般を探求する契機を与えたという点で、大変に思い出深い患者である。なお、診断は統合失調症であり、入院歴も一度ある患者であった。

主訴は「他人に心の中をさらされている」というもので、逐次解説を施しながら現病歴を記載すると、「X年四月（二二歳時）に大学を卒業して銀行に就職したが、大卒の女性は患者のみであり、また配属された部署に行内でも評判の美男の独身男性がいて、その人との関係でまわりの女性よりいじわるをされた」とのことであり、この「いじわる」というのは事実ではなく妄想知覚／被害妄想であって、この時点が発病の時期と思われる。次を続けると「そうした対人関係が原因で六ヵ月で証券会社へかわったが、転職した頃より患者しか知らないことを他人が知っているような素振りをするようになった」と。これも妄想知覚と判断されるが、次いで「最初の頃はただ不思議だなあと思っていたが、ある時、自分の心が皆に知られているのではないか、銀行で意地悪されたのもそのためではないかと思い付いた」と、ここで「他人に心の中をさらされている」という主訴が出てくるのであるが、これは先に記した妄想知覚／被害妄想に対する二次的な説明妄想と思われる。さらに「そうしたら途端に、自分が心の中で考えたことに反応があった。声は自分が普通に考えたことに対して反応する以外に、心の中で自然にぺらぺらと喋ってしまう、心の中に言葉が湧いてくることにも反応して聞こえてくる」と。ここに患者の言う「反応」とは「声」、「聞こえてくる」と表現されているので幻声と思われるが、その幻声による反応の一つは「自分が普通に考えたこと」、そしていま一つは傍線を引いた「心の中で自然にぺらぺらと喋ってしまう、心の中に言葉が湧いてくること」に対してであって、この傍線部こそが筆者の注目を引きつけた症状であり、内言語の自生という意味で自生内言と呼んだ症状である。初診時の段階で患者は実例を二つ述べていたが、それらは「誰か男優を見たりすると、自分は結婚なんか考えていないのに『結婚できるかしら』と言葉になって出てくる」、「スーパーで買い物をしていると『盗んでみようか』という言葉が浮かんでくる」であり、それらは逐一書き取ることができるほどに言語的に極めて明瞭であるにもかかわらず、「聞こえる」とか「見える」とかという感覚性のニュアンスがまったくなく、またその内容も患者の与り知らないものであるということであった。

　さて、この自生内言を元として筆者は〈背景思考の聴覚化〉論を着想したのであるが、その出発点はこの自生内言は思考（この「思考」とは通常我々が思考と呼んでいるものであるが、後に述べる背景思考と区別するために前景思考という用語を用いる）と聴覚（この場合の聴覚とは、「聴く listen to」ではなく、「聞こえる hear」であり、後者が圧倒的に多いことには説明を要しまい）の中間形態であるということであった。それというのは、思考（前景思考）と聴覚とは、①営為に対する自己能動感、②内容の自己所属感、③言語的明瞭性、④音声性、⑤営為の場の定位の五属性においてまったく反対の性質を有しているが、図1上段に示したように、④の音声性と⑤の営為の場の定位の二属性に関しては自生内言は前景思考と同じであり、逆に①の営為に対する自己能動感、②の内容の自己所属感、③の言語的明瞭性の三属性に関しては自生内言は聴覚と同じであったからである。この「自生内言は思考（前景思考）と聴覚の中間形態である」という理解は静態的なものであるが、ある時筆者は、そうではなく、自生内言は背景思考（前景思考から①の営為に対する自己能動感が失われたものであり、すでにフランス語圏では内的思考 pensée intérieure として知られていたもの）が順次聴覚の属性を帯びていく、すなわち背景思考が聴覚へと切り替わっていく移行形態の一つではないかという動態的な理解を着想するに至った。この着想に至った瞬間のことを記した既出論文(9)の一節を以下に掲げることにする。

確か一九八五年の一月か二月か、冬の寒い季節だったと記憶していますが、転機は前橋（筆者は当時、群馬大学精神科に勤務していた：このたび注）から当時住んでおりました大宮へ帰る高崎線の各駅電車の中で起きました。夜の一〇時も過ぎた上りの各駅電車ですから車内には数人の乗客だけで、私は上着を取ってネクタイを外し、靴も靴下も脱いで前の座席に脚を投げ出し、駅で買った缶ビールを飲みながら、ゴトンゴトンという単調なレール音を聞きながら、わずかな灯火しか見えない暗い車窓をぼんやりと眺めておりました。そうした感覚遮断的状況とアルコールによ

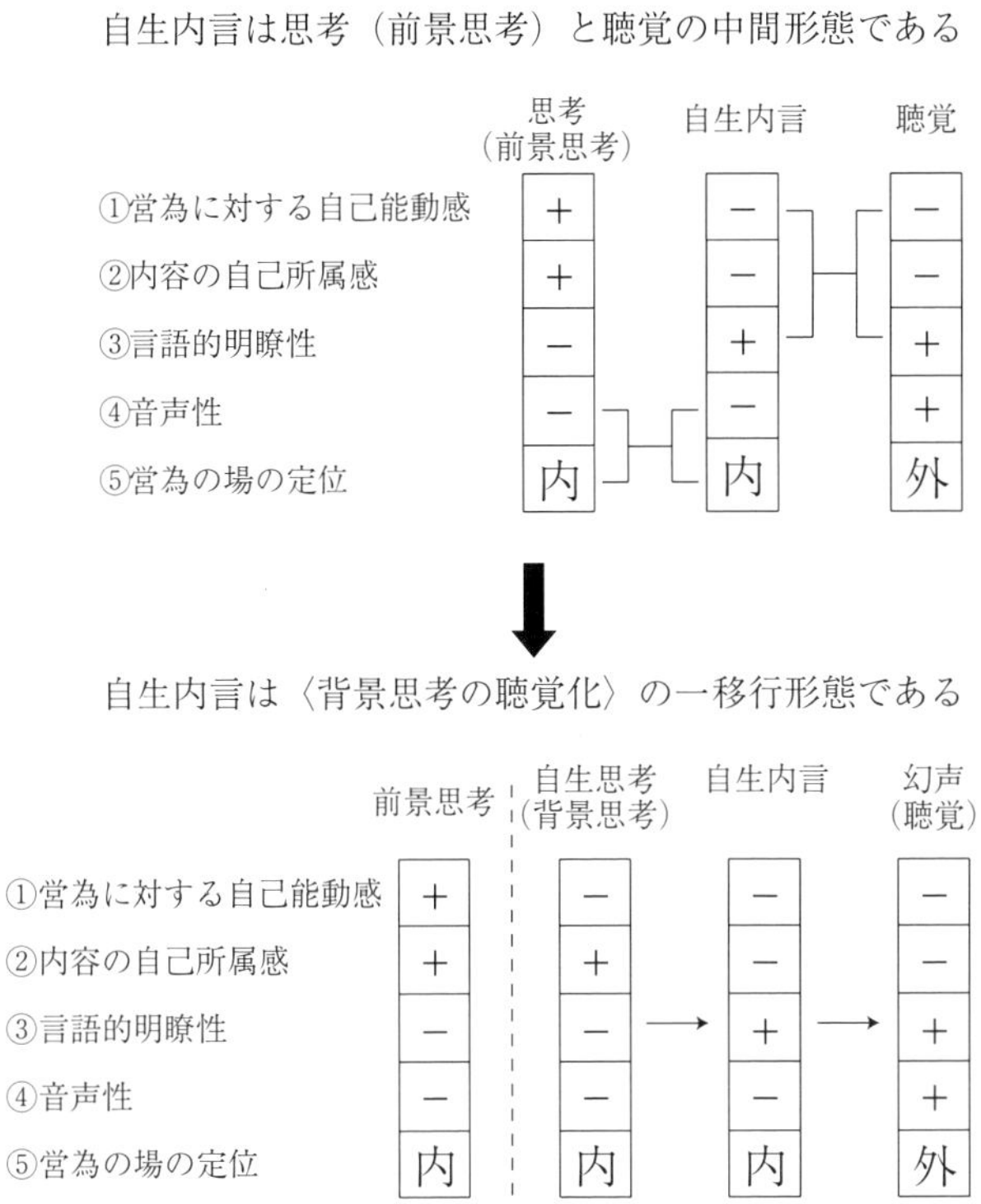

図１　自生内言の理解：中間形態から移行形態へ

る覚醒レベルの低下がそれを促したのだと思いますが、ある瞬間に「自生内言は自生思考と幻聴の、いや思考と聴覚の中間形態ではなく、思考が順次聴覚の属性を帯びていく、ないし思考が聴覚へと切り替わっていく移行形態だ！」という考えが、まさに自生思考的、自生内言的に閃いたのでした。それは自生内言の理解が静態的staticなものから一気に動態的dynamicなものに変化した瞬間、また広く統合失調症の症候学を考察する私の方法が帰納的に記述することから演繹的に予測する方法へと変化した瞬間でした。持っていた大封筒の裏に、大急ぎで思考の属性を一つ変え、また一つ変えとしていって、大宮駅に着いた段階ではのちに私が

「背景思考の聴覚化」論文で示した図の原図が出来上がっておりました。この原図では聴覚属性を帯びていく原基は営為に対する自己能動感がある思考ないし前景思考であるとしていたのですが、のちにその原基は自己能動感のない背景思考であると改めました。これはフランスで言うところの内的思考であって、西丸四方先生の「背景的体験の前景化」論に教えられたものでした。

以上記した、自生内言をどう理解するかという観点から導かれた〈背景思考の聴覚化〉論を、その出発点である自生内言に焦点をしぼって図示したのが図1下段であり、背景思考が意識化されたものが自生思考であり、その自生思考から内容の自己所属感が（＋）から（−）へ、言語的明瞭性が（−）から（＋）へと転じたものが自生内言であり、その自生内言から音声性が（−）から（＋）へ、営為の場の定位が（内）から（外）へと転じたものが属性という点では聴覚と同一である幻声であるということである。なお、自生内言は移行形態の一つにすぎず、すべての移行形態を考慮したものが〈背景思考の聴覚化〉論の全貌であるが、これは紙数の関係で割愛させていただく。

〈後にこの自生内言は、最終的に幻声へと至る言語知覚性・求心性の統合失調症症状の形成を説明する〈背景思考の聴覚化〉論ではなく、「心の中で自然にペラペラと喋ってしまう」という陳述に示されているように[12]、独語へと至る言語運動性・遠心性の統合失調症症状の形成を説明する〈背景思考の発語化〉論で理解すべきものであったことが判明し、それに応じて訂正を施したが、抗弁するならば、当初の誤謬が〈背景思考の聴覚化〉という、統合失調症の重要な症状形成機序の発見をもたらしたのである〉

【症例5】二七歳、女性

現時点における筆者の理解では、初期統合失調症は大きく、自生過敏・認知不全状態を呈し圧倒的に数が多い定型と、特異な病像を呈する稀な変異型とに二分される。さらに変異型は内因性若年-無力不全症候群型、偽神経症性統合失調症型、内省型単純型統合失調症型の三型に分類されるが、本症例は後に、それもかなり後年になって内省型単純型統合失調症型の初期統合失調症であったことが判明した患者であり、筆者が内省型単純型統合失調症（Wyrsch J[13], Blankenburg W）[1]はじつは初期統合失調症ではないか、さらには内因性若年-無力性不全症候群（Glatzel J, und Huber G）[3]も、偽神経症性統合失調症（Hoch P & Polatin P）[4]もまたそうなのではないかと、つまりこれまで統合失調症の辺縁群と考えられてきた病態の多くは初期統合失調症の変異型ではないかと考えるようになった契機を与えた患者[6,8]である。

上記したように本症例は筆者の初期統合失調症研究を大いに発展・拡充させたのであるが、この患者を診た一九八二年当時は、変異型はおろか定型の初期統合失調症の概念すらも形成しえていなかったとはいえ、その診断も治療も現時点から見れば大いに的を外したものであった。それと言うのも、筆者はその当初、この患者を診断保留とし、次いで離人神経症、さらには境界例（境界型パーソナリティ障害）と診断し、今となっては禁忌と判断される洞察的精神療法を精力的に行ったからである（少量の抗精神病薬は使用していた）。そして、その精神療法が顕在発症を促したのかどうかは定かではないが、患者は筆者の初診後三年、発病以来八年にして「マスコミが隠しカメラや盗聴器を仕掛けて私を監視している。テレビやラジオで私のことを言っている。声が頭の中に聞こえる」と述べ始め、テレビやラジオに向かって独語したり、急に「いいかげんにしてよ。そんなひどいこと止めて！」と叫ぶなど、ある芸能人を迫害の中心人物とする幻覚妄想状態を呈して顕在発症し、さらにその五年後に自殺し果てたからであった。残された患者愛用のノートには遺言が記されていたが、そこには家族への別れの言葉、遺体を人体解剖に供する申し出とともに、「芸能人の○○を逮捕して処刑して下さい。人の命をうばった」と最期まで被害妄想が存在していたことが明らかであった。

顕在発症後、さらに自殺後に患者カルテを繰ってみたところ、初診後数回の診察のたびに患者が持参したメモならびにそれに基づく面接の中で、患者は自己の変化に戸惑いながらもつぶさに初期統合失調症症状、ならびに内省型単純型統合失調症の特徴であると筆者が考えている「自己内実不分明感[注]」を語っており、それは現時点での筆者の認識からすれば一目瞭然たるものであるが、当時の筆者の目はまるで節穴で、まったくではないにしても十分にはそれに気づいていなかったのである。その点で、本症例は筆者の初期統合失調症の臨床経験のなかで最も慚愧の念に堪えない症例である。

以下、本症例の主訴、初診時に聴取された現病歴、初診時に患者が持参したメモを掲げておく。

主訴：人が怖い。周囲が気になる。

現病歴：二二歳、二浪して入学した女子大三年生の春頃より憂うつで何もやる気がなくなり、死にたいような気分となってきた。そうなってきた原因としてはこれといって思い当たるほどのことはないが、大学がおもしろくなく、またクラブ活動で他の部員から疎外されているような感じがあったという。その年の秋に地元の精神科クリニックを受診し、抑うつ状態と診断され投薬を受けるも状態は変わらず、二四歳、卒業した年の秋に某大学病院精神科に転院し、対人恐怖症としてその後二年間通院するもやはり病状は変わらず。発病後五年にして治療を求めて筆者が勤務していた大学病院精神科を初診した。

患者メモ：（ナンバーリングしての箇条書きは患者自身による。〈　〉内に初期統合失調症の症状名をゴチック体で、その他の症状名を明朝体で示すとともに、「自己内実不分明感」の陳述には傍線を施す）

①外に出るのが怖い。特に電車に乗るのが怖い。人の中でも一〇代の teen age が怖い。何でも口に出して言い、変な人だと言われる気がいつもする。**〈面前他者に関する注察・被害念慮〉** 人とすれ違う時、ことに学生等が自分のことを言っているような気がする。「いい気になるなよ」等。〈被害念慮〉

②外に出ると周囲のものがチカチカしてゆがんだ感じに見える。**〈視覚の強度増大ないし質的変容〉** 整然とせず、いつも自分が一段高い所を歩いているような感じで不自然でこまる。**〈身体浮遊感〉** 落ち着かない。

③家の中でTVを見ていても、周囲の方が気になって、TVに集中することが出来ない。また、自分の視界内に入った人が気になってしかたない。家の中でも外でも。例えば、電車の中で隣に座った人、立った人。**〈視覚性気付き亢進〉**

④自分がない感じ。自分で自分がわからず、ポカンと頭の中があいてしまった感じ。何の考えも起こらない。

（注）筆者の造語。ここでの「自己内実」とは、「他」ならぬ「私」なる者、すなわち他者との差異を踏まえての、あるいは他者との差異の認識と表裏一体の、固有の自己の認識であり、それは今現在だけでなく過去へとさかのぼって自覚されている、分や能力に限定されない自己の中身であり、それはこれまでのさまざまな事に処して感得されてきた自己の性情、すなわち性格と心情によって実感されている。「不分明感」とは端的に「わからない」という感覚であり、究極の形において「ない」（欠損）と感じられる。

自分を客観的に判断することが出来ない。

⑤物忘れ。今までの過去のこと、〈遠隔記憶の想起不能〉最近、すぐ今のことでも。**〈即時記憶の障害〉**

⑥趣味や興味の対象になるものがなくなった。意欲がない（?・）。頭が働かない。例えば、洋服をきめる時など、まとまらない。**〈即時判断の障害〉**

⑦仕事場等の集団では

・疎外感を感じる。嫌われているように感じる。

・特定の人が気になると止まらない。その人の一挙手一動が気になる。

・何か、とにかく自分の周囲が気になる。特に人。人が怖い。人が自分のことを言っている感じ。いじめられる、嫌われると感じる。〈被害念慮〉自分がない感じ。物忘れ。自信がない。意見を言うのも言いにくい感じ。自意識過剰になる。例えば、自分の声、自分の動作が浮き上がる感じ。

⑧自分と他人の区別の中で…例えば、喫茶店で話をしている時、自分の隣の人に自分の話していることが筒抜けになっているように感じる。聞かれているように感じる。〈被害念慮〉

⑨自分を客観的に見れない、自分がない感じ。例えば、実感が少ない。疲れている時でも体から自分で感じるものが少ない。過去がない感じ―いろいろな過去を背負って生きてきた（いる）感じがない、忘れているのと似ているが、過去がなくポカンとした感じ。自分の vision がない、もてない。

この小稿を書きながら、筆者の脳裏には上記した五症例のほかにも次々と印象深い患者たちの姿が浮かんできた。これまで筆者は、時には我ながら断定的と思える論説を数々したためてきたが、それもこれもみな、主治医として診た患者に教えられたものであり、それゆえにこそ揺るぎない真実として確信されていることに改めて気付かされた次第である。

文　献

（1）Blankenburg, W.: Der Verlust der natürlichen Selbstverständlichkeit-Ein Beitrag zur Psychopathologie symptomarmer Schizophrenien. Ferdinand Enke Verlag, Stuttgart, 1971.（木村敏、岡本進、島弘嗣訳：『自明性の喪失—分裂病の現象学』。みすず書房、東京、一九七八）
（2）Conrad, K.: Die beginnende Schizophrenie-Versuch einer Gestaltanalyse des Wahns. Georg Thieme Verlag, Stuttgart, 1958.（吉永五郎訳：『精神分裂病—その発動過程』。医学書院、東京、一九七三、山口直彦、安克昌、中井久夫訳：『分裂病のはじまり』、岩崎学術出版社、東京、一九九四）
（3）Glatzel, J. und Huber, G.: Zur Phenomenologie eines Typs endogener juvenil-asthenischer Versagenssyndrome. Psychiat. Clin., 1: 15-31, 1968.（高橋俊彦、大磯英雄、青木勝ほか訳：内因性若年無力性不全症候群の一型に関する現象学。思春期青年期精神医学、二：一〇三—一一八、一九九二）
（4）Hoch, P., Polatin, P.: Pseudoneurotic from of schizophrenia. Psychia. Quart., 23: 248-276, 1949（清水將之訳：偽神経症型の分裂病。思春青年精学、一：一九七—二一六、一九九一）
（5）中安信夫：背景思考の聴覚化—幻声とその周辺症状をめぐって。内沼幸雄編：『分裂病の精神病理14』。東京大学出版会、東京、一九九—二三五、一九八五。**（前々書第一章）**
（6）中安信夫：『初期分裂病』。星和書店、東京、一九九〇。
（7）中安信夫：脳から心への「転向」。日本精神病理学会ニュース・レター第6号：一—二（一九九二年二月一五日）
（8）中安信夫、村上靖彦編：『初期分裂病—分裂病の顕在発症予防をめざして（思春期青年期ケース研究10）』。岩崎学術出版社、東京、二〇〇四。
（9）中安信夫：初期統合失調症研究の30年—発想の原点を振り返りつつ。臨床精神病理、二六：二一五—二三五、二〇〇五。**（前書第一〇章）**

（10）中安信夫：『精神科臨床を始める人のために—精神科臨床診断の方法』。星和書店、東京、二〇〇七。
（11）中安信夫：『統合失調症の病態心理—要説：状況意味失認-内因反応仮説—』。星和書店、東京、二〇一三。
（12）関由賀子、中安信夫：言語性精神運動幻覚の症状形成過程—〈背景思考の発語化〉論。臨床精神病理、三四：一七一—一八三、二〇一三。
（13）Wyrsch, J.: Über die Psychopathologie einfacher Schizophrenie. Mschr. Psychiat. Neurol. 102 : 75-106, 1940.

（臨床精神医学、四五：一三九七—一四〇四、二〇一六）

第八章　成人精神科臨床の場でアスペルガー症候群の疑いを抱く時
——初期統合失調症と対比しつつ——

1　はじめに

筆者は本学会第五〇回総会（二〇〇九、京都）において「初期統合失調症 vs. アスペルガー症候群——『初期統合失調症症状』に焦点化して」という教育講演を行ったが[7,8]、それはタイトルにあるように筆者が一九九〇年に提唱した初期統合失調症の諸症状の有無に関して初期統合失調症とアスペルガー症候群とを比較したもの[1,6]であった。筆者がそれを行ったのは、日常臨床の中でアスペルガー症候群を単純型あるいは破瓜型統合失調症、あるいは初期統合失調症の疑いとした誤診が立て続いたという経験があり、そうした誤診の原因の一つとして、アスペルガー症候群の体験症状の中に time slip 現象[10]（自生記憶想起：初期統合失調症としての症状名であり、以下の括弧内も同様）、ファンタジーへの没頭[11]（自生空想表象）、感覚過敏（聴覚性気付き亢進、視覚性気付き亢進、視覚の強度増大ないし質的変容、聴覚の強度増大ないし質的変容、皮膚異常感覚、味覚および嗅覚の変化、固有感覚性気付き亢進）のごとく初期統合失調症の症状と同一ないしは類似な体験が認められるという事実があり、いまや括弧付きの「初期統合失調症症状」の各々の頻度や症状間の分布の比較が両者の鑑別診断の一助になるであろうと考えられたからである。検討の結果、以下に記す結論が得られたが、ただしアスペルガー症候群の筆者自験例が少ないこともあって、ここで初期統合失調症の自験一〇二症例のカルテと比較されたのはわが国において刊行ないし翻訳出版されたアスペルガー症候群患者八名の自叙伝であった。その発表の結論を列記するに、それは、①アスペルガー症候群患者は数多くの「初期統合失調症症状」を有している（診断に有用な高頻度初期統合失調症症状一〇種に限って述べれば、初期統合失調症の四・七個に対してアスペルガー症候群は三・五個、初期統合失調症症状三〇種について述べれば初期統合失調症の八・一個に対してアスペルガー症候群は六・五個）、②アスペルガー症候群患者の「初期統合失調症症状」は初期統合失調症患者のそれと細部においても区別できない、③症状内容の点において、アスペルガー症候群患者は初期統合失調症患者において高頻度に認められる「緊迫困惑気分／対他緊張とその関連症状」群の三種（緊迫困惑気分／対他緊張、漠とした被注察感ないし実体的意識性、面前他者に関する注察・被害念慮）を欠いており、この点は鑑別診断の上で有用である、④症状発現年齢の点において、アスペルガー症候群は物心ついた時点においてすでに症状が認められており、この点で初期統合失調症患者の多く（4／5）が思春期以後の発症である点で鑑別される。ただし、初期統合失調症のうち1／5が物心症例であり、決定的ではない、であった。

さて、上記した発表の結論はあくまでも自叙伝に基づくものであって自験例に基づくものではなく、したがって筆者はその後においてアスペルガー症候群成人例の自験例においても同様な結論が得られるものか否か、日々の臨床の中で心を配るようになり、そしてその中でそもそも診察している面前の患者に筆者がアスペルガー症候群の疑いを抱く時はどのような時なのかを考えるようになってきていたが、このたび「初期統合失調症と発達障害」（仮題）のもと、再び両者の鑑別診断を話すよう求められて、これを機に筆者の今現在の関心である「成人精神科臨床の場でアスペルガー症候群の疑いを抱く時―初期統合失調症と対比しつつ」を論じることにした。ただし、本論に入る前にこのタイトルには四点の注釈を加えておく必要がある。

その一は、本稿はタイトルにあるようにあくまでも「成人精神科臨床の場で」のことであって、その点で児童精神医学というよりも成人精神医学の臨床に寄与するものであるということである。

その二は、アスペルガー症候群との確定診断は幼少期の発達面の情報ならびに行動の観察にしたがって行われるべきものであって、筆者がこれから述べようとしていることは、確定診断を行うにあたっての生育史の聴取や行動の観察に入る前の段階、「疑う時」と述べているように、あくまでも診察室での面接の場で疑診を行う段階のことであるということである（成人の精神科臨床の場でも当然生育史は取るべきであるが、生育史と現病歴が一体のもの、ないしは生育史そのものが現病歴であるという発達障害ないし広く児童精神医学の臨床とは違って、成人精神科臨床においては実際のところわれわれが詳しく病歴を取るのは生活歴の中での屈曲点Knick、すなわちある一定の年齢に達した後の発病以後の病歴である現病歴であって、生育史の聴取はついついなおざりにされがちであり、発達障害を疑って初めて詳しい生育史の聴取が始まるというのが実態である。したがって「いかなる時に疑うのか」というのが重要なテーマとなるのである）。

第三は、本稿で呈示するアスペルガー症候群の自験例は大半が二〇歳代、三〇歳代の成人であって、幼少期から両親や級友によってパーソナリティの偏奇として気づかれ、あるいは患者本人によって苦悩が自覚されていたとしても事例化したのが青年期以後であるということからは、アスペルガー症候群の中でも比較的軽症の症例であろうと推察されることである。

第四は、ほとんどすべての症例に対する筆者の初診時診断名は初期統合失調症、単純型統合失調症、あるいは破瓜型統合失調症であって、振り返ってみればすべてが誤診例であり、したがって筆者が結論として述べるアスペルガー症候群を疑うに足るとしているメルクマールは「こうすればアスペルガー症候群を成人精神科臨床の場でも診断できますよ」と胸張って言えるようなものではなく、誤診例から学んだ、今後においてこの症例は初期統合失調症かアスペルガー症候群かと迷った際にはこういう点に気をつけて診ていこうという、筆者自身の臨床への戒めといえるようなものであるということである。

2　成人精神科臨床の場でアスペルガー症候群を疑うメルクマール：初期統合失調症と対比しつつ

議論に入る前に、今回対象とした、筆者が主治医として治療にあたった、ないし今もあたっている自験七症例のアスペルガー症候群患者の概要を簡略に表1に示しておく。

筆者初診時年齢は一〇歳代一例、二〇歳代五例、三〇歳代一例であり、各々の患者に主治医として関わった年数は最長一〇年一〇ヵ月、最短一年七ヵ月、平均して六年四ヵ月であり、症例1、3、7の三症例は今現在も主治医として診療にあたっている。性別は男性五例、女性二例、遺伝負因としては血縁者に統合失調症を有する患者が三例、自閉症ないしアスペルガー症候群を有する患者が二例認められ、既往歴として二例にけいれん発作が認められた。学校歴は大学院修士課程を終えた患者が二例、四年制大学卒業が一例、専門学校卒が一

表1　アスペルガー症候群自験7症例の概要

	症例1	症例2	症例3	症例4	症例5	症例6	症例7
筆者初診時年齢	38	18	26	27	28	24	22
筆者診療年数	10年10ヵ月	9年3ヵ月	8年3ヵ月	6年3ヵ月	5年4ヵ月	2年6ヵ月	1年7ヵ月
性別	男	男	女	男	男	女	男
遺伝負因	母方伯母：統合失調症	母方祖父：アスペルガー症候群？			弟：初期統合失調症	弟：自閉症	遠縁：統合失調症2名
既往歴		小1～2けいれん（VPA服用）		20歳時けいれん（VPA服用）			
学校歴ならびに適応状況	4大院卒 小6不登校	高3在学 幼少期よりいじめ	4大中退 小1よりいじめ、自殺企図頻回	4大卒 就職するも2ヵ月で退職	4大院・博士課程（数学科）中退	専門学校卒 小1～2不登校	高卒 適応困難児の塾
	定職続かず	高3不登校・成績不良	閉居	閉居	閉居	家事手伝い	DC通所中
PARS		幼児19 思・成24					幼児12 思・成11
初診時診断	初期統合失調症	破瓜型統合失調症疑い	初期統合失調症疑い	統合失調症疑い	単純型統合失調症疑い	保留	初期統合失調症疑い

例、高校卒ないしそれ相当が三例で、比較的高学歴であった。適応状況については、不登校やいじめの既往も多く、また初診時段階の適応は一様に不良であった。PARSを行った患者は二例で、比較的高得点が得られた。最後に初診時に筆者が与えた診断病名を述べるが、初期統合失調症ないしその疑いが三例、破瓜型統合失調症の疑いが一例、単純型統合失調症の疑いが一例、亜型分類なしの統合失調症が一例で、保留とした症例6を除いて他の六例についてはすべて統合失調症圏の診断を与えていた。今現在ではこれらはすべて誤診であったと理解しており、アスペルガー症候群へと診断変更しているが、それは「相互的な社会関係とコミュニケーションのパターンにおける質的障害、および限局した常同的で反復的な関心と活動の幅によって特徴づけられる一群の障害」というICD－10の定義にしたがったものであって、操作的に規定されているDSM－Ⅳ－TRのアス

ペルガー障害の診断基準に基づくものではない。

さて、以上述べた七症例に基づいて、成人精神科臨床の場でアスペルガー症候群を疑うメルクマールを「緊迫困惑気分／対他緊張とその関連症状（三種）の欠如」、「質疑応答に認められる軽微な思考障害」、「苦悩の在処としての『為し難さ』」の三点に分けて述べることにするが、重要なことはこれら三点のいずれにも「『初期統合失調症症状』が存在する。しかるに」という前提が置かれていることである。それというのも、先に述べたように筆者自験七症例のうち六例には当初、統合失調症圏の診断が与えられており、また後述するようにそうした誤診が導かれたのはいずれの症例にも「初期統合失調症症状」が存在したからであり、また先の第五〇回総会での教育講演で示したように自叙伝八症例においてもいずれの症例にも数多くの「初期統合失調症症状」が認められたからである。これらのことを考えるならば、よしんば「初期統合失調症症状」を有さないアスペルガー症候群があるとしてもそれは僅少であり、アスペルガー症候群の診断にあたっては初期統合失調症が最大の鑑別対象となると思われたからである。

以下、個々のメルクマールについて述べていく。

(1) 緊迫困惑気分／対他緊張とその関連症状（三種）の欠如

「初期統合失調症症状」三〇種のうち、初期統合失調症患者における出現頻度が三三・三％以上の「診断に有用な高頻度初期統合失調症症状」一〇種に関して、自験七症例のうち、どの症例がどの症状を有していたかを、初期統合失調症一〇二症例ならびにアスペルガー症候群自叙伝八症例における出現頻度とともに一覧表にして表示したものが表2である。自叙伝例でも五〇％以上であった自生記憶想起が七例中五例、ならびに即時[6]

表2　アスペルガー症候群の自験7症例に認められた「診断に有用な高頻度初期統合失調症症状」

	「初期統合失調症症状」の症状名	初期統合失調症での出現頻度	自叙伝での出現頻度	症例1	症例2	症例3	症例4	症例5	症例6	症例7	症例数
1	自生記憶想起	77.5	50.0	●	●	●	●			●	5
2	面前他者に関する注察・被害念慮	56.9	0			?					0
3	自生思考	49.0	12.5	●	●				●		3
4	自生音楽表象（音楽性幻聴）	47.1	37.5		●		●	●			3
5	聴覚性気付き亢進	47.1	75.0			●	●	●			3
6	即時理解ないし即時判断の障害	43.1	62.5	●	●		●		●		4
7	自生空想表象	42.2	75.0		●	●					2
8	漠とした被注察感ないし実体的意識性	39.2	0								0
9	緊迫困惑気分／対他緊張	39.2	0								0
10	即時記憶の障害	35.3	37.5	●	●		●	●			4
	高頻度初期統合失調症症状の症状数			4	6	3	5	3	2	1	

理解ないし即時判断の障害が四例と、また即時記憶の障害が四例と五〇％以上の出現頻度を示したが、逆に自叙伝例では五〇％以上であった聴覚性気付き亢進ならびに自生空想表象は五〇％未満の頻度しか示さなかった。注目すべきは、初期統合失調症症例では三三・三％以上の高頻度の出現を示しつつも、自叙伝例では一例も認められず、出現頻度が〇％の症状であった面前他者に関する注察・被害念慮、漠とした被注察感ないし実体的意識性、緊迫困惑気分／対他緊張の三症状の出現頻度であるが、自叙伝例と同じく、自験例でもこれら三症状は一例も認められず、〇％であった。

なお、初期統合失調症患者における出現頻度が三三・三%未満の他の二〇症状に関してもアスペルガー症候群自験七症例における出現頻度を検討したが、五〇%以上の出現頻度を示したのは体感異常のみであった。

なお、こうした出現頻度の算定において、面前他者に関する注察・被害念慮に関しては症例3に?を施しつつ、これを本症状と同定しなかったことについては特別な注釈を施しておく必要があると思われる。それというのも、先の第五〇回総会の結論の一つである「③症状内容の点において、アスペルガー症候群患者は初期統合失調症患者において高頻度に認められる「緊迫困惑気分／対他緊張とその関連症状」群の三種（緊迫困惑気分／対他緊張、漠とした被注察感ないし実体的意識性、面前他者に関する注察・被害念慮）を欠いており、この点は鑑別診断の上で有用である」に関しては、少なくとも面前他者に関する注察・被害念慮についてはそれを訴えるアスペルガー症候群患者がいるとの疑義が寄せられており、また筆者自身もそうした疑義が生じるのもむべなるかと思う理由があると思うからである。

以下、改めて症例3の症状評価において、筆者が面前他者に関する注察・被害念慮に?を施しつつ、なおそれをその症状とは同定しなかったかについて解説しておこう。

まずは、面前他者に関する注察・被害念慮の定義をこのたび一部変更して呈示するが、それは「周囲に人のいる場所〈注1〉において、人から見られている、あるいは人々から自分のことが悪く言われている〈注2〉と感じられるものであるが、被害妄想とは異なってその確信度は半信半疑であり、またその場では強く確信されたとしても、場を離れるとそれが否定されるというように（〈今信次否〉）〈注3〉、その場かぎりのものである」（「人々が自分のことを悪く言っている」→「人々から自分のことが悪く言われている」と変更）というものであり、文中に施した三つの注が定義の核心部分であり、その理解が十全でないと過包含が起こりかねなくなる箇所である。すなわち、「周囲に人のいる場所」に入れた注1は、対象は面前（周囲）にいる他者一般であって、特定の対象に限られないということ、「人から見られている、あるいは人々から自分のことが悪く言われている」に入れた注2は、「見られている」あるいは「悪く言われている」というようにその体験はあくまでも受動態の体験であり、かつその内容は上記以上に精細化されることはないということ、「その場では強く確信されたとしても、場を離れるとそれが否定されるというように（〝今信次否〟）」に入れた注3は、〝今信次否〟というごとく、その場では確信されるものの、その場を離れると自ら否定するということである。

さて、ここで症例3の質疑応答記録を掲げることにするが、それは以下のようなものであった。

（大学には八日しか行かれなかったということですが、門で人が自分を見ているというような気持ちで？）入れるんですけど、プリントを配る時に、前の人が後ろに回す時に怖かったです。私のことを**気持ち悪いとか、馬鹿にしている**のではないかと思えて。

（目と目が合ったり、授業を受ける時以外に、他人が自分のことを見ていると思ったことはありますか？）しょっちゅうです。中学の三年間でも満員のバスの中の人たちがすれ違うと、私のことを何か言っているのではないかと思ったりしていました。

（新しく大学に入った時、知らない人たちからも見られているように思ったことはありますか？）はい。

（雑踏の中でもありましたか？）ありました。

（今でもありますか？）人ごみの中だと**学生服を着た人たちが怖い**です。

ここで、なにゆえに筆者はこの症例3の陳述を「面前他者に関する注察・被害念慮？」としたのか。それは、上記した本症状の定義の核心部分との照合作業を通して、この陳述を面前他者に関する注察・被害念慮と同定するには以下に述べるように難があり、過包含となりかねないと考えられたからである。というのも、本症例の陳述は、注1に関しては概ね満たすが、「学生服を着た人たちが怖い」と限定化の傾向があり、注2に関しては「気持ち悪いとか、馬鹿にしている」と他者能動的であり、かつ具体性があって、逸脱しており、注3に関してはこの患者は今もって悪く言われたと確信しており、すなわちその場を離れてもかなり確信しているという特徴があり、よってこれも逸脱しているからであった。

筆者が？を施した理由には、上記した定義上の問題点とは別にいま一つあり、それは生活史からの情報であった。というのも、本症例は小学校、中学校〜高校（中高一貫制）を通じて、たえずイジメを受け、そのことを苦に本格的な自殺企図をくりかえし行い、いまも友人と呼べる者は一人もいなく、歳の近い妹との間にも絶えず一方的な緊張感を抱いており、結果として自宅閉居という不適応の状態にあるが、そうした生活史から他者、ことに同世代ならびに学生に対する恐怖感が常態的に存在しており、先の陳述はその対人的恐怖感の反映と解釈することが可能であると思えたからであった。アスペルガー症候群の患者の中には同様のイジメ体験を受けている患者は多いと思われるが、そうして形成された対人的恐怖感が一見この面前他者に関する注察・被害念慮を思わせる訴えをさせる最大の要因と思われる。

以上、「診断に有用な高頻度初期統合失調症症状」一〇種の有無についてのアスペルガー症候群自験例での

表3　自叙伝と自験例に見る、アスペルガー症候群患者における「診断に有用な高頻度初期統合失調症症状」の有無
（自叙伝例、自験例ともに50%以上あるいは0%の症状を□で囲む）

【自叙伝8症例】	【自験7症例】
1.　自生体験	1.　自生体験
・自生思考	・自生思考
・自生記憶想起	**・自生記憶想起**
・自生空想表象	・自生空想表象
・自生音楽表象（音楽性幻聴）	・自生音楽表象（音楽性幻聴）
2.　気付き亢進	2.　気付き亢進
・聴覚性気付き亢進	・聴覚性気付き亢進
3.　緊迫困惑気分／対他緊張とその関連症状	3.　緊迫困惑気分／対他緊張とその関連症状
・緊迫困惑気分／対他緊張	・緊迫困惑気分／対他緊張
・漠とした被注察感ないし実体的意識性	・漠とした被注察感ないし実体的意識性
・面前他者に関する注察・被害念慮	・面前他者に関する注察・被害念慮
4.　即時的認知の障害	4.　即時的認知の障害
・即時理解ないし即時判断の障害	**・即時理解ないし即時判断の障害**
・即時記憶の障害	・即時記憶の障害
・聴覚の強度増大ないし質的変容	**・体感異常**

ゴチック体：50%以上
（網掛け）：0%

検討結果を示したが、第五〇回総会でのアスペルガー症候群自叙伝例での同様の検討結果を併せ示したものが表3（初期統合失調症患者における出現頻度が三三・三%未満の他の二〇症状のうち五〇%以上の出現頻度を示した症状も併せ記入しておく）である。表3において、ゴチック体が五〇%以上の出現頻度を示した症状、　が〇%の症状であり、左側に自叙伝八症例での検討結果を、右側に自験七症例での検討結果を並べて表示したが、自叙伝例ならびに自験例の双方でともに五〇%以上の出現頻度を示した症状は自生記憶想起と即時理解ないし即時判断の障害の二種、また自叙伝例ならびに自験例の双方でともに〇%の出現頻度、すなわち一例も認められなかった症状は「緊迫困惑気分／対他緊張とその関連症状」群に属する緊迫困惑気分／対他緊張、漠とした被注察感ないし実体的意識性、面前他者に関する注察・被害念慮の三種であった。よって、このことから

はアスペルガー症候群を初期統合失調症から鑑別するにあたって重要な着目点は、「初期統合失調症症状」がありながらも「緊迫困惑気分／対他緊張とその関連症状」群に属する三種の症状は一つもないということである。もちろん、初期統合失調症の中にもこの三種を欠く症例は二一・六％もあるので、三種の症状がなければ即、その症例はアスペルガー症候群と診断できるということではなく、三種の症状のどれか一つでもあれば、その症例がアスペルガー症候群であることはまず否定的であり、その場合は初期統合失調症である可能性が高くなるということである。なお、これら三種のうち、緊迫困惑気分／対他緊張はそれが気分性であるだけに患者自身によってもなかなか言語化されにくく、それをそれとして同定することは比較的困難であること、また面前他者に関する注察・被害念慮は先ほどの症例3の陳述で示したようにアスペルガー症候群ではイジメ体験に基づいて類似の体験が語られやすく誤認、過包含を受けやすいことがあり、それらのことを考慮するならば、これら三種のうちでは漠とした被注察感ないし実体的意識性がもっともわかりやすい症状であり、この症状の有無に着目した方が鑑別診断のためにもっとも適切ということになる（ただし、初期統合失調症においても、この漠とした被注察感ないし実体的意識性の出現頻度は三九・二％であり、逆に言えば六〇・八％の患者には認められないので、この症状がないからと言って、それがアスペルガー症候群の診断に即つながるものではないことは改めて述べるまでもない。あくまでも、この症状が確実にあるならばアスペルガー症候群はまず否定していいということである）。

成人精神科臨床の場でアスペルガー症候群を疑うメルクマールの1としての「緊迫困惑気分／対他緊張とその関連症状（三種）の欠如」の議論は以上に尽きるのであるが、ここで補遺として、緊迫困惑気分／対他緊張

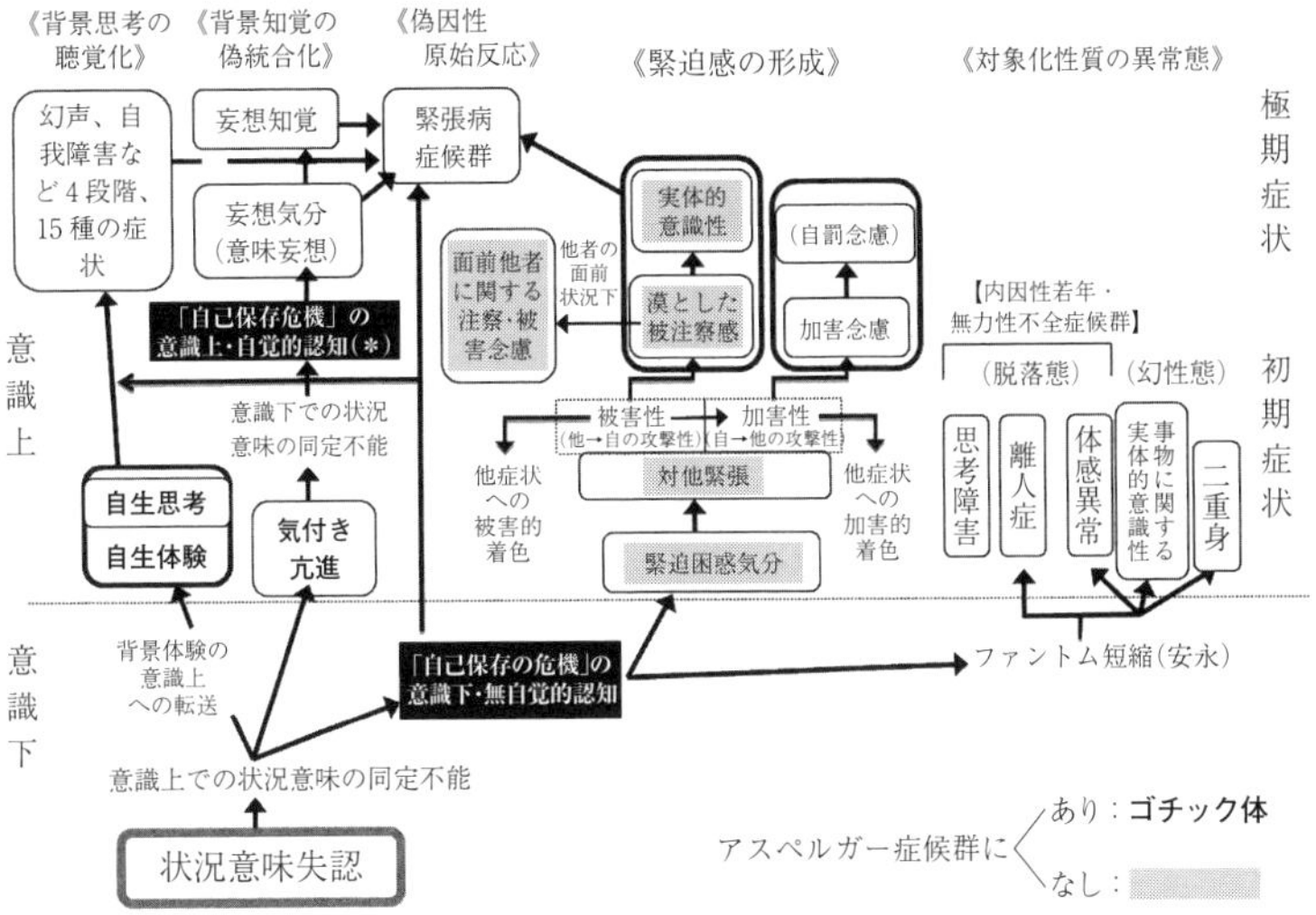

図 1　「状況意味失認−内因反応仮説に基づく統合失調症症状系統樹」上でのアスペルガー症候群に認められる症状と認められない症状

とその関連症状（三種）を欠いているということから導かれるアスペルガー症候群の病態心理についての一示唆を加えておこう。

図1は状況意味失認-内因反応仮説による症状形成過程（統合失調症症状系統樹）[8]上でアスペルガー症候群に認められる症状と認められない症状を示したものである。図中、アスペルガー症候群で頻度高く認められる症状をゴチック体で示し、アスペルガー症候群では一例も認められず、○%の症状を　で示したが、注目すべきは　で示した「緊迫困惑気分／対他緊張とその関連症状」群に含まれる症状の形成には〈「自己保存の危機」の意識下・無自覚的認知〉が関与し、ゴチック体で示した自生思考からその先の幻声や自我障害へと症状が進展するには同じく〈「自己保存の危機」の意識下・無自覚的認知〉が、また気付き亢進から妄想気分、妄想知覚へと症状が進展するには〈「自己保存の危機」の意識上・自覚的認知〉が関与していることである。

統合失調症であるならば、これらの、すなわち〈「自己保存の危機」の意識下／意識上認知〉が生じて症状がさらなる進展を見せるのであるが、アスペルガー症候群ではどういうわけか、自生思考を含む自生体験や気付き亢進で症状形成がストップしてしまうのである。筆者はこうした仮説ならびに事実からは、アスペルガー症候群の症状形成の一部は筆者が統合失調症の病態心理と考えている状況意味失認が関与していること、しかしそれでありながらも統合失調症では生じる〈「自己保存の危機」の意識下／意識上認知〉は生じていないと考えるしかない、すなわちアスペルガー症候群には一つは状況意味失認、今一つは「自己保存の危機」の意識下／意識上認知の不成立という二重の病理があると考えるに至ったのである。

しかるに、この結論にはすぐに訂正を入れる必要がある。というのは、筆者が統合失調症の一次的障害と考えている状況意味失認とは、後々統合失調症を発する人には意識下・自動的認知機構における状況意味認知に生来性の脆弱性ないし易傷性 vulnerability があり、[9] それが基になって生じた「一過性の可逆的失調 transient and reversible dysfunction」が生じたことを意味しているのであるが、アスペルガー症候群の場合には、例えばことばの字義通りの解釈とか、その場の空気が読めないというような障害が、あるいはまた括弧付きの「初期統合失調症症状」が幼少期からあるということからは、状況意味認知の障害は生来的にある「永続的な不可逆的無発達 permanent and irreversible undevelopment」であって、筆者が統合失調症で述べている状況意味失認にはあたらないということである。ここに、アスペルガー症候群においては、状況意味失認（状況意味認知の一過性・可逆的失調）は状況意味認知の永続的・不可逆的無発達と書き改められることになった。加えて、「自己保存の危機」の意識下／意識上認知の不成立という病理についても再考の余地があり、それはたんに「自己保存の危機」の認知がないということではなくて、そもそもアスペルガー症候群の患者には自己保存本

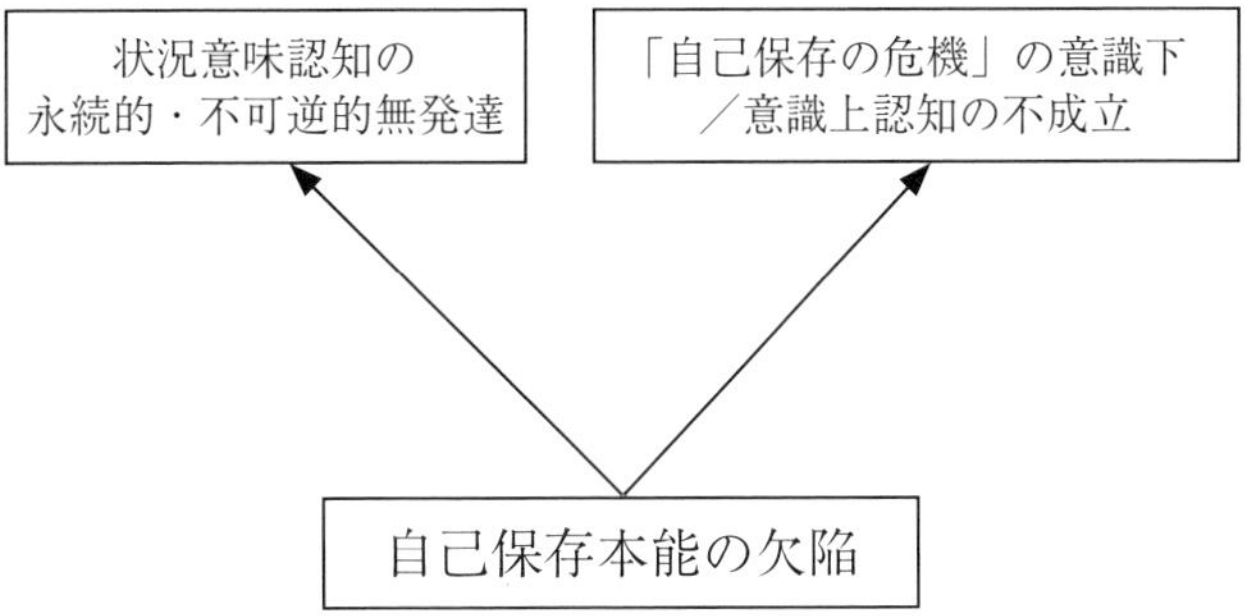

図2　統合失調症の状況意味失認–内因反応仮説との対比から見たアスペルガー症候群の病態心理仮説

能に欠陥があるのではないかという考えが一つの可能性として浮上してきたのである。我々ヒト Homo sapiens も含めて動物には自己保存本能があり、自己保存は生きていくためには至上命令であって、そして自己保存にとっては「その対象はその状況で何を意味するか」という状況意味の認知は必須のものであるが、自己保存本能に欠陥があれば状況意味の認知は発達せず、それがアスペルガー症候群においては状況意味認知の永続的・不可逆的無発達となって現れているのではないかと思われたのである。先に二重の病理と述べたが、以上の議論を通して、図2に示すようにアスペルガー症候群患者には自己保存本能の欠陥という一次性の障害があり、それが一方において状況意味認知の永続的・不可逆的無発達を生み出し、他方において「自己保存の危機」の意識下／意識上認知の不成立を生み出すのではないか、すなわち一つの病理として説明できるのではないかというのがこの項の結論である。かなり大胆な仮説であるが、統合失調症の状況意味失認–内因反応仮説との対比から見れば、こう考えざるをえないのである。

(2) 質疑応答に認められる軽微な思考障害

まずは筆者自身が記したカルテ記録から、アスペルガー症候群自験六症例（症例1～6）の主訴と初診時所見（筆者は初診時所見を1)表出と2)体験・行動症状に分けて記載し、次いで①として診断的考察を、②として当面の治療方針を記載するのを常としている）を引用する（症例7については、初診時に不記載）。なお、後の考察に必要な個所はゴチック体で記しておく。

症例1：三八歳、男性

【主訴】**まとまりがなくなる。訳がわからなくなる。**

【初診時所見】

1)身だしなみや礼容は一応整っている。表情はいささか独特で〝怪訝な〟と表現しえようか。質問の理解は良好。ただし、**単純な質問への応答に際しても、面を下におとしたり、あるいは天井の方を見上げて熟考するなど、etwas manieriert な印象もあり。発言内容は抽象的な言辞や言い回しが多い。**

2)行動プログラミングの障害＊（→困惑：「訳がわからなくなる」）、統合的視覚像の喪失（←視覚性気付き亢進？：「物が遠い」、「ちらばって、どうしようもない」、「つながりがわからない」）、身体精神離人症＊、体感異常＊（喉の閉塞感）、自生記憶想起、自生発話、漠然とした被審査→不適格・疎外感〈小五より〉、面前他者に関する被害念慮、人声に限定されての聴覚性気付き亢進、即時理解の障害＊（「人の声が音になる」）

①独特の抽象的（amorph）な言い回しが多く、なかなか症候学的同定が困難なものもあるが、上記2)で記載したものが同定しえようか？　上記のうち、＊は内因性若年-無力性不全症候群に属するもの。いずれも初期統合失調症の症状といえる。小五（それ以前からあるか？）発病の初期統合失調症。

②Sulpiride で治療を開始する。

症例2：一八歳、男性

【主訴】**物事を知ることができない。**自立できない。社会に出ても務めがはたせないと思う。

【初診時所見】

1)母同伴にて入室する。身だしなみや礼容は一応整っている。若白髪が目立つ。顔色は蒼白く、いわゆる腺病質（細長型）の体型。背筋を伸ばし、両膝を揃え、その上に硬く握りしめた両手を置いており、緊張姿勢（ただし、患者は「緊張」を否定）。表情にも緊張が見て取れるが、生気の乏しさ、くすみが基調としてある。**質問の趣旨は一応理解できているようであるが、応答内容はamorphで（「～ので」、「～のために」というような接続詞の誤用もあり）、なかなかその意味をつかみがたい点が終始あり。**声量は中～小、抑揚はやや乏しい。

2)自己の将来についての不安＊、（＊を一方で訴えながらも）目的の感じられない、生産性に乏しい徘徊的行動、amorphes Denken、自生体験＊＊（小四～：体験内容のうち、自生記憶想起はありそうだが、その他は詳細不明）、音楽性幻聴（高一～）＊＊、即時理解の障害＊＊、即時記憶の障害＊＊

①＊＊は初期統合失調症症状であるが、2)記載の症状が高一の頃より潜勢的に発現してきており、破瓜型統合失調症の初期とみなしたい。

②向精神薬服用に対して若干の抵抗あり。下記処方（ドグマチール（50）1T、アキネトン（1）1T／1×v.d.S.）で開始する。

症例３：二六歳、女性

【主訴】人が怖い、**人付き合いの方法がまったくわからない**（一二歳時より）。衝動的に死にたくなる（一八歳時より）。

【初診時所見】

1)母とともに入室する。礼容は一応整っている。普段着、髪はややぱさついており、手入れが不十分。また化粧もしておらず。若い女性としては身だしなみを気にかけている様子ではない。正対して座り、やや前屈姿勢で顔を挙げているので、顎をやや突き出す感じの姿態。瞬目は少なく、そのためやや驚いたような印象を受けるが、他方終始、ややしまりのない笑顔を浮かべており弛緩した印象。繰り返しの自殺念慮・企図という精神内界と乖離した感じを受ける。理解は良好、応答はすぐに始めるが、**質問の核心に焦点化することにいささか欠け、やや断片的か**。やや急いた喋り方。緩急抑揚はあり。

2)自殺念慮、頻回の自殺企図、前面他者に関する注察・被害念慮?、自生記憶想起（過去のいじめ）→自殺衝動と憎しみ、聴覚性気付き亢進

①症候学的にはいくつかの初期統合失調症症状はありそう。ことに、過去のいじめに関する自生記憶想起（誘発性もある）が活発なようで、それによる自殺衝動が自殺企図の原因か？　ただし、表情はいささか弛緩しており、軽度の欠陥統合失調症という感じ。初期統合失調症の疑診とする。

②Sulpirideを処方してみる。

症例４：二七歳、男性

【主訴】**誰とでもコミュニケーションがとれない。**神経がすり減らされている。

【初診時所見】

1)父、母とともに入室（父母は背後に控え、患者がもっぱら応答する）。礼容は保たれており、身だしなみも整っているが、頭髪はややペタッとした感じか。正対して座り、面を挙げており、視線を合わせることは十分。瞬目は少なく、表情にはやや緊張が見られ、少し硬いか？　質問の理解は一応良好と思われるが、**話していくうちに質問内容を忘れて尋ね返すこと一回、またそうではなくても、求められた答えに到達しないこともある。**声量は中、緩急抑揚はある。

2)即時理解の障害＊、思路構成の障害＊、自生記憶想起、音楽性幻聴、聴覚性気付き亢進、体感異常?、被害的自己関係づけ（聴覚性気付き亢進に関連して）、妄想着想（来歴否認）、全身性の tremor、けいれん発作の既往

①離人症は認めないが、独特の思考障害（＊）ならびに体感異常からなる不全型の内因性若年-無力性不全症候群があり、それを含む初期統合失調症症状スペクトラムを認める。加えて、被害的自己関係づけや妄想着想があって、初期段階を経て極期へと進んだ統合失調症とみるのがもっとも妥当か？　ただし、定型的な幻覚妄想状態は示しておらず、確定もしがたい。先行して、けいれん発作（間代発作は確実、強直間代発作か?）、その強直間代発作が例えば側頭葉てんかんによるがごとく二次性のものとすると、てんかん精神病も一応鑑別診断の対象となろう。Tremor は全身性であり、rigidity はなく、抗パーキンソン薬が大量に使われていても強いとなると、薬剤誘発性パーキンソニズムではなく、本態性振戦の可能性もある。

②まず脳波を検査する。

症例5：二八歳、男性

【主訴】**対人関係**、無気力など。

【初診時所見】

1)在学している○○大学カウンセリングセンターの臨床心理士が同伴来院し、まず単独で入ってきて説明。その後、患者、母が入室し、三人で同席面接をする。これといった挨拶はなく、少し頭を下げる程度。それなりの身なりをしているが、身だしなみは不十分で髪が少し乱れている。生気に乏しい、いささかくすんだ表情。笑顔は少し見られるが、若干弛みもあるか。年齢に比してやや幼い印象。特徴的なのは、質問の理解はほぼ良好と思われるのに、**応答を始めるにそのスピードはのろく、また冗語も多く、思考過程が緩徐と思われることである。**声量中、抑揚にやや乏しいきらいがある。

2)感情鈍麻（感）、対人的距離がつかめない、即時記憶も含めて記銘力の低下、自生記憶想起?、自生音楽表象、聴覚性気付き亢進、注察念慮?、全般に内省力低下、意欲低下

①緩徐な情意減弱の進行あり。初期統合失調症症状もあるが、内省力が弱いのか、特定度は低く、また少なくとも前景には立っていないので、初期統合失調症とも呼べず。統合失調症（単純型）と診断する。

②少量のSulpirideから。

症例6：二四歳、女性

【主訴】一日のうちで一回はスイッチの切れたような状態になって、**話しの内容を理解できなくなったり、自分でも話すことができなくなる**（心配なこととか気になることがあるわけではない）。小学生の頃からあったが、とくにここ一年くらいが目立ってきた。

【初診時所見】

1)母とともに来院。比較的整った顔立ち。身だしなみは整っているが化粧はしていない。軽く会釈する程度の挨拶。全体に茫乎とした表情であるが、少し戸惑ったような印象もある。正対して座り、面を挙げ、背筋も伸ばしているか？　当方と視線を合わせはするが、ことに応答しようと考えている際に、視線を、時には顔を右あるいは左上方へ向けたり、下方におとしたりする（何かを見ているわけではない）。それが頻繁。質問の理解は良好と思われるが、応答に際しては上記のごとく視線をあちこちにやって、答え始めるまでに間があく。また、応答は断片的となる。声量中〜小。抑揚あり。

2)〈以下のごときエピソード：持続は一〜数時間〉「他人の会話が聞き取れない」（「早回しのような」、「ぐにゃぐにゃ」、「モザイクをかけたような」、「アイウエオ段はわかるが、ア行、カ行等の音がわからない〈母音は判別できるが、子音の区別が不能なのか？〉」）、「話せなくなる」（話す文章はわかっているが、接続詞等が抜けて単語の連続のようになる）、（見ることに関しては）「焦点が合わなくなって全体を見る（その際に眠気：睡眠発作？）」、出眠期睡眠麻痺（時に）、脱力発作（？：情動が関与しているか不明）、記憶の時間的オリエンテーションの障害（内容は覚えているが、昨日のことか今日のことか不分明）、「他人の体験を自分のことのように思う」：自他境界の不分明

①上記のエピソードは当初、即時理解の障害、思路構成の障害と思いきや、実際は上記のごとくであり、否

表4　質疑応答に認められた軽微な思考障害

	症例 1	症例 2	症例 3	症例 4	症例 5	症例 6
表出	単純な質問への応答に際しても、面を下におとしたり、あるいは天井の方を見上げて熟考するなど、etwas manieriertな印象もあり。発言内容は抽象的な言辞や言い回しが多い。	質問の趣旨は一応理解できているようであるが、応答内容はamorphで(「～ので」、「～のために」というような接続詞の誤用もあり)、なかなかその意味をつかみがたい点が終始あり。	質問の核心に焦点化することにいささか欠け、やや断片的か。	話していくうちに質問内容を忘れて尋ね返すこと1回、またそうではなくても、求められた答えに到達しないこともある。	応答を始めるに、そのスピードはのろく、また冗語も多く、思考過程が緩徐と思われる。	ことに応答しようと考えている際に、視線を、時には顔を右あるいは左上方へ向けたり、下方におとしたりする(何かを見ているわけではない)。それが頻繁。〈中略〉応答に際しては上記のごとく視線をあちこちにやって、答え始めるまでに間があく。また、応答は断片的となる。

定。他の初期統合失調症症状もすべて否定。感覚／運動両面にわたる言語機能のepisodischな障害か？　そのほか、ナルコレプシーのごとき訴えもあり。また時間や自他についての境界不分明な体験もあり。診断は保留とする。

②CT：negative study、EEG：W.N.L.とのこと。症状からは側頭葉、間脳あたりの問題か？（精神発作、とりわけ失語発作としては持続時間が長い）

以上、アスペルガー症候群自験六症例の主訴ならびに初診時所見についての筆者自身のカルテ記載を示したが、初診時所見のうちの1)、すなわち表出の項のゴチック体で示した部分を一覧表にしたのが表4である。一概にまとめることは困難であるが、これらはいずれも軽微なものながら、広く思考障害と呼ばれるものである。筆者はこの軽微な思考障害もまた、初期統合失調症とアスペルガー症候群との鑑別診断において、アスペルガー症候群を疑うに足るメルクマールと考えるのであるが、このことに対しては「アスペルガー症候群に軽微な思考障害が存在するのは事実だとしても、それは決して初期統合失調症との鑑別には有用とは言えないのではないか。なんとなれば初期統合失調症といえども統合失調症である以上、思考障害は認められるはずだから」との疑義が呈されようかと思う。しかし、「統合失調症である以上、思考障害は認められる」という、こうした先入観は初期統合失調症の場合には決してあてはまらない、すなわち実際に多数例を観察しても初期統合失調症の場合には思考障害はほとんど認められることはなく、もしそれがあるならば、少なくとも一度は過去に極期の状態像を呈したことがあるのではないか、あるいは筆者が症例2や症例5に与えた誤診のごとく、破瓜型や単純型のような潜勢性–進行（–情意減弱）型統合失調症と考えられて、初期統合失調症との診断に疑いが挟まれるものであるからである。アスペルガー症候群には面接時の質疑応答においてすでに、統合失調症の思考障害かと見まがうような、軽微な思考障害が見て取れるということ、これは児童精神科医にとっては常識的なことかも知れないが、成人精神科医である筆者にとっては初期統合失調症との鑑別診断を通して学び得た、極めて印象深い出来事の一つであった。

(3)　苦悩の在処としての「為し難さ」

アスペルガー症候群を疑ういま一つのメルクマールは、苦悩の在処としての「為し難さ」である。ここに「為し難さ」とは社会的営為の困難という意味であるが、このことは広汎性発達障害の臨床に携わる児童精神科医にとっては言わずもがなのことかもしれない。しかし、初期統合失調症の臨床に打ち込んできた筆者にとっては日々の臨床の中で感じている初期統合失調症患者の苦悩の在処とはあまりにも違い、それとの対比の上で一層際立ったものと感じられるものであり、これも両者を鑑別する一つのメルクマールになろうかと思う。

①初期統合失調症患者の「在り辛さ」

それでは、「為し難さ」と対比される初期統合失調症患者の苦悩の在処とは何か。それは「在り辛さ」、すなわち生命的存在の辛苦であるが、このことは初期統合失調症の臨床を始めて間もない頃から感知されていたもので、筆者はこれをかつてある論文に[4]「筆者は初期分裂病の患者を診察していて、折々その患者が、向こうに落ちれば死にいたり、こちらに落ちれば回復するとでも譬えられるような細い塀の上を引きつった顔をしてよろよろと歩いているというイメージに襲われることがある」と記したことがある（ここに「死にいたり」とは端的には自殺であるが、この「在り辛さ」はストレートに自殺に繋がるもので、こうしたイメージに襲われつつ行う初期統合失調症の臨床ははなはだ疲れるものである）。以下に既報の論文を引用する形で詳述するが、この「在り辛さ」は後に述べるアスペルガー症候群患者の「為し難さ」と違って、決して主訴となることはなく、患者からも明確に言語化して表現されることも少ないものであって、治療者の方で鋭敏に感知していくものである。

まずは、緊迫困惑気分（何かが差し迫っているようで緊張を要するものの、何故そんな気持ちになるのかわからなくて戸惑っているというような、緊迫感の自生とそれに対する困惑からなる気分）が初期統合失調症患者にとっては最大の苦衷であることを示すが、この緊迫困惑気分という症状概念に達した契機を筆者は次のように記している。

緊迫困惑気分という用語はそれを四主徴の一つに数え上げたことに示されるように症状名であって、筆者はその気分性はあくまでも患者のものと考えているのであるが、しかし筆者は初期分裂病臨床の当初からそう認識していたわけではなく、当初感知しえていたものは初期分裂病患者に対した際に我知らず心内・身内に生じてくる自らの緊迫感であり、またその病態をどう理解すればいいのか、患者にどう対応していいのかわからないことから生じてくる自らの困惑感であった。しかもそれは自覚的な認識ではなく、無自覚的な感知の類いのものであった。そして、自らに生じた緊迫と困惑を感知から認識に転じ、次いでそれが患者の有する気分性から生じたものとして患者に投げ返したもの（「緊迫」、「困惑」という同じ用語を用いながらも、その内容は患者のそれと筆者のそれとではもちろん異なるものである）が緊迫困惑気分という症状概念であり、〈後略〉(3)。

次いで、緊迫困惑気分が表出されたものとしての「張りつめ／くすみ」に関してである。上記の引用で筆者が緊迫困惑気分という症状概念に到達したそもそもの出発点は「自覚的な認識ではなく、無自覚的な感知の類いのものであった」と述べておいたが、その「無自覚的な感知」はどこから得られたのかを論じたのが、次の一節である。

筆者がここで到達した初期分裂病患者に特徴的な表出とは「張りつめ／くすみ」というものである。ここにおいて「張りつめ」とは定かな理由なく内的に促迫されて抱く緊迫の感であり、また「くすみ」とは生彩さに欠け、消耗しつくしたというような疲弊の印象であるが、重要なことはその両者を／でつないで「張りつめ／くすみ」（「緊迫／疲弊」ともいいえよう）と表現したように、たんに「張りつめ」のみが、あるいは「くすみ」のみがあるのではなく、両者が併存し、「張りつめ」が「くすみ」を際立たせ、逆に「くすみ」が「張りつめ」を強調するような構造となっ

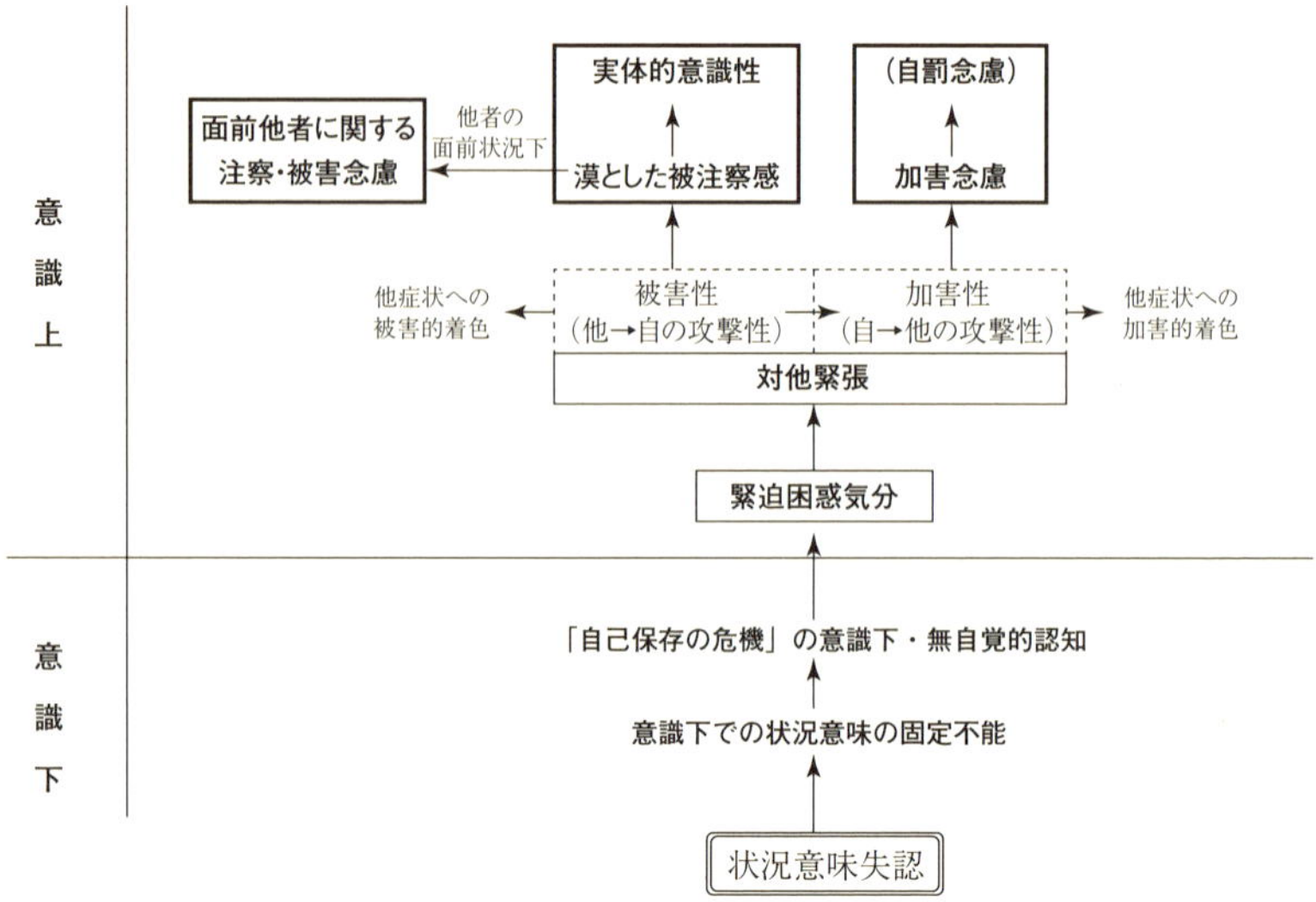

図3　〈緊迫感の形成〉における症状形成過程

ていることである（筆者が居住まいを正さざるをえないような粛然たる思いに駆られるのは、この両者の併存にあるのであろう[5]）。

それでは、「在り辛さ」はいったいいかなるものによってもたらされるのか、少し理論的なことを記しておく。図3は図1に示した「状況意味失認–内因反応仮説に基づく統合失調症症状系統樹」の一部である〈緊迫感の形成〉における症状形成過程であるが、筆者がこれを呈示するのは、初期統合失調症患者にとって最大の苦衷である、ここで問題にしている緊迫困惑気分の原基に、状況意味失認に基づく〈「自己保存の危機」の意識下・無自覚的認知〉があることを示さんがためである（自己保存の危機にカギ括弧を付しているのは、実際にはそういう危機はないにもかかわらず、患者の心内において、いわば偽りの危機が生じていることを示しているが、こうした認識が確かに患者の心内で生じていることは、例えば偽因性原始反応と看做される緊張病性興奮と緊張病性昏迷、これらは真の生命的危機を原因とする運動暴発と擬死反射の相同物であるが、そうしたものが統合失調症において生じることによっても傍証されている。(2) ここに、この〈「自己保存の危機」の認知〉があるがゆえに緊迫感が生じ、かつそれが意識下のものであって自覚され得ないものであるだけに困惑が生じて、緊迫困惑気分という気分性が醸成されるのであるが、逆に述べれば緊迫困惑気分の原基に〈「自己保存の危機」の認知〉があるがゆえに初期統合失調症患者の辛さ苦しさは「生きるか死ぬか」、より正確には「助かるか殺されるか」という生命的存在のレベルにある、すなわち生命的存在の辛苦であると思われるのである。

それでは、こうした生命的存在の辛苦に襲われている初期統合失調症患者に対してわれわれ治療者はどのように接するべきか。「するべき」というよりも、筆者には「そうならざるをえない」と思われるが、それを筆者は「居住まいを正し、粛然たる態度で臨む」と表現している。ここでは、治療者が「そうならざるをえない」所以を、改めて緊迫困惑気分を別の観点から論じた一節を引用することで述べておきたい。

患者の緊迫感はまずもって患者に面前する治療者の心内・身内に生じる緊迫感として、あるいは患者と治療者で構成される場の緊迫感として治療者に感知されるが、この緊迫感がいかような性質をおびたものなのか、ここではその内実を今少し明らかにすることにする。明らかにするといっても、「私にはそう感じられる」というものであるにすぎないが、その緊迫感は〝何かよくわからないが、居住まいを正さざるをえない〟という性質のものであり、どこか〝粛然たる思い〟を抱かせる類いのものである。面前する他者に与える、こうした影響を表現し、かつそれが患者の気分性に発するものとして患者に投げ返せば、それは「居住まいを正させる緊迫感」とでも表現しえようか。この

〝感じ〟を一層よくわかろうとするには、幻覚妄想状態あるいはより明瞭には緊張病状態の患者に接した時に治療者に感じられる緊迫感と対比してみればよかろう。筆者には後者は「危急に備えさせる緊迫感」と感じられ、それを受けて筆者の側にはどこか〝対峙する構え〟が生まれるようである。「居住まいを正させる緊迫感」、〝粛然たる思い〟vs.「危急に備えさせる緊迫感」、〝対峙する構え〟という対比が成り立つのであるが、その印象のよってきたるところを解釈するならば、前者は人間存在としての実存的不安にさらされている他者の危機を眼前にしてのものであり、後者は動物存在としての生命的恐怖に襲われている自らの危機を予兆してのもののようである（誤解を避けるため後者に関して付言するが、「動物存在としての生命的恐怖に襲われている」のはまず患者であり、それが患者の中に外界に対峙する姿勢をもたらすゆえ、治療者の側にも一方で治療者でありながら、どこかしら対峙の姿勢が喚起されるものと思われる[3]）。

以上、初期統合失調症患者の苦悩の在処としての「在り辛さ」を説明したが、付言するならば、このような「在り辛さ」を抱いている初期統合失調症患者との面接の場は、われわれ治療者が患者の辛さ苦しさをそれとして理解し、共感を示していくかぎり、〝打てば響く〟ような「二人して一つの場を共有している」感を抱かせるものである。

②アスペルガー症候群患者の「為し難さ」

代わって、アスペルガー症候群患者の「為し難さ」、すなわち社会的営為の困難について述べる。筆者がこの「為し難さ」を感じてきたのは、平均して六年四ヵ月にもなる初診以後の長期経過の中で、その都度その都

表5　アスペルガー症候群患者の主訴に見られる「為し難さ」(社会的営為の困難)

	症例1	症例2	症例3	症例4	症例5	症例6
主訴	まとまりがなくなる。訳がわからなくなる。	物事を知ることができない。	人付き合いの方法がまったくわからない。	誰とでもコミュニケーションがとれない。	対人関係	話しの内容を理解できなくなったり、自分でも話すことができなくなる。
主訴に関わる質問に答えて	買い物の時の身繕い、仕事時のまとめ、帰宅後の儀式の際に「物をこぼしてワァーっと広がっちゃった、訳のわからない感じ」になる。	(困っていることは？)人生において物事を知らないということ、知ることが出来ないということです。(具体的には？)人の輪の中でもルールがあるのと同じで、何ものにも変えがたいものがあると思うんですけど、そういうものを知りたい。	小学生くらいからクラスメートとの付き合い方がまったくわからなくて、対人トラブルが多かった。集団生活が苦痛で苦痛でしかたがなかった。いつも浮いている感じだった。‘どうして、人と普通に接することができないのか’と必死に悩んできた。	誰もがなんですけど、あることをないって言ったり、ないことをあるって言ったり、真逆のことを言うんです。立前と本音があるっていうことを理解できていなかったんです。	どれぐらいの仲の人に対して、どういうことをするのか、距離の取り方がわからない。無理にやっていいのかという気もする。	(人の話していることがわからなくなる？)聞き取れなかったり、気付かなかったりする。早口みたいになって、理解が…。(同時に話せなくなる？)まったく話せなかったり、単語だけだったり、接続詞が入ってなかったり、スラスラ出なかったり。
「為し難さ」の内実	何らかの行為にあたっての手順の混乱とそれによる恐慌	生活上のさまざまな事柄がわからない	他人との付き合い方のわからなさ、集団生活の苦痛	言語的コミュニケーションにおける字義通りの解釈、他人の心の立前と本音の混乱	対人的距離の取り方のわからなさ	

度の生活上の出来事ごとについての患者の訴えを聴いていく中で感知してきたものであるが、その「為し難さ」はすでに初診時の主訴の中に表現されていたものであった。その主訴であるが、表5は前項に掲げた自験六症例の主訴のうちゴチック体で記した部分とそれについて尋ねて得られた患者の応答を一覧表にしたものである。振り返ってみれば、主訴の一部にこの「為し難さ」がすでに表現されており、またそれに対して筆者は質問していながらも、型通りに終わったというべきか、筆者はそれを軽視していたということになる。

症例1の主訴は「まとまりがなくなる。訳がわからなくなる」で、それに関わる質問に答えて患者は「買い物の時の身繕い、仕事時のまとめ、帰宅後の儀式の際に『物をこぼしてワァーっと広がっちゃった、訳のわからない感じ』になる」と、何らかの行為、と言ってもそれは身繕いのような簡単な行為であるが、それらを行うにあたっての手順の混乱とそれによる恐慌を述べていた。症例2の主訴は「物事を知ることができない」で、それに関わる質問に答えて患者は「(困っていることは?) 人生において物事を知らないということ、知ることが出来ないということです。(具体的には?) 人の輪の中でもルールがあるのと同じで、何ものにも変えがたいものがあると思うんですけど、そういうものを知りたい」と、この患者の応答は極めてamorphでなかなか意味を掴みがたいものであったが、生活していく上でのさまざまな事柄がわからない旨を述べていた。症例3の主訴は「人付き合いの方法がまったくわからない」で、それに関わる質問に答えて患者は「小学生くらいからクラスメートとの付き合い方がまったくわからなくて、対人トラブルが多かった。集団生活が苦痛で苦痛でしかたがなかった。いつも浮いている感じだった。〝どうして、人と普通に接することができないのか〟と必死に悩んできた」と、もっぱら他人との付き合い方のわからなさ、それに基づくと思われる集団生活の苦痛を述べていた。症例4の主訴は「誰とでもコミュニケーションがとれない」で、それに関わる質問に答えて患者は「誰もがなんですけど、あることをないって言ったり、ないことをあるって言ったり、真逆のことを言うんです。立前と本音があるっていうことを理解できていなかったんです」と、言語的コミュニケーションにおける字義通りの解釈によると思われる、他人の心の立前と本音の混乱を述べていた。症例5の主訴はただ一言「対人関係」で、それに関わる質問に答えて患者は「どれぐらいの仲の人に対して、どういうことをするのか、距離の取り方がわからない。無理にやっていいのかという気もする」と、対人的距離の取り方のわからなさを述べていた。症例6はepisodischに起こる言語理解ならびに発語不能を述べていて、この症例だけは少なくとも主訴の中には日常生活における「為し難さ」は表明されていなかった。

以上述べたように、ここで述べられている苦悩は広く社会的営為の困難と言いうるものであって、筆者がアスペルガー症候群の苦悩の在処を「為し難さ」と表現した所以である。なお、症例3ではくりかえし自殺が企図されたが、それはこの「為し難さ」ゆえの社会的生活の困難ならびに将来の生活を悲観してのものであって、「在り辛さ」からストレートに実行される初期統合失調症患者の自殺とは違って、ワンクッション置いたもののように思われる。先に、初期統合失調症患者との面接の場は「二人して一つの場を共有している」と述べたが、それとの対比で表現するならば、筆者にとってアスペルガー症候群患者との面接の場は「一つ所に居ながら、二つの、各々固有の場を専有している」であって、どこかしら筆者の触手が彼らの世界に到達しないとの感を受けてしまうものである。

付言するが、こうした苦悩の在処を考慮した治療者のかかわりとしては、初期統合失調症患者の「在り辛さ」には居住まいを正し、粛然たる態度で、苦悩への共感を示すことが必要であり、アスペルガー症候群の「為し難さ」には個々の困難を乗り越えさせるべく、日常的に相談に与ることが必要と思われる。

3　おわりに

おわりにあたって、この症例は初期統合失調症か、それともアスペルガー症候群かとの疑問を抱いた際の着目点のまとめを箇条書きにして示しておきたい。ささやかな結論ではあるが、成人精神科臨床の場でアスペルガー症候群の疑いを抱く時に一つの参考になれば幸いである。

「初期統合失調症症状」が存在する。しかるにアスペルガー症候群では、

①緊迫困惑気分／対他緊張とその関連症状（三種）が欠如している（ある場合にはアスペルガー症候群は否定的で、初期統合失調症が疑われる。ない場合にはアスペルガー症候群と初期統合失調症の両方の可能性がある）。

②質疑応答において軽微な思考障害が認められる（初期統合失調症の場合は原則的にはない）。

③患者の苦悩の在処は「為し難さ」〈社会的営為の困難〉にある（初期統合失調症の場合は「在り辛さ」〈生命的存在の辛苦〉にある）。

文　献

（1）中安信夫：『初期分裂病』。東京、星和書店、一九九〇。

（2）中安信夫：緊張病症候群の成因論的定義—偽因性原始反応として。中井久夫編：『分裂病の精神病理と治療3』、東京、星和書店、一—二八、一九九一。**（前々書第七章）**

（3）中安信夫：緊迫困惑気分／居住まいを正させる緊迫感—初期分裂病治療の標的について。精神科治療学、八：一一六一—一一六七、一九九三。**（前々書第一〇章）**

（4）中安信夫：緊迫困惑気分に潜む加害・自罰性—分裂病初期状態における自殺に関連して。中安信夫編：『分裂病の精神病理と治療8　治療の展開』、東京、星和書店、一八三—二一一、一九九七。**（前々書第一四章）**

（5）中安信夫：張りつめ／くすみ—初期分裂病を疑う表出について。精神科治療学、一七：一二一七—一二三〇、二〇〇二。**（前書第一六章）**

（6）中安信夫、村上靖彦編：『初期分裂病―分裂病の顕在発症予防をめざして（思春期青年期ケース研究10）』。東京、岩崎学術出版社、二〇〇四。
（7）中安信夫：初期統合失調症 vs.アスペルガー症候群―「初期統合失調症症状」に焦点化して。児童青年精神医学とその近接領域、五一、三二五―三三四、二〇一〇。
（8）中安信夫：アスペルガー症候群患者の自叙伝に見られる「初期統合失調症症状」。中安信夫：『続 統合失調症症候学―精神症候学の復権を求めて』、東京、星和書店、四九九―五四二、二〇一〇。**（前書第二〇章）**
（9）中安信夫：意識下・自動的認知機構における状況意味認知の可逆的易傷性―病態心理レベルでみた統合失調症の内因。臨床精神医学、四〇：一〇二一―一〇三〇、二〇一一。**（本書第三章）**
（10）杉山登志郎：自閉症に見られた特異な記憶想起現象―自閉症の time slip 現象。精神経学雑誌、九六：二八一―二九七、一九九四。
（11）杉山登志郎：アスペルガー症候群の現在。そだちの科学、五（一〇）：九―二一、二〇〇五。

（児童青年精神医学とその近接領域、五三：二四八―二六四、二〇一二）

第九章　遅発パラフレニーにおける妄想とそれへの対処についての一示唆

――妄想が展開する場所の限局性と住所地からの引き離し――

抄録

統合失調症（妄想型）との鑑別診断という観点から遅発パラフレニーの妄想を検討し、遅発パラフレニーにおいては妄想が展開する場所は限局性（住所地限局的）であって、その点で広範性（生活圏広範的）である統合失調症（妄想型）と対比をなしているという結論を得た。この結論からは、住所地からの引き離しが遅発パラフレニーの妄想への対処法として浮かび上がってきたが、これまでの遅発パラフレニーの本邦報告例の検討を通してその有効性が確認された。

1　はじめに

遅発パラフレニー（late paraphrenia）とは一九五五年に、Roth[13]が論文「老年期精神障害の自然経過」のなかで老年期精神障害の一つのカテゴリーとして報告したものであって、大略次の三点に要約されるものである。

（1）定義：人格と感情反応がよく保たれたなかで、幻聴はあるにせよないにせよ、高度に体系化した偏執妄想をもつ患者群（ここに偏執妄想〈paranoid delusion〉とは、小野江[12]によれば「アングロサクソンとくにイギリスでよく用いられる表現で、確信の揺るがない真性妄想を指し、内容の規定はない」とのこと）。

（2）発病年齢：そのほとんどが六〇歳以降である。

（3）名称：その臨床像が Kraepelin E により記載されたパラフレニー（Paraphrenie）と多くの類似点を有するがゆえに遅発パラフレニーと命名された。

その後、Roth は Kay との共同研究[5]でこの遅発パラフレニーの病因論を探求し、次の結論を得た。

（4）危険因子：女性、独身、社会的孤立、難聴、脳の器質的病変、病前性格異常

さて、この遅発パラフレニーの概念はその提唱以来、多くの批判にさらされてきたが、その要点を述べるならば、まずはすでに Mayer[9] による予後研究によって統合失調症（妄想型）と区別できないとしてその独立性が否定されたパラフレニー概念に拠っていることであり、パラフレニーが否定されている以上、遅発パラフレニーという名称も不適切であること、ひいては名称だけでなく、その疾患論的位置づけに関しても、それは初老期・老年期に発した統合失調症、すなわち遅発統合失調症（late-onset schizophrenia）とみなすべきものではないかというものである（これらの批判を受けて Roth 自身も遅発パラフレニーを「老年期の統合失調症の表現型」としている[5]）。そして今現在は、こうした議論を継承するかたちでＤＳＭ－５には遅発パラフレニーも、またパラフレニーという用語もなく、またＩＣＤ－10では妄想性障害の項に「〈含〉：（遅発性）パラフレニー」の記載があるのみである。

以上、遅発パラフレニーの概念とそれへの批判を要約したが、その疾患論的独立性があるか否かはともかく

として、筆者はそれが一つの臨床単位としては有用であると考える立場に立っており、その有用性の一証左として遅発パラフレニーにおける妄想の鑑別診断上の特徴とそれへの対処のあり方を、統合失調症（妄想型）における妄想と対比しつつ述べてみたいと思う。

2　症例

本節では筆者が最近経験した遅発パラフレニーの一例と、対比のためにやはり筆者が最近経験した統合失調症（妄想型）の一例を挙げ、次節における比較検討の資料としたい。

〈症例1〉五六歳、女性、栄養士、診断：遅発パラフレニー

●主訴

なし（同伴した夫と弟によれば「一年くらい前から被害妄想がある」とのことである）。

●生活史・遺伝負因・既往歴

三人同胞の第一子、長女であり、妹、弟がいる。両親は健在で、実家に弟夫婦と同居している。患者は大学家政学部を卒業し、栄養士として病院で七年間働いたのち、現夫と結婚し、二子をなす。家婦として家事、育児に専念していたが、二子が成人し独立した数年前から自宅近くの病院の栄養課でパート勤務している。精神疾患の遺伝負因はなく、既往歴としては一四年前に甲状腺機能亢進症で二年間施療を受けた（現在は甲状腺機

能正常）以外は特記すべきことなし。

●現病歴

X－一年ごろより、以下の発言がみられた。

・家が泥棒に入られている。斜め裏に住んでいるA家の奥さん。いろんな物がなくなるが戻される場合もある。たとえば外の倉庫に入れていたストーブが一階の納戸に入っていたり、パスポートが盗られて、また戻されている。そのほかにもブラウスやセーターなど自分がプールに行っていて留守にしていたり、夫が二階でパソコンをやっているときなどに。（窃盗の現場を見たことは？）それはない。私がそう感じた。ご主人の姿は見かけることはあるが、奥さんは避けていると思う。この一年間、見たことはない。

・だれか不明であるが（近所で女の子どもがいる人が）、私の顔の仮面をかぶって私になりすましている。その仮面はiPS細胞を使って作ったもの。

・以前勤めたことのある病院の◯◯さんがAさんに通じている。いま勤めている病院にはヤクザがいる。△△という人。

この人たちは皆つるんでいて仲間である。各病院に潜り込んでいる。単に物を盗るだけでなく、私や家族を追い込んでいる。最初のころから電話機や携帯電話、腕時計に盗聴器が仕込まれている。このことでこれまで二回警察に行ったことがある。自分は病気ではなく、薬も飲まない。

以上のことで、X年九月、夫と弟同伴のうえで原病院（以下、当院）に初診した。

●精神的現在症

1）表出

夫、弟とともに入室する。ボストンバッグや紙袋など手に持ちきれないほどの荷物を持っているが、病院駐車場に止めてある自動車にはそれ以上の荷物（夫によれば、貴重品や高価な衣類のほかに、日常雑貨もあるとのこと）を入れてきたとのことである。念入りに化粧をしており、華やかな服装で装飾品も身につけるなど、身だしなみは十分すぎるほどに整っている。弟は職務上当方の知己であるが、弟が世話になっている旨の丁重な挨拶もするなど礼容は整い、笑顔で応対する。病識はなく、夫、弟に促されての渋々の受診であったとのことであるが、面接には素直に応じる。質問への理解はよく、即座に流暢に応答する。

2)体験・行動症状

妄想着想／被害妄想（「被害」の内容は物盗られや自己偽者）、体系化の傾向あり。

①診断的考察

一年前（五五歳時）の発病まで、妻として、また二子の母として家婦をこなし、また栄養士として勤めるなど、社会生活にはまったく問題が認められなかった人。近隣の人を迫害対象とする、いささか体系化の傾向のある物盗られ妄想が主たる病像であり（幻聴の存在は否定的）、社会的孤立、難聴、内閉的性格などの危険因子はなに一つ認められないが、遅発パラフレニーが疑われる。

②当面の治療方針

病識はまったくなく、服薬は拒否する。服薬について家族に説得するよう伝える。

●初診後の経過

初診から三週間後の再診時（遠方のため三週間ごとの来院）に、「できれば飲みたくない」と渋々ながらも夫、弟、妹の強い説得に応じるかたちで服薬を了承し、以後三年間、現在に至るまで定期的通院と服薬を行ってきている。薬物療法としては当初リスペリドン（risperidone）を一mg／日から始め、漸増してX＋一年一月には九mg／日にまで増量するも、これといった明らかな改善は認められず。この間「昼間はA家の奥さん、夜は男二人（見たわけではないが、そう感じる）が忍び入ってくる。心配なので夜は午前二時まで起きていて、結果的に起床が一〇～一一時になっている」「合鍵を作られているので、ドアのノブに紐を張って、ドアを開ければ音が鳴るようにその紐に傘などいろいろな物を吊している」「盗られたら困る物は袋に入れて、それを紐で体につないだりしている」等の〝防犯対策〟をとり、通院時には相変わらず大量の荷物（普段履きのスリッパも）を車に積み込んだり（「（当院の）駐車場に置いておくのは安心です」とのこと）、X年一二月にはA家に押しかけ、警察に通報される事件を起こすなど、物盗られ妄想は持続し、「iPS細胞で作った、私の顔のお面をつけた偽物がいる」と、自分の偽者がいるという、いうならば自己偽者妄想も続いていた。リスペリドンは無効と判断し、X＋一年三月からはハロペリドール（haloperidol）への置換を始め、漸増して六月からは九mg／日とし、これをX＋三年八月現在まで維持している。ハロペリドールへの置換を開始し始めるとすぐに、上記の紐に吊す物の数が減り、通院の際に車に積み込む荷物や診察室へ持参する荷物の量が減り、またそれまでは夫が留守番をしていても自宅を短時間でも離れることを嫌がっていたのが、月のうち一週間～一〇日は実家へ単身で帰るようになり（夫は自宅で留守番）、「実家だと、また病院へ来ると落ち着き、安心しておられる」と述べるようになった。一時期は空に向かってにこにこと手を振る、また腕時計に口をつけてなにか喋るという行動が認められたが（その理由を尋ねても笑って口を濁すだけであるが、後者は「電話機や携帯、腕時計に盗聴器が仕込まれている」という陳述に相応する行動と判断される）、それも一時期のことで現在は消失している。なお、現在はドアノブに物をつけることはなくなり、また通院時の荷物は減り、診察室にもハンドバッグ一つで入室できるようにはなっており、実家へ戻った際には美容院へ行ったり、同窓会へ出席したり、デパートへ買い物に行ったりしている。しかし、自宅では買い物やゴミ出しも夫にしてもらい、近所への外出すらもできるかぎり控えているとのことであり、軽快はしているもののいまだ物盗られ妄想は持続しており、病識は欠如したままである。なお、通院時の表出は一貫して初診時と変わることはなく、常に身だしなみは整い、笑顔で応対している。なお、頭部ＣＴでは脳室・脳溝の軽度拡大が認められた。

〈症例２〉 四一歳、女性、薬剤師、診断：統合失調症（妄想型）

●主訴

なし（勤務先からの業務命令というかたちで受診）

●生活史

三人同胞の第一子、長女であり、妹、弟がいる。サラリーマンを退職した父と母が実家で暮らし、患者はマンションで一人暮らしをしている。大学薬学部を卒業し、卒業後は現在の製薬会社に勤務するまで五つの会社や調剤薬局に勤務した。おのおのの勤務日数は順に三年、六・五年、一・五年、一・七年、三・三年であり、最近の六～七年は在勤年数が短く、また転職時におのおの一年間の無職の時期をはさんでいる。

●現病歴

Ｘ－一年四月に某製薬会社に入職し、支店営業所でＭＲ（医薬情報担当者）として働くようになった。入職当時から営業所内で「振動障害」を感じていたとのことであるが、それが一二月からひどくなり、本社営業部へ異動となったＸ年四月になって二度にわたってＡ４用紙六枚ならびに九枚に及ぶ訴状を直属の上司である課長宛に提出することとなった。それによれば、振動はたとえば「ブーンという、比較的波長の長い、低音で激しい」ものであったり、「クックッ、クックッという早いリズム」であったりとさまざまであって、疲労・不快感型、眠気型、うつ病型、障害者型、連想型、船酔い型、殺意型の七種がある。そして、その名称のとおりに自分を操作するものであるが、なによりも問題なのは「振動を発生させ、頭の中で思いつくことを言おうとする前に伝えることができる」ことであり、結果として同じ職場で働く同僚の心の内の本音を聞かされる、また逆に自分の考えが自然に同僚に伝わってしまい、人間関係をおかしくさせられることだと言う。またそれ以外にも数々の「隠れ悪さ」をされていると言う。

同伴した課長によれば、前の職場である支店営業所長に患者の言動を問い合わせたところ、「コーヒーショップでコーヒーを買って飲んだが、その中になにか入れられたようだ」「最近、職場にいても足下が寒い。同僚のBが床下に冷房を仕掛けている」「ペン先が潰れていたが、Bがやったにちがいない」（その他、引き出しに入れていた菓子が砕けていた、シャープペンシルがなくなったなど、諸々）等々の発言がこの四か月来頻繁にあり（これが患者の言う「隠れ悪さ」）、時にBに食ってかかったり、Bの背広を引き裂くなどの行動があったとの報告を受けたとのことである。以上のことから、精神科受診を勧め、当初患者は拒否したものの、受診しない限りは出社差し止めという措置をとると告げて、このたび（X年五月初旬）の初診に至ったという。なお、勤務態度は真面目で欠勤はなく、職務上の能力は高いとの評価である。

なお、上記の「振動障害」と「隠れ悪さ」は職場に限らず、自宅、実家、飲食店、宿泊施設、街角、通勤途上でもあり（通勤電車の中では「知らない人が近づいてくる」）、そのために自宅近くの警察署にも相談に行き、「振動障害」による脳の障害を確認するために脳外科を受診し、CT、MRIの検査を受けたとのことである。

●精神的現在症

1)表出

直属上司である課長が同伴して来院。化粧はごく薄く装身具も身につけていないが、スーツ姿で身だしなみは整っている。背筋を伸ばして正対し、いささか緊張した表情ながら軽く笑顔も浮かべており、全般にめりはりのある応対態度である。当方宛てに書いたというA4用紙二枚の「報告、相談内容」を手渡し、そのコピーを見ながら逐一説明しようとし、途中で「これはあとでゆっくり読ませてもらいます」と遮るも、なおも一方的に話し続ける。質問への理解は良好であり、応答もすぐに戻る。声量はいささか大である。

2)体験・行動症状

物理的侵害妄想(「振動障害」)、幻声と考想伝播(患者は「振動障害」によると判断している)、種々の妄想知覚/被害妄想。以上の症状は一塊となって妄想体系をなしている。

①診断的考察

約一年前の四〇歳時という中年期発病、必ずしも系統立ってはいないが体系化されつつある妄想、完全な病識欠如、思考弛緩・感情鈍麻・意欲減退等の陰性症状はいっさい認められないという点からは、パラノイアないし統合失調症(妄想型)が疑われるが、幻声と考想伝播があり、病的体験は職場に限らず自宅や実家、その他のあらゆる場所で生じており、その点で統合失調症(妄想型)がより強く疑われる。

②当面の治療方針

まったく病識がないために病名告知ないし病状説明のうえでの処方は困難と判断し、患者の主張である「脳への影響を見てみましょう」と述べて行った頭部CTにて透明中隔腔が見いだされたことを取り上げて、「それが振動に対してあなたを過敏にさせているかもしれない。その過敏性を抑える脳庇護薬があります」と述べてオランザピン（olanzapine）二・五mg／日を処方する。患者は同伴した課長に向かって社内にある根本的原因に対処してほしいと主張するが、「振動が少しでも感じなくなるなら」と、とりあえず服薬することを了承する。

●初診後の経過

オランザピンの服薬によってすぐに軽快が認められ始めたものの、二か月後のX年七月には「振動を感じることは減ってきてはいるが、加害者はおとがめなしで、被害者である自分だけがこうして治療を受けなければならないのは理不尽であるし、これでは根本的解決にならない」と言って通院・服薬拒否を宣言し、服薬を促す当方に対して興奮して激しく攻撃するようになってきた。ここに至って、統合失調症（妄想型）との病名告知を行い、両親同伴の来院（患者は同伴はおろか、連絡することも拒否していた）のもと受診継続しないかぎり解雇されかねないと通告することとなった。患者は怒って退席し、以後通院・服薬を中断したが、その後両親に対して会社からの行状説明と当方からの病状説明を電話で行い、それに基づく両親からの受診説得、ならびに患者自身がセカンドオピニオンを求めて一〇か所近くの病医院にかかり、いずれでも統合失調症ないし妄想性障害との診断を受けたとのことで、通院中断後一か月にして再度渋々ながら両親同伴のもと受診することとなった。さきのオランザピンの処方が、「振動障害」という物理的侵害妄想を減じたことは確かであるが、逆に易怒性を高めたとの判断に基づいて、再通院時にはリスペリドン（漸増していく方針を伝えたうえで初回量は三mg／日）へと処方変更し、あわせて三か月の休職を指示した。この際、患者が「リスペリドンは以前に（その際は語られなかったが、のちに一〇年前と判明）服用し、無月経になった」と漏らし、父母もそれを否定せず、よって発病時期はおおよそ三〇歳時と修正された。以後父母同伴で二週間ごとの通院と漸次増量したリスペリドンの服薬（最終的には六㎎／日）は励行され、物理的侵害妄想をはじめとする諸種の病的体験は急速に消褪した。休職期間満了の三か月後には復職し、復職後九か月を経た現在、服薬下において症状は完全に消失し（ただし、かつての病状に対する、いわゆる〝病識の発現〟はない）、職務も通常どおりにこなしている。なお、頭部CTでは、上記した透明中隔腔のほかに、軽度の脳溝拡大がとくに頭頂部で認められた。

3　妄想が展開する場所に関する遅発パラフレニーと統合失調症（妄想型）との差異

⑴　遅発パラフレニーでは近隣の特定の個別的他者を妄想対象とする

独身、社会的孤立、難聴等の危険因子もなく、発病年齢も五五歳とやや若年ながら、筆者が症例1を遅発パラフレニーと診断したのは、発病は夫や弟、また妹や父母にとっては晴天の霹靂のごとくであってその年齢に至るまで生活史上の問題はいっさいなく（すなわち五五歳での初発）、また状態像は「斜め裏に住んでいるA家の奥さん」という近隣の特定の個別的他者を妄想対象とする妄想状態であったからである。

いま筆者は妄想対象は「近隣の特定の個別的他者」であると述べたが、このことは遅発パラフレニーの研究史上早くから指摘されており、Roth も編集に加わった、一時期のイギリス精神医学を代表する教科書であったマイヤー－グロスの『Clinical Psychiatry』[14]において、Roth 自身が Late paraphrenia の項で「近くに住む人々について関係念慮を抱く。友人、親戚、隣人が患者の疑念の対象となる」と述べており、また現代のイギリスの代表的精神医学教科書である『(Shorter) Oxford Textbook of Psychiatry』(三版〈一九九六年[2]〉と四版〈二〇〇一年[3]〉)の Schizophrenia-like and paranoid states in the elderly の項では「妄想はほとんどが被害妄想であるが、それは人生早期の妄想型統合失調症のそれに比して、通常はありふれたものであって限局されたものである。(中略)隣人が患者を殺そうと謀っているとか、貞操を疑っているとかと訴えることが多い」と記載されている。そしてそれと対比して、統合失調症〈妄想型〉の妄想例として「KGBあるいはCIA(三版)〈地球外生物(四版)〉による陰謀と断言する」という例が挙げられている(三版の「KGBあるいはCIA」ならまだしも「地球外生物」となるとこれは破瓜型の妄想対象であって、対比をなしていない)。

(2) 近隣の特定の個別的他者(遅発パラフレニー) vs. 超越的他者(統合失調症)

さて、この「近隣の特定の個別的他者」を妄想対象とするのはたしかに遅発パラフレニーの妄想の特徴なのであり、この点では統合失調症の妄想知覚／被害妄想や幻声に現れる他者が「超越的他者」であることと対比をなしている。ここに「超越的他者」(村上[10])とは、表面上に現れている現実の個別的他者の背後に存在する、どこまでたどっても不明・未具体的にとどまらざるを得ない他者であって、「他性」「無人称的他者」とも呼ばれるものである。この指摘はわが国の精神病理学が打ち立てた金字塔であるが、この超越的他者論の深化を図った拙稿[11]の結論を一部修正して以下に掲げる。

(i) 統合失調症に現れる超越的他者の起源には二種を区別することができる。一つは意識下・自動的精神機能としての「非自我」であり、それはいわゆる自我障害や幻声において顕現する。また、二つ目は〈自己保存の危機〉という認識によって招来される「外敵」であり、それは妄想知覚やまなざし意識性において顕現する。

（ii）直接的起源を異にするとはいえ、こうした二種の超越的他者はともに状況意味失認という統合失調症の一次的障害から必然的に導かれるものである。ただし、必然的に導かれるとはいっても、それらは状況意味失認によってもたらされる二次的障害の一側面ないし一結果であり、あくまでも派生物にすぎない。したがって、他の論者のように、その概念をもって統合失調症の本質理解の手がかりとすることはできない。

（iii）患者の体験レベルにおいては、本質論としての超越的他者は必ずしも超越的他者性を実際上あらわにするとは限らず、時には個別的他者の様相に終始する場合もあり、また初期症状の体験においては緊迫困惑気分／対他緊張、漠とした被注察感ないし実体的意識性、面前他者に関する注察・被害念慮の三症状を除いては超越的他者も個別的他者も現れない。したがって、〈超越的他者の出現〉を臨床診断のメルクマールとする限り、多くの統合失調症症状が非統合失調症性とされかねず、診断は困難となる。

(3)　妄想が展開する場所の限局性と広範性

このように「近隣の特定の個別的他者」vs.「超越的他者」が遅発パラフレニーの妄想と統合失調症のそれとの本質的差異と思われるが、しかしながら実際の臨床上はこれを見分けることは必ずしも容易ではない。というのも、この「超越的他者」は「患者の体験レベルにおいては、本質論としての超越的他者は必ずしも超越的他者性を実際上あらわにするとは限らず、時には個別的他者の様相に終始する場合もあり」との筆者の上記（iii）の結論にもあるように、体験の実際においては個別的他者の装いをまとって現れるからであり、事実、遅発パラフレニーとの対比を目的として例示しておいた、前節の統合失調症（妄想型）の症例2においても、被害妄想の妄想対象は病初期においては職場の同僚、ことにBという同僚にほぼ限定されていたからである。となると、遅発パラフレニーにおいては妄想対象は「近隣の特定の個別的他者」であるという指摘は、統合失調症（妄想型）との鑑別診断上は必ずしも有益なものとはいえないことになる。ということで、筆者がここで注目したのは妄想が展開する場所の限局性／広範性であり、この点を改めて症例1と症例2を対比することで検討してみることにする。

筆者が遅発パラフレニーと診断した症例1では物盗られ妄想が主であるが、それは自宅に限局されたものであって、自宅においては「昼間はA家の奥さん、夜は男二人（見たわけではないが、そう感じる）が忍び入ってくる」と家宅侵入・盗難を確信し、それに応じて「心配なので夜は午前二時まで起きていて、結果的に起床が一〇～一一時になっている」「合鍵を作られているので、ドアのノブに紐を張って、ドアを開ければ音が鳴るようにその紐に傘などいろいろな物を吊るしている」「盗られたら困る物は袋に入れて、それを紐で体につないだりしている」などの種々の〝防犯対策〟をとっており、また通院に際しては留守中（夫が運転する車に同乗してくるので、自宅は留守になる）に物が盗られたら困るということで大量の家財を車に積み込んで、いわば自宅から避難させるのであるが、当院や実家においては傍線のように「（当院の）駐車場に置いておくのは安心です」「実家だと、また病院へ来ると落ち着き、安心しておられる」と述べているように物盗られ妄想は出現しないのである（ただし、駐車場に停めた車から家財の一部を診察室に運び込む点――「盗られるから」ではなく「側に置いておいたほうが安心なんです」――や実家に帰った際に戸締まりに気をつけるよう両親に注意する点は、当院においても実家においても物盗られ妄想が若干ながら発現することを示唆しているが、その程度はごく軽微である）。

他方、統合失調症（妄想型）と診断された症例2の妄想は患者が「振動障害」と称する物理的侵害妄想と「隠れ悪さ」と称する種々の妄想知覚／被害妄想であるが、これらは「職場に限らず、自宅、実家、飲食店、宿泊施設、街角、通勤途上でもあり」、それに対して職場では上司に訴状を提出し、自宅では近くの警察署に相談に行くなどの行動を伴っており、すなわち生活圏のあらゆる場所において広範に生じているのである。この、妄想が展開する場所の広範性は、さきに引用した超越的他者論の拙稿の結論（ⅰ）で述べたように、統合失調症の妄想において出現する超越的他者とは状況意味失認に基づく〈自己保存の危機〉という危機意識が必然的に招来する「外敵」であり、患者のなかに状況意味失認が内在している以上、あらゆる場所におけるあらゆる個別的他者にその「外敵」との印象が投影され、刻印されるからであって、広範となるのも宜なるかな、なのである。

以上、症例1の妄想と症例2における妄想が展開する場所を対比して述べたが、その限局性と広範性が遅発パラフレニーと統合失調症（妄想型）とを鑑別診断するうえでの指標となるのである。

なお、本稿においてはこの結論は上記のわずか一例ずつの対比から得られた結論であるが、これらはあくまでも示説例として呈示したのであって、これまでに筆者が経験した少なからぬ遅発パラフレニーの症例と、一方これは多くの統合失調症（妄想型）の症例の対比からも肯定されるのである。

(4) 場所の限局性に焦点をあてた、遅発パラフレニーの妄想への対処法

遅発パラフレニーにおいて妄想が展開する場所が限局性であるということ、より具体的にいえば自宅ないし住所地に限られるということからは、患者を住所地から他の場所へ移すこと（住所地からの引き離し）がその

対処法として有効なのではなかろうかという考えが浮かび上がってくる。ここに、治療法ではなく、あくまでも「対処法」と述べたのは、それが遅発パラフレニーそのものを治癒させるとは考えられず、あくまでも妄想に伴う、時には自殺にも至ってしまうほどの苦悩だけは消失ないし軽減させうるのではなかろうかと考えられるからである。

こうした観点から、筆者はこれまでわが国で報告された遅発パラフレニーの症例報告[1、4、6-8、12、15]のうち、入院、施設入所、実家への帰宅等々、一時的であれ病期の最中の住所地からの引き離しによる患者の病状変化（ほとんどの症例で薬物治療が行われているが、ここでは薬物治療の効果発現以前の、ただの引き離しの効果だけを慎重に評価した）を調査してみることにした。これは、引き離し効果を検証することになるとともに、もしも引き離しが有効であるとするならば、すでに前項の結論として述べておいた、遅発パラフレニーの妄想が展開する場所は限局性であるという結論を他の症例で確認することにもなる。筆者が収集し得た遅発パラフレニーの本邦報告例はさきの自験例を含めて一一例であったが、そのうち引き離しは八例（入院五例、実家一例、高齢者ケアハウス入所一例、寮母室一例）で認められていた。この八例を、古茶ら[6]によって二大別された慢性妄想型と幻覚・妄想型ごとに引き離し効果を消失、軽減、不変の三種に分けて検討して得られた結果が表1であるが、慢性妄想型では消失が二例、軽減が一例であり、幻覚・妄想型では消失が二例、軽減が一例、不変が二例であった。上記した筆者の自験例は慢性妄想型であり実家での生活で消失していたこと、ならびに慢性妄想型は近隣の特定の個別的他者を妄想対象とするものである以上、住所地から引き離すことは即、妄想対象から遠く離れさせることになるわけで、したがって引き離しが有効であろうと推測することは容易であり、事実そうであったのであるが、筆者が驚いたことは活発な幻覚（多くは幻聴）を伴う幻覚・妄想型すらも消失が二例、軽

表1　臨床亜型（慢性妄想型，幻覚・妄想型）と住所地からの引き離し効果との関連性

	慢性妄想型	幻覚・妄想型	計
引き離し効果			
消失	2例[a]	2例[b]	4例
軽減	1　[c]	1　[d]	2
不変		2　[e]	2

[a]古茶ら[6]：入院，本稿の症例1：実家
[b]萩生田ら[4]の症例2：寮母部屋，古茶[8]：娘宅・入院
[c]船山[1]：高齢者ケアハウス入所
[d]萩生田ら[4]の症例1：入院
[e]内田ら[15]：入院，古茶[7]：入院（レビー小体病か？）
（著者名，文献番号ないし症例番号に続く「：」のあとは引き離した場所を示す）

減が一例あったことである（不変は二例であるが、うち一例は著者の古茶(7)によりレビー小体病の初期病像をみている可能性があると指摘されており、診断が疑問視されている症例である）。

上記の結果は、患者を住所地から他の場所へと移すこと、すなわち引き離しが遅発パラフレニーの妄想への対処法としておおむね有効であることを示すとともに（引き離したとしても、新しい住所地でまた新たな妄想対象を獲得するのではないか、そうとすればそれは益のない試みではないかという懸念が当然のように浮かび上がるが、実際に新たな妄想対象を獲得したのは上記八例のうち内田ら(15)の症例のみであった）、遅発パラフレニーにおいては妄想が展開する場所が住所地に限局されているという、さきの筆者の自験例から得られた結論を確認するものであった。以上をまとめるならば、遅発パラフレニーの妄想は住所地限局的であるがゆえに、住所地からの引き離しが妄想を消失・軽減させるものと思われる。

なお、型を問わず病的体験が消失した四例のうち三例、軽減した二例はともに、それまで単身生活をしていた者であり、したがって引き離し効果にはそれまで病的体験が展開していた場所を離れたことではなく、他人と同居したこと（入院・施設入所も含めて）による社会的

孤立状況の解消があずかっているのではないかという議論があり得ようが、多くの症例で妄想の消失・軽減は引き離し後すぐであって、同居者との親しい関係が構築される以前であることからは、やはり引き離しこそが有効なのであると判断せざるを得ないのである。

4　おわりに

統合失調症（妄想型）との鑑別診断という観点から遅発パラフレニーの妄想を検討し、遅発パラフレニーにおいては妄想が展開する場所は限局性（住所地限局的）であって、その点で広範性（生活圏広範的）である統合失調症（妄想型）と対比をなしているという結論を得た。この結論からは、住所地からの引き離しが遅発パラフレニーの妄想への対処法として浮かび上がってきたが、これまでの遅発パラフレニーの本邦報告例の検討を通してその有効性が確認された。

文　献

（1）船山道隆：遅発パラフレニー。中安信夫編：『統合失調症とその関連病態：ベッドサイドプラクティス』、二二八―二三三、星和書店、東京、二〇一二。
（2）Gelder, M., Gath, D., Mayou, R. et al.: Oxford Textbook of Psychiatry. 3rd ed., 530-531, Oxford U.P., Oxford, 1996.
（3）Gelder, M., Mayou, R., Cowen, P.: Shorter Oxford Textbook of Psychiatry. 4th ed., 632-633, Oxford U.P., Oxford,

2001.
（4）荻生田・丹生谷・晃代、芦刈伊世子、浅井昌弘：聴覚障害と遅発性パラフレニア。老年精神医学雑誌、九：七八三―七八九、一九九八。
（5）Kay, D.W.K., Roth, M.: Environmental and hereditary factors in the schizophrenia of old age（"late paraphrenia"）and their bearing on the general causation in schizophrenia. J. Ment. Sci., 107 : 649-686, 1961.
（6）古茶大樹、濱田秀泊：遅発分裂病。松下正明総編集：『臨床精神医学講座3 精神分裂病Ⅱ』、中山書店、東京、一一三―一三〇、一九九七。
（7）古茶大樹：遅発パラフレニーと接触欠損パラノイド。鹿島晴雄、古城慶子、古茶大樹、針間博彦ほか編：『妄想の臨床』、新興医学出版社、東京、三七〇―三七七、二〇一三。
（8）古茶大樹：高齢者の妄想性疾患。臨床精神医学、四二：四五―四八、二〇一三。
（9）Mayer, W.: Über paraphrene Psychosen. Z. ges. Neurol. Psychiat., 71 : 187-206, 1921.
（10）村上靖彦：自己と他者の病理学：思春期妄想症と分裂病。湯浅修一編：『分裂病の精神病理7』、東京大学出版会、東京、七一―九七、一九七八。
（11）中安信夫：内なる「非自我」と外なる「外敵」―分裂病症状に見られる「他者」の起源について。湯浅修一編：『分裂病の精神病理と治療2』、星和書店、東京、一六一―一八九、一九八九。**（前々書第六章）**
（12）小野江正頼：遅発パラフレニー。濱田秀泊、古茶大樹編著、慶應義塾大学精神病理研究グループ著：『メランコリー：人生後半期の妄想性障害』、弘文堂、東京、一二五―一三六、二〇〇八。
（13）Roth, M.: The natural history of mental disorder in old age. J. Ment. Sci., 101 : 281-290, 1955.
（14）Slater, E., Roth, M.: Clinical Psychiatry. 3rd ed., Baillière, Tindall & Cassell, London, 1969.
（15）内田裕之、濱田秀泊：難聴と遅発性パラフレニア。老年精神医学雑誌、一一：六一五―六一九、二〇〇〇。

（老年精神医学雑誌 二五：一一〇五―一一一三、二〇一四）

第Ⅱ部　精神科臨床のあり方

第Ⅱ部解説

この第Ⅱ部「精神科臨床のあり方」は、本書の副題を「精神科臨床のあり方：批判と提言」としたように本書の中心を成すものである。このテーマに関しては前書『続　統合失調症症候学—精神症候学の復権を求めて』（二〇一〇）の第Ⅱ部「初期統合失調症論の現在」でも一部触れているが、本書の序でも記したように、最近になってこのテーマでの執筆が多くなったのは、筆者が近年の操作的診断学や治療アルゴリズムの隆盛の中で精神科臨床は本来いかにあるべきかを強く自覚し、それを若い方々に伝えておく必要を感じてきたからである。「初診時診察」、「患者への接し方」、「診断面接」、「診立て」、「診断保留」、「誤診」、「状態像診断」という、精神科臨床の基本中の基本とも言えることを七編の論文にして書き綴ったが、ＤＳＭのみが精神科診断と思われている向きには是非読んでもらいたい部である。また成書『精神科臨床を始める人のために—精神科臨床診断の方法』（二〇〇七）も併せ読んでいただければ幸いである。

第一〇章「初診時診察で私が心掛けていること」は第一四回日本外来臨床精神医学会（二〇一四、二、一六）におけるシンポジウム「初診時診察で行うこと」で行った「ですます体」の口演をそのままに収載したものである。この学会の会員は主として精神科クリニックを開業なさっておられる方々であり、筆者はこの会に属しているわけではないが大学病院で外来精神科医として勤務し続けてきた筆者には親近感があり、加えてこのシンポジウムを企画され、司会をされたのが兄事してきた市橋秀夫先生（市橋クリニック）であったこともあってお引き受けした次第であった。常日頃ほとんど意識せずに行なっていることを文章に直しただけのものであるが、自分の臨床のあり方を再認する良い機会が与えられたと感謝している。前々日に降った、勤務地の群馬では珍しい大雪に閉じ込められて病院へ二泊し、会場であった東京医科歯科大学へやっとのこと辿り着いたことも、またその会の後に市橋先生が一席を設けてくださり、ワインを傾けながら「良い講演だったよ」とお褒めいただいたことも良い思い出として残っている。

第一一章「統合失調症患者への私の接し方―『自己保存の危機』を鍵概念として」は、「精神療法」第三六巻六号（二〇一〇）の特集「精神病理学と精神療法―精神病理は精神療法に寄与するか」において統合失調症の項を担当するように求められて執筆したものである。筆者は統合失調症は脳の病、ひいては身体の病であり、この点において身体療法に比肩しうるほどの独立した精神療法はありえないと考えており、したがってタイトルにあるように統合失調症患者への「接し方」ないし「精神療法的対応」を病期（初期、極期、後遺期）ごとに、統合失調症の病態心理に関する自説：状況意味失認－内因反応仮説を根底で支えている鍵概念である「自己保存の危機」に関連づけて論じたのである。

第一二章「対談『職人芸を言葉にする…しかし、なお伝えきれぬもの』―初期統合失調症患者の診断面接について」は、「統合失調症を述べあい、考察する」を基本テーマとした雑誌「ＭＡＲＴＡ」

（第八巻二号、二〇一〇）において、卓抜したてんかん学者であると同時に精神病理学にも造詣が深い兼本浩祐先生と行った対談である。ＭＡＲＴＡ編集部から、対談内容は初期統合失調症に関連したものにしてほしい、ついては対談相手は誰にされますかと尋ねられて筆者が指名したのが兼本先生であった。それというのは、症候と脳局在との関連性に詳しい兼本先生ならば、筆者が長年にわたって関心を持ち続けている初期統合失調症症状の責任病巣についてヒントを与えていただけるのではないかと期待したからであった。しかし、実際に対談を始めてみると、その内容はほとんどが初期統合失調症患者の診断面接のあり方に終始したものとなった。タイトルにある「職人芸を言葉にする…しかし、なお伝えきれぬもの」は対談が終わったのちに筆者が付けたものであるが、それは筆者も兼本先生もともに職人という存在に憧れ、それを目指しているからであった。

第一三章「『診立て』とは成因を考慮した病名の暫定的付与であり、それは終わりのない動的なプロセスである―山本周五郎著『赤ひげ診療譚』を取り上げて」は「臨床精神医学」第四三巻二号（二〇一四）の特集「古典的精神病理学から継承すべきこと―ヤスパース、シュナイダーに学ぶ」の一編として著したものである。もともと筆者に与えられたタイトルは「精神医学における『ケースフォーミュレーション』の方法」であったが、その依頼文中にＤＳＭの「ケースフォーミュレーション」はわが国の「診立て」に相当する旨の記載があり、「それは違うだろう！」との思いから、与えられたタイトルではなく「診立て」を主題として書こうと思ったのである。その際に真っ先に脳裏に浮かんだものが、医学生時代に読んでこれこそ医の原点であると感銘を受けていた、江戸時代に実在した小石川療養所を舞台にして貧民の医療に携わる剛直で慈愛に満ちた医長「赤ひげ」の活躍とそこでやむなく働くことになった長崎帰りのエリート青年医師の人間的成長をオムニバス形式で綴った山本周五郎著『赤ひげ診療譚』の中に確か「診立て」という言葉があったはずとの記憶であり、それを論文の序で触れておこうということであった（筆者がこれこそ医の原点であると感銘を受けたいま一書は、イギリス・南ウェールズの田舎の炭鉱町で働き始めた青年医師の軌跡を描いたA．J．クローニン著『城砦』〈一九一九〉である）。そうしたちょっとした思いつきから、もう何度目になるか改めて『赤ひげ診療譚』を読み直してみたのであるが、意外や意外、それまではまったく気づいていなかったが、この小説は全編通じて「診立て」も含めてなまじっかの医学書よりもはるかに優れた臨床指南書である（しかも、精神医学がらみが全八編中三編！）と判断するに至ったのであった。それゆえに、序の中に引用するだけでなく、この論文のすべてを『赤ひげ診療譚』に則って書いたのである。本論文の主旨は長い長いタイトル「『診立て』とは成因を考慮した病名の暫定的付与であり、それは終わりのない動的なプロセスである」に尽きているが、「古典的精神病理学から継承すべきこと—ヤスパース、シュナイダーに学ぶ」という特集名にあるように硬い論考が並ぶ中にあって一編の軟らかい読み物となったのである。筆者としても書いていて楽しく、またこれまで書いた論文の中で十指に数えるほどに満足のいく論文となったが、編集担当者からの「『赤ひげ診療譚』、買いました！」との連絡も読者の反応も然りならばと期待させるものがあって、快い思い出となっている。

第一四章「精神科初診において私が診断を保留する時」は「精神科治療学」第二九巻七号（二〇一四）の特集「初診、初期治療—何を見逃してはならないか」に寄せたものである。筆者に与えられたタイトルは「精神科初期診療における診断の保留」であって、「なぜ診断を急いではいけないか、診断に留保をおいておくことがなぜ重要か」がその依頼の意図であるとのことであった。しかし、筆者の臨床姿勢はその意図とは真逆の「診断を急ぎ、できるだけ診断を保留にしないよう心掛ける」というものであって、それゆえに編集委員会の意図には添いかねるものの、そうした臨床姿勢においてもなお診断を保留とする場合があり、そのことを語って見ようと思って執筆したのが本論文である。筆者は外来のみしかないという、昭和五〇年代の東大精神科外来で初期研修を受けた身であり、今とは違ってその当時は精神科を受診する患者は、迷いに迷った挙句やっと受診するに至った、すぐにでも治療を始めなければならない〝待ったなし〟の状態であることが多く、それゆえに診断保留のまま経過を追うようなことは出来かねて、治療方針の策定を求めて筆者は「診断を急ぎ、できるだけ診断を保留にしないよう心掛ける」という臨床姿勢をとるに至っていたのである。その後も筆者は、初診を終えると診断名、初診時所見、診断的考察、および当面の治療方針を記した頁を表に、主訴と現病歴を記した頁を裏に一枚のコピーにしてファイルに綴じて手元に置き、いつでも参照できるようにしていたが、東大病院でのその記録が一九九二〜二〇〇一年の一〇年間についてはほぼ揃っていたので、それを解析することによってタイトルにある「精神科初診において私が診断を保留する時」を具体的に語ったのである。この作業は診断保留だけでなく、自身の臨床の有り様全般を振り返る良い機会となった。

第一五章「精神科における診断の当否はいかにして検証されるのか—誤診をめぐって」は「こころの科学」二〇一二年七月号の特別企画「誤診」に寄せたものである。ごく短いエッセイであるが、それを収載したのは、「初診時診察」、「患者への接し方」、「診断面接」、「診立て」、「診断保留」と続くこの「第Ⅱ部：精神科臨床のあり方」の一項として、是非「誤診」のことも触れておこうと思ったからである。精神科における誤診の議論の前提として「精神科における診断とはつまるところ疑診にすぎない」と述べておいたが、このことを書き落とすわけにはいかないと考えたのは近年のＤＳＭの流布の中で精神科診断を他科と同様の確定診断と考えている向きが多くおられるからである。この特別企画には敬愛する原田憲一先生もエッセイを寄せられているが、「『疑診』がよい、『疑診』でよい」と記されて、筆者と同様の考えを述べておられたことは心強いかぎりであった。

第一六章「うつ状態の類型診断」は「精神科治療学」第二七巻増刊号（二〇一二）『気分障害の治療ガイドライン（新訂版）』に寄せたものである。もともと与えられたタイトルは「問診・診断の実際」であったが、気分障害に限らず問診が狙いとするのは、そしてそこで診断されるものは疾患ではなく状態像であることを鑑みて、ことにその状態像がうつ状態である場合にはその質を肌理細かく鑑別することが成因を考慮に入れた疾患診断に到達する上で欠かしてはならないことであることを考慮して、本論文ではうつ状態の質的差異を類型化することを試みたのである。「悲哀・制止型うつ状態」、「不安・焦燥型うつ状態」、「憂鬱・煩悶／逃避型うつ状態」、「疲弊・茫然型うつ状態」の四類型を提出したが、状態像名を与えたのは今回が初めてであるものの、筆者の臨床においてはこれらの類型はずっと以前から認識・分別されてきていたのである。

第一〇章　初診時診察で私が心掛けていること

本シンポジウムのテーマ「初診時診察で行うこと」に従いまして、初診時診察で私が心掛けていることを述べます。「心掛けている」とは言いましても、長年にわたって臨床を続けていますと、もはや自動的な振る舞いとなっていいまして一々を意識したものではありませんが、他院から紹介された患者から前医の診察ぶりを聞く機会がありますとその違いを意識させられ、自分の診察の仕方を再認することも多いものです。この機会に振り返ってみることにしますが、自分としては特別な工夫があるわけではなく、きわめてオーソドックスな診察の仕方であると思います。診察の流れに沿って述べます。

⑴　応対に際しては居住まいを正す

私は以前、初期統合失調症患者に対する治療態度として「居住まいを正し、粛然たる態度で患者に臨む」と述べたことがあります。これは、治療上あるいはそれに先立つ診断上、それが必要であるというだけでなく、初期統合失調症患者の緊迫感に満ちた雰囲気（緊迫困惑気分）を前にすると、そうならざるをえないのが実状であったからです。しかし、「粛然たる態度」まではともかく、「居住まいを正す」のはひとり初期統合失調症患者の診察だけでなく、あらゆる精神科初診患者に対して私が取っている態度です。

それは何ゆえか。一つには、自分の意志で（家族など周囲に勧められて渋々来院した患者であっても、診察室に姿を現した以上は受診の意志はあるとみなすべきです）精神科を受診した患者の心の内には、精神科という特殊な科を受診するにあたっての逡巡、その中には苦しさ、辛さから逃れたい、助けてほしいという気持ちがある反面、医師に精神疾患と診断される怖さ、怯えもあるでしょうし、到々精神科の門をくぐる羽目になったのかというやるせなさ、情けなさもあるでしょうが、しかしなおそうした逡巡を乗り越えて精神科にやってくるに至った自分なりの決断があると思うからです（近年は、そうした逡巡や決断もなく、極めてお気軽に受診する者も増えてはいますが）。そうした逡巡と決断に思いを馳せれば、それに応じるには居住まいを正して応対するのが適切である、いや適切であるという以上に、それが医師である以前の、一人の人間として取るべき、ある意味での礼儀であると思うからです。

いま一つには、爾後における「医師─患者関係」を適切に保つためです。この「医師─患者関係」という言葉には注釈を要しますが、私はそれを図1のように「治療を施す者─治療を受ける者」と「一人の人間─一人の人間」という二通りの人間関係を含むものと考えています。それはすなわち、医師は治療を施す者であると同時に一人の人間であり、患者もまた治療を受ける者であると同時に一人の人間であるということです。時に後者の「一人の人間─一人の人間」を強調せんがためか、初診の最初からニコニコとした笑顔で、時にはため口で、必要以上に友好的な振る舞いを見せる医師がいますが、私にはそれは患者に侮辱を与えて怒らせるか、逆に患者を退行させるかのどちらかでしかないと思えます（いつの頃からかはやりだした「患者さま」という言い方も同じ類です）。もちろん前者の「治療を施す者─治療を受ける者」の強調、それがパターナリズムで

治療を施す者—治療を受ける者
1人の人間—1人の人間

図1　医師—患者関係の2側面
（医師の有すべき二重の自己見当識）

しょうが、治療を施す者としての自覚と責任のもとならば、〝由らしむべし知らしむべからず〟というような、ある種の威厳も治療上必要なものと思われます（近年は告知同意 informed consent のゆえか、いくつかの治療法を呈示して患者に選択させるというやり方を取る医師がいると聞きますが、それは私には職務放棄としか思えません）。

以上述べた「居住まいを正す」のは態度だけでなく外形的にも示す必要があると考えています。私はかつて某大学に赴任し病棟医長を務めました時に、それまでのノーネクタイのワイシャツ、時にはティーシャツに白衣をひっかけ、サンダル履きの病棟医の身なりを、白かそれに近い色のワイシャツにネクタイを着用し、革靴かそれに近い踵を覆ったサンダル靴をはき、必ずボタンをとめて白衣を着るように改めさせましたが、私自身もそれを今も励行しています（最近でこそ、真夏には世のクールビズに合わせてネクタイはつけませんが）。それは「居住まいを正す」にあたっての最低限の身なりであると思うがゆえですが、同時に患者から診療に必要な情報を得るにあたっての必要な措置であると考えるからです。「患者の中には大会社の重役もいるぞ。そんな人が、自分の息子と同じ年頃の若造が、医者らしいそれなりの格好でもしていればともかく、サンダル履きでジーパンとティーシャツに白衣をひっかけただけの格好の者に、自分の苦しい胸の内を明かすと思うか！」とよく叱ったものですが、そうした身なり自体が情報をはなから取り難くしている場合もあると思うからです。世間一般の常識にしたがって、医者が医者らしくある最も無難な格好、それがワイシャツにネクタイ着用、革靴、白衣であったのです。

(2) 主訴すなわち患者の苦衷は奈辺にあるかを理解し、またその苦衷の深さに感入し、把握できたと思えば患者にその旨を伝える

主訴とは文字通り「主たる訴え」であり、「今日はどういうことでお出でになりましたか？」という医師の問いかけに患者がまず答えたもの、あるいは最近では問診表に同様の質問が記されていて、そこに患者が書いたものです。面接はこの主訴を中心に据えて、その内実を詳しく尋ね、それがいつ頃から始まり、どのように経過してきたか、なんらかの life event を契機にしたものか否か等々を明らかにするように展開していきますが、そうした面接の全過程を通して、当初こそ言葉通りに、いわば表面的にしか理解できなかった主訴すなわち患者の苦衷を、それが奈辺にあるかを理解し、またその深さに感入して、把握しなければなりません。そしてそれが把握できたと思えるならば、患者が話した言葉を出来るだけ用いつつ平易な表現で「あなたの辛さは○○なのですね」と伝えることが大切です（的が外れ、感入が浅くて、この作業を繰り返すことも多々あります）。ここまでの作業は、もちろん当方が医師である以上、患者の苦衷の在処と深さを正確に知るための知識も技法も必要とされるとしても、先でも述べました「一人の人間―一人の人間」の関係であって、我々は苦衷を訴える人に対して苦衷を聴く人という役割を担っているのです。こうした関係をまずは築くことは、その後の「治療を施す者―治療を受ける者」という、また別の関係を円滑に進めていく上で、決して欠いてはならないことと思います。

以下、患者の主訴を軽視したがゆえの失敗例を一つあげます。

患者は二〇歳の女子大生で、主訴は「自分がここに居る気がしない。頭がボーっとする」というものであり、より詳しく尋ねてみると、「自分がここに居る気がしない」は「頭の中心部で喉の上のあたりが（当初はガンとし、次いで）ボーっとしている」とも表現でき、両者は全く同質のものであるというものでした。患者の表出は私が初期統合失調症に特有と考えている「張りつめ／くすみ」そのものであり、また先の主訴は症候学的には自己精神離人症と体感異常が表裏の形で存在するものであり、両者が別個のものではなく、同じ一つの体験の表裏という点で特殊ではありましたが、体感異常、離人症、思考障害をトリアスとする内因性若年－無力性不全症候群（Glatzel, J. und Huber, G. 1968）のうちの二つであり、その当時、私が内因性若年－無力性不全症候群とは初期統合失調症症状スペクトラムのうちから今述べました三つの症状を抜き出しただけのものという論考に達していたこともありまして、私は診断は初期統合失調症であろうと考えて、以後の面接は代表的な初期統合失調症症状の確認に費やし、予測通りに自生思考、自生記憶想起、自生空想表象、視覚性気付き亢進、音楽性幻聴の存在を聴取しえて、面接の最後に私はこれら五症状の存在を根拠にあげて「神経過敏症（注：初期統合失調症患者に私が伝える偽りの病名）という病気であり、服薬によって軽快するであろう」と患者に告げ、sulpirideを処方して初診を終了したのでした。

診断的予測が的中したという、いわば専門技術者である医師としての満足感に浸っていた私に衝撃を与えましたのは、再診時のはじめ、患者が席につくやいなや発した「神経過敏症と『自分がここに居る気がしない』というのは全く違うんです」という一言でした。その一言を発しただけで後は患者は黙り込んでしまいましたが、それだけにこの一言は患者がぜがひでも治療者に伝えておきたいメッセージであると理解されました。私が理解するところ、そのメッセージとは主訴すなわち苦衷の在処と深さを改めて私に知らしめることと、併せて患者にとってはただあっさりと「邪魔」としか表現されないものであった初期統合失調症症状ばかりを訊いて、絞り出すような声で「苦しい」「辛い」と述べていた「自分がここに居る気がしない」という主訴を取り上げること少なく、苦衷をいわば受け止めてくれない私に対する、口にこそはっきりとは出さないものの抗議であると思われました。そのことが私をして、自らの面接姿勢に、さらには治療者としての自らのあり方に鋭い衝撃を与えたのでした。

(3)　主訴とは別に、状態像を精細に特定するように努めるが、これは表出のつぶさな観察と個々の体験症状ならびに行動症状の同定に基づくものである

今述べましたことは医師―患者関係の一側面である「一人の人間―一人の人間」という関係性のもとでのことですが、それだけであれば我々はたんに良き相談者に留まるのであって、医師であろうとするならばいま一つの側面である「治療を施す者―治療を受ける者」という関係性において、主訴は主訴として大事にすると同時に、それとは別に状態像や疾患を冷徹に診断しなければなりません。言い換えるならば、我々医師は一人の人間であると同時に治療を施す者という二重の自己見当識を有さなければならないと思います。

ここにおいて、治療を施す者としての精神科医に課せられたものは、治療に先立ってまずは診断することですが、これは図2のように第一段階としての状態像診断と第二段階としての疾患診断に分けられます。ここに、状態像診断とは、例えば幻覚妄想状態を取り上げるならば、それは幻覚と妄想のたんなる症状複合ではなく、その他の症状をも含めたすべての体験、不安げで、時に猜疑的、時に敵意を抱いた目付きや表情、硬く閉ざさ

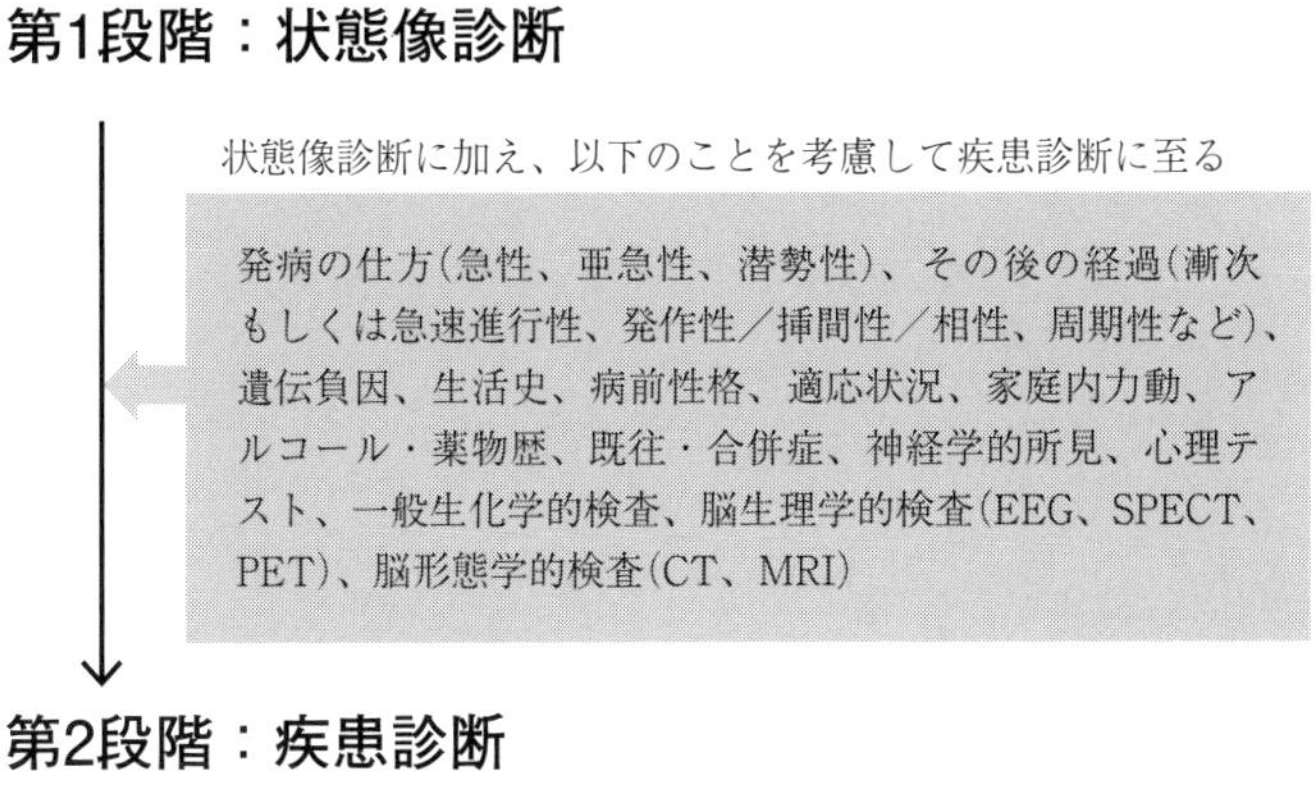
第1段階：状態像診断
状態像診断に加え、以下のことを考慮して疾患診断に至る
発病の仕方(急性、亜急性、潜勢性)、その後の経過(漸次もしくは急速進行性、発作性／挿間性／相性、周期性など)、遺伝負因、生活史、病前性格、適応状況、家庭内力動、アルコール・薬物歴、既往・合併症、神経学的所見、心理テスト、一般生化学的検査、脳生理学的検査(EEG、SPECT、PET)、脳形態学的検査(CT、MRI)
第2段階：疾患診断

図2　精神科臨床における2段階の診断過程

れたような姿態の有り様等のすべての表出、幻覚をまぼろしの知覚ではなく実際の知覚として、妄想を迷妄の想念ではなく事実として考えるゆえに生じるすべての行動、それらを一塊の全体像として表現したものであり、疾患診断とは当該の状態像を示しうる疾患群の中から、発病の仕方やその後の経過、生活史、既往歴、家族歴、病前性格、身体的理学所見、種々の検査所見などを考慮して、もっとも蓋然性が高いと思われる一つの疾患を選択することです。

この二段階のうち要になるのは状態像診断であって、それが第一段階に置かれるのは、第一には、眼前の患者が我々に直接的に示すものは、いうまでもなく疾患そのものでもなく、また個々バラバラの症候でもなく、状態像であるからであり、第二には、図3に示しましたように個々の状態像は複数の、しかし限定された精神疾患でしか見られない、逆に個々の精神疾患は複数の、しかし限定された状態像しか示さないという経験的事実が知られているからであって、ここにおいて状態像を特定することが疾患診断に近づく第一歩であり、逆に状態像の特定を誤ると疾患診断は遠く逸れてしまう危険性があるからであり、第三には、これは少な

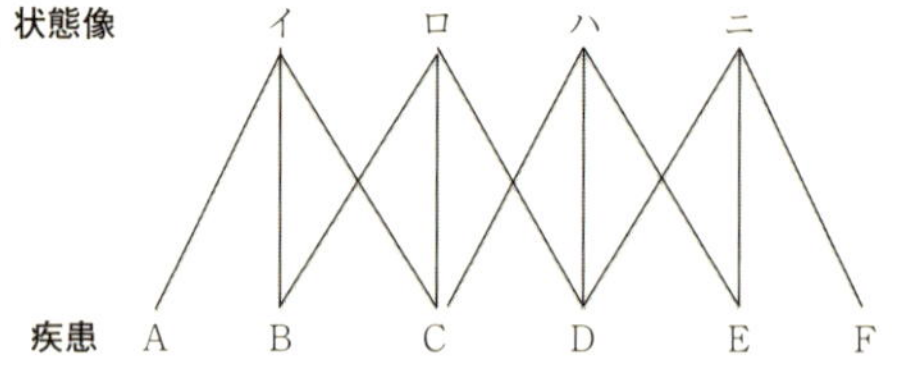

図3　状態像と疾患との対応の模式図（その1）

イという状態像を示すのは疾患A、B、Cのみであり、ニという状態像を示すのは疾患D、E、Fのみであるとすると、イをニと誤診すると疾患診断は遠く逸れてしまうことになる。

くとも現今においてはという留保つきですが、現今の治療技法、ことに薬物療法の多くはいまだ疾患ではなく状態像を治療ターゲットにしたものであって（例えば、抗精神病薬は抗統合失調症薬ではなく、抗幻覚妄想薬ないし抗緊張病症候群薬です）、したがって疾患診断はともかく状態像診断において間違いがなければ当面の治療方針が立つからです。

状態像診断について今一つ付け加えておきますが、それは状態像の特定は出来るだけ精細に行うべきであって、概括的に○○状態と言えるものであっても、さらにそれを区分すべきであるということです。何ゆえか？ それは図4にモデル的に示しましたように、例えば、ただイという状態像と特定するだけであるならば鑑別すべき疾患はA、B、C、D、E、Fと六種があがってくるのですが、これをイ$_1$、イ$_2$、イ$_3$というふうに細別して特定しますと、各々の状態像ごとに鑑別すべき疾患は二種でしかなく、より容易に疾患診断に到達できるからです。

いま示しましたモデルの、実際の臨床への適用として表した一例が、表1の「うつ状態の類型、『うつ』の慣用分類、ならびに身体的治療の対応」です。改めて述べるまでもありませんが、うつ状態はきわめてありふれた状態像であって、その点では精神科臨床のαですが、一方でその成因は内因、外因、心因とさまざまで、その診分けによっては治療法を大きく異にするもの

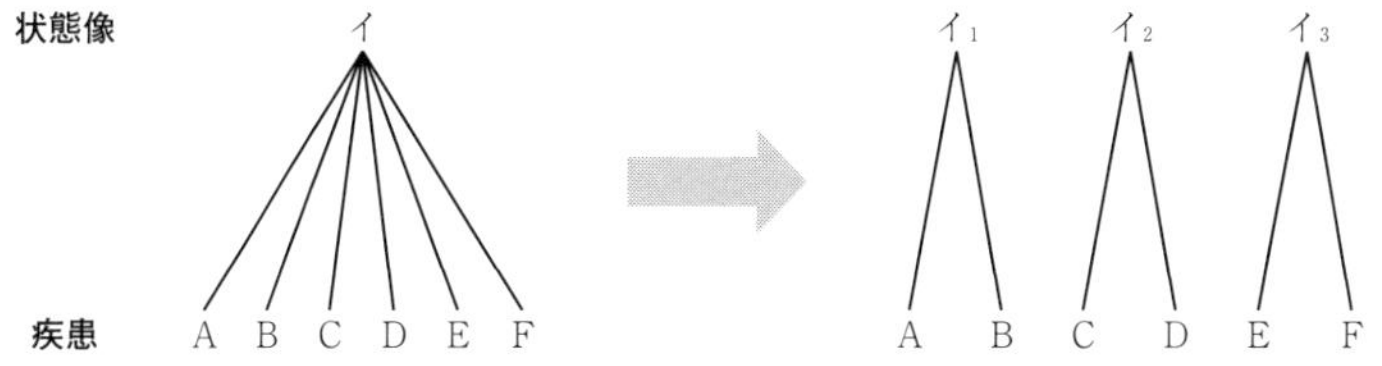

図4　状態像と疾患との対応の模式図（その2）

概括的にはイという状態像ではあっても、それをより精細にイ₁、イ₂、イ₃と細別するならば、鑑別すべき疾患はより限定的となる。

表1　うつ状態の類型、「うつ」の慣用分類、ならびに身体的治療の対応

うつ状態の類型	「うつ」の慣用分類	身体的治療
悲哀・制止型 うつ状態	内因性うつ病	三環系抗うつ薬
	躁うつ病のうつ病相	三環系抗うつ薬＋気分安定薬
不安・焦燥型 うつ状態	退行期（初老期）うつ病 老年期うつ病 産褥期うつ病 遅発緊張病の病初期	アミトリプチリン and/or ECT
憂鬱・煩悶／逃避型 うつ状態	抑うつ神経症 抑うつ反応	抗不安薬
疲弊・茫然型 うつ状態	疲弊抑うつ	抗不安薬＋睡眠薬
上記以外	身体疾患に基づくうつ状態	原疾患に対する治療
	季節性感情障害（冬期うつ病）	光療法

であって、この点では精神科臨床のωでもあり、易しそうに見えて、その実きわめて難しい病態と言えるものです。そうした事実を反映してか、かつてはうつ状態の質を肌理細かく鑑別することが、成因を考慮に入れた疾患診断に到達する上で欠かしてはならない診断的営為でしたが、こうした営為は近年の操作的診断法の流布の中でないがしろにされ、うつ状態の質ではなく量（程度）によって測られる大うつ病エピソード Major Depressive Episode（DSM）あるいはうつ病エピソード Depressive episode（ICD）の特定化に取って代わられており、そのことによって気分障害の診断、ひいては治療は著しい混乱に陥っている

ように思われます。私はこのことをさして、かつて「ＤＳＭ大うつ病性障害は成因を問わない抑うつ症候群であり、さながら〝ごった煮〟のごとくである」と評〟したことがありますが、そうした批判に則って、改めてうつ状態の質を肌理細かく鑑別することを目的として私が提出いたしましたものが、概括的にうつ状態と称されるものを悲哀・制止型うつ状態、不安・焦燥型うつ状態、憂鬱・煩悶／逃避型うつ状態、疲弊・茫然型うつ状態の四種に細別し、疾患ならびに身体的治療との対応を示した表1です。

なお、状態像を精細に特定するよう努めるべきということの項に関連して、状態像診断と疾患診断の修練の仕方、それはまったく異なるものですが、それを併せ述べておきます。すなわち、状態像診断の修練は〝百聞は一見に如かず〟、〝百見は一験（経験）に如かず〟であって、とにかく主治医として患者を診て、診て、診続けて経験を蓄えることであり、他方疾患診断の修練は成書や論文、症例検討会や先輩医師の教え等々、あらゆる機会をとらえて、学んで、学んで、学び続けて知識を増やすことであると考えます。

以上述べましたように、我々は初診の患者を前にして、何よりも状態像を精細に特定するように努めなければならず、これには表出のつぶさな観察と個々の体験症状ならびに行動症状の同定が必要なのです。

以下、「表出のつぶさな観察と個々の体験症状ならびに行動症状の同定」の一例として、患者カルテから私が記した初診時所見欄を呈示します。

【症例】一七歳、男性、高校二年生

状態像：自生・過敏状態（極期への移行段階にあり〟その直前）

1)表出：母とともに入室。これといった挨拶はないが〟礼容は一応保たれている。やや浅く腰掛け、軽く背もたれに上体をあずける。当初は左肘を机に置く。下肢は投げ出したり、組んだりと。ただし、一定時間、それらの肢位は保ち、その変換もゆっくりと。表情は全般には生気に乏しく、茫乎さと硬さがないまぜになったようなもので、動きはほとんど認められず。視線は合わせはするが、やや前下方へ向けていること多し。自発的に話すことはなく、質問に応じる形。往々、質問に対して応答が（答えようとしているのはわかるが）返ってこないことがあり、また返ってきても言葉数は少なく、質問のフォーカスに合わないことあり（患者自身、「話がずれている」、「ずれちゃいけないなと思う」と述べる）。一度だけ質問に答えられず、頭を抱え込むこともあり。一方で、ことに簡単な事実関係を問う質問には素早く答えることもある。声量はやや小（ただし、すぐの応答の場合には大きくなる）。なお、予診時には、背もたれのない丸椅子であったが、前屈した姿勢であったとのこと。また診察室に入室して、医師の椅子に座るなど奇異な振る舞いがあったとのこと。

2)体験・行動症状：即時理解の障害、即時記憶の障害、思路構成の障害（↓質疑応答の緩徐と不適切さとして顕現）、現実感喪失?、自生記憶想起、自生音楽表象、自生思考、聴覚性気付き亢進、残響、話しかけられる形の幻声（ただし、i. 患者が考えたことに対する応答として、ii. 音声性はいま一つ明瞭さを欠く：無音幻声）＊、注察・被害念慮（他者の面前でないところでも）＊

（少なくとも以上の体験は確か。ただし、上記傍線部のため、明細化は困難）

①診断的考察：初期統合失調症症状（陽性も陰性も）が中心病像であるが、＊もあり、また表出は全体として亜昏迷様であり、極期直前の初期統合失調症と診断する。

②当面の治療方針：前医から処方されているリスパダール、マイスリーは継続。加えてドグマチール、フ

ルメジンを使用する。

この症例は都内有数の進学校に在籍していた高校生で、上記の初診後すでに一〇年が経過し、また私の手を離れて四年近くにもなりますが、いまだ明らかな顕在発症には至っていません。この間、病前の学力レベルからは不本意であった大学を、ビル四階からの飛び降り自殺（奇跡的にこれといった後障害を残すことはありませんでした）で中退するなどの紆余曲折はありましたものの、昨春中堅どころの会社に一般枠で入社したとの連絡がありました。

(4)　診察をした結果、ことに状態像の特定については平易な言葉で患者に伝える。疾患診断の内容は統合失調症ないしそれに準じる精神病性障害の場合には必ずしもそのままに伝えることはせず、患者との治療契約は時に偽告知同意 pseudo-informed consent となる

私は初診時診察の最後に、初診時所見に記すことになる診断的考察を「私はこう考える」と前置きした上で、必ず患者に伝えることにしています。しかし、統合失調症を初めとする、患者が病識を有さない精神病性障害の診断的考察についてはは決してそのままに伝えているわけではありません。

診断的考察において伝える主要なものは状態像診断でして、患者の年齢、知的能力、状態像を勘案した上で、患者が理解し、受容できる範囲を臨機応変的に定めながら、平易な言葉でこれを伝えるようにしています（時には「我々が使う言葉では○○」と術語を用いて補いますが、これは私の診断が医学的知識に則った客観性のあるものであって、私の恣意によるものではないことを伝えるためです）。疾患診断については、非精神病性障害については原則としてそのままに伝えますが、上記した精神病性障害については伝えないか、もしくは偽りの病名を伝えます（偽告知同意 pseudo-informed consent）。その「偽りの病名」は具体的には、初期統合失調症、統合失調症の急性期の患者には「神経過敏症」を、統合失調症の慢性期の患者には「神経衰弱症」を選びますが、「神経系が文字どおり過敏になる（衰弱する）病気」という補足説明を与えることもあります。これらの偽りの病名の内容ですが、「神経（系）」という用語は心の病気ではなく体の病気であることを伝えるためですし（私は真実そう考えているのですが、併せてその方が患者が受け入れやすく、また薬物療法への導入がたやすくなるからです）、また「過敏」や「衰弱」という言葉は患者の病状の実際に適っており、またそれらは、ことに「過敏」は決して患者を貶める表現ではないからです。

癌診療を初めとして告知同意が常識となってきている現代において、私が統合失調症の場合には何ゆえに本当の病名を伝えないのか、このことについて一言加えておくことにします。癌と対比して述べますが、表現は悪いですが要するに癌は〝決着が早い〟のに対して統合失調症は〝決着がつかない〟からです。いま少し説明しますが、癌の場合には完治するか、さもなくば死ぬか（近年の癌治療の進歩からはこの二者択一を外れる場合もありましょうが）、その決着が早いからであり、告知する主治医の診療期間内で結果が明らかになるからです。他方、統合失調症の場合には、発病は思春期〜成人前期という若年齢であって、我々精神科医がそれを完治させる治療法を有さない現代にあっては、患者はその後の長い人生行路にわたってこの病いを抱えて生きていかなければならず、すなわち決着がつかず、そして我々がその全行路のすべてを主治医として診療することはまず不可能であるからです。それゆえに、告知すべきか否か、そうした決断を迫られた時にはいつでも「告げたところで、我々に出来ることはまだ僅かではないか？　告げた結果をこの患者の生涯にわたって自分は引き受けられるのか？　自分が診療している期間は精一杯努めるとしても、病名を悲観するあまり、いつの日か、例えば病状悪化時などに自殺が起こるのではないか？」等々の内心の声が私には聞こえてくるのです。

(5) 診察結果に従って当面の治療方針を決定し患者に伝えるが、その際にはそれが当面のものであることを述べ、併せて主訴がどのような経過をたどって改善していくか、薬物療法の副作用はどういうものが生じる可能性があるか、その予測を伝える。薬物療法については、初診時には一般に少量、一週間（時に三〜四日）を旨としているが、これはもっぱら副作用の発現の有無を確認し、思わぬ副作用によって患者の治療中断を防ぐためのものである

診察結果に従って当面の治療方針を決定しますが、患者にそれを伝えるにあたって重要なことはそれが当面のものであって、治療経過によっては随時変更を加えていく可能性があること、併せて改めて主訴を取り上げて、患者の苦衷がどのような経過をたどって改善していくのか、また薬剤の副作用はどのようなものが現れてくるのか、その予測を述べておくことです（例えば、若年女性の初期統合失調症患者に sulpiride を処方する際には「薬を飲み始めた当初は、少し眠気が出たり体がだるく感じられたりするかもしれませんが、飲み続けていけば一週間から一〇日ぐらいすれば軽くなってくると思います。時に生理が止まったり不順になったり、また乳汁分泌が起こることもありますが、これはプロラクチン（乳汁分泌ホルモン）という、正常でも出産後に増えるホルモンが多く出てくるためであって、病状が良くなって薬を止めればなくなりますし、後遺症にはなりませんので、いま暫くはそういうものと思って我慢してくれませんか。効果は一週間もしないうちに出る人から一ヵ月くらいかかる人もいますが、必ず良くなってきますから飲み続けてください」）。先に述べました

「神経過敏症と『自分がここに居る気がしない』というのは全く違うんです」という患者の抗議は、私が自らの診察結果に基づいて治療方針を説明するのみであって、その治療によって患者の主訴がどのような経過をたどって改善していくのかに触れなかったこと、すなわち主訴で始まった面接を最後に改めて主訴に回帰して締めくくることを怠ったこと、そのことがそれまでの面接のすべてを台無しにしたことによるものと思えます。

薬物療法について述べますと、私の初診時処方は少量、一週間（状態像によっては三～四日）を旨としていますが、これは次回来院（再診）はもっぱら副作用の発現の有無を確認することを目的としたものであるからです。それというのも、投与薬剤ごとにある程度の予測がつくとはいえ、薬剤に対する患者の反応は、これは作用も副作用もともにですが、個人差が大きく、時に思わぬ副作用（例えば薬疹）も現れる場合があり、そのことによって患者が治療を、あるいは通院までをも中断することがあり、それを防ぎたいと考えるからです。

初診時診察で私が心掛けていることを五点にわたって述べましたが、最後に箇条書きにして改めて掲げておきます。

一．応対に際しては居住まいを正す
二．主訴すなわち患者の苦衷は奈辺にあるかを理解し、またその苦衷の深さに感入し、把握できたと思えば患者にその旨を伝える
三．主訴とは別に、状態像を精細に特定するように努めるが、これは表出のつぶさな観察と個々の体験症状ならびに行動症状の同定に基づくものである

四．診察をした結果、ことに状態像の特定については平易な言葉で患者に伝える。疾患診断の内容は統合失調症ないしそれに準じる精神病性障害の場合には必ずしもそのままに伝えることはせず、患者との治療契約は時に偽告知同意 pseudo-informed consent となる

五．診察結果に従って当面の治療方針を決定し患者に伝えるが、その際にはそれが当面のものであることを述べ、併せて主訴がどのような経過をたどって改善していくか、薬物療法の副作用はどういうものが生じる可能性があるか、その予測を伝える。薬物療法については、初診時には一般に少量、一週間（時に三～四日）を旨としているが、これはもっぱら副作用の発現の有無を確認し、思わぬ副作用によって患者の治療中断を防ぐためのものである

（第一四回日本外来臨床精神医学会〈二〇一四、一二、一六〉シンポジウム「初診時診察で行うこと」での口演）

第一一章　統合失調症患者への私の接し方
――「自己保存の危機」を鍵概念として――

1　はじめに

本号の特集テーマは「精神病理学と精神療法：精神病理は精神療法に寄与するか」であるが、副題である「精神病理は精神療法に寄与するか」にその狙いが定められているようである。筆者にはそれを統合失調症について論ぜよという依頼がなされたが、統合失調症を脳の病、ひいては身体の病と考えている筆者にとっては、ここで論じうるのは身体（薬物、電撃）療法と対置しうるほどの独立した治療法としての精神療法ではなく、患者への「接し方」ないし「精神療法的対応」でしかない。そのことを最初にお断りしておきたい。

上記と同様の趣旨の論説を筆者はこれまで二編著している。それらは「初期分裂病患者への精神療法的対応―診断面接に含まれる治療的意義について」[3]と「初期統合失調症患者に接する治療的態度―起承転結をなす四つの原則」[9]であるが、本稿では、一方では初期に限って論じたその論考を極期や後遺期にまで拡張するとともに、他方ではそれらで論じた細々とした技法の繰り返しを避けて、統合失調症の病態心理 pathopsychology（個々の精神症候、一定のまとまりのある精神症候群、究極的にはある特定の疾患で出現するすべての精神症候の形成を説明する心理学的機序）についての筆者の自説[5、10、11、12、13]である状況意味失認-内因反応仮説 situational meaning agnosia - endogenous reaction hypothesis を根底において支えている「自己保存の危機」という概念を鍵とした概括的議論を行うこととする。

2　統合失調症の病態心理：状況意味失認-内因反応仮説

精神病理学的論考が精神療法に寄与しうるかを述べるにあたっては、当然のことながら統合失調症の精神病理を筆者がいかように考えているかを明らかにしておくことが議論の前提となろう。よって本節では、統合失調症の精神病理ないし病態心理に関する筆者の状況意味失認-内因反応仮説を簡略に紹介する。

(1)　仮説の前提：二段階認知機構論と対象認知

ごく日常的な経験から、筆者は認知機構は意識下・自動的認知機構と意識上・随意的認知機構の二段階から構成されており、認知的バイパスによって両者は有機的・合理的に連結されていると考えている（図1）。認知的バイパスとは、そのつどの注意が向けられた情報（外的知覚ないし内的表象）入力、すなわちシグナルに対して開かれ、そのシグナルを意識下・自動的認知機構を経ずして、いっきに意識上・随意的認知機構で処理

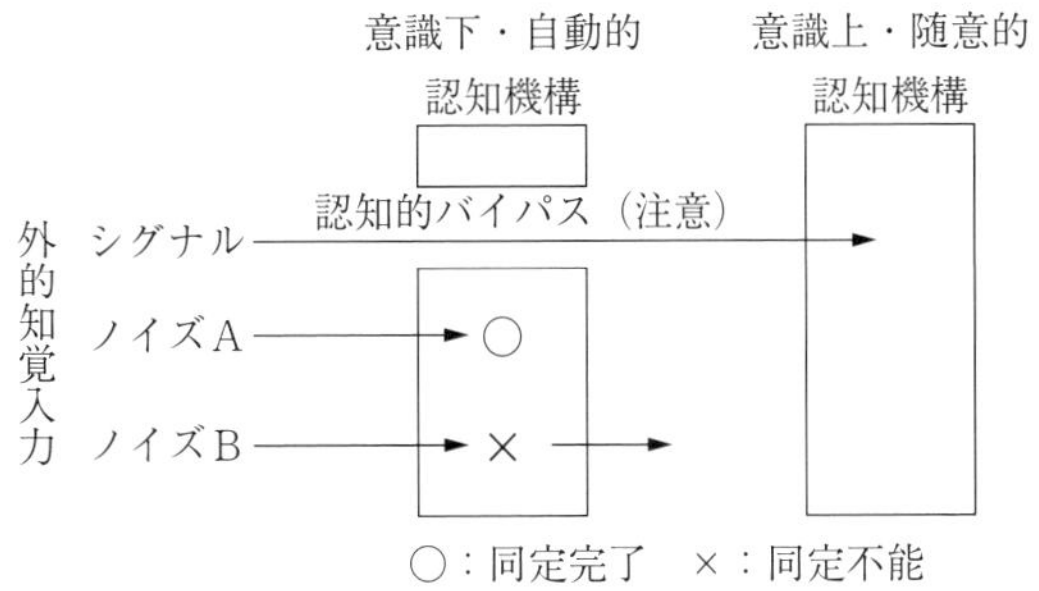

図１　筆者の提唱する２段階認知機構仮説（文献10より転載）

1．注意の原初的機能は自己保存にあり、その実体は情報の迅速処理システムの一環としての意識下・自動的認知機構に空いた“穴”、すなわち認知的バイパスである（シグナル）。
2．意識下・自動的認知機構は二重の意味で自己保存的である。
①内に対するもので、意識野が環界からの絶え間ないノイズに攪乱されるのを防ぐことであり，それなくば獲物を追い求めることは不可能となる（ノイズA）。
②外に対するもので、意識的関与なく外界の変化（シグナルとなるべきノイズ）をキャッチすることであり、それなくば自らがすぐに獲物になり果ててしまう（ノイズB）。

することを保証するものであって、ここに認知的バイパスとは迅速情報処理システムの一環であり、注意の実体をなすものということになるが、注意の原初的機能が外敵に対峙した際に、戦うにしろ逃げるにしろ外敵の動静を逸早くキャッチすることにあること、すなわち自己保存のための迅速情報処理にあることを考えると、それは納得できるものとなる。

そして、注意というものが自己保存のためにあることを考えるならば、注意が枢要な役割を果たしている、上記の二段階の認知機構そのものの原初的機能もまた自己保存であると結論づけられるのである。

ついで、対象認知（文字通り「認め知る」）において同定されるものは何かという問題であるが、筆者はつまるところ、それはその対象が示す、主体にとっての意味の同定であって、これには「その対象は何であるか」とい

表1　即物意味と状況意味（文献10より転載）

	即物意味	状況意味
定義	その対象は何であるか	その対象はその状況の中で何を意味するか
認知原理	決定性 明らかに、○○である	蓋然性 多分、△△であろう
	単体的認知 その対象のみで可能	統合的認知 他の対象群との相互関係のもとに可能
具体例	道路にある特定の物Xがある	
	Xは財布である	Xは誰かがうっかりして落としたのだろう

う即物意味と「その対象はその状況の中で何を意味するか」という状況意味の二種があると考えた。各々について、定義とともに認知原理、具体例を表1に掲げる。

(2)　状況意味失認と内因反応

筆者が状況意味失認ならびに内因反応という概念を初めて提出したのは、気付き亢進という初期症状が妄想知覚／被害妄想という極期症状へと発展していくことの精神病理学的論証である〈背景知覚の偽統合化〉論[2]であった。

①状況意味失認 situational meaning agnosia

気付き亢進とは、当初それを〈背景知覚に対する注意転導性の亢進〉と呼んだように「注意を向けている対象以外の、種々些細な知覚刺激が意図せずに気付かれ、そのことによって容易に注意がそれる（往々、驚愕や恐怖などの情動反応や進行中の行為の中断を伴う）」と定義されるものであって、初期症状の中では頻度高く報告されるものである。この症状を上述した二段階認知機構論の中で理解するにあたって着目されたのは「どうしてこんな、どうでもいいようなことが気になるのだろう」という患者の反応であった。それは、気付き亢進

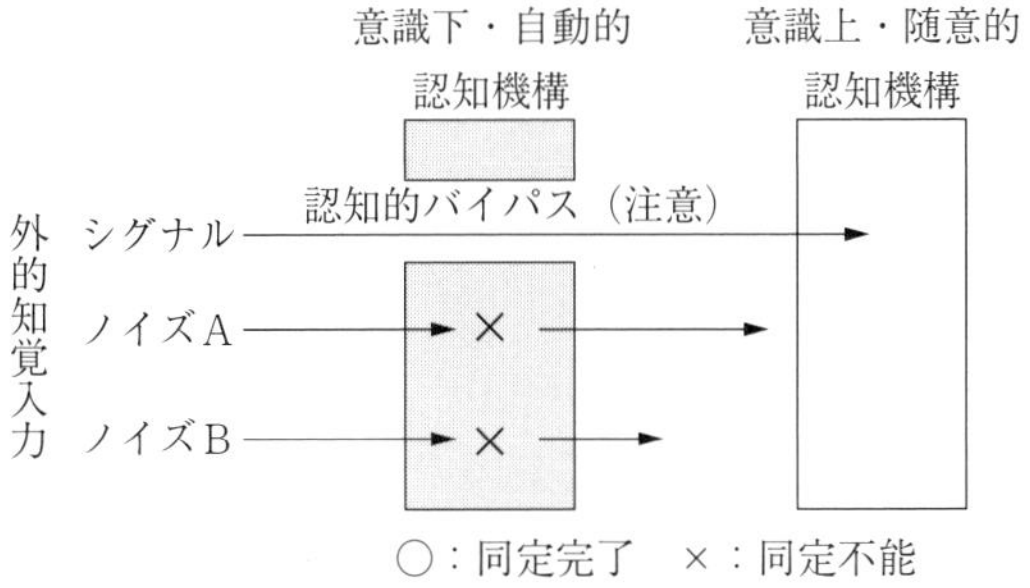

図2　意識下・自動的認知機構が「失調」した際の外的知覚入力の転送（気付き亢進）（文献10より転載）

1．意識下・自動的認知機構が「失調」を起こすと（失認 agnosia）、その機構が無傷ならば同定されるはずの外的知覚入力（ノイズA）も同定不能に陥り、結果として意識上・随意的認知機構へ転送されることになる。これが気付き亢進という症状を形成することになる。
2．意識上・随意的認知機構へ転送された外的知覚入力は、その不特定・多岐・非脈絡性のために、意識上・随意的認知機構は無傷でありながらも統合不能に陥る（→妄想気分→妄想知覚／被害妄想）。
3．二重の意味で自己保存的に機能していた意識下・自動的認知機構の「失調」は、即「自己保存の危機」という“誤った”意識下・無自覚的認知を生じる。その認知の直接的現れが緊迫困惑気分であり、発展して対他緊張を生じる。

の結果として意識野（意識上・随意的認知機構）へと上がってきた情報自体には特別な意味はないということを指し示しており、図1に示したように正常状態であれば情報入力（この場合は外的知覚入力）の側に問題があって同定不能となり、その外的知覚入力が意識上・随意的認知機構へと転送されるのであるが、統合失調症にあっては外的知覚入力に問題がなくても、それを処理する意識下・自動的認知機構の側に障害が生じて同定が不能となり、結果として外的知覚入力が意識上・随意的認知機構へ次々と転送されることになる、すなわちそれが気付き亢進の本態だと考えられたのであった（図2）。加えて、意識下・自動的認知機構とは中枢性の認知機構であって、それが障害されたと考えられるので、筆者はここにおいてその障害を「失認 agnosia」という概念で理解することが可能であると考えたのである（ただし、旧来の症状概念としての失認とは違って、ここでの「失認」とはあくまでも意識下の障害概念であって、即症状として顕現するものではない）。

ここで、次に何が失認されるのか？　が問題となってくるが、先の患者の陳述中にある「どうしてこんな、どうでもいいようなこと」からは失認されるものが「その対象は何であるか」という即物意味ではないことは明らかで、ここにそれは「その対象はその状況の中で何を意味するか」という状況意味ではなかろうかという可能性が浮上してきたのであった。そして、それが確かだと考えられたのは、気付き亢進の発展形態だと推定された妄想知覚の定義「知覚は正常であるが、その意味付けにおいて誤つ」を即物意味／状況意味論で読み替えるならば、それは「即物意味の認知は正しいが、状況意味の認知は誤っている」、すなわち状況意味誤認となるからであり、のちに状況意味誤認へと発展する失認であるので、それは状況意味にかかわることであって、ここに状況意味失認の概念が成立したのであった。

②内因反応 endogenous reaction

意識下・自動的認知機構に生じた障害によって状況意味失認が生じ、結果的に不特定・多岐・非脈絡な外的知覚入力群が意識上・随意的認知機構へ流入することになり、その自覚が気付き亢進の本態であることを述べたが、この後において何が生じるのか？

流入してきた外的知覚入力群に対して、それ自体は無傷の意識上・随意的認知機構が応答しようとするが、こんどは外的知覚入力群の不特定・多岐・非脈絡性のゆえに統合的認知を認知原理とする状況意味認知は不能に陥ることになる。しかし、反応はこれにとどまらない。というのは、先に述べたように認知機構の原初的機能が自己保存にあるとすれば認知不能は即「自己保存の危機」という認識（自己保存の危機という用語にカギ括弧を施したのはそれが実際に存するのではなく、主体の体験の中だけにある誤った認識であるからである）を招来し、それがアクセルを踏むがごとくに、そもそも統合なぞできない不特定・多岐・非脈絡な外的知覚入力群の状況意味認知を無理にでも促進しようとするからである。要は「わからない」ことは不安であり、なんとか「わかる」ように、そこに一つの意味を見出そうとするのであるが、この段階が妄想気分（意味妄想）であり、そして最終的に得られるのが妄想知覚という名の偽りの統合としての状況意味誤認である。急性期の妄想知覚のほとんどは内容的には被害妄想であるが、ここに被害性が現れるのは、いつに〈「自己保存の危機」の意識上・自覚的認知〉という誤った認識があるからであり、それが他者をして自分を攻撃する「外敵」へと転化させるからである。そして、その妄想知覚／被害妄想に対して患者が病識をもたないのは、第一には状況意味認知の認知原理の一つに蓋然性があり、あらゆる状況意味認知の可能性が開かれている以上、どんな誤った認識であってもそれにブレーキがかからないからであり、第二に不特定・多岐・非脈絡な外的知覚入力群の流入によって形成された患者の外的知覚界の相貌は、状況意味失認のない、いわゆる正常者のそれとは異なっており、正常者が自らに見え、聞こえる知覚界に何らの疑問を挟まぬように、患者もそれに疑いを抱かないからである。

　なお、筆者は先に妄想知覚の形成を「偽りの統合」と呼んだように、当初これを偽統合反応と呼んでいたが、後にこれをほかの初期症状から極期症状への形成過程にも適用すべく[1]、より一般的に内因反応 endogenous reaction と呼び改めた。この用語は心因反応にではなく、Bonhoeffer K の外因反応型に倣ったものであるが、意識下・自動的認知機構に生じた状況意味失認という脳の障害（それは可逆的なものであって、したがって失

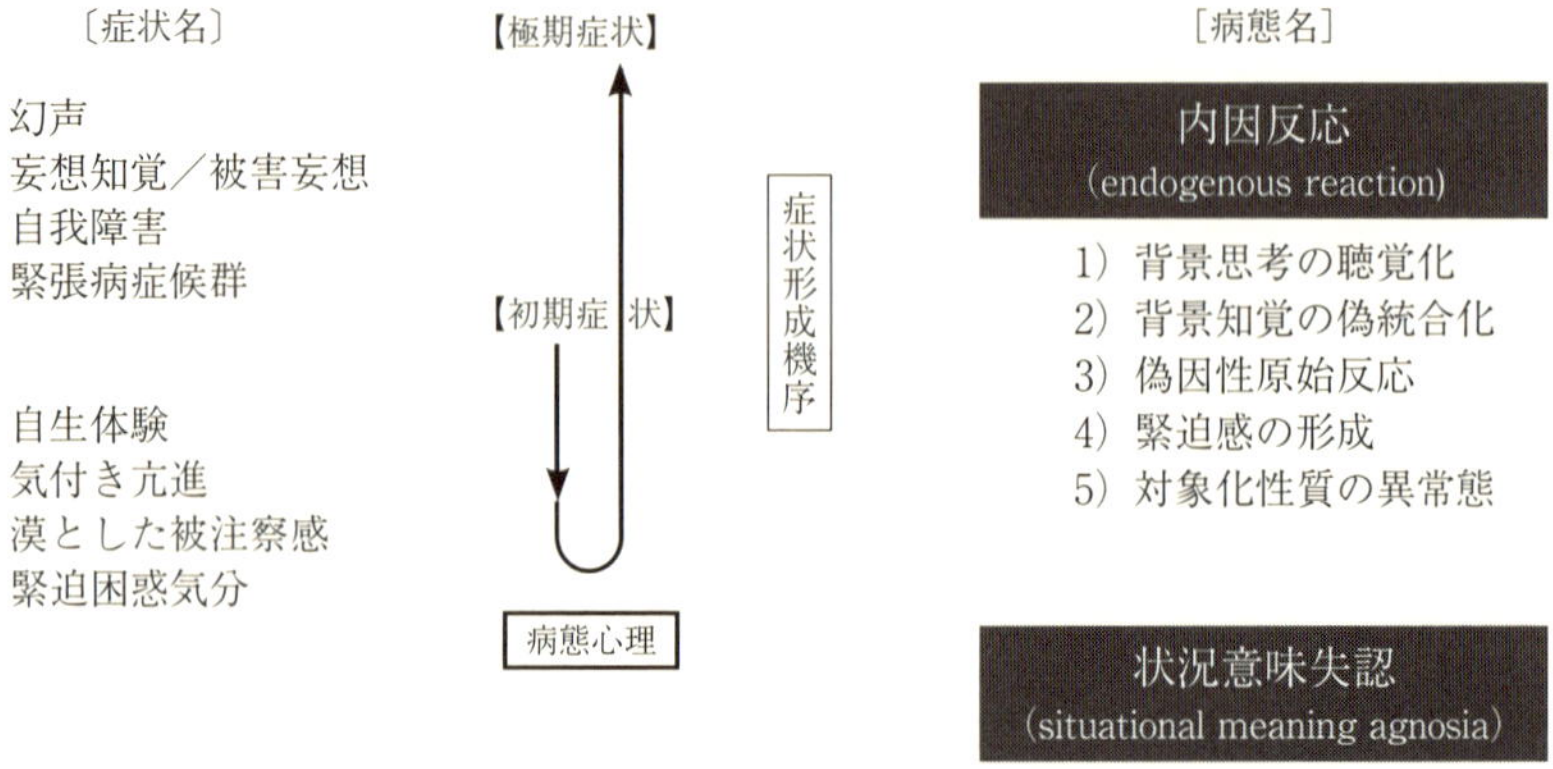

図3　結論として得られた統合失調症の病理発生：一次性の病態心理としての状況意味失認と二次性の症状形成機序としての内因反応（文献11より転載）

調と呼ぶ方が適切であるが、その失調のしやすさが遺伝的に規定されているとの推測のもとに「内因」に対する無傷の意識上・随意的認知機構の応答：脳力動というほどの意味合いである。

以上、統合失調症の病理発生に関する自説：状況意味失認‐内因反応仮説の出発点となった〈背景知覚の偽統合化〉論を略述したが、筆者はその他、〈背景思考の聴覚化〉、〈偽因性原始反応〉、〈緊迫感の形成〉、〈対象化性質の異常態〉の諸論を展開して、統合失調症の主要な陽性症状の形成がこの状況意味失認‐内因反応仮説で説明できることを論証してきた。得られた結論を図3、図4に掲げておく。

3　「自己保存の危機」を鍵概念とした精神療法的対応

前節において統合失調症の病態心理に関する筆者の状況意味失認‐内因反応仮説を略述したが、こと精神療法的対応との観点からこの仮説の肝要点を述べるならば、人間に限らず動物に

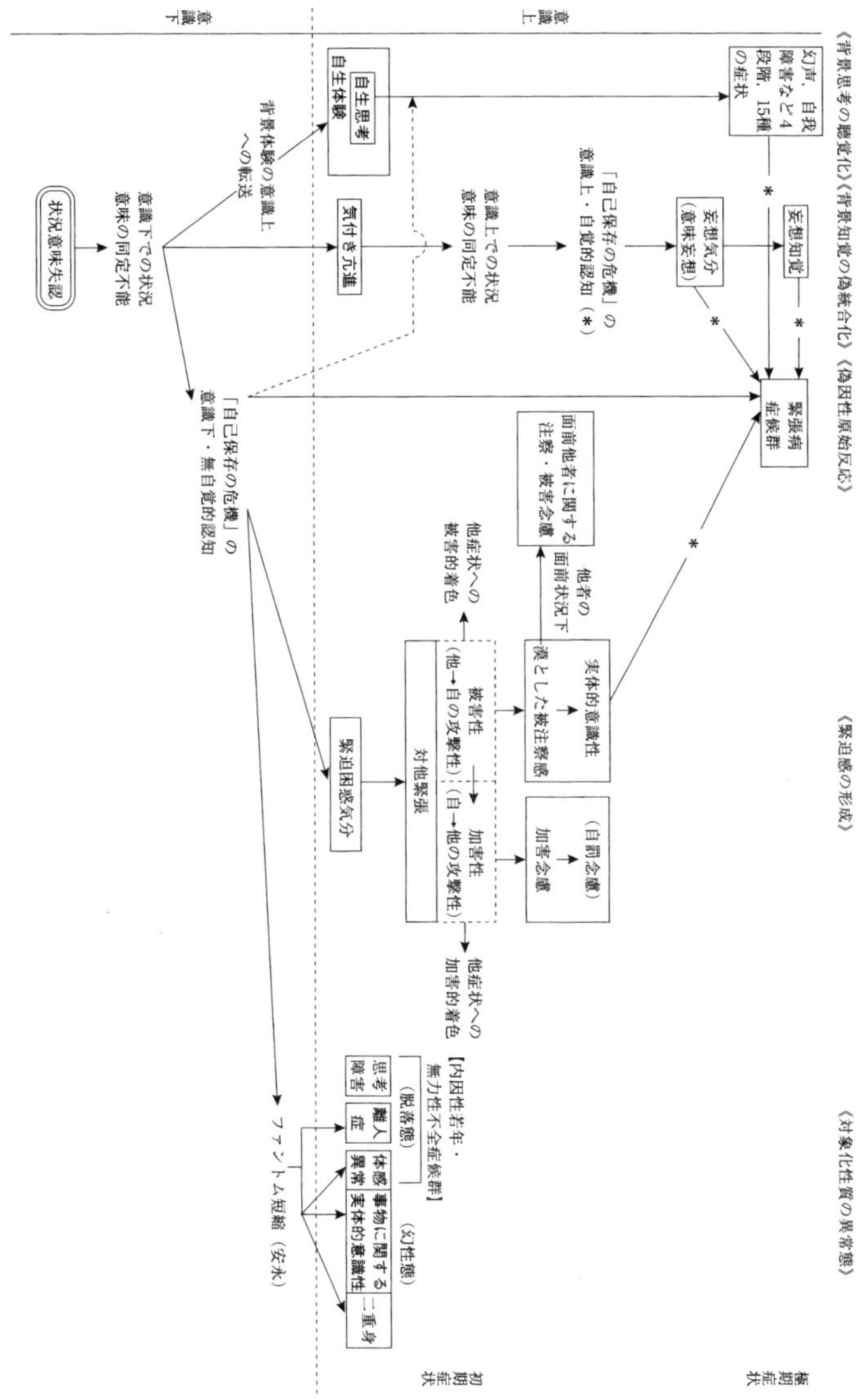

図４　状況意味失認–内因反応仮説に基づく統合失調症症状系統樹（2004年版に一部追加）（文献14より転載）

もあまねく具備されていると考えられる二段階認知機構のうちの下位機構である意識下・自動的認知機構における失調、すなわち状況意味失認こそが統合失調症における一次的かつ本質的な障害であり（その機構が人間も含め動物一般にあまねく具備されていることを考えるならば、統合失調症は人間ないし人格の病にあらずしてヒト Homo sapiens という動物の病である）、併せて二段階認知機構が自己保存のゆえにこそ存することを考えるならば、その障害は意識下において、また意識上において「自己保存の危機」という偽りの認識を主体に生ぜしめる点にある。わかりやすく言うならば統合失調症患者、少なくとも図4に示した諸症状で構成される初期ならびに極期段階の患者は、その心中においていわば〝生きるか死ぬか（助かるか殺されるか）〟という自己保存の危機的状況のさなかにいるということである。

以上、「患者は、その心中においてはいわば〝生きるか死ぬか（助かるか殺されるか）〟という自己保存の危機的状況のさなかにいる」ことを明確に認識しておくことが、われわれが統合失調症患者に接する際の最大の留意点と思われる。以下、その留意点をさらに初期、極期、後遺期（図5）[8]に分けて詳述してみたい。

(1)　初期：「居住まいを正させる緊迫感／粛然たる思い」をそのままに

この時期の主要な症状は図5にあげた自生体験、気付き亢進、緊迫困惑気分／対他緊張とその関連症状、ならびに即時的認知の障害であるが、それらのうち、精神療法的対応にとって殊更に留意しなければならないのは図6にその形成機序をも示した、緊迫困惑気分／対他緊張とその関連症状[7]である。

緊迫困惑気分／対他緊張の定義[8]を述べるならば、緊迫困惑気分とは何かが差し迫っているようで緊張を要するもの

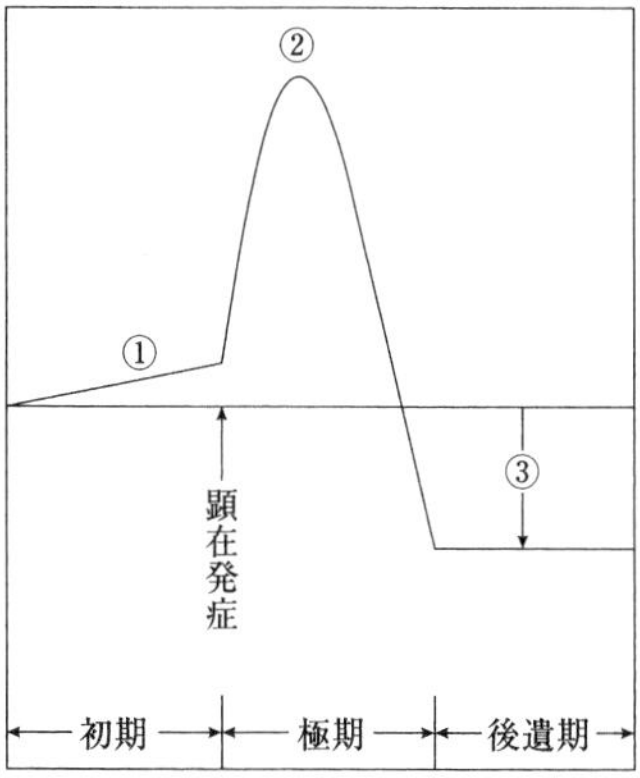

①初期症状	②極期症状	③後遺(期)症状
自生体験 気付き亢進 緊迫困惑気分／対他緊張とその関連症状 即時的認知の障害	幻声 妄想知覚／被害妄想 自我障害 緊張病症候群	感情鈍麻 意欲減退 思考弛緩

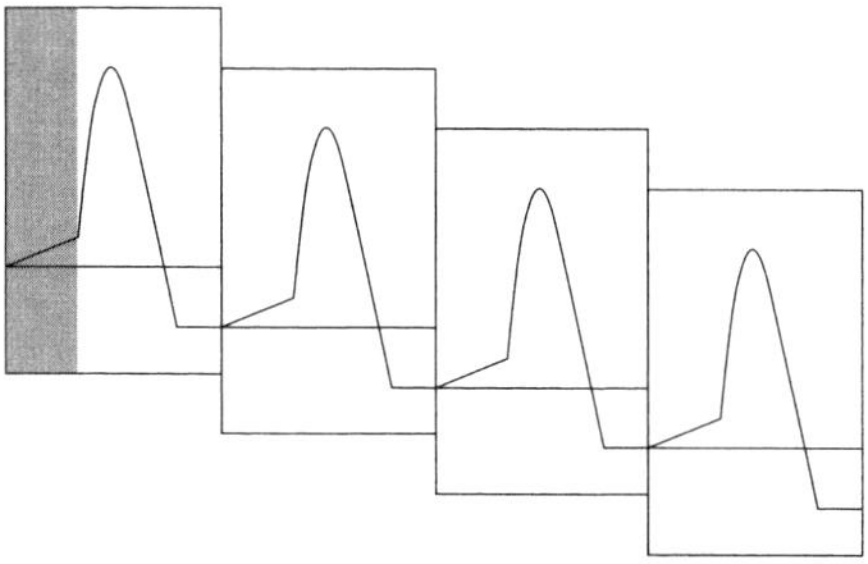

左：水平基準線は個々のシュープ前(初回シュープでは病前)の状態を示す。基準線より上方はいわゆる陽性症状の発現を、また基準線より下方は陰性症状の発現を示す。
右：統合失調症の経過は個々のシュープの連続と理解され、シュープを経るごとに基準線は低下していく。シュープごとに初期症状が出現するが、初回シュープの初期(灰色部分)のみを初期統合失調症と呼ぶ。

図5　統合失調症シュープおよび経過の模式図と初期統合失調症（文献8より転載）

の、なぜそんな気持ちになるのかわからなくて戸惑っているというような、緊迫感の自生とそれに対する困惑からなる気分であり、対他緊張とは上記の緊迫困惑気分がいささか進展したものであり、他（他人、他物）→自の攻撃性とともに、それに対抗すべく生じた自→他の攻撃性という、双方向性の攻撃を内に含んだ著しい緊張感である。

さて、こうした緊迫困惑気分／対他緊張とはある種の気分性であって、典型例にあってはそれは独特な表出 Ausdruck となって現れる。[6] 筆者はそれを「張りつめ／くすみ」と呼んでいるが、ここに「張りつめ」とは定かな理由なく内的に促迫されて抱く緊迫の感であり、また「くすみ」とは生彩さに欠け、消耗しつくしたというような疲弊の印象であるが、両者を／で繋いで「張りつめ／くすみ」と表現したように、両者は混然一体のものである（緊迫困惑気分／対他緊張が直接的に「張りつめ」を、またそれ

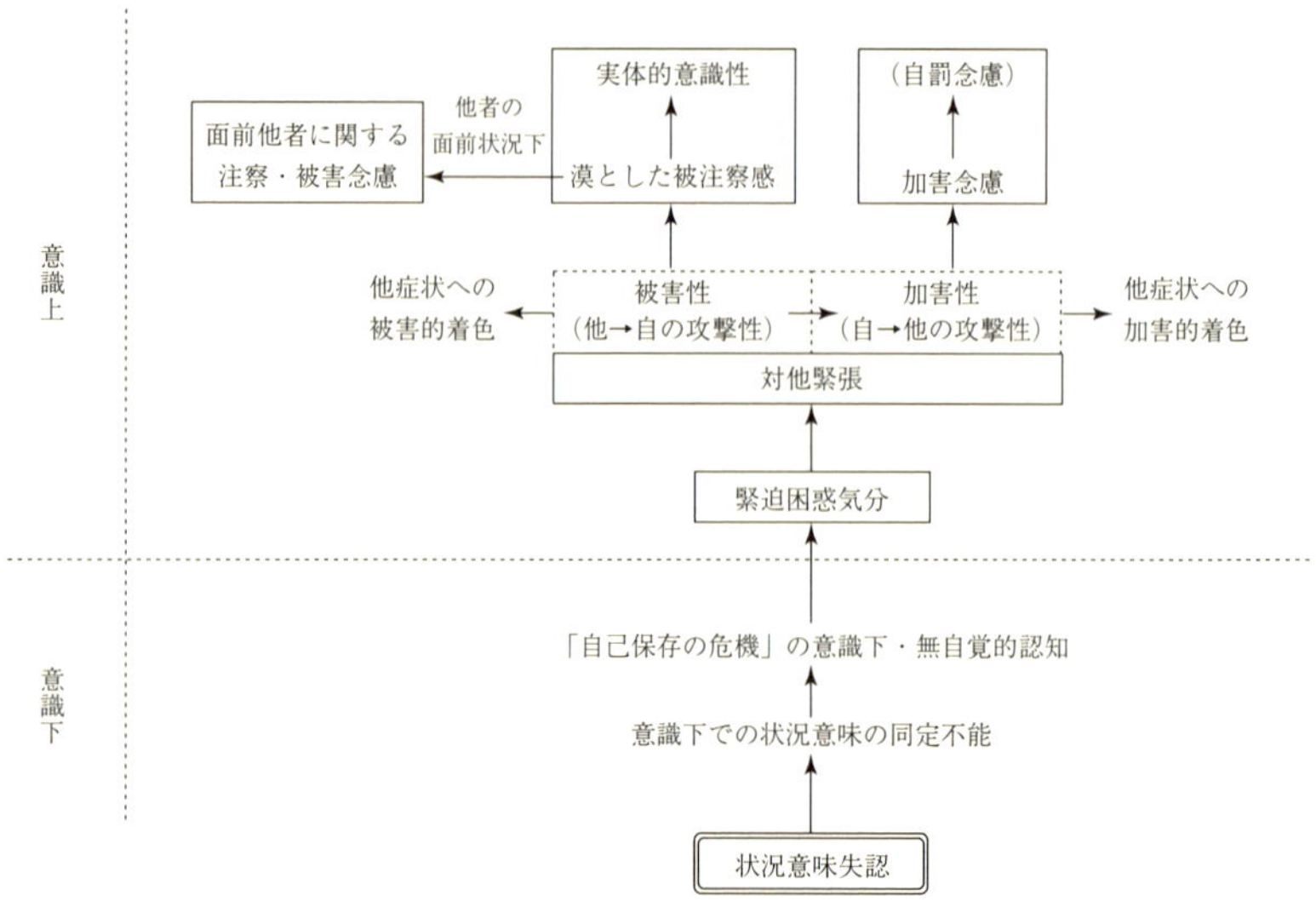

図 6　緊迫困惑気分／対他緊張とその関連症状の形成機序（文献 10 より転載）

が長期にわたって打ち続くことによる精神的疲弊が「くすみ」を生み出すものと考えられる）。

表出に現れたこの気分性はきわめて伝染力が強く面接の場を支配し、対面する治療者をして否も応もなく居住まいを正させ、粛然たる気持ちにさせるものであるが、それは図6に掲げた形成機序を考えるならば、なるほどと納得させられるものとなる。というのは、緊迫困惑気分／対他緊張の基底には状況意味失認に基づく〈「自己保存の危機」の意識下・無自覚的認知〉がある、すなわち患者にあっては自覚されないがままに、自らが〝生きるか死ぬか（助かるか殺されるか）〟という状況にあることが感知されているからである。ここで重要なことは、間違っても患者に発するこの気分性の支配に抗して場を和らげようとする所作（たとえば、にこにことした笑顔、リラックスしたような姿勢）をとらないことである。というのは、それらはたんに無効という以上に、その気分性の背後にある、先に述べた、患者の文字通りの実存的恐怖に思いをいたせば、時に不気味でさえあり、さもなくば的外れもいいところであるからである。治療者は自らの中に自然に生じてきた「居住まいを正させる緊迫感／粛然たる思い」にそのままに心をゆだねることが、患者の苦悩に共感すること、そしてその共感を伝えることにおいて必須であり、それがあってこそ初めてその後の面接が成り立つからである。

(2) 極期：「危急に備えさせる緊迫感／対峙する構え」を解き放って

前項で述べた、初期段階の統合失調症患者に接した際の「居住まいを正させる緊迫感／粛然たる思い」との対比において、極期の統合失調症患者に接した際に沸き上がってくる思いをかつて筆者は次のように述べたこと[4]がある。

この〝感じ〟（居住まいを正させる緊迫感：筆者注）を一層よくわかろうとするには、幻覚妄想状態あるいはより明瞭には緊張病状態の患者に接した時に治療者に感じられる緊迫感と対比してみればよかろう。筆者には後者は「危急に備えさせる緊迫感」と感じられ、それを受けて筆者の側にはどこか〝対峙する構え〟が生まれるようである。「居住まいを正させる緊迫感」、〝粛然たる思い〟vs.「危急に備えさせる緊迫感」、〝対峙する構え〟という対比が成り立つのであるが、その印象のよってきたるところを解釈するならば、前者は人間存在としての実存的不安にさらされている他者の危機を眼前にしてのものであり、後者は動物存在としての生命的恐怖に襲われている自らの危機を予兆してのもののようである（誤解を避けるため後者に関して付言するが、「動物存在としての生命的恐怖に襲われている」のはまずは患者であり、それが（・i）患者の中に外界に対峙する姿勢をもたらすゆえに、治療者の側にも一方で治療者でありながらどこかしら対峙の姿勢が喚起されるものと思われる。またこれには今一つ解釈があり、それはかつて筆者が自己保存にはたす状況意味認知の役割と正常者が精神病者に抱く恐怖心、いわゆる「偏見」との関連性にふれて述べたことであるが、（ii）精神病者の示す行動の不可解さ、すなわち状況意味認知の同定不能という事態が治療者の中にもある、動物としてのヒトの自己保存本能に警告を発するゆえであろう）。

（傍点、傍線、ならびに（i）、（ii）は今回付加）

ここに筆者は、幻覚妄想状態や緊張病状態などの極期の統合失調症患者に接した際に沸き上がってくる思いを「危急に備えさせる緊迫感／対峙する構え」と述べ、それが傍点のごとく「動物存在としての生命的恐怖に襲われている自らの危機を予兆してのもの」であり、さらにその因って来るところを傍線（i）「患者の中に外界に対峙する姿勢をもたらすゆえに、治療者の側にも〈中略〉どこかしら対峙の姿勢が喚起される」、傍線（ii）「精神病者の示す行動の不可解さ〈中略〉が治療者の中にもある、動物としてのヒトの自己保存本能に警告を発するゆえ」と考察したのである。この傍線（ii）に基づく「動物存在としての生命的恐怖に襲われている自らの危機を予兆してのもの」について付言するならば、筆者はすでに精神科医として三五年の臨床経験、それも統合失調症患者を中心に診てきた者でありながらも、白衣を脱ぎ、町中にいる時、すなわち精神科医という職業意識を離れている際には、周囲で独語していたり理由の定かでなく興奮している人にたまたま遭遇すると、暫時この思いに捕われるのであって、ゆえにその思いは自然発生的なものと思えるのである。

さて、改めて極期を構成する諸症状、すなわち図5に示した幻声、妄想知覚／被害妄想、自我障害、緊張病症候群を有する患者が、「自己保存の危機」という観点からはどのような位置に置かれているか、それを図4

に示した、状況意味失認を起点とする統合失調症症状系統樹に基づいて考えてみたい。

まずは妄想知覚／被害妄想を有している患者についてであるが、図4の上段に記した〈背景知覚の偽統合化〉の症状系列にあるように、妄想気分、ついで妄想知覚は初期症状である気付き亢進から生じてきた〈「自己保存の危機」の意識上・自覚的認知〉が仲介することによって形成されるものである以上（この形成機序については前節で叙述した）、患者にあってはまさに〝生きるか死ぬか（助かるか殺されるか）〟が自覚されていることになる。回復期に「白衣を着た人がたくさんやってきて、『ここは屠殺場で、自分は今からなぶり殺されるのだ』と思いました」と入院時の状況を述懐した患者がいたが、この状況認知はまさに〝生きるか死ぬか（助かるか殺されるか）〟という「自己保存の危機」という体験の裏打ちがあってのものと思われる。ついで緊張病症候群（興奮ないし昏迷）を有している患者についてであるが、〈偽因性原始反応〉の系列にあるように、その形成にあたって〈「自己保存の危機」の意識上・自覚的ないし意識下・無自覚的認知〉が介在していることが示されているが、そうした理論以前に緊張病性興奮ないし昏迷とは真の自己保存の危機に際して発動される原始反応である運動乱発ないし擬死反射と相同のものであって、まさに患者の心内にあっては「自己保存の危機」という認識があることが証されていよう。最後に幻声ならびに自我障害についてであるが、〈背景思考の聴覚化〉にあるように両者は同系列のものであって筆者自身はこの症状形成機序に「自己保存の危機」の認知が関与していることを証明しえてこなかったが、同僚の寺井と関[15,16]によってこの症状形成機序の進展に〈「自己保存の危機」の意識下・無自覚的認知〉が関与していることが証明されてきている。このように、極期を構成する諸症状の形成に「自己保存の危機」の認知（多くはその意識上・自覚的認知）が関与しているのである。

以上、臨床の実際において治療者の中に醸成される「危急に備えさせる緊迫感／対峙する構え」という実感は、極期段階の統合失調症患者の心内に生起した「自己保存の危機」という体験に呼応したものであることが明らかとなったが、では極期の統合失調症患者に対する接し方ないし精神療法的対応としてはどうすればいいのか？

それはひとえに、治療者がこの「危急に備えさせる緊迫感／対峙する構え」から自らを解き放つことである。解き放つとはどういうことか？　それは「危急に備えさせる緊迫感／対峙する構え」を感じているのはまずは患者自身なのだということを認識し、自分は決して危害を加える存在ではないこと、そして危害の怖れがあるのならばそれを患者の側に立って防ぐ存在であることを、言葉にして、また所作として明確に患者に示すことである。

(3)　後遺期：「一段落としての安堵感／距離を置いての慰撫の思い」をそのままに

図5に示したように、後遺期を構成する症状は感情鈍麻、意欲減退、ならびに思考弛緩であるが、ここで精神療法的対応を検討するのは、治療によって幻覚妄想状態や緊張病状態が消褪した直後の、いわば後遺期に入ったばかりの統合失調症患者に対するそれである（後遺期とはいってもこの時期に限定して論じるのは、臨床経験の場の大半が大学病院であった筆者にとってはこの時期がもっともなじみがあるからである。そこでの対応は慢性の情意減弱状態全般に通じるものでもあるが、この時期においてはそれがもっとも自覚的になされる必要がある）。

さて、この時期の患者に接した際の筆者の臨床実感は、フッと肩から力が抜けた、いわば危機は去ったという「安堵感」であり、患者に対しては「慰撫の思い」である。ここに慰撫という表現を用いたのは、それが

〝良かった、良かった〟と抱き合うような、一体感を持った喜びの伝達ではなく、〝辛い時期をよくぞ乗り越えたね〟とそっと肩に手を置くような慰労の思いであるからである。

それは理屈抜きに感知される実感なのであるが、そうした対応は統合失調症の精神病理学的理解からも妥当であると筆者には思える。前節で論じたように、筆者の状況意味失認-内因反応仮説はもっぱら初期ならびに極期の陽性症状の形成を説明したものであって、上記した感情鈍麻、意欲減退、思考弛緩という後遺期の症状の形成についてはなんら触れていないにもかかわらず、筆者はなにゆえに「統合失調症の精神病理学的理解からも妥当」というのか？　それというのは、すでに論じたように、初期症状ならびに極期症状の基底には「自己保存の危機」があるからであり、逆に感情鈍麻、意欲減退、思考弛緩という後遺期症状にはそれが関与していないと判断されるからである。先の「危機は去ったという『安堵感』」の「危機」とは、治療者にあってはアプリオリな臨床実感として感知されるもの、今少し説明的に言うならば初期あるいは極期に往々生じる自己破壊（自殺）という治療上の危機という意味であり、他方患者にあってはそれまで打ち続いていた〝生きるか死ぬか（助かるか殺されるか）〟という「自己保存の危機」なのであるが、その実体は異なるとはいえ、ともに危機からの脱出という点では共通している。ゆえにこそ、そこで筆者の心中に生じてくるものが、まずは治療者としての「安堵感」であり、ついで「自己保存の危機」から脱出しえたという患者の心性への思いも込めた「慰撫の思い」なのであろう。しかし、「安堵感」に「一段落としての」という形容句が付くのは、急性再発性慢性疾患としての統合失調症においては、いつ何時、再び再発が、すなわち「自己保存の危機」の再来が生じるかもしれないからであり、「慰撫の思い」に「距離を置いての」という形容句が付くのは、未曾有の「自己保存の危機」を経験した患者にとっては、治療者といえども不用意な心理的接近は脅威の再現と受け取られかねないからである（慢性の情意減弱状態にある患者に対する筆者の面接は、睡眠や食事等の日常生活のごくごく基本的事柄を尋ね、そのほかは患者から質問があれば答えるという短時間なものであり、それは医師と患者という関係ではありながらも長年の付き合いを考えるならば簡略にすぎ、一般の付き合いを基準にすれば不全感を残すものでありながら、患者にとってはそれが適切、適当のようである。これも上記の「自己保存の危機」についての考察からは首肯されるように思える）。

以上、筆者は後遺期の統合失調症患者に対しては、臨床実感である「一段落としての安堵感／距離を置いての慰撫の思い」をそのままに表出しているのである。

感情鈍麻、意欲減退、思考弛緩という後遺期症状について一言するならば、筆者はそれをおおむね前頭葉症候群と考えており、その形成は状況意味失認-内因反応仮説という病態心理の埒外のもの、すなわち心理学的説明を与えることのできない、極期症状の結果として生じる（この「結果として生じる」は現在のところ説明できてはいない）脳損傷と考えている。ただし、こと感情鈍麻に関しては、初期から極期へと打ち続いた「自己保存の危機」に対して、それを鋭く感じないよう自らの感情を鈍くする、いわば対処症状として存しているのではないかという疑いを拭い去ることができない。

4　おわりに

統合失調症の病態心理に関する状況意味失認‐内因反応仮説を略述し、ついでその仮説を根底で支えている「自己保存の危機」を鍵概念として、統合失調症患者に対する筆者の接し方を述べた。初期には「居住まいを正させる緊迫感／粛然たる思い」をそのままに、極期には「危急に備えさせる緊迫感／対峙する構え」を解き放って、後遺期には「一段落としての安堵感／距離を置いての慰撫の思い」をそのままに、というのがそれであるが、これらのうち、初期と後遺期での対応は患者に接した際の臨床実感をそのままに表出したものであり、極期のみは臨床実感の真逆を行ったものである。各々に上記仮説による理論的裏打ちを行ったが、その妥当性はいざ知らず、各々の対応の仕方が有用であることは長年の臨床経験から筆者には確かなものと思われる。

文献

（1）Bonhoeffer, K.: Zur Frage der Exogenen Psychosen. Zentralbl. f. Nervenheil. Psychiat. 32 : 499-505, 1909.（小俣和一郎訳：外因性精神病の問題について。精神医学、二六：一一二九―一一三二、一九八四）
（2）中安信夫：背景知覚の偽統合化―妄想知覚の形成をめぐって。高橋俊彦編：『分裂病の精神病理15』、東京大学出版会、東京、一九七―二三一、一九八六。**（前々書第二章）**
（3）中安信夫：初期分裂病患者への精神療法的対応―診断面接に含まれる治療的意義について。臨床精神病理、一〇：一八一―一九〇、一九八九。**（本書第二二章）**

(4) 中安信夫：緊迫困惑気分／居住まいを正させる緊迫感―初期分裂病治療の標的について。精神科治療学、八：一一六一―一一六七、一九九三。**（前々書第一〇章）**
(5) 中安信夫：『増補改訂 分裂病症候学―記述現象学的記載から神経心理学的理解へ』。星和書店、二〇〇一。
(6) 中安信夫：張りつめ／くすみ―初期分裂病を疑う表出について。精神科治療学、一七：一二二七―一二三〇、二〇〇二。**（前書第一六章）**
(7) 中安信夫：初期統合失調症の一症状としての対他緊張とひきこもり―その精神病理とクエチアピンの臨床効果。『クエチアピン研究会報告集』、診療新社、四一―八六、二〇〇四。**（前書第四章）**
(8) 中安信夫、関由賀子、針間博彦：初期分裂病二〇〇四。中安信夫、村上靖彦編：『初期分裂病―分裂病の顕在発症予防をめざして（思春期青年期ケース研究10）』、岩崎学術出版社、一一―五〇、二〇〇四。**（前書第九章）**
(9) 中安信夫：初期統合失調症患者に接する治療的態度―起承転結をなす四つの原則。精神療法、三一：一九―二三、二〇〇五。**（前書第一九章）**
(10) 中安信夫：『体験を聴く・症候を読む・病態を解く―精神症候学の方法についての覚書』。東京、星和書店、二〇〇八。
(11) 中安信夫：略説：統合失調症の状況意味失認-内因反応仮説―統合失調症の陽性症状の形成について。Schizophrenia Frontier, 10 : 117-122, 2009.
(12) 中安信夫：精神症候から病態心理を読み解く―統合失調症の「状況意味失認-内因反応仮説」の原点としての〈背景知覚の偽統合化〉論。精神科治療学、二四：八八七―八九五、二〇〇九。
(13) 中安信夫：『続 統合失調症症候学―精神症候学の復権を求めて』。星和書店、東京、二〇一〇。
(14) 中安信夫：アスペルガー症候群患者の自叙伝に見られる「初期統合失調症症状」。『続 統合失調症症候学―精神症候学の復権を求めて』、星和書店、四九九―五四一、二〇一〇。**（前書第二〇章）**
(15) 寺井淳一、関由賀子：「自我障害」症状群の構造連関―初期から極期への移行段階にある一統合失調症症例を通して。臨床精神病理、二九：八四―八五、二〇〇八。
(16) 寺井淳一、関由賀子：「自然な自明性の喪失」の症候学的位置付け―いわゆる内省型単純型統合失調症の一例を通して。臨床精神病理、三〇：八一、二〇〇九。

（精神療法、三六：七二一―七三一、二〇一〇）

第一二章　対談「職人芸を言葉にする…しかし、なお伝えきれぬもの」

——初期統合失調症患者の診断面接について——

1　統合失調症の本質は初期にあり

兼本浩祐　中安先生といえば、「初期統合失調症」ですので、その概念や診断面接についてお聞かせいただきたいと思い、本日伺いました。

初期統合失調症概念の特殊性は、統合失調症という病気そのものの特殊性と関連していると思います。統合失調症は、前駆期、顕在発症した極期、欠陥期とでは別の病態構造を示している印象があります。このような類の疾患は、他にはあまりないように思いますが、疾病モデルというのがありますか。

中安信夫　モデルとしたのはがんですね、早期がんと進行がん。がんの場合は、症状が違うというよりも転移があるとかないとかいうところで区分されますし、そのことによって予後が大きく変わる。統合失調症の場合は初期統合失調症と幻覚妄想状態や緊張病状態を呈している通常の統合失調症、私はこれを極期統合失調症と呼んでいるんですが、その両者の間には症状の違いと病識の有無という差異がありますけれども、がんと同じく、初期の段階で治療を始めるのか、極期になってから始めるのかということでやはり予後が、具体的に言うと感情鈍麻や意欲減退という陰性症状が付加されないか、されるかという大きな違いが出てくるので、両者を区分することに大きな意義があるんですね。

兼本　統合失調症の初期と比較して極期は表出される症状が顕著に表れてくるため、統合失調症の診断をするのは比較的容易になると思います。しかし、そうだからといって、疾患の本質が、症状が明確に出てきている極期により良く反映されているということには単純にならないと思います。

言いかえるならば、幻聴や妄想が顕在的に出ている極期をみるほうが統合失調症の本質にアプローチしやすいのか、あるいはこれらの症状がてんかん性精神病で出てくるような二次的なものであるため、初期統合失調症をみるほうが本質にアプローチしやすいのかということになると思います。

私は、統合失調症の本質を探る上で、初期統合失調症に注目することが重要であると思いますが、中安先生はどのようにお考えになりますか？

中安　いや、まさにそのとおりなんですよね。先生が仰るように、初期の段階か、あるいはもっと症状の花が開いたような極期の状態のどちらが疾患の本質をあらわしているかという問題設定がありえますよね。かつては、ブロイラーの基本症状の四Aというのがあり、それらが基本症状であって、幻覚や妄想は副次症状と言われてきた歴史があるわけで、我々もそういうふうに教えられた。

だけど、ご存じだと思いますが東大精神科は東大紛争のさなかの昭和四四年に外来派と病棟派に分裂して、それがその後二五年も続いたわけですが、五〇年入局の私が受けた初期研修は外来だけという特殊なものだったんです。こと統合失調症に関しては、パート先の精神病院では古い陳旧例も診ましたけれども、主には外来でフレッシュな初発の例を診てきたんです。そういう経験の中で、感情鈍麻とか意欲減退とかの基本症状と言われたものが、むしろというか実はというか、幻覚や妄想、緊張病性興奮・昏迷とか、要するに急性期の症状の後遺症ではないかと考えるようになってきたんです。つまり、それまでのブロイラー流の基本と副次が私の中では逆転したわけです。幻覚や妄想こそが基本的な症状であって、感情鈍麻とか意欲減退なんていうのは後遺症にすぎないという考え方の変更がまずあったんです。

次に、じゃあ幻覚や妄想が基本症状であるとか、あるいは統合失調症という疾患の本質をあらわしているとして、それにどうアプローチするんだといったときに、どういうわけか私の中には、これはもう一種の直感なんですけれども、何事も事の始まりは、一番最初を見ればそこに本質があらわれているのではないかという思い込み、妄信があって、それらの萌芽形態を見てみるのがいいんじゃないかと考えたんです。そういう点では幻覚や妄想にはそこに心理的な加工が加わっているのではないか。例えば不安とか抑うつとか、これは当然反応としてあらわれますよね。そういうレベルじゃなくて、もっと脳の機能のレベルで二次的、三次的というふうに、加工といっていいのか、発展といっていいのかが起きているんじゃないかと。そういうことを考えると、一番最初、すなわち萌芽形態なり初期症状なりを見たほうが本質が見えるんじゃないかと、この辺はもう私の勘的なものですが。そういう点から、もちろん初期診断という関心もありましたけども、疾患の本質を見るためには一番最初を見たほうがいいという考えが臨床医になって比較的早い時期から私にはあったと思いますね。

2　精神病理学のレベルで本質を究める

兼本　中安先生は、統合失調症の本質とは何かということを、新しい現象が出てきたり、後説が出てきたりしたときに、臨床経験に則して修正を加えつつ、非常に執拗にといいますか、長年にわたり研究してこられたと思いますが、統合失調症の基本症状は何かということを症候論とは異なったレベル、例えば神経心理学的なアプローチを用いるなどしてきちんと表現できると、一つの「本質が見つかった」と言えますでしょうか。

中安　疾患の本質は何かということに関しては、理解のレベルということがあると思うんです。例えば、遺伝子のレベルとか分子生物学のレベルとか生化学とか生理学のレベルとか、そういうそれぞれのレベルで統合失調症は規定されるのだと。それと同じように心理学のレベルでも規定されるはずだと。それが通常の正常心理ではありませんから精神病理ということになりますけれども、私は精神病理学のレベルでも本質は規定されるはずだと考えているわけです。私がやろうとしたのは、記述現象学的に記載された症状を神経心理学的に理解して、病態生理 pathophysiology を明らかにするということだったんです。成因が何かというところまでは最初から考えていない。むしろ症状の成り立ちのからくりですね、病態生理というのはまさにそうだと思うんですけれども。ただ、私がやっていることは何かと改めて考え直してみたら、これは病態生理じゃないなと思いました。病態生理をもじって病態心理 pathopsychology と言っていますけども、ここに病態心理とは「個々の精神症候、一定のまとまりのある精神症候群、究極的にはある特定の疾患で出現するすべての精神症候の形成を説明する心理学的機序」というものです。病態心理のレベルでも統合失調症は規定されるはずだ、そしてそれも一つの真実だと。そして、その規定が出来てこそ、次のより深いと言うと変だけれども、生理学なり生化学なり、一般的に言うと生物学的なレベルでの研究が進むんじゃなかろうかと考えたわけです。

それぞれのレベルでの真理がある。その真理を私は病態心理あるいは精神病理のレベルに求めてやってきて、結果として「状況意味失認-内因反応仮説」に辿りついているわけです。そういう病態心理を考える、あるいは精神病理を考える上において、私は先ほど来、初期段階に本質が見えると言ってきていますが、そこで見えてきた本質が初期の症状、さらにその発展形としての極期の症状、それらを全体的に説明できないといけないんです。一つでも重要な症状が説明できないとなると、もとの論は間違いじゃないかと思いますから、統合失調症に認められる、それまで考察してきていない精神現象、症状に注目するたびに、じゃあもとの論で説明つくかどうかということで論を発展させたり修正させたりしてきているのが実状ですね。その点を皆さんから緻密と言われますし、執拗にとか粘っこいとも言われますけれど、確かに絶えず考えていますね。

3　面接のスキルとは

兼本　以前、中安先生とお話した際に、先生のお若い頃のお話が出たことがありました。話題は典型的な幻覚や妄想を示さない統合失調症の患者さんのことでしだ。中安先生は先輩の先生方に統合失調症の患者さんとそうでない患者さんをきちんと見分けるメルクマールは何かを繰り返し尋ねたが、「経験」を通して学ぶという以上の答えを聞くことはできなかったと言われていました。

先生の症候論は終わりなき症候論というのか、これでもか、これでもかというくらいずっと追求されていますよね。その通りだと思うのですが、結構なスキルがいるのではないでしょうか。

中安　私のほうにスキルがという意味？

兼本　いいえ、他の先生が中安先生の症候論を使いこなすのに相当のスキルがいるなと思うんですよ。

中安　できるだけ言葉に直して言っているつもりなんですけど。

兼本　言葉に直していない段階では、誰にどれくらいのスキルがあるのかはっきりしないのですが、言葉に直してしまうと、症状を拾えるかどうかでその人のスキルがわかってしまうという側面もあります。

中安　経験を積んでいけば、いわば面接の勘どころがわかってくるというのはあると思うんですよね。ただ私は、若い人の予診を受けて本診をするという経験を、大学病院にいたから長いことやっていましたよね。その際にいつも言っていたのが、「患者が話したことをこう書いてあるけれども、これで君はわかるの？」という言葉だったんですよ。「わかるの？」というのは優しい言い方ですが、本音は「これでわかったつもりになっているのか、おまえは！」でした。

私はどこかの本にも書いたけども、患者が話した体験を自分の身に置きかえて理解をしようと努めているんですが、そういう眼で予診を聞いていると「君、このレベルの表現で採用しているけれども、わからないだろう」となるわけですよ。例を挙げると、患者が集中力が落ちたと言ったと書いてあったとして、「君、集中力が落ちたというのを自分の身に置きかえてわかるの？」と。「集中力が落ちた、あるいは集中力がないといっても、いろんな集中力のなさがあるよ。例えば周りのことに気をとられて集中できないこともあれば、我々でもそうで、疲れているときというのは集中力が持続しないでしょ。そういうところまで聞かないとわからないでしょう」と。だから絶えず患者の体験を自分の身に置きかえて、わかるか、わからないか、私はそれをやってきたところがあるんです。ある部分、それは私の強迫的な性格からきているのかもしれません。ただ、患者に質問するに際してはあまり強迫的に聞きませんよ。でも、自己弁護的に聞こえるかもしれませんが、患者理解にあっては強迫的であってもいいと思いますね。それをやっていくとポイントがわかってくるというか、さらに例数を重ねていけば、「あ、この人はこうじゃなかろうか」と自ずとわかってくるというか。

これは私に限ったことではないのですが、例えば研修医とか経験の少ない人が予診をとってベテランが診察をすると、「自分のときには全然話してくれなかったのに先生になると急に患者が話し出した。僕が聞いたときは言ってくれなかったんですよ」と言われるような経験はどの先生でもあるでしょう。それはやはりポイントを押さえて聞くか聞かないかということですよね。そういう意味では初期統合失調症の例数を重ねていけばポイントがわかってくるのであって、こういう症状があるのではなかろうかと思うし、こういう聞き方をすれば出てくるとも思えるようになってくるんです。

先ほどスキルと言われたけれど、こう言うとちょっとおこがましいかな、その辺は私自身にはもう身についちゃっているものだから、自分のスキルというのを全然対象化できないんですよ。人に話すときに「こういうふうなスキルを使うんだよ」とは言えないんです。極端なことを言うと、私が患者を診察しているのを見せて「君の診方とおれの診方がどう違うか、逆に言葉にして教えてくれ」となるんです。スキルと言われても、極端なことを言うと「どうしてこういう面接ができないの？」と問い返したくなっちゃうんですね。

兼本　先生は「これでわかるの」を「わかったつもりなの」と言い直されましたが、「わかるの」というところにもちょっと別の心理があるような気がします。つまり先生には、診察している際に患者さんの内にあるはずの病像が前もって見えているのではないでしょうか。

中安　ええ、それはあると思います。

兼本　ですから先生はあるはずの病像に対する質問を患者さんにされるわけですが、病像がイメージできていなければ少しランダムにあれこれ群盲象をなでる的な聞き方をするしかない。

そう考えると、診断にはまずは、初期の患者さんの病像を自分の内に生き生きとイメージすることが必要になるわけですが、経験を通じて自分の内に形を成す患者さんの病像について後輩に説明する際にどのようにしていらっしゃるのか以前から尋ねたいと考えておりました。

中安　例えば私の指導を受けた若い人が、予診をとるのが一番いいんだけども、要は私の診察に陪席したときに、それを二例、三例と経験していく、そしてこれが初期統合失調症だと教えられる。そういう経験をしていくと、彼らもだんだん身につけてくるんですよ。

私の中には、もうずっと経験を積んできて初期統合失調症の全体像というのが確かに頭にあって、そしてその全体像を構成している部分というか、各々の症状も一応頭の中に入っていますね。ですから、実際に患者を最初に診たときに、まずは疑いを抱くんですよ。そのとき何をもって疑うかというと、一つは表出ですね。表情とか雰囲気に、これは独特のもので、私はそれを「張りつめ／くすみ」と呼んでいますが、そうした表出があるかどうか。もう一つは主訴の中にちらっとでも引っかかるものがあるんですね、それらがまったくないときもまま経験するんですが、そうしたときには私も見逃すことがありますよ。表出やちょっとした主訴、主訴でなくても患者の話の中にちらっと引っかかるものが出てくるわけですね。そうすると、そこのところへすーっと入っていくわけです。

そうした表出についても、また各々の症状についても、私はこれまで一生懸命に言葉に直してきた。ただ二〇年ぐらい前になるでしょうか、私の初期統合失調症に関心を持ってくれる人たちがいろいろいて、多施設共同研究をやったんですね。各自がそれぞれの施設で初期統合失調症と診断した症例を持ってくる。その際に、こういう症状がありましたと。もちろん私が作った各々の症状の定義と実際の陳述例の一覧をみんな基準として持っているわけです。それで、これに当てはまると言って持ってくるわけね。その際に、もちろん患者がどう言ったかというのを逐一ありのままに詳しく書かせているんです。ところがその記載を私が見てみると、オーバーインクルージョンが多いんですよ。その研究グループの大半は私の診察を実際に見た経験がほとんどないんですよ。それで、私が「これは初期症状としてとれないよ」と思う陳述がみんな初期症状にされてしまってたんです。そのことに気づいて私はその多施設共同研究を早々にやめたんです。私の実際の診察を知らない人がとってきたデータをそのまま採用することはできないと考えてね。だから私は一生懸命、それまで初期統合失調症を診た経験がない人でもわかるようにと、症状の定義を記し、実際の陳述例も挙げてきたけれども、なおかつそれでも「なかなか初期症状はとれないんだな」と実感しましたね。

4　職人への憧れ、そして名人芸を技法へ

中安　いま二つのことを、つまり私は症状なり表出なりを出来るだけ言葉に直してきたということと、それで

もなお、十分には伝わらないということを話しましたが、先生がそうした質問をされたのは、先生が一度ご自分の大学で若い人を集めて初期統合失調症の研究をやってみようとされたと聞きましたが、やっぱりそのときの経験からきているのですか。

兼本　いわゆる幻聴や妄想が明瞭でない初期統合失調症の診断は、特に容易ではないと思います。我々でも、先生のところへ持っていったら「これは違う」と言われる可能性も十分あるわけですが、例えば縦軸である生活史の全体から独立して、横断像の症候論を突き詰めていくと経験が浅い精神科医ではほとんど無理という経験をしました。

中安　そうですね。私は逆にというか、最近、自分でもちょっと反省しているんだけども、生活史とか経過とか、その辺がちょっとおろそかになるんですよ。なるなと思っているんですけれど、それはやっぱり横断面できちんと診断をつけるということに自分を賭けてきたということがあるんです。

兼本　すごくそう思います。

中安　じつは私は職人という存在に憧れているんです。ただ、いわゆる職人というのは言葉に直さないわけですよ、一般的に。いや、そもそも職人芸というものは言葉に直せない性質のものなんですよ、きっと。これは雑談的だけど、寿司屋がシャリを片手でポッととって、パッパッと握って、ネタを置いてまたちょっと握って、サッと出すでしょ。あの流れって凄いですよ。

兼本　しゃべりませんもんね。

中安　それから中華料理だって、ただのその辺のラーメン屋さんだって、塩や胡椒を一々はかって入れたりしないで、みんな、あの大きなおたまでパッパッと適当にやるじゃないですか。それでいていつも決まった、いい味を出すわけでしょう。あの辺を、じゃあ言葉に直せって言われたってその当の人はできないと思うんですよ。で、私は芸としては職人芸を目指すけども、その芸をしゃべる職人、それを技法として言葉に直す職人にもなろうとしてきたんです。だから、最初に何か先生がおっしゃった、秘法じゃなくて技法、いや……。

兼本　秘技（笑）。

中安　ああ、秘技ね。研修医のころ、私が予診をとって、本診医が診察した後に「君、これは統合失調症の初期だよ」と言われるわけですよ。「どうしてそう言えるのですか?」と問うと、秘技ですからあいまいなんですね。それで最後には「君も一〇年すればわかるようになるよ」と言われておしまいだったわけ。私はそのことに反発して。本診医たちが言っていたのは、表出もありましたが、つまるところ縦断的な経過なんです。だけど横断的病像というか体験症状についてはは何もなかった。だから逆に私は体験症状に着目した。それから私は職人になる、職人を目指した部分はあるけども、同時にそれを言葉に直す職人になろうと。だから名人芸じゃ困る、技法として成り立たないとだめだと、そういうのがあるんですよね。

兼本　職人になりたいと思って医者になっている人はかなりいると思うんですよ、自分の職人性に誇りを感じて。先生の本を読んでいますと、やっぱりこの人は職人を目指しているなと感じますね（笑）。

中安　そうなんですよ。そうそう、私の兄は外科医なんですが、若い頃、ある病院の外科に、そこの外科部長に憧れて入った。その部長は手術の名手なんですね。ある日、腹痛を訴える救急患者が入ってきた。若い医者が診察して、おなかが痛いと言っているけど別にさわっても問題ない。ところがその部長がさわったらすぐに「緊急開腹だ!」となってすぐ手術に。腹腔内出血してたらしいんですが、そういうことに兄貴も憧れた。うちの兄は大腸が専門なんだけども、いまは「腹を触らせたら、この手はだれにも負けない」と言ってますね。

兼本　それも格好いいですよね（笑）。

中安　その辺はね、じゃあ言葉に直して書いたところで言いあらわせないわけですよ。私は、精神科もと言うよりも、精神科こそ本当にその辺のプロでないといかん、職人でないといかんと思いますね。私は時に論文中に自分の面接の質疑応答を書くんですが、そうすると「先生は検事みたいな面接をしているんじゃないですか」と言われちゃうことがありますね。実際はそうではないんだけれども、文章だけ読むとそう受け取られてしまうようです。仰るように、確かに多くの精神科医はやっぱり面接のプロになりたいと思っているんでしょうね。

兼本　それは我々のアイデンティティの一つですよね。我々は何になりたいのかというと、やっぱりある種のプロの職人になりたいんですよね。

中安　これは別にお返しで言うわけじゃないけど、僕は先生がてんかんについて書かれたものを読むと、これはプロだなと思うわけですよ、本当に。私もてんかんは一般精神科医として診ていて、若いときから嫌いじゃないんですよ。嫌いじゃないんだけども、先生の本を読んで、あるいはてんかんの本を幾ら読んだって、やはりかなわないんですよ、先生には。先生のような人に陪席して診て、経験を積んでいかないと、やはり細かいところはわからないよね。僕はとにかく先生に、同じプロ意識というか、プロ根性を感じますね。だから私はそういう人とは親しくなりたいんだけれども、ご立派なことを書いていても、書いたものから医者が見えてこないときにはあまり信用しないんです。この人は医者だなと感じる人ってあまりいないですね、いまは。

5　症状同定における「体感」

兼本　精神疾患の診断にはＤＳＭ－Ⅳ－ＴＲが広く用いられていますね。これは、可能な限り分かりやすく診断をつけられるように開発されたもので、表出している明確な症状をもとに基準が設けられており、その疾患に特徴的な症状がいくつ含まれていたかによって機械的に診断を下すことができるようになっています。要するに、本来は自分の中で病像が見えていないと診断しようと思っても難しい精神疾患というものを、例えば患者さんから拾える症状がいくつ基準を満たしているかどうかで診断できるわけです。ただ、個人的にはこのような機械的なやり方が適用できない病態が少なからずあると思うことがありますが、中安先生はこのようなマニュアルを用いて診断できると考えていらっしゃいますか？

中安　できないと思いますよ、それは原則的に。私のところに「この症例には幾つありました」と持ってくる人がいるんですよ。でも、全然違う。それは、個々の症状の評価においてオーバーインクルージョンしていたり、あるいはこれは違うよとかいうのもあれば、この人は全体像が見えていないないというのもありますね。全体像というのを説明するのは難しいんですけど。

だからやっぱり、先生が仰るように、若い人は全体像が見えなくなっているんですよ。そうなった原因はＤＳＭだと思いますよ。ああいうふうに症状項目をチェックするような教育を受けると、全体像って見えてこなくなる。それは私にも当てはまるんです。振り返ってみて、私が初期統合失調症の患者の臨床を一番ちゃんとできていたのは最初のころなんですよ。こういう症状があるということをつかんでいく過程が一番いい臨床ができていたと思いますね。いったん作り上げてしまうと、今度はそれにとらわれる。そうすると、この人にはこういう症状もあるんじゃないか、また別のこういう症状もあるんじゃないかと、こちらに質問項目が決まってくる。ＤＳＭを知っていると、この症状があるかないかとチェックしないといけませんね。それと同じように、チェックするような姿勢がどこかに芽生えてくるんです。ただ、こちらに予備的な知識がなければ、どういう質問をしていいかわからない。だから、ある程度知識がないと困るけども、それにとらわれてはだめだというのも非常に感じますね。ただ、先生が仰るように、そんなに難しいですか、ああいう症状を拾うのは。拾うというと変だけれども、難しいですかね、あれ。

兼本　先生が仰られる言葉をどのように解釈するかによると思うんですよね。うまく言えないですけれど、そこから入っていって確認する一つの入り口だと考えるとそんなに大きな間違いはしないのかもしれません。

たしかに、どんな体験を目の前の患者さんがしているのかをきちんと聞き取り、体感して形にして書きとめようとすることと、体感なしに特定の症状があるか、ないかとチェックすることとは、結果として大きく異なってしまう可能性があるのではないかと思います。例えれば、魚釣りをして糸の引きを見ながら引き上げるというような感覚だと思います。ＤＳＭに挙げられている症状をひとつひとつ「このような症状はありますか？」と聞いて、「ある」「ない」との返事だけで診断することは、そこで問われていない症状をあらかじめ排除してしまうことになるので、大きな誤診につながる恐れがあるように思います。

中安　外れますね。

兼本　体感で確認するというようなことはＤＳＭには書いてないじゃないですか。

中安　体感っていい表現ですね。その体感を感じるためには、本当に適切な質問の仕方をしなきゃだめなんです。症状があるときには患者はまさに「打てば響く」ないしは「当たり」って感じなんですよ。患者の表情がパッと変わりますよ、「あ、それ、あります！」って。自生記憶想起という症状を例に挙げれば、「自分では考えようとしていないのに、昔の、過去の記憶がどんどんよみがえってくることがあるというようなこと、それが頭の中で映像として見えるようなことがあるかな？」と尋ねると、その症状がない人は何を尋ねられたかイメージできなくて戸惑ってしまったり、類似した、でも違うという体験がある人は「うーん」と考え込むんですよ。それで、「うーん、ありますね」とか「うーん、ないですね」とか、こうなるのね。ところがある人は、「あ、それ、あります！」と、もう即座ですよ。そしてパッと患者の表情が変わる。それを異常だと思って悩んでいた人は、「あ、やっとわかってもらえた」と安堵の表情が出たり、小さいときからあって、それをあまり異常だと思っていない人は「ええ、ありますが」とすぐに認めつつ、自分では当たり前だと思っていたのに他の人にはないことなのですかとなかば当惑の表情になったり。魚釣りに譬えれば「引いた」っていう感じ。そういうのも症状の有無の判定に入れているんですよ。だから、患者が「あります」と言ってもそうした表情変化を伴わないような場合には、具体的に話させると「これは違う」となるんですよ。ところがパッと即座に答えて「ある」と言ったときには、具体的に言葉で言わせると「まさにこの症状だ」となるんです。

6　徒弟制、シャドーイングの必要性

兼本　その話を聞いて思うんですけれども、初めて言葉を習うときに、子どもが「車」のことを「ブーブー」と言っていたとすると、既存のものに言葉のラベルを見つけるのではなくて、ブーブー＝「車」という言葉を発見すると同時に「車」という概念も獲得すると思うんです。ですから、それまでに「車」みたいなものがいろいろあったけれども、「車」という言葉を発見したときに初めて輪郭を持って、あ、これだということになると思うんですね。

例えば初期統合失調症のいろいろな徴候を獲得するためには、子供が言葉を発見するときと同じように、患者さんを診ながら発見する過程がないといけないと思います。発見する過程なしに当てはめようとすると間違う可能性があります。例えば犬というものを一度も見たことがないのに、その定義だけを聞いて類推したのでは犬のイメージについて根本的な間違いを犯す可能性があると思うわけです。そうじゃなくて、いろいろな犬を何匹も見て、「これが犬だ」とわかるように、患者さんを何人も診て、これが気付き亢進なんだと思うと、「犬」よりは明確性が落ちるのかもしれないけれども、それは間違いないですね。

中安　そう思いますね。そうじゃないと、私から見ると、猫を見て犬と言い出したり、牛を見て犬と言うわけですよ。「これは違う。これは犬じゃない。これは猫だよ。これは牛だよ」ということになるわけね。そのときに、じゃあ、例にあがった小さい子が「これは犬だ、あれは犬じゃない」といったときに、言葉に直して言

えというと難しいですよ。四つ足でとか、……。

兼本　四つ足でとかいうと、みんな四つ足じゃないかって。

中安　頭があって、しっぽがあって。

兼本　同じじゃないかということに。

中安　それと同じで、確かに私もできるだけそれは明細化しようと、定義を出して、実例も挙げて、譬えるならば犬にはこういう特徴があるんだよと書いているわけですよ。だけど実経験として見ていないと、さっきのように猫や牛を犬と言うようなことになるんですね。だから、確かにやっぱり経験がないと。

そしてその場合に、どう言えばいいんだろう、こう言っちゃうと私が一生懸命になって文字に直していることの意味がなくなるんだけれども、自分一人で本を読んで、これがあれだなというような経験をするだけではやっぱりだめなんですよね。症例検討会とか、あるいはわかっている人の診察に陪席するとか、そういう中で実経験していかないと、さっきおっしゃったように、この症状が気付き亢進かどうか、本当のところわからないところはあります。

大学病院での経験ですが、若い医者から初期統合失調症らしいから診てくださいと頼まれることがちょくちょくありました。こういう症状と同定したと。そこで私が実際に面接してみると、「あ、これは違うよ」となるわけですよ。ところがレポートだけ見せられると、その場合には私も「これは違う」と言っていいかどうかわからない。私は、医学、医療というのは本来そういうものだと思うんですよ、徒弟制だと。だから、だれかにくっついて、それこそ職人の世界で弟子が親方にくっついて技を盗むみたいなことが必要なんで、そういうことがなくてマニュアルだけでやれるかといったら、やれないと思うんですよね。ＤＳＭなんか、文章だけはだれでもわかるようになっていますが、だれでもわかるような医学、医療というのがありうるのかという疑問がありますね。

兼本　徒弟制は何も医学や医療に限ったものではないと思います。欧米の職業教育の最終段階でシャドーイングという言葉がありますが、どの職業でも、優秀な先輩達や熟練したスキルを持っている人の後ろについて、その人のまねをすることから技術の習得を仕上げるというやり方が多く見受けられます。このようなやり方は、その職業に必要なスキルを習得する一番の近道だと思います。医療でも、外科医は熟練した外科医のもとで技術を習得していくことが必須の条件ですが、現状の精神科の領域では徒弟制度は必要ないという考え方が急速に浸透しつつあるように思います。

中安　そうした弊害はすごく多いわけですよ。精神科での診療経験のほとんどない人が、ＤＳＭのような診断マニュアルがあって、それから治療アルゴリズムがあればやれるんだという調子でね。何年もそういう医者のところにかかって治らんと言って来る人がいっぱいいるわけで、その弊害は確かに私もすごく感じますね。

ただ最近、そういうシャドーイングということを、教育的な立場にある人がうるさく言わなくなりましたね。私なんかは予診をとらせて、陪席させて、質疑応答を全部書けと言うわけです。確かに患者が早口だと書けませんよ。だけれども、今の若い人はというとまた語弊があるんだけども、それをいいかげんにやる人がいる。面接を見ていないし、書くのもいいかげんで省略したり要約したりするんです。省略したり要約したりして書いたものはまったく意味ない。「私が言った言葉をそのまま書け。相手が言ったことをそのまま書け」と常々言ってるんですが、最初は何の意味があるかと思うんでしょうが。私自身は初期研修のときに、外来だけでしたから週五日、予診をとったんですが、毎日、指導医が変わるわけですよ。それをやっている中で、それぞれの医者の違いもわかったし、「この先生はこのときにこういう言葉を言った、ここでこの言葉を出した」とか経験したんですよ。微妙な違いだけど、似たようなあの言葉じゃなくて、この言葉を言ったというのが非常に意味を持っていたというのが後になってわかりますね。そのあたりのことが最近は上も下もいいかげんになってるんじゃないか、はっきり言って精神科の臨床レベルは昔に比べて随分と落ちているんじゃないですかと思いますね。

話を初期統合失調症に戻しますが、私は「四主徴」とか「診断に有用な症状」とか言ったりしていますが、このうち何項目があったら診断していいですよということは絶対言わないんですよ。それから診断基準というのも作っていません。ある人から「こうやってDSM風に診断基準をつくれば、先生の概念はもっと広がりますよ」と言われましたけど、下手に広がってもらっちゃ困ると思っていますしね。

兼本　確かに、幻聴という症状ひとつをとっても、例えば解離性の幻聴などもありますし、患者さんを診察している医師の捉え方にぶれが生じる可能性は否定できません。そうなると、医師の捉え方ひとつで、オーバーインクルージョンされてしまう可能性がありますね。

中安　出るでしょうね。

兼本　どうしてもオーバーインクルージョンはしがちになってしまいますよね。

中安　それから、アンダーインクルージョンもあるんですよ。予診医から病歴を聞いたり、患者と話してみて、私としては引っかかるところがあるわけです。これは氷山の一角で、そのもとにはしっかりした初期症状があるなと感じられる、ちょっとした発言。ところが、そこを予診医はみんなすっ飛ばしていっている。この発言を何でもっと詳しく聞かないんだというチェックが入る。それで実際に聞いてみると、ワーっと次々と出てくるわけです。そういう意味でアンダーインクルージョンもありますね。
まあ確かに私もあれだけ言葉に直しても、それでも伝わらないんだなという限界は感じますね（笑）。

兼本　難しいと思うのは、てんかんを例にとるならば、その症状の取り出し方の正しさを、毎回ではないにしても、特徴的な脳波異常のパターンによって答えあわせができますが、統合失調症に関してはそのような答えあわせに役立つ機器がありません。
したがって、経験の浅い医師にとっては、自分の所見が正しいかどうかは熟練した医師の意見を聞くことで確認するしか方法がないのではないでしょうか。例えば自分である症状を拾い上げても、それが本当かどうかをメタ尺度みたいなもので確認することはできないですものね。

中安　それはないですね。ただ、これは初期統合失調症であったかどうかという判定に関しては、私自身もそれを参考にしているところはあるんですけども、特定の薬剤、スルピリドとかフルフェナジンとかを使ったときに劇的に効くかどうかが一つの目安にはなりますね。これはフレッシュな症例の場合にはあまり参照になりませんよ。だけれども、ほかの病院でいろいろな薬剤を使われている人がいるんですよ。ＳＳＲＩも使いました、マイナートランキライザーも山ほど使いましたが、これという当たりはちっともない。ところがスルピリドやフルフェナジンを使いますと、患者が「今度の薬はすごく効きました！」と言って、表出から変わってきますし。そうすると診断的には、ちょっと参考になりますね。私もそれで、「やっぱり初期統合失調症でいいんだな」というふうに参考にしているところはありますね、そうした治療反応をね。症状に関しては、先生がおっしゃったように、「この陳述はこの症状としてとっていいんだよ」というふうに、やはり徒弟制度的な中で保証を与えていくようなものがないとだめでしょうね。

7　ARMS批判

中安　私はそれこそ自分の若いときの、研修医の段階で上級医がさきほどの秘技で、これが初期統合失調症だよとか、統合失調症の初期だよというのが納得できなくて、そして本を読んでも納得できる記載がなくて、それでこの領域の研究に入っていったんですが、入っていったもう一つの理由は、苦い経験もしているからなんです。

秘技で正しく診断されればいいんですが、適切な診断がされないで神経症圏と看做されていた患者がのちのち幻覚妄想状態とか緊張病性興奮とかになって、それが治っても欠陥を残してしまう。そういうのを見たら、絶対見落としがあってはいかんと思ってこの研究に入っていったわけです。そういう意味では、まだ右も左もわからなかった研修医の段階での自分の臨床経験に発しているんです、私の初期統合失調症の研究は。

統合失調症の早期発見、早期治療あるいは予防ということに関しては、最近ARMS（At Risk Mental State：発症危険精神状態）とかいうような格好で注目されていますよね。あちこちでやり出した。私はあまり関心がなかったんですけれども、大急ぎで今回読んでみたけれども、結局あれはDSMで言っている前駆期の症状を踏襲しているだけですね。私が前々から不満に思っているのは、DSMの前駆期症状というのは非常にあいまいなんですよ。一つの問題点は、一つひとつの症状の定義がきっちりしていなくて、どうとでもとれる、要は観察者の恣意的判断が大きいということと、いま一つの問題点は、極期の症状の弱められた形

attenuated formであって、だから極期の症状と一つの連続体、スペクトラムを成していて、その両者をどこで区切るのかという話になってくるのですよ。

一方、私の研究はマギーとチャップマンの「初期統合失調症における注意と知覚の障害」という論文に教えられながらやったんですけども、その後のフーバーたちの研究とも重なるし、その嚆矢はクレランボーの小精神自動症だと思うんですが、私はその流れでやってきて、できるだけ特異的なものを精細にやってきたんです。ですからＤＳＭとそれからいまのＡＲＭＳの流れとは全然異なりますね。私の言っている初期の病像は、極期の弱められた形というようなものではなくて、極期の、いわゆる発病したのちの病像とは全然違うんですよ。

兼本　そうですね、薬の量も違いますしね。

中安　私は、気付き亢進が最終的には妄想知覚になる、それから自生思考が最終的には幻聴になると言っているんですが、気付き亢進や自生思考と、妄想知覚や幻聴というのは、おいそれとは繋がりがわからないほどに全然違うんですよ。ところが、実はそれが前駆的な、初期の症状なんだと言っているわけですね。ところがＡＲＭＳでは、妄想があってもいま一つ明白ではないとか、持続期間が短いとか、頻度が少ないとか、こんなレベルの定義です。私から見れば、これはもうAt Risk Mental Stateじゃなくて、まさに発病しているんじゃないかというぐらいの話です。統合失調症の早期発見に眼が向いたのは喜ばしいことと思っているのですが、何かおかしな方向へ行くのではないかという危惧は感じていますね。

私なんかはずっと臨床例だけでやって、その意味では顕在発症予防なんだけれど、いまの動向はごく一般の人までも対象として精神疾患の発病予防まで突き進もうとしているように見えますね。私はまだそこまで行く気は全然ない。病院に来た臨床例を確実に診断する、診断できるというのが前提で、そこがまだ全然できていないじゃないですかというのが私の思いです。

兼本　初期統合失調症の概念というのは、長い時間をかけて学び少しずつ身につけていくものだと思います。先生の初期統合失調症の概念を参照して考えるなら、ＡＲＭＳの定義に当てはまる人と統合失調症の前駆症状を有する人とは、相当のずれを生ずるのは確実でしょう。統合失調症の初期徴候を聴取するのはＡＲＭＳの定義にあてはめるのと比べて、熟練と手間暇がかかるように思います。

中安　今の手間暇ね。私は今でも、実際の症例を診るときには手間暇かけるんですよ、初診は肝腎ですからね。と同時に、この初期統合失調症の概念をいまの形にまとめあげるまでにも随分と手間暇をかけてきたんですよ（笑）。だから、マニュアルをちょっと読んで症状チェックして、それで診断できるような、そういうものは作ってもらいたくないし、手間暇をかけないと。だから僕は、今のＡＲＭＳとかああいうものをつくっている人たちに聞きたいんですが、本当にご自分で初期の臨床を診ているんですかって。私から見ると「こんなものを初期の症状に含めるの？」っていう感じなんでね。作ったほうも手間暇をかけてないんじゃないかという感じはします。

兼本　難しい議論だと思います。マニュアル化することによって標準化され、誰でも比較的簡単に診断することができるようになることが、医者にとっては便利であっても、果たして実際には患者さんのためになっているのかどうか検証が必要でしょう。

中安　だれでもが使えるようなものは私は作るべきじゃないと思っているんですよ。例えば内視鏡を一つ例にあげますが、研修一年目でもできる内視鏡とか、そんなのはものすごいレベルの低い話ですよね。やっぱりみんな、例えば肝移植にしても、本当に技術の粋を行く、職人の粋を行くようなものをみんな目指してやっているじゃないですか。何で精神科だけが、だれでもできますというものを目指すんですか。場合によってはケースワーカーでも使えますよと。そんな技術をだれが勉強しようと思いますか。レベルが下がってくるわけですよ。我々はやはりレベルを高いところに設定しないといけないと思いますね。

兼本　肝移植のように患者さんの生命にかかわる疾患であれば、中安先生がおっしゃるような医師でない人でも簡単に診療を行えるようなレベルというものは大きな問題になるのでしょうが、統合失調症に関してはただちに生命にかかわるわけではないので問題が見過ごされやすいのかもしれません。たとえマニュアル診断の精度が低いために、薬に対して有効でない人が治療されて薬が効かないということが起こっていても、もともとの治療の困難さの前に、そのことがあいまいになってしまうということが起こってしまうのかもしれませんね。

中安　統合失調症にしろ、精神科の疾患というのはもともと難治で、治療してもうまくいかないという、そういう歴史があるがために、すごくあいまいなことでもまかり通っちゃうんですね。

兼本　外因、内因、心因という古典的な線引きをもう一度見直すべき時が来ているように思います。

中安　そうなんですね、難しいですねえ。

8　クレランボーのこと

兼本　統合失調症の本質を探る上で初期統合失調症に注目した研究でいえば、クレランボーの精神自動症は、先生の基本的な考えと発想が似ていると思います。クレペリンは基本症状が何かをあまり考えていないのに対し、ブロイラーは統合失調症の基本症状は何かということを考えていたという点では、先生の発想はブロイラーに近いと言えますでしょうか。ただ、ブロイラーは幻覚とか妄想は副次症状、二次的な症状としてとらえていたという点が、中安先生の発想と異なる点で、この違いは非常に興味深いと思います。

クレランボーは精神自動症と幻覚や妄想を区別する必要があると述べています。幻覚や妄想はあくまで二次的なものであり、その核をなすものは幻覚や妄想が認められる以前の初期症状であるという考えを示しました。てんかん性精神病や側頭葉てんかんの精神症状であっても、一級症状は出ますが、精神自動症は出ません。

中安　僕は幻覚や妄想というものは二次的、三次的なものだと考えていますが、そのことはとっくの昔にクレランボーが言っているわけです。僕はクレランボーはすごい人だと思いますね。

兼本　クレランボーはなかなか心引かれるものがありますよね。死に方とかいろいろなことを考えても、この人は本質的なものが非常によく見えていたんでしょうね。

中安　確かに死に方やドレープへの異常な愛着も含めて、人を魅してやまないところがありますね。臨床的にも、クレランボーはかなり出来上がった病像を見て、なおかつ最初の症状はこれだと見抜いたんだから、本当にすごいですね。

兼本　すごいですね。

中安　今日は初期統合失調症患者に対する面接の仕方に端を発して、広く精神科における診察のあり方やさらには臨床教育のあり方などに話題が集中しましたが、次々といい質問を出していただいて、私も大いに刺激されて、普段はなかなか十分に対象化・言語化できていない部分までも言葉にすることができたように思います。いい機会を与えていただき、ありがとうございました。

兼本　精神科医においても、外科医と同じような熟達による職人芸ということがあるのではないかということを中安先生の初期統合失調症の概念のことをお聞きしながら思いました。

本日は、有意義なお話をお伺いすることができました。どうもありがとうございました。

（兼本浩祐氏との対談。MARTA、八（二）、二―一三、二〇一〇）

第一三章　「診立て」とは成因を考慮した病名の暫定的付与であり、それは終わりのない動的なプロセスである

――山本周五郎著『赤ひげ診療譚』を取り上げて――

抄録

山本周五郎著『赤ひげ診療譚』を取り上げて、古来わが国において診断と同義とされてきた「診立て」の概念を再考した。まず第一には「診立て」とは病名の暫定的付与であり、それは終りのない動的なプロセスであること、第二には真に診立てられるべきものは成因であることが考察され、最終的には「診立て」とは成因を考慮した病名の暫定的付与であり、それは終わりのない動的なプロセスであると結論された。この結論は言わずもがなのことであるが、成因を考慮しない、「障害 disorder」という名の症状群名の確定的照合にすぎず、一回きりの静的なイベントであるＤＳＭの diagnosis が席巻している近年のわが国の精神科事情を考慮するならば、この「診立て」の概念は改めて確認される必要があろうと考える。

1　はじめに

山本周五郎著『赤ひげ診療譚』（昭和三四年、文藝春秋新社から刊行。昭和四〇年、黒澤明監督、三船敏郎、加山雄三主演にて映画化）。この小説は一昔ならぬ四昔も前に医学生であった筆者の世代にはよく読まれた本であり、医師となることを大いに鼓舞してくれたものである。このたび、表題にある「診立て」について考えるにあたって、わが国において診断に相当する言葉として古くから使われているこの「診立て」という言葉がこの小説の中に出ていたはずだと想い起こし、改めて読んでみた。この『赤ひげ診療譚』は江戸時代に実在した幕府直轄の小石川養生所を舞台にした、医長である赤髯こと新出去定と長崎帰りの見習医である保本登を主人公とした長編小説で、連作形式で書かれた八つの短編からなるものである。

以下、筆者は「診立て」とは成因を考慮した病名の暫定的付与であり、それは終わりのない動的なプロセスであることを『赤ひげ診療譚』を取り上げつつ詳述していきたい。

2　疾患概念 vs. 臨床診断

「診立て」を考えるにあたって筆者は、まずはかつて記した論稿「精神科臨床診断の思想―臨床診断基準に求められるものは何か」[1]の一節「疾患概念vs.臨床診断」を一部訂正して掲げようと思う。

近代精神医学の創始者ともいえるKraepelin Eが、進行麻痺をモデルとして成因―症状―経過―転帰―病理所見の一連の組み合わせによる疾患単位Krankheitseinheitの概念を提唱したことは周知のことであるが、Kraepelinの指し示したこうした疾患単位の考え方は、彼の目論みとは違って今なお精神医学においては〈成因〉も不明でかつ〈病理所見〉の得られていない臨床単位が多数を占め、そうした臨床単位が症状―経過―転帰によるとりあえずの、いわば括弧付きの「疾患単位」に留まっているのが現状であるとしても、現在でもなお、おおむね妥当な見解であろうと思われる〈現代においてはさらに、〈成因〉と〈症状〉の間に〈病態生理〉ならびに〈病態心理〉を介在させるべきである〉[3]。ここで重要なことは、それは疾患単位の成立には〈経過〉や〈転帰〉、さらに端的には〈病理所見〉を要件とすることに示されるように、疾患概念とは遡向的retrospectiveな解析によって、そしてそれも一例の解析ではなく、類似した多数例の検討を経て与えられる事実認定であるということである。

疾患概念とは「多数例に基づく遡向的な事実認定」と述べたが、一方われわれが日々臨床の場で行っている臨床診断とはいかなるものであろうか。臨床診断というものが個々の症例に対して、かつもっぱら治療方針の決定のために行われるものであることは論をまたないが、治療というものが、救急例を思い浮かべればすぐにわかるように、原則的には〝待ったなし〟のものであり、現在から未来に向かって行われるもの、すなわち前向的prospectiveなものである以上、その方針を決定するための診断は、常にその時点その時点において、情報の多い少ないにかかわらず、得られている限りの情報に基づいて、暫定的であれ決められねばならないとい

表1　疾患概念と臨床診断の考え方の対比

	対象	時間的ベクトル	作業内容	
疾患概念	多数例	遡向的	事実認定	→疾患分類学 nosology
臨床診断	1　例	前向的	仮説設定	→診断基準 diagnostic criteria

（文献2より引用）

う性質を有するものである。ここに臨床診断とはその本性として仮説設定であり、その意味において臨床診断もまた治療と同様に前向的なものと言わざるをえないと思われる。「疾患概念とは多数例に基づく遡向的な事実認定である」という先の言い方を真似ていえば、「臨床診断とは一例に対する前向的な仮説設定である」と言えるであろう。もちろん、ある一例に対していかなる仮説を設定するか、すなわちいかなる臨床診断名を与えるかにあたっては、多数例から得られた事実認定としての疾患概念が最大の準拠枠になることは改めて述べるべくもないことである。

以上述べた疾患概念と臨床診断の違いを、対象、時間的ベクトル、作業内容に分けて表1に示したが、疾患概念と臨床診断の考え方を対比すれば、上述の項目に関してはおのおの、「多数例に基づく—一例に対する」、「遡向的な—前向的な」、および「事実認定—仮説設定」となり、両者の考え方が全く対極的なものであることがよくわかるであろう。なお、疾患概念を集約し、体系づけたものが疾患分類学 nosology であり、また臨床診断に基準を定めたものが臨床診断基準 diagnostic criteria であるが、その成り立ちからいってこの両者もその考え方において対極的といえるものである。

3　「診立て」とは何か

前節において筆者は「臨床診断とは一例に対する前向的な仮説設定である」と述べておいたが、一般には臨床診断と同義と考えられている「診立て」とは何か、それを改めて考えるにあたって、『赤ひげ診療譚』を引用しつつ、この臨床診断の定義に適宜注釈を施しつつ変更を加えていきたいと思う。

(1)「診立て」とは病名の暫定的付与であり、それは終わりのない動的なプロセスである：『狂女の話』から

『赤ひげ診療譚』の冒頭を飾る『狂女の話』、これは全八編中の一編というだけでなく、全編を貫く通底音としての位置をしめるものであるが、そこにさっそく「みたて」という言葉が出てくる。

身許は厳秘になっているのでわからないが、相当な富豪の娘らしい。年は二十二か三くらいになるだろう。名はゆみといい、縹緻《きりょう》もめだつほうである。発病したのは十六の年で、初めは狂気とはわからなかった。婚約のきまっていた男があり、それが急に破約してほかの娘と結婚し、そのために一年ほど気鬱症のようになった。それが治ったと思われるころ、店の者を殺したのである。そこでは十七八人も人を使っているのだが、二年ばかりのあいだに三人、一人はあぶないところを助かったが、若い二人はゆみのために殺されてしまった。

「それがただ殺すだけでないんです。いろじかけで男の自由を奪っておいてからやるんですよ」と津川は唇を舐めた、「あぶなく助かった男の話なんですがね、初めに娘のほうから恋をしかけて、男に寝間へ忍んで来させる、それから相当ないろもようがあるらしいんだが、すっかり男がのぼせあがって、無抵抗な状態になったとき、釵《かんざし》でぐっとやるんだそうです」

登は眉をひそめ、低い声でそっとつぶやいた、「男に裏切られたことが原因なんだな」

> 「赤髯のみたては違います」と津川がまた唇を舐めて云った、「一種の先天的な色情狂だというんです、狂気というよりも、むしろ狂的躰質だと赤髯は云っていますよ」
> 登の頭に殺人淫楽、という意味の言葉がうかんだ。長崎で勉強したときに、和蘭《オランダ》の医書でそういう症例をまなんだ。日本にも昔からあったといって、同じような例を幾つかを指摘されたし、その筆記もとっておいた。
> （山本周五郎著『赤ひげ診療譚』、新潮文庫、平成二四年、第一〇一刷、一九―二〇。原文には多数の漢字にルビが施されているが、一部のみ残す。傍点ならびに傍線は筆者による。以下の引用も同様）

ここには、ゆみという患者についての簡にして要をえた病歴の記載に続いて、登が当初「男に裏切られたことが原因」の心因反応と診立てるものの、続いて赤髯の「一種の先天的な色情狂、狂的躰質」、いまでいう性心理障害という「診立て」を聞いて、改めてオランダの医書ならびに長崎で受けた講義を思い起こし、「殺人淫楽」という病名に思いを馳せる経緯が記されている。

さて、医学に限って用いられる「診立て」の一般的な言葉は「見立て」であるが、これにはなぞらえる、擬するという意味がある。しかし、たんに擬するだけでなく、筆者はそこに自動詞の「立つ」ではなく、他動詞の「立て（る）」という言葉が用いられていることに大きな意味を見いだすのである。この場合に「立てる」ものとは考え（論）であろうが、ということは「見立て」とは擬して立論することであり、「診立て」に戻るならば、それは「診て、立てる」であって、すなわち自分が診察した患者を準拠枠ないし先例に擬して、〇〇病ではないかと自らが立論することなのである。上記の引用例について具体的に述べるならば、登が「男に裏切られたことが原因」の心因反応とし、赤髯が「一種の先天的な色情狂、狂的躰質」としたことがこの「診立て」に相当するものである。

さて注釈の一である。上記したように「自分が診察した患者を準拠枠ないし先例に擬して、〇〇病ではないかと自らが立論すること」が「診立て」のとりあえずの定義ということになるが、これはこれまで同義と記してきた「診断」とは、じつは似て非なるものなのである。それというのも、「診断」とは、「診て、立てる」という意味の「診立て」に倣って言うならば、「診て、断ずる」、すなわち「診断ず（みだんず）」であって、それは診断の確定においては用いられても、少なくとも実際の診断プロセスの最初を表現したものではないからである。『赤ひげ診療譚』において作者山本周五郎は、この違いを知ってか、いみじくも使い分けている。以下の引用箇所は膵臓癌で死期間近い患者を前にした赤髯と登との会話であるが、ここでは「みたて」と言わず「診断」という言葉が用いられている。

北の病棟の一番は重症者の部屋で、去定が病人の枕元に坐っており、登がはいってゆくと、見向きもせずに手で招き、そして、診察してみろと云った。部屋の中には不快な臭気がこもっていた。蓬《よもぎ》を摺り潰したような、苦味を帯びた青臭さといった感じで、むろんその病人から匂ってくるのだろう、登は顔をしかめながら病床の脇に坐った。——見たばかりで、その病人がもう死にかかっていることはわかった。だが登は規則どおりに脈をさぐり、呼吸を聞き、瞼をあげて瞳孔をみた。

「あと半刻ぐらいだと思います」と登は云った、「意識もないし、もう苦痛も感じないでしょう、半刻はもたないかもしれません」

そして彼は、病人の鼻の両側にあらわれている、紫色の斑点を指さした。

「これが病歴だ」と云って、去定は一枚の紙を渡した、「これを読んだうえで病気の診断をしてみろ」（同上書、五三）

続いて注釈の二であるが、それは「仮説設定」という用語に関してである。筆者は前節の「疾患概念 vs. 臨床診断」において「治療というものが、救急例を思い浮かべればすぐにわかるように、原則的には〝待ったなし〟のものであり、現在から未来に向かって行われるもの、すなわち前向的 prospective なものである以上、その方針を決定するための診断は、常にその時点その時点において、情報の多い少ないにかかわらず、得られている限りの情報に基づいて、暫定的であれ決められねばならないという性質を有するものである」と述べておいたが、この文章を記した時に筆者の脳裏に浮かんでいたものは、筆者がまだ若かりし頃、精神科病院の当直で経験した一救急例であった。救急車を病院玄関で出迎えた筆者がそこで目にしたものは、救急隊員二名に抱きかかえられるようにして連れてこられた、もつれあった二名の若年の男女で、ものすごい形相とうなり声で歯を食いしばり口から血を流している女性の口に男性が箸とともに指を突っ込んでいる姿であった。その様子から患者は女性の方だとすぐに気づかれたが、男性の話すところによれば、自分は兄で一緒に夕飯をとっていたところ、患者が「自分は二枚舌で、一枚余分なので切り取る必要がある」と言って急に歯で舌を噛み切ろうとしたので咄嗟に持っていた箸を患者の口に突っ込んだ、自分も指を噛まれているとのことであった。病歴を取る暇もなく、筆者はその凄まじい興奮ぶりと「二枚舌……」という発言から、症状として緊張病性興奮、精神面での「二枚舌」という比喩が身体面で「実際に舌が二枚ある」というふうに具象化していること、およびそれに基づく短絡行為があり、疾患としてはたぶん統合失調症であろうと診立てて、すぐさまイソミタールの静注で患者を入眠させ、当時盛んに行われていた三者混筋注〈セレネース五mg１A、ヒルナミン二五mg１A、ピレチア二五mg１A〉を施したのであった（興奮が治まった後の詳しい診察で、患者はその時点以前に統合失調症の幻覚妄想状態にあったことが判明した）。

　簡単な病歴や、体温、脈拍のような最低限の理学的所見すら取る暇もなく、また血算、血液生化学のような簡単な臨床検査なぞを行う時間もなく、ただちに患者が自分の舌を噛み切るのと兄の指が噛み切られるのとを防ぐために行った上記の処置は、先にも記したように緊張病性興奮、比喩の具象化、短絡行為という症状があり、疾患は統合失調症であろうと筆者が診立てたゆえなのであるが、ここで行った「診立て」は「〜であろう」と述べているようにあくまでも仮説設定なのであって、臨床に即して述べるならば病名の暫定的付与なのである（ここに「付与」という言葉を用いたが、「付け与ふ」主体はもちろん当事者、この場合は主治医である）。幸いなことに、この患者は「診立て」どおりであったが、数日前から風邪様の微熱があり、血算では白血球増多、血液生化学では炎症反応があるというように臨床情報が出揃ってくるならば「脳炎ではないか?」と最初の統合失調症との仮説設定を捨てて再度の仮説設定をも要するのである。すなわち、仮説設定である以上、追加される臨床情報次第によってはただちに当初の「診立て」、すなわち病名の暫定的付与を変更していかなければならないのである。

　以下、患者ゆみの経過を追いつつ述べるように、『赤ひげ診療譚』の中で山本周五郎はこのあたりの経緯を憎いほどにうまく書き表している。

「本当のことをいうと、去定先生のみたても違うと思うんです、お嬢さんは気違いなんかではありません」〈中略〉

おゆみは九つのとき、三十幾つかになる手代に悪戯をされ、もしこのことを人に云ったら殺してしまう、と威された。自分のからだの感じた異様な感覚も、幼いながら罪なことのように思われたし、人に云うと「殺してしまう」という言葉が、おゆみをかなしばりにした。〈中略〉

手代が出されてから二年ほどたって、隣りの家の二十四五の若者に、手代とは変った仕方で悪戯をされた。〈中略〉

若者がいなくなったあと、婿の縁談があるまでに、二人の男からそういう悪戯をされた。そのたびにおゆみは、金網の目がぼうとかすむのを感じ、殺してしまうという声を聞くように思った。〈中略〉

破談の理由はおゆみの生母にあった。

母親は際立った美貌と、芸事の達者なのとで評判だったというが、おゆみを産んだ翌年、男が出来て出奔し、箱根で男に殺された。〈中略〉

おゆみの心をとらえたのは、男と女のひめごとが罪であるということ、それには必ず死が伴うということであった。

〈中略〉

「これでおわかりでしょう」とお杉ではない声が云った、「男にそういうことをされかかると、ああ自分は殺されると思う、自分が悪いのではない、自分はこんなことは望まないのに、それでもこういうことをされ、そうして、そのあとできっと殺されるのだ」〈中略〉

「初めて店の者が寝間に忍んで来たとき」と彼女は続けていた〈中略〉

「あたしが釵《かんざし》でどうしたかわかりますか、自分が殺されるくらいなら相手も殺してやろうと思ったんです、悪いのはあたしだけではない、あたしはそんなことは望まなかったのだ、もしもそれが罪なことなら、男だって死ななければならない」

（同上書、四〇～四七）

この段は、「ほかの狂気とちがって色情から起こるものであり、その他の点では常人と少しも変わらないから、檻禁する以外にふせぎようはない」という、「一種の先天的な色情狂、狂的躰質」という赤髯の「診立て」に基づく手当ての進言に従ってゆみの親が建てた、養生所の一角にある、全体が牢作りの一軒家へ、ゆみの病状に対する医師としての興味、加えてゆみの美貌とゆみの世話をしている杉という女中に対する性的関心からたびたび近づいていく登に対して、ゆみが杉に扮して殺人に至った自分の性的来歴とその心理を語り、陥穽にはまって登が危なく殺されそうになる場面の描写である。ここでは、ゆみの病状は赤髯が診立てた「一種の先天的な色情狂、狂的躰質」という先天性のものではなく、また同じく心因反応に含まれるとはいえ、登が当初診立てた「男に裏切られたことが原因」の単純な心因反応でもなく、殺人は性的外傷体験による、今ふうに言えば心的外傷後ストレス障害（ＰＴＳＤ）によるものではないかという「診立て」が示唆されている。

そして、そのゆみが後に自殺を図るのである。

梅雨があけて半月ほど経ったころ、狂女のおゆみが自殺をはかった。〈中略〉

その日、お杉が炊事場で夕餉の支度をしているあいだに、おゆみは窓の格子へ扱帯《しごき》をかけて、縊死しようとした。

〈中略〉

「それでどうした」登はこっちから話を戻した、「助からなかったのか」

「いや助かった、危ないところだったが」と半太夫が答えた、「扱帯《しごき》で縊れた痕がひどいし、声もすっかりしゃがれてしまった、顔も腫れたままだが、腑におちないのは縊死しようとしたのは気が狂ったからでなく、どうやら正気でやったことらしいんだ」

登は箸を止めて半太夫を見た。

「あとで新出さんに診てもらおうと思うんだが」と半太夫は陰気に続けた、「私の診たところだと、だんだん正気でいる時間が長くなって来て、自分の狂っていることや、檻禁されているという事実がわかり始めた、そのために絶望的になって、自殺しようとしたのではないかと思うんだ」

登はちょっとまをおいて云った、「あれは頭が狂っているんではなく、躰質からきたものなんだがね」

（同上書、一五一〜一五六）


ここは、ゆみの自殺未遂に対して同僚の森半太夫が、ゆみの自殺は正気になることによって自分の病状がわかるようになり、将来を絶望したためであろうと述べ（彼は、登がゆみから殺されそうになったことも、またそこで話されたゆみの性的来歴や心理も聞かされていない。「気が狂ったからでなく、どうやら正気でやった」という発言からは、半太夫はゆみを狂気、すなわち精神病と見做していることが窺われる）、それに対して登が上記したゆみの性的来歴や心理を自ら聞いておりながらも、先に示唆されていた性的外傷体験による心因反応（ＰＴＳＤ）とは判断せずに、赤髯が最初に診立てた「躰質」、すなわち先天性のものと看做していることが述べられるくだりである。

ゆみの「診断ず」、すなわち確定診断は最後まで述べられていない（精神疾患というものは、現代においてすら確定診断が与えられにくいものである以上、当然のことである）が、ゆみが危篤に陥ったことが記されている終編の『氷の下の芽』で、登の最終の「診立て」が次のように記されている。

「父親というのが来たよ、昨日だったが」と半太夫は云った〈中略〉おゆみが狂った原因は、一人の手代のいたずらによるものだ。躰質もそうだったかもしれないが、三十男のその手代は、九つという幼いおゆみにいたずらをし、「人に告げると殺してしまう」と威した。〈中略〉

「仮にそういう躰質だったにもせよ、その手代がそんないたずらをし、そんな威しをしなかったら、娘もこんなふうに狂いはしなかったろう、これからでも、もしその男を見つけたら、その男を殺して自分も死ぬつもりだ、そう云ってまた泣いていたよ」

それは間違っている、と登は心の中で云った。彼はおゆみ自身の口から、その身の上話を聞き、それが殆ど事実だということを慥《たし》かめた。手代は病的性格だったようだし、むろん責任がないとは云えないが、男女いずれにも、幼少のころに似たような経験をすることが多い。特におゆみの場合は、母親の変死とか、縁組の破談などということが重なっている。こういう悪条件の重複にも、たいていの者は耐えぬいてゆくものだが、おゆみには耐えることができなかった。要するにおゆみの躰質が、色情に関しては極度に敏感であって、それを抑制すると全体の調和が狂ってしまう。原因はそこにあるので、その手代を「殺すほど憎む」ということは、親というものの偏執であろう、登はそう思うのであった。

（同上書、三三一〜三三二）

上記のごとく登は、「要するにおゆみの躰質が、色情に関しては極度に敏感であって、それを抑制すると全体の調和が狂ってしまう」と、小児期の性的悪戯、母親の変死、縁組の破談などの悪条件の重複を考慮に入れながらも、なお「一種の先天的な色情狂、狂的躰質」という、赤髯がその当初から見抜いていた「診立て」を支持しているのである。ここには、上記した小児期の性的悪戯、母親の変死、縁組の破談などという、容易に結びつけられやすいおのおのの心因、ならびにその重複を考慮に入れながらも、なお最終的に「躰質」という先天的要因にその責を求める立場が表明されている。登がそう考えた決め手は、「男女いずれにも、幼少のころに似たような経験をすることが多い。特におゆみの場合は、母親の変死とか、縁組の破談などということが重なっている。こういう悪条件の重複にも、たいていの者は耐えぬいてゆくものだが、おゆみには耐えることができなかった」という一節であろう（この一節からは、たとえば同じ心的外傷体験を経験してもすべての人がＰＴＳＤになるわけではない、すなわちそうなりやすい個体の素因も併せ考えなければならないという、現代のＰＴＳＤ論が思い起こされる）。

以上、『狂女の話』のゆみの病態を巡って、登場人物の一人である保本登が当初は「男に裏切られたことが原因」の心因反応とし（簡単な病歴を聞いただけで登がすぐにこう診立てた背景には、長崎遊学中に許嫁が他の男と過ちを犯した、すなわち登自身が「女に裏切られた」ことがあるからであろう）、次いで性的来歴と心理についてのゆみの述懐によって性的外傷体験による心因反応（ＰＴＳＤ）へと傾き（これは文中、明確には記されていないが、少なくとも読者にはそう思わせる）、そして最終的には、病状の改善とそれによる自殺未遂という事態の変化にもかかわらず赤髯こと新出去定の当初からの「診立て」である「一種の先天的な色情狂、狂的躰質」を確信するまでの経緯を述べてきた。しかし、作者山本周五郎も確言せず、また筆者自身もそう思うのであるが、この最終的な「診立て」とて「診断ず」すなわち確定診断とは呼びえないものであって、今後の臨床経過の次第によっては変更を蒙る可能性があるのである（それというのも、自殺未遂に至った病状改善という事実は、ゆみの病状が「一種の先天的な色情狂、狂的躰質」、すなわち先天性の体質によるという成因論にはそぐわないからである）。ここには、病名の暫定的付与たる「診立て」なるものが実際の臨床上（ことに確定診断を与えるに足る検査所見が得がたい精神科においては）、その都度その都度の情報の限りにおいて繰り返し行われる、すなわち終わりのない動的なプロセスであることが納得のいくかたちで示されているように思われる。

(2)　真に診立てられるべきものは成因である：『三度目の正直』から

前項の注釈の一と二からは、「診立て」とは病名の暫定的付与であり、それは終わりのない動的なプロセスであるという結論が得られた。本項では注釈の三、それは筆者が本稿で最も伝えたいことであるが、それを以下に述べたい。それは、上記した「病名」とはただの病名ではなく、成因を考慮した病名であるということである。筆者はこれを第四編『三度目の正直』を引用しつつ示してみたい。

猪之は小柄な若者で、顔だちもきりっとしているし、いかにも腕っこきの職人、といった感じにみえたが、いまはぐあいが悪いからだろう、眼はとろんとして動きが鈍く、唇にもしまりがなく、去定に診察されていながら、診察されているということにも、はっきり気がつかないようであった。なにを訊いてもなま返辞しかしないし、だらしなくにやにや笑ったり、診察が終わるとすぐに横になり、怠けたような声で、藤吉の妻に茶をくれと云った。〈中略〉

「へっ、女なんてもなあ、——ね」

軽蔑と嫌悪のこもった表情であった、去定は黙って、さりげなく猪之とおちよを見比べていた。藤吉の家を出ると、町は片明かりに黄昏れかけ、湯島台の家並が高く、紫の影になって見えた。

「保本はどう思う」〈中略〉

「私は気鬱症だと思います」

「都合のいい言葉だ」と去定は云った、「高熱が続けば瘧《おこり》、咳が出れば労咳《ろうがい》、内臓に故障がなくてぶらぶらしていれば気鬱症、——おまえ今日からでも町医者ができるぞ」筆者注

登は構わずに反問した、「先生はどういうお診たてですか」

「気鬱症だ」と去定は平気で答えた。

登は黙っていた。

「明日おまえ一人でいってみろ」と去定は坂にかかってから云った、「藤吉と二人の、昔からのことを詳しく訊くんだ、あのとおり当人はなにも云わないから、藤吉に訊くよりしようがない」

「どういうことを訊きますか」

「なにもかもだ」と去定が云った、「詳しく聞いているうちには、これが原因だと思い当ることがあるだろう、そうしたらその点を中心に納得のいくまで訊き糺すのだ」

（同上書、一五二―一五四）

傍線を引いた「高熱が続けば……」、ことにその中段の「内臓に故障がなくてぶらぶらしていれば気鬱症」という言葉は、ごく表層的な病歴を聞き、表出をちょっと見ただけで「気鬱症」と診立てた登に揶揄を含んで

赤髯が言った言葉であるが、一九六七年に没した作者山本周五郎の書きぶりは、うつ状態の質を問うことなく、また成因を考えることもなく、ただに症状数、すなわち量的基準で大うつ病性障害と診断してしまうDSMの席捲による、現代のわが国の「うつ」診断の惨状をまるで見越していたかのようである。

さて、その言葉を聞いた登の「先生はどういうお診たてですか」という反問に赤髯が答えたのもその同じ「気鬱症」であるが、ここで注目しなければならないのは登の「気鬱症」と赤髯の「気鬱症」とでは同じ病名を述べながらも、その意味するところが違うことである。事実、赤髯の指示によってその後において登が聴取した病歴からは以下のようなことが判明する。すなわち、患者である大工の猪之はその男ぶりの良さで近所の娘たちからたびたび惚れられるがそれらには見向きもせず、その一方でちょっと見知った娘を嫁に貰いたいと兄弟子の藤吉に仲介を頼むのである。しかし、藤吉の仲介で縁談がまとまり、それを受けて娘の方が甘えてくると、たとえば、

お松は酌をしながら、斜交いにこっちをにらんで、浮気をしちゃあいやよといった。
――浮気なんかしないで、あたしはあなたのもの、あなたはあたしのものよ、よくって。

（著者注）ここで言う「町医者」とは現代の開業医をさしたものではなく、「江戸時代には医師の国家資格などはなく、希望すれば誰でも医師になることができた。つまり『今日から医者です』と名乗り、自宅に『医者』という看板でもあげれば開業できた」（酒井シズ監修：まるわかり江戸の医学、KKベストセラーズ、東京、二〇一一）という、江戸時代の市中で開業している素人医者をさしている。

おらあ総身がぞっとなった。

（同上書、一七五）

と言って婚約を解消する、それもまた藤吉に頼むということを三度四度と繰り返し、挙句のはてには藤吉とその嫁であるちよ宅に居候し、仕事もせず、のんべんだらりと終日明け暮らしているのである。

こうした事情がわかったうえで、最後に赤髯と登の間で交わされる次の会話が、赤髯の「気鬱症」という「診立て」の質を物語っている。

去定は登を見た、「おまえはどう思う、やっぱり狂気だと診るか」

「わかりませんが、女のことが重なって、頭の調子が狂ったのではないかと思いました」

「違う、女ではない、藤吉だ」

登はけげんそうに去定を見返した。

「猪之は小さいじぶんから女にちやほやされた、おとなになってからも、女のほうから惚れてくるという、おれは診察をしながらようすをみたが、猪之はすっかり藤吉におぼれているのだ」と去定は云った、「女に好かれるあまり、女に向ける愛情が藤吉のほうにひきつけられた、これはむろん色情ではない、男が男に感じる愛情だが、猪之のばあいはそれが強く、複雑になっているだけだ」

「そうしますと、いまは藤吉といっしょにくらしているのですから、症状がよくなる筈ではないでしょうか」

「いや、反対だ、藤吉からはなさなければいけない」と去定は云った、「これまで猪之のして来たいろいろなことは、みんな藤吉を困らせるためにやったことだ、自分ではもちろんそうは思わないだろう、しぜんにそうなったと信じているだろうが、心の底では藤吉を困らせることで藤吉にあまえ、藤吉と自分とを繋いでおこうとしていたのだ」

（同上書、一八六―一八七）

ここでは、猪之のうつ状態（正確には、無為・不関状態と言いえようか）の基底に兄弟子である藤吉に対する同性愛的感情があることがさながら精神分析学的に指摘されているが、となると赤髯の言う「気鬱症」は登のそれのごとくただに病名を述べただけのものではなく、その成因にまで踏み込んで与えられたものなのである。

以上、同じく「気鬱症」という病名を用いながらも、一方は表層を見ての病名だけ、他方は成因を考慮した病名という違いが明らかになったが、前項で引用した『狂女の話』のゆみの「診立て」についても、心因性（「男に裏切られたことが原因」や小児期の性的外傷体験による）か、先天性（「一種の先天的な色情狂、狂的躰質」）か、あるいはまた内因性（「気が狂った」「頭が狂っている」）かの鑑別が議論の中心にあったのであって、成因こそが真に診立てられるべきもの、そして成因を考慮した病名こそが「診立て」において仮説設定されるべきものであることがわかる（赤髯の、それはすなわち作者山本周五郎の、ということであるが、彼の診立てた成因の妥当性や深浅度について異議ある方もおられようと思うが、ここではそれは問わないことにする）。「診断とは治療の侍女であって主人ではない[7]」、臨床とは要は治療であることを考えるならば、赤髯が「一種の先天的な色情狂、狂的躰質」という「診立て」に基づいてゆみを隔離し、同性愛的感情に基づく「気鬱症」という「診立て」に基づいて猪之を藤吉から引き離そうとしたように、成因に踏み込んでこそ初めて、病名の暫定的付与は手当て、すなわち治療につながるのであって、それこそが真に「診立て」というものであろう。

以上、『赤ひげ診療譚』中の二編、『狂女の話』と『三度目の正直』を取り上げて「診立て」という言葉の意味するところを論じてきたが、まとめるに「診立て」とは成因を考慮した病名の暫定的付与であり、それは終わりのない動的なプロセスであるということになる。

（筆者はここまで、「診立て」を論じるに『赤ひげ診療譚』という小説を素材としてきた。読者の中には「所詮、医師でもない小説家が書いた作り物ではないか。そういうもので論じられても、それが実際の臨床をどれだけ反映しているか、疑問である」と思われる方もおられようかと思う。筆者も当初は医学生の頃に読んで鼓舞された医学物の一小説に「みたて」という言葉があっただけから再読してみたのであるが、精神医学に関係した上記二編に限らず各編のすべてにわたって、長年臨床に携わってきた医師としての立場で読んでも〝なるほど〟と唸るほどの描写ばかりで、「診立て」に関してもその内実と有り様がダイナミックに鋭く正確に記されており、なまじっかの医学書よりもはるかに優れた第一級の臨床指南書であると判断することになった。けだし、山本周五郎は名作家であるのはもちろんであるが、名医、名精神科医ともなりえた人ではなかろうか）

4　おわりに

成因を考慮した病名の暫定的付与、そしてそれは終わりのない動的なプロセス、これが「診立て」であるが、精神科臨床においてこれを為すにはどうすればいいのか？　このことについては筆者はすでに『精神科臨床を始める人のために―精神科臨床診断の方法[2]』という小著で、またその増補版とも言える『統合失調症とその関連病態　ベッドサイド・プラクティス[5]』の「第Ⅰ部　精神科臨床におけるベッドサイド・プラクティス：概説」の項で詳述しているが、最後にこの点について簡単に触れておこう。

それは、要は当該の患者の病態構造、それはどのような人（年齢、性別、遺伝負因、病前性格、知的能力、生活史）が、どのような状況（職場・学校内適応、家族内力動）で、心身の両面において何を契機に／契機なしに、どのような発症の仕方（急性／亜急性／潜勢性）で、どのような症状（これには症状布置が考察される必要がある）を発し、その後はどのような経過（漸次もしくは急速進行性、発作性／挿間性／相性、周期性）を辿って、どのような状態像を現在呈するに至っているのかなどなど、文字どおりの臨床場面で得られた情報を統合的に捉えたもの、一言で言えば「病的状態の態様の構造化」であるが、それを見極めることに尽きるのである。この点については、作者山本周五郎は先の『三度目の正直』の中で赤髯に、先の引用文中にあるように次のように語らしめている。

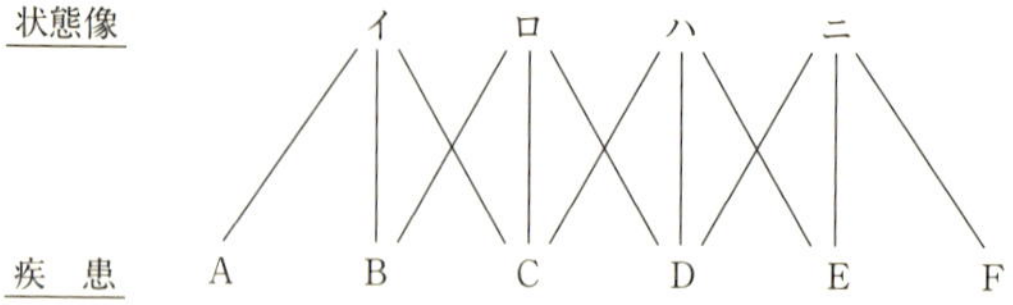

図1　状態像と疾患との対応の模式図

イという状態像を示すのはA、B、Cのみであり、ニという状態像を示すのは疾患D、E、Fのみであるとすると、イをニと誤診すると疾患診断は遠く逸れてしまうことになる。（文献2より引用）

「どういうことを訊きますか」

「なにもかもだ」と去定が云った、「詳しく聞いているうちには、これが原因だと思い当ることがあるだろう、そうしたらその点を中心に納得のいくまで訊き糺すのだ」

（同上書、一五四）

なお、この『赤ひげ診療譚』の中では指摘されていないが、成因を探るにあたって何よりも重要なことは、症状布置（何が原発症状で何が続発症状であるか、加えてその続発はどのような機制によるものか、いうならば「症状群（複数の症状）symptoms の構造化[4]」）を十分に考察したうえでなされる的確な状態像診断であろう。というのは、図1に示したように、個々の状態像は複数の、しかし限定された疾患でしかみられないという観察があるからであり、状態像を特定することが疾患診断に近づく第一歩であるからである。加えて言うならば、その状態像はできるだけ精細に分別して特定することが重要である。たとえば、筆者が統合失調症の初期段階（初期統合失調症）の状態像を自生・過敏状態と命名し、またうつ状態の状態像を悲哀・制止型うつ状態、不安・焦燥型うつ状態、憂鬱・煩悶／逃避型うつ状態、疲弊・茫然型うつ状態の四類型に細分化したのも[6]（表

表2　筆者が行っているうつ状態の類型、「うつ」の慣用分類、ならびに身体的治療の対応

うつ状態の類型	「うつ」の慣用分類	身体的治療
悲哀・制止型 うつ状態	内因性うつ病	三環系抗うつ薬
	躁うつ病のうつ病相	三環系抗うつ薬＋気分安定薬
不安・焦燥型 うつ状態	退行期(初老期)うつ病 老年期うつ病 産褥期うつ病 遅発緊張病の病初期	アミトリプチリン and / or ECT
憂鬱・煩悶/逃避型 うつ状態	抑うつ神経症 抑うつ反応	抗不安薬
疲弊・茫然型 うつ状態	疲弊抑うつ	抗不安薬＋睡眠薬
上記以外	身体疾患に基づくうつ状態	原疾患に対する治療
	季節性感情障害(冬期うつ病)	光療法

（文献6より、一部削除・一部追加して引用）

2）、みな状態像を精細に特定化するならば鑑別すべき疾患はより限定的となり、疾患診断が容易になる、言い換えるならばその分別を精細に行いえているならば、「診立て」すなわち成因を考慮した病名の暫定的付与は自ずと浮かび上がってくるからであり、それに応じて「手当て」すなわち治療の指針も自ずと決まってくるからである。

最後となるが、本特集にあたって筆者に依頼されたタイトルは「精神医学における『ケースフォーミュレーション』の方法」であった。ここにケースフォーミュレーション case formulation（正確には clinical case formulation）とはDSMの用語であるが、「診立て」に相当すると考えられている、このケースフォーミュレーションという用語は、DSMが成因論を棚上げしている以上、「診立て」であるはずはなく、したがって筆者は本来の「診立て」とはいかなるものかを本稿で論じたのである。この「診立て」の概念は臨床上のイロハのイであり、したがってわかっている人には本稿は無用のものであろうが、成因論を棚上げし、加えて操作的基準に照らし合わせて（ということは、「客観性」という美名のもと、

自らが立論することを放棄して他に全面的に依拠することであり、筆者の眼からはそれは主治医という責任を果たしていないことになる）、初診時においてすらも確定診断を与えてしまうというＤＳＭ（本稿で論じた「診立て」の定義と対比して述べるならば、ＤＳＭにおける diagnosis とは成因を考慮しない、「障害 disorder」という名の症状群名の確定的照合であり、それは一回きりの静的なイベントである）が蔓延している近年の精神科事情の中では改めて確認をしておく必要があろう。なお、本特集のタイトル「古典的精神病理学から継承すべきこと―ヤスパース、シュナイダーに学ぶ」から本稿は遠く逸れているように思われるかもしれないが、筆者がここで述べたことはいずれもそれらを礎石として築かれてきた、精神科臨床の基本とでもいうべき事柄なのである。

文献

（1）中安信夫：精神科臨床診断の思想―臨床診断基準に求められるものは何か。松下正明総編集：『精神医学研究方法（臨床精神医学講座24）』、中山書店、東京、六九―八一、一九九九。
（2）中安信夫：『精神科臨床を始める人のために―精神科臨床診断の方法』。星和書店、東京、二〇〇七。
（3）中安信夫：『体験を聴く・症候を読む・病態を解く―精神症候学の方法についての覚書』。星和書店、東京、二〇〇八。
（4）中安信夫：統合失調症の顕在発症に抗する防御症状―症状布置を把握するための一視点。精神科治療学、二六：四八三―四九八、二〇一一。**（本書第二章）**
（5）中安信夫編：『統合失調症とその関連病態　ベッドサイド・プラクティス』。星和書店、東京、二〇一二。
（6）中安信夫：うつ状態の類型診断。「精神科治療学」編集委員会編：『新訂版　気分障害の治療ガイドライン』、星和書店、東京、一九―二八、二〇一二。**（本書第一六章）**

（7）　臺弘：三つの治療法、治療覚書6。精神科治療学、五：一五七三―一五七七、一九九〇。
（臨床精神医学、四三：一五九―一七〇、二〇一四）

第一四章　精神科初診において私が診断を保留する時

抄録

東大病院精神科での一九九二～二〇〇一年の一〇年間における筆者の初診患者六二九名の診断名を調査し、診断区分としてｉ．疾患診断五三〇名：八四・三％（確診四〇〇名：六三・六％、疑診一三〇名：二〇・七％）、ⅱ．状態像診断四〇名：六・四％、ⅲ．症状診断二八名：四・四％、ⅳ．保留三一名：四・九％という数値を得た。そして、上記四種の診断区分への分別はいかなる基準で行ってきたかを検討し、広義の診断保留を意味するⅱ、ⅲ、ⅳについては、ⅱ．状態像診断は当該の状態像が個々の疾患に特有な定型的なものでなく疾患診断に到達できない場合であり、ⅲ．症状診断は疾患診断はおろか状態像診断も不可能である場合に患者の病像を少しでも表そうとして与える窮余の一策であって、ⅱとⅲはともに疾患診断を求めて得られず、やむなくそれらに留まった消極的な保留であるのに対し、ⅳ．保留は疾患診断は不明ながら広く外因性精神疾患が、とりわけ身体疾患による症状性精神病が疑われる、ないし少なくともその可能性があり、治療を始めるにあたってはその確定あるいは除外が必須であると考えて行う、疾患診断を求めるがゆえに敢えて当面は診断名を与えないという積極的な保留であって、「成因を探索すべく、急ぎ検査を要する」という意味を有するものである。こうした診断区分の基準を例示すべく、ⅱ、ⅲ、ⅳごとに自験例も併せ示しておいた。

1　はじめに

編集委員会からの依頼タイトルは「精神科初期診療における診断の保留」という、いわば中立的なものであったが、依頼事項は「精神科臨床において、初期治療において、なぜ診断を急いではいけないか、診断に留保をおいておくことがなぜ重要かを簡潔にお書きいただければ」というものであり、どうやら「診断の保留」のココロは「診断を急いではいけない」ということのようである。ところが、筆者はその逆で、診断を急ぎ、できるだけ診断を保留にしないよう心掛けているのであって、その点では適任ではないと思われた。しかし、筆者は診断保留も含めて精神科臨床診断のあり方には思うところがあり、そうしたことを書いてみるのも広い意味で依頼事項に応えることになるのではないかと考えて、タイトルを「精神科初診において私が診断を保留する時」へと変更して筆者の思うところを記してみることにする。

このタイトルで書くにあたって、まずは先に記したように、筆者が何ゆえに診断を急ぎ、できるだけ診断保留にしないよう心掛けているのか、その訳を記しておこう。それはたぶんに入局（一九七五年）した東大精神科が外来派と病棟派に分裂・対立した状況の中にあって、筆者の精神科医事始めが外来のみの研修という特殊なものであったことに端を発していよう。予診をとった症例を外来主治医として担当することが徐々に増え、また数年を経ずして独立した外来医として初診も担当するようになったが、当時はまだ精神科への偏見が根強く、受診をためらった挙げ句にやってきた患者の多くがすぐにでも治療が必要とされる、いわば〝待ったなし〟の状態であったこと、他方筆者はまだまだ経験が浅く、次回来院時までの状態の予測がつかず、患者は悪化していないか、自分の処方した薬剤で副作用が出ていないか等々と不安は募るばかりで（外来ゆえにその都度の診察の場ですぐに相談できる指導医もおらず、また病棟は封鎖されており、悪化した場合にすぐに入院させる病棟が院内になかったことも不安を倍加させていた）、そうした中にあって唯一依拠できるものは、当該の治療方針を決定した自身の診断への信頼しかなく、それゆえに初診時診察には十分な時間をかけ、診察を終える時には必ずや何らかの診断（その内容は後述する）に到達しておかなければならなかったのである。加えて、入局一〇年目の一九八四年には群馬大学精神科へと移り、病棟医の大半が一年目、二年目の研修医という、いわば〝お寒い〟医師体制、加えて開放病棟で前年には病棟を飛び出した患者が院内で自殺をしていたという状況のもと、病棟医長に任じられたが、そうした状況にあってはすべての病棟医のオーベンとして、毎週木曜日にはその前の一週間のすべての新入院患者の診察をしては即座に診断を与え、即座に治療方針を立て、また毎週末には丸一日を費やして全入院患者について担当医一人ひとりを呼び出してはその週の経過を聞いて診断の検証と治療の効果を判定し、次の週の治療計画を立てるウィークリーサマリーを行わざるを得なかったのである（余談ながら、院内に病棟があるということが、どれほど外来医の不安を解消するかも感じたものである）。

以上述べたような経験が筆者をして「診断を急ぎ、できるだけ診断を保留にしないよう心掛けている」ようにさせたのであるが、それは刷り込み imprinting となって今も続いているのである。

2　精神科臨床における診断プロセスの二段階

後述する筆者の「診断名の与え方」を理解していただく前提として、改めて述べるべくもないほどに当たり前な伝統的な診断プロセスについて筆者自身[1]が成文化した一節を引用しておこう。

精神科臨床診断は二段階の診断過程を経るものである。第一段階は状態像診断であり、第二段階は疾患診断である。第一段階の状態像診断とは、現在の精神状態が例えば幻覚妄想状態であるとか抑うつ状態であるとかの判定であるが、それらのカテゴリーは既に名称の与えられた上記のような状態像につきるものではなく、当該患者の現在の精神状態を統合的に表現しうるものであれば何でもよいと思われる（統合できないままに状態像診断を二つも三つも併記したレポートを時折見かけるが、その本性からして状態像診断とは一つである）。第二段階の疾患診断とは、当該の状態像を示しうる疾患群の中から、発病の仕方やその後の経過、生活史、既往歴、家族歴、病前性格、身体的理学所見、種々の検査所見などを考慮して、もっとも蓋然性が高いと思われる一つの疾患を選択することである（図1）。〈中略〉我々が状態像を重視するのには今一つの理由がある。それは、精神症状の発現は個々バラバラにではなく、通例ある一定のまとまりをもった状態像として見られ、かつ個々の状態像は複数の、しかし限定された疾患でしか見られないという観察があり、ここに状態像を特定することが疾患診断に近づく第一歩であり、逆に状態像の特定において誤ると疾患診断は遠く逸れてしまう危険性があるからである（図2）。

第１段階：状態像診断

↓

状態像診断に加え、以下のことを考慮して
疾患診断に至る

⇦ 発病の仕方（急性、亜急性、潜勢性）、その後の経過（漸次もしくは急速進行性、発作性／挿間性／相性、周期性など）、遺伝負因、病前性格、知的能力、生活史、適応状況、家族内力動、アルコール・薬物歴、既往・合併症、身体的理学所見、神経学的所見、心理テスト、一般生化学的検査、脳生理学的検査（EEG、SPECT、PET）、脳形態学的検査（CT、MRI）など

↓

第２段階：疾患診断

図１　精神科臨床における２段階の診断過程
（文献１より引用）

３　筆者の「診断名の与え方」

独立した外来医として初診を担当するようになって以降、現在に至るまで、筆者が初診時に与える診断区分は、i．疾患診断（確診と疑診）、ii．状態像診断、iii．症状診断、iv．保留の四種であり、文字通りiは疾患名（例：統合失調症）を、iiは状態像名（例：幻覚妄想状態）を、iiiは主だった症状名（例：幻声）を診断名として与え、ivはただに保留と記しているのである。筆者はそうした区分けを今となってはほぼ自動的に行っているのであるが、この小論を執筆するに際していかなる基準でそれを行ってきたのかを改めて確認しておこうと思い立って、残していた古い記録を引っぱりだしてみることにした。

(1)　一九九二〜二〇〇一年東大病院初診患者の診断区分

筆者は先に記した群大精神科の後、東京都精神医学総合研

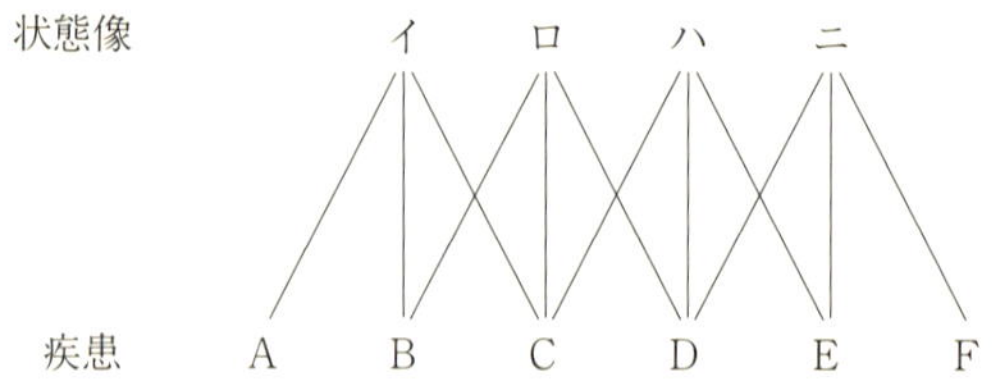

イという状態像を示すのは疾患A、B、Cのみであり、ニという状態像を示すのは疾患D、E、Fのみであるとすると、イをニと誤診すると疾患診断は遠く逸れてしまうことになる。

図2　状態像と疾患との対応の模式図
（文献1より引用）

究所を経て、一九九一年に再度東大病院精神科に戻り、以後二〇一〇年に定年退職するまでの一九年間を主として外来で診療を続けたのであった。この間、当初は備忘録として初診患者の初診年月日、患者ID、氏名、年齢、性別、初診時診断名を個人用ノートに記し、後にはそれに加えてカルテの主訴・現病歴欄と初診時所見・診断名欄を裏表一枚にコピーして保存してきた。

さて、このたび筆者がいかなる基準で診断区分を行っているかの検討のために調べてみたのが、残していたこのノートならびにカルテコピーであって、ほぼ遺漏なく記載してあった一九九二〜二〇〇一年の一〇年間の記録を資料として取り上げることにした。診断区分を示すに先立って背景データを示しておくが、この一〇年間で家族相談の二七名を除き、筆者が直接に患者を診察した初診患者は六二九名であり、性比は男性三一七名、女性三一二名とほぼ同率であり、年齢分布は図3のごとく三〇歳以下が五四・五%と過半数を占め、また疾患診断別では確診と疑診の両者を含めると統合失調症が一四六名、初期統合失調症が六二名であって、広く統合失調症が二〇八名、三三・一%と圧倒的に多数を占めていた。なお、これらの数値について注を加えておくが、初診患者

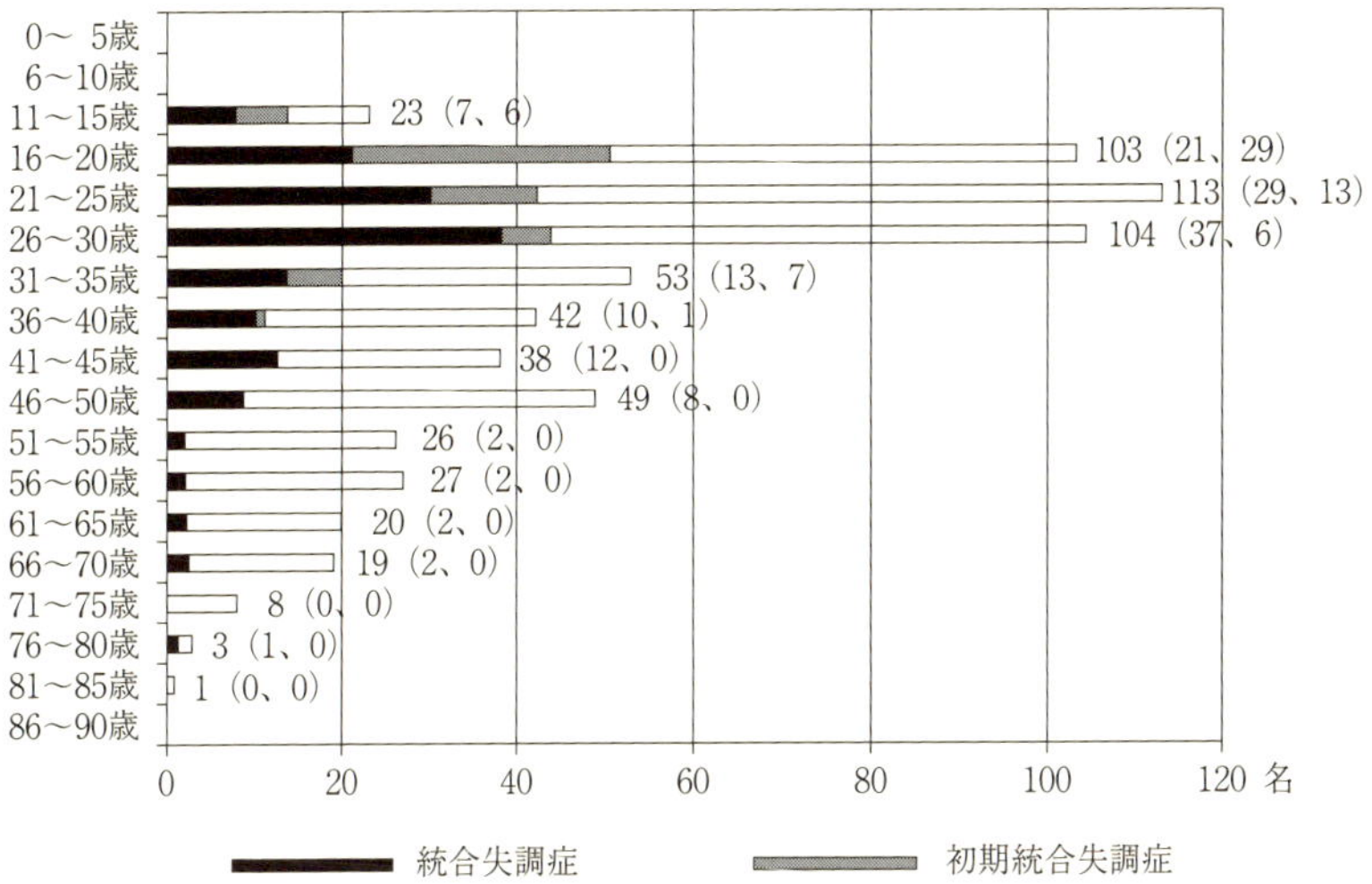

横棒の右に5歳の年齢帯ごとの患者数を示し、（　）内に順次、統合失調症と初期統合失調症の患者数を示す。

図3　1992〜2001年初診患者629名の年齢分布

が一〇年間で六二九名とはあまりにも少ないと思われるであろうが、数の少なさには、外来と病棟の分裂時代の名残りで、研修医が初診患者の予診をとり、そのプレゼンテーションを受けて上級医が本診をし（研修医は陪席して質疑応答を筆記する）、その後十分な時間をとって解説するというのが東大精神科の研修医教育の大きな柱であって、そのために初診は予約制で患者数も少数に限られていたことが関係しているし、また年齢分布帯において思春期〜成人前期が多く、かつ統合失調症が多いのは、筆者の専門領域が統合失調症であり、とりわけ初期統合失調症であることが教育上あるいは診療上考慮されていたためと思われる。

　さて、その診断区分ごとの患者数ならびにその百分率であるが、それを表1に示す。見てわかりのように、筆者にとって（その訳

表1　1992～2001年初診患者629名の診断区分

診断区分			人数（名）	百分率（%）	
i	疾患診断	確診	400	63.6	広義の診断確定 530名（84.3%）
		疑診	130	20.7	
ii	状態像診断		40	6.4	広義の診断保留 99名（15.7%）
iii	症状診断		28	4.4	
iv	保留		31	4.9	
総　計			629	100.0	

は後述するが）広義の診断確定を意味している「i．疾患診断」は、確診が全六二九名中四〇〇名（六三・六％）、疑診が一三〇名（二〇・七％）で、両者合わせて五三〇名（八四・三％）を占めている。逆に広義の診断保留を意味する「ii．状態像診断」、「iii．症状診断」、「iv．保留」は各々、四〇名（六・四％）、二八名（四・四％）、三一名（四・九％）であって、各々の診断名は表2に示しておいたが、三者合わせて九九名（一五・七％）という数値が得られた。この検討の結果から得られた、文字通りの保留が四・九％、それも含んでの広義の診断保留が一五・七％という数値は、「診断を急ぎ、できるだけ診断を保留にしないよう心掛けている」という筆者のモットーから予測していた数値に比すると意外なほどに高いものであった。

なお、この診断区分の検討のもととなった診断名は、あくまでも「手当て」（治療）を始めるに際しての「診立て」（成因を考慮した病名の暫定的付与[2]）であって、「診断の確定」と言えどもそれはあくまでも「診立ての確定」であって、その後の経過を見ての最終診断ではなく、したがってその正否が確認されたものではない。

(2)　診断区分の基準と診断保留例の実際

それでは、四種の診断区分への分別はいかなる基準で行ってきたのか、以下にその原則を示すとともに、広義の診断保留である状態像診断、症状診断、保留については自験例を一例ずつ挙げてより詳しく解説する。

表2　広義の診断保留99名の診断名一覧

ii．状態像診断：40名（6.4%）		iii．症状診断：28名（4.4%）		iv．保留：31名（4.9%）	
抑うつ状態	11	身体的訴え	3	保留	31
神経衰弱状態	4	音楽性幻聴	2		
幻覚妄想状態	3	パレステジー	2		
妄想状態	3	心気的訴え	2		
不安・抑うつ状態	2	アンヘドニア	2		
心気状態	2	自律神経機能不全	1		
情意減弱状態	2	精神痛	1		
躁状態	2	感覚性失語	1		
もうろう状態	1	睡眠麻痺を伴う出（入）眠時幻覚	1		
抑うつ・困惑状態	1	軽度痴呆を伴う性格変化	1		
一過性妄想状態	1	易怒性	1		
健忘症候群	1	不安発作	1		
神経症様状態	1	半身不全麻痺	1		
軽度脱抑制状態	1	対人緊張	1		
不安・強迫状態	1	服薬恐怖	1		
疲弊状態	1	発声障害	1		
亜昏迷状態	1	失声	1		
軽うつ状態	1	気晴らし食い／自己誘発嘔吐	1		
軽躁状態	1	けいれん発作	1		
		頭鳴	1		
		幻味	1		
		睡眠持続障害	1		

i．疾患診断（確診と疑診）

先に、状態像診断→疾患診断という二段階の診断プロセスを示しておいたが、この「疾患診断（確診と疑診）」はそのプロセスが疾患診断にまで至ったものである。この中には確診（確定診断：記載は疾患名のみ）と疑診（疑い診断：記載は疾患名に「疑診」、「V.a.」、「suspected」を付す）が含まれるが、筆者の中では両者の間にはその言葉で表されるほどの差異は実際にはない。それというのも、先に両者合わせて「広義の診断確定」と述べていたように、確診であろうとも疑診であろうとも筆者が疾患名を挙げる時には診断はほぼ確定的と考えているのであり、「ほぼ確定的と考えている」という、筆者自身の確信度において若干の差異があるだけのことだからである。この説明を補うべく以前に記した小文(1)を引用しておこう。

疑診のすすめ

初診患者の診察を終えてカルテに診断名を記すとき、その頭に、あるいは尻に「疑診」「V. a.」「suspected」などと付ける機会が多い。ことに最近はその傾向が強い。付けない場合は「確定診断」という意味なのであるが、改めて考えてみるに他科と違って疾患に特有な検査所見がほとんどなく、また病理生検もない精神科においては、疾患診断を確定する客観的根拠はないのであり、確定診断といい疑診といっても、それは当該の患者に自分が与えた診断名がどれくらい確からしいか、その蓋然性の程度に対する主観的な思いを反映しているにすぎないことに気づかされる。小生の臨床において、最近になって疑診が多くなってきたのは、一つには患者の示す病像が以前に比して定型的でないことも与っていよう。今一つは経験を積むことによる自信のなさ（異なることと思われるかもしれないが、確定的と思っていた診断が予想外の経過によって覆される、すなわち誤診の経験が年を経るごとに累積してくるからである）のストレートな反映として診断に慎重にならざるをえないのであるが、ただしこれには自戒して疑診としている部分もある。というのは、確定診断としてしまうとどこか安心感が出てきて、その後の治療経過のなかで診断の見直しをすべき情報が得られた場合でも、それをなおざりにしてしまう気がするからであり、疑診としておくとそのなおざりの部分がいくぶんかは減るように思えるからである。疑診とは、譬えれば野球の守備において野手がボールが飛んでくるのは多分ここであろうと予想してある位置を守りながら、コースを外れる場合も考えて踵を上げて瞬時に右にも左にも、前にも後ろにも飛び出せるようにしているようなものであろうか。

以上、結論としては「疑診のすすめ」とでもいうべき雑文を書いたが、これはあくまでも診断の確定を求める姿勢を前提として初めて〝生きてくる〟ものであって、蛇足ながら付言しておく。

この小文は、元々は編集委員を務めていた本誌の第一七巻第九号（二〇〇二年九月）の「編集後記」として記した文章であって、その執筆時期は本稿執筆に際して初診患者の診断名を調査した一九九二～二〇〇一年の直後である。「小生の臨床において、最近になって疑診が多くなってきた」と記しているが、実際それがどの程度であったのか、それをこの一九九二～二〇〇一年を三年四ヵ月を一単位として三等分し、疾患診断名を与えた症例のうち、疑診とした症例の割合を調べてみたが、前1／3、中1／3、後1／3で各々一九・八％、二二・三％、三三・五％と確かに漸進的に多くなっている（ことに中1／3から後1／3にかけては一〇％以上も急増）ことが判明した。その要因はもっぱら、上記したように「経験を積むことによる自信のなさ〈中略〉のストレートな反映として診断に慎重にならざるをえないのであるが、ただしこれには自戒して疑診としている部分もある」、すなわち前1／3ならば確診としていた症例も後1／3では敢えて疑診とするようになった結果と思われるが、このことが示しているように筆者の与える確診と疑診は実際上はその言葉通りほどには分別されたものではないのである。

ii．状態像診断

診断をこの「状態像診断」に留める時は、状態像診断→疾患診断という二段階の診断プロセスのうち、診断的考察が第二段階である疾患診断に到達できない場合である。

そうした場合には、救急例で内的体験が十分に聴取できない、あるいは患者が家族等に促されて受診したものの診療に拒否的であり、まずは治療関係を作ることを優先させるために詳細な面接を敢えて行わないなどの理由により状態像がわかるだけで良しとするという、やむを得ない時もあるが、状態像診断にならざるを得ない、より本質的な原因は当該の状態像が個々の疾患に特有な定型的なものでない場合である（この「定型的」とは数多くの症例の臨床経験を通して感得されるものであって必ずしも言語化できるものではない）。この「定型的なものでない場合」にも二通りあり、これを先の「図2　状態像と疾患との対応の模式図」を用いて説明するならば、一つは状態像が定型を外れてはいるが概括的には一応イと特定できる、しかし疾患はAなのかBなのかCなのかがわからない場合と、いま一つは状態像が疾患Aで見られるものと、まったく別のカテゴリーである疾患Fで見られるものとが混在しており、疾患がAなのかFなのかがわからない場合である。前者の場合には、状態像診断はイとされるが、後者の場合には状態像名そのものを新たに名付ける必要が生じてくる（表2に示した実際例で言うならば、例えば前者が「抑うつ状態」、後者が「不安・抑うつ状態」「抑うつ・困惑状態」である）。

以下、状態像診断の示説例として掲げる症例1は、心因となり得るエピソードに続いて、急激に抑うつ状態と前緊張病状態とが混在したような、したがって「抑うつ・困惑状態」と名付けた状態像を呈し、また緊迫し困惑した様子からは内的体験を聴取すべく面接を詳しく行うことを断念した例である。なお、プライバシー保護のため、一部改変した。

〔症例1〕二七歳、女性、薬剤師

主訴：いろいろ考えちゃって、どんどん悪い方向へ行ってしまう。死にたくなった、なんとかしてほしい。

現病歴：薬科大学を卒業し、薬剤師として調剤薬局に勤めていたが、X年四月（二六歳）、系列の薬局が開局することになり、患者はそこへ異動となった。薬剤師は患者しかいない職場であって仕事量が増えたが、患者は自分しかできない仕事だと思って張り切って人一倍も働いていた。また休日には疲れてはいるものの友人から誘われると遊びにでかけ、ほとんど自宅にはいないような生活ぶりであった。X＋一年一月中旬、あること（内容不明）をきっかけに近所の親しくしている小母さんから「あなたは人の言うことを聞かない人だ」と叱責・注意されることがあり、それ以来、自分の性格を省みるようになり、「ずっと自分を押し殺して生きてきた。自分の悪いところがわかってきた」と考えるようになった。そのように考え続けているうちに、一月末には仕事が手に付かなくなった。二月二日には経営者から仕事上の注意を受け、同日より眠れず、やっと寝入っても夢見がちで熟睡感はなく、また食欲もなくなってしまった。欠勤しがちとなったが、自分が他人に迷惑をかけているという、実際にあった過去の厭な記憶が映像として頭に浮かび、また「他人の言うことには裏があるのではないか」と猜疑的となり、親しくしていた友人達とも会うことを止めて、自宅にこもるようになった。自分が嫌になって死にたいと思い、手で首を絞めようとしたり、また反面、今までの自分をなくして生まれ変わりたいとも思うようになった。二月六日、母に伴われて来院。

初診時所見：

1)表出：同伴した母と一緒に入室。面接は母同席でいいか別にするかを尋ねると、「一緒の方がいい」と。ほつれ髪があるものの身だしなみはほぼ整っている。一応の挨拶はするが、コートは着たまま（予診時には両手をコートのポケットに入れていたと。ただし、手指の引っ掻き傷、絆創膏を隠す意図もあり）。もともとが怜悧な印象を与える整った顔立ちであるが、表情には全般に硬さが認められる。また面接中、時に深刻で沈うつげな表情で面を下げたり、あるいは投げやりな表情で横を向いたりする。母が横から口を挟むと、目のみ母の方へ向けてキッとした、やや怒ったような表情変化を見せる。正対して座り、姿態の動きは乏しい。応答開始までに少し間があく（考えている様子）こともある。応答にはまとまりがあるが、質問内容と合致せず、十分に焦点化していないこともある。やや緩徐で、緩急抑揚に乏しい話し方。面接場面には終始、緊迫した雰囲気が漂う。

2)体験・行動症状：自己の仕事能力ならびにこれまでの対人関係のあり方全般に対する自責・後悔の念（全否定に近い）＊、抑うつ気分、自殺念慮を含む自己消滅願望（再生の意思もあり）、困惑感、食欲減退、体重減少、睡眠障害（入眠ならびに熟眠障害）、自生記憶想起?、音楽性幻聴、漠とした被注察感?（怖い話を聞いた後で）

①診断的考察：上記＊に思いを致すエピソード（信頼していた人からの、不意打ち的人格批判）あり、患者はそれに基づく心因反応的な説明を行うが、了解の域を超えている。この一週～一〇日の間の急性発症という経過は、もちろんパーソナリティ障害的なものを否定（病前適応は良好）。表情の硬さや困惑感、緊迫した雰囲気等は前緊張病的ともとれる。疾患診断は保留。

②当面の治療方針：統合失調症を念頭においた対症療法で始める。Rp）①sulpiride 150mg, diazepam 6mg, biperiden 3mg　以上3×n. d. E.、②brotizolam 0.25mg　1×v. d. S.

初診時診断：抑うつ・困惑状態

本症例はいったん回復したものの、その後友人とのトラブル時に精神運動性不穏状態を呈して入院し、退院後は情意減弱状態に陥った。このことに加えて、統合失調症の濃厚な遺伝負因があることが判明し、ここに至って筆者は本症例を統合失調症と疾患診断した。しかし、その後患者は、いわゆる人格水準低下Niveausenkungとみなしていた情意減弱状態からも回復し、少量のolanzapineの服用によって元の職場に復帰したが、仕事の能力は高く、また怜悧な印象を与える表出はおよそ統合失調症を患ったということを感じさせないものであった。以上の経過から筆者が本症例に与えた最終疾患診断は、やや古い概念であるが、統合失調症反応 schizophrenic reaction というものであった。

iii．症状診断

先に述べたように、症状診断とは主だった症状を一（〜二）個挙げて、それを診断名とするというものであるが、これは疾患診断はおろか状態像診断も不可能である場合に、それでもなお患者の病像を少しでも表そうとして、いわば窮余の一策として筆者が与える診断名である。

ここで「状態像診断も不可能である場合」とはいかなるものであろうか。このことを示すためには、そもそも状態像とはいかなるものであり、またその診断はいかにして成されるかを論じておくことが必要であるが、このことについては筆者がかつて記したもの(1)を引用しておこう。

この状態像というものは〝百聞は一見に如かず〟の類いのものであって、例えば緊張病性興奮状態を目の当たりにした人にとって、それはきわめて印象深く、いわば〝心に焼き付けられる〟ものでありながら、しかしそれを言葉に直して表現しようとすれば、いかように言葉を駆使してもなおそれをあますところなく伝えるには無理があると感じざるをえないであろう。ましてや、個々の状態像ではなく、状態像一般を定義するとなると一層の困難さがつきまとうと思われる。さりとて、状態像について何も触れずに議論を進めることもできなかろう。よって筆者は、具体例をあげ、それを叙述的に記すことによって、状態像のおおよその輪郭を描き出しておこう。一つの例として幻覚妄想状態を取り上げるが、それはその名称に表されたごとく幻覚と妄想の、あるいはその他いくつかの付随する症状のたんなる複合 Symptomenkomplex とは異なるものである。それは、上述の症状の個々の存在は当然のこととしても、そのほかの症状も含め体験のすべてが、また不安げな、時に猜疑的、時に敵意を抱いた目付きや表情、硬く閉ざされたような姿態の有り様等にはじまる表出のすべてが、あるいは幻覚を幻覚ではなく実際の知覚として、また妄想を妄想としてではなく事実として考えるゆえに生じる行動のすべてが、一塊のものとして表現される全体像である。ここに状態像とは（順序を入れ替えるが）「表出、体験、行動のすべてが一塊のものとして表現される全体像」ということになるが、このようにきわめて曖昧な表現を使わざるをえないところにこそ状態像の本質が潜んでいるように思われる。〈中略〉

先に状態像なるものを叙述した際に、それは「表出、体験、行動のすべてが一塊のものとして表現される全体像」と述べたが、こうした全体像の特定化はいったいいかなる方法によってなされるものであろうか。筆者にはその方法とは、全体を個々の要素へと分解し、それらを個々に解析しつつ改めて全体へと統合して得られるパターン認知、すなわち状態像診断とは〈解析と統合に基づくパターン認知〉と思えるのである。

ここに状態像とは「全体像」、その特定化は「パターン認知」と述べているが、筆者が状態像診断が不可能で、やむなく症状診断に留めざるを得ない時の多くは、当該の患者の示している病像が自分の中で統一した全体像として結実せず、一つのパターンとして把握できないと感じる場合である。もちろん、こうした場合には臨床経験が乏しいがゆえもあるし（かつて、恥ずかしながら精神科医となって五年も経っていながらコルサコフ症候群の診断に到達するのに二週間も要したのはこのためであるし、またアスペルガー症候群の成人例に初めて遭遇した時の戸惑いもこのためであった）、またこれまでに報告のない新しい臨床単位に遭遇したためもある（筆者の初期統合失調症の「発見」はそういうものであった）であろう。いずれにしろ、窮余の一策としての症状診断に留めざるを得ない場合には、状態像診断、さらには疾患診断への追究の手を緩めてはならないのである。

以下、症状診断の示説例として掲げる症例2は当初は思ってもみなかった疾患によるものであることが後に判明した例であり、症状診断に留めていたことがなかば功を奏したとも言えると同時に、症状診断に留めていた以上は行うべき状態像診断、さらには疾患診断への追究の手を緩めてしまっていたと反省させられた例でもある。なお、プライバシー保護のため、一部改変した。

〔症例2〕二六歳、男性、大学休学中

主訴：憂うつ、不安、不眠、倦怠感

現病歴：中学生の時までは覇気があり、何にでも思いきり打ち込めた。成績も良く、テニス部でも活躍していた。高校進学の際、テニスをとるか勉学をとるか迷った挙句、大学進学を志し、遠隔地の進学校へ入学した。X年に高校入学。テニス部に入部したものの設備や人材に失望し、やはりテニスをとってスポーツが盛んな地元の高校に進学すればよかったと後悔し始めた。五月頃より気分が重く、憂うつな感じが出現。何も楽しめず、毎日、一日中常に憂うつさを感じるようになった。テニス部は「いてもしょうがない」と思って六月には退部した。一方、勉学の方は学校を休むこともなく、友人付き合いも普通で勉強もでき、成績は常に学年で三〜四番を維持していたものの成績が良いことに対する充足感、喜びは感じられず、表面上はそれなりに問題なくすごしていたが、心の底には常に砂を噛むような味気なさがあり、心から感情の動きを感じることがなく、自分のことも他人事のように感じられ、「自分の人生はもう終わった」という気がして希死念慮も生じてきた。このような状態はずっと持続しており、Ｘ＋三年、最難関の国立大学に合格した時も特に何の感動もなかった。それまでの不全感をスポーツで取り戻そうと大学ではサッカー部に入部。仲間もできて部活はまじめに参加し、授業にも普通に出席しクラスに友人もいたが、高一よりの憂うつ感、人生への諦観は常に心の底にあった。二年次の秋、理学部物理学科への進学を希望したが叶わず、再挑戦するために自主的に留年。最終的には再び叶わず、化学科への不本意な進学がＸ＋五年秋に決定した。進学が思い通りにいかなかったことはかなりショックであり、それまで辛うじて保っていた精神的エネルギーが一挙に失せたようになり、Ｘ＋六年三月までの半年はほとんど登校しなかった。そのため、化学科には知り合いがいない状態となり、ますます行きづらくなった。四月からは必修科目の実験だけ無理して出席していたが、知り合いがいないのが辛く、気力も起きないため、電車に乗るのも億劫であった。自室で昼夜逆転の生活（夜間にパソコンゲーム、読書、ぼーっとするなど）を送っていたが、高校時代の友人やサッカー部仲間との付き合いは普通にしていた。

Ｘ＋九年に入ってこれ以上留年できないという状態に追い込まれ、再入学を期して三月に自主退学。その頃は中学時代の覇気のあった自分を思い出し、何とか頑張ろうという気持ちだった。しかし、同じ頃より電車に乗ると口の周囲がけいれんして顔が歪み、それを自分でコントロールできないために周囲がどう思うかと不安になるという症状が出現、そのために通学（再入学のためにも通学して単位を取ることが必要なため）できなくなった。また床屋でも同様な症状が出現するようになった。その他の場面ではそういうことはなく、床屋でもあらかじめその旨を伝えている時はけいれんは消えていた。この頃から教官や家族に精神科受診を勧められていたが抵抗を感じ、その気は起きなかったが、Ｘ＋一〇年一二月に電車に乗れない苦痛が頂点に達し限界を感じたため、自ら大学の保健センターの精神科に受診した。病状について特に説明はなかったが「治ります」と言われ、自分では絶対に治らないという気持ちが強かったため、気休めだとしか思えなかった。そこで maprotiline、clomipramine、amitriptyline 等、抗うつ薬の投与を受け、半年ほど服用してみたが、まったく効果は現れなかった。電車に乗らずに済めば通学できると考え、X＋一一年に大学の近くに転居してみたが、やはり大学には通う気がせず行けなかった。五月頃には家族に死にたいと漏らし、実際に自分で電圧計等を購入して電気ショックの機械を組み立て、自分で試してみたこともあったが効果はなかった。六月に担当医が代わり、七月に sulpiride の処方をされるようになると、すぐに電車に乗った際のけいれんは消失し、乗れるようになった。しかし、物事を楽しめない憂うつな感じは常に心の底にあって不変であり、以前はやっていたネットもしなくなった。家族が心配し、一日に二回電話を入れて様子を見る生活を続けていたが、一一月にもう生きていても仕方がないと希死念慮を口にしたため、入院加療を勧められ、精神科病院を受診したが、他の患者を見て抵抗を感じたため入院は辞退した。再び保健センターにかかったが、もう少し強い薬に変えて本格的に治療しようということで、haloperidol（HPD）、chlorpromazine（CPZ）、diazepam 等を処方され、郷里の実家で生活していた。それまで不眠を訴えていたのがよく眠れるようにはなったが、表情はぼうっとした、変化に乏しい顔つきになった。一度、突然落ち着かなく不安で動き回り、救急車を呼んでくれということもあったが、その時は飲酒して紛らわした。患者が転院を希望して、X＋一一年一二月東大病院に受診となった。

初診時所見：

1)表出：身だしなみ、礼容は一応整っているが、髪にはややフケが浮かび、また顔面には皮屑が数ヵ所付いている。姿態は背筋を伸ばして着席しており、視線も合わせて応対する。視線、表情の動き乏しく、全般に茫乎とした印象。しかし、質問の理解は良好で応答もおおむね迅速でまとまりがある。やや小声ながら抑揚あり（茫乎とした表情との間に乖離あり）。

2)体験・行動症状：アンヘドニア（高一以来、持続している）、上記に基づくと思われる意欲の全般的低下と社会生活の狭小化（不登校、留年、友人の乏しさ）、限定された場面（電車の中や床屋）での一部顔面筋の硬直・けいれん？（表情変形恐怖？）──ただし、対人緊張はない、自殺念慮、アカシジア（前医による処方変更後）。

①診断的考察：ほぼ単一症候的にアンヘドニアが一一年間続いている症例である。表出は一見、統合失調症の欠陥状態を疑わせるが、これは最近になって使用されだしたCPZ、HPDの過量投与によるものであろう（アカシジアも発現している）。統合失調症の極期症状も初期症状もない。またアパシーあるいは退却神経症を疑わせるものもない。疾患診断、状態像診断は未定。症状診断としておく。

②当面の治療方針：自殺念慮もあり、今後の経過によっては入院適応もあり（自殺企図防止のため）。しばらくは外来で行う。当面、現処方の漸減と sulpiride, fluphenazine の追加を行う。郷里の実家へ戻し、そこから通院させる。

初診時診断：アンヘドニア

研修医から予診のプレゼンテーションを受けた段階では、筆者は本症例は統合失調症の単純型ではなかろうかと診立てたが、それというのは大学には留年を繰り返してすでに八年以上在籍しており、今なお閉居・無為の生活を続けているように思えたからである。そしてこの診立ては診察室に入ってきた患者の「視線、表情の動き乏しく、全般に茫乎とした印象」を見て一層確信されたが、すぐに「おや、これは違うぞ」と当初の診立てを見直し始めたのは、面接を始めてみると患者は「姿態は背筋を伸ばして着席しており、視線も合わせて応対する」、「質問の理解は良好で応答もおおむね迅速でまとまりがある。やや小声ながら抑揚あり」であったからである。そして当初の診立てをいったん白紙に戻して考えてみると、動きの乏しい茫乎とした表情は最近になって使用され始めたCPZ、HPDの副作用と判断され、また「閉居・無為の生活」も患者は決してそれに安穏としているのでなく、何とか通学しようと大学近くに転居したり、放校処分を受ける前に再入学を期して自主退学を申し出る（そうした制度がある）、再入学に必要な単位の履修を行おうとするなど社会適応に努めており、決して閉居でもなく無為でもなかったからである。そしてここで注目されたのが、大学での明らかな不適応が始まったX＋五年秋から遡ること五年半前、X年の高校入学時に始まり、以後一貫して続いている、「砂を噛むような味気なさ」と表現された充足感や喜びの欠如、そして生きていくことへの諦観であった。筆者はこの心情を症候学的にアンヘドニア anhedonia（無快楽症）と同定したが、そうしてみると高校一年次以来のこの一一年間の病歴はすべてこのアンヘドニアで一応の説明がつくのであった。ただし、その成因は不明であり、よって筆者は初診時診断においてアンヘドニアと症状診断に留めたのであった。

ただ、そうと診断し、また所見欄に記したように統合失調症の極期症状も初期症状もないものの、筆者の心の中ではやはり統合失調症ではないかという疑いを払拭しきれず、それに準じた薬物療法をこれといった効果を見ないままに繰り返し続けていた。しかし、初診後、なんと二年半（！）も経ってから、患者の「規則正しい生活をしようとしているんですが、いつの間にか昼夜逆転していて、それがいつの間にかまた昼間起きておられるようになるんです」という発言を聞いて、はたと非二四時間睡眠・覚醒症候群（概日リズム睡眠障害、自由継続型）ではないかと思い当たり、すべての薬剤を中止し、睡眠表を付けさせたところ得られたのが図4であった。睡眠相が少しずつ後退していくさまが見事に描出されているが、ここに至ってこの症例は、発病以

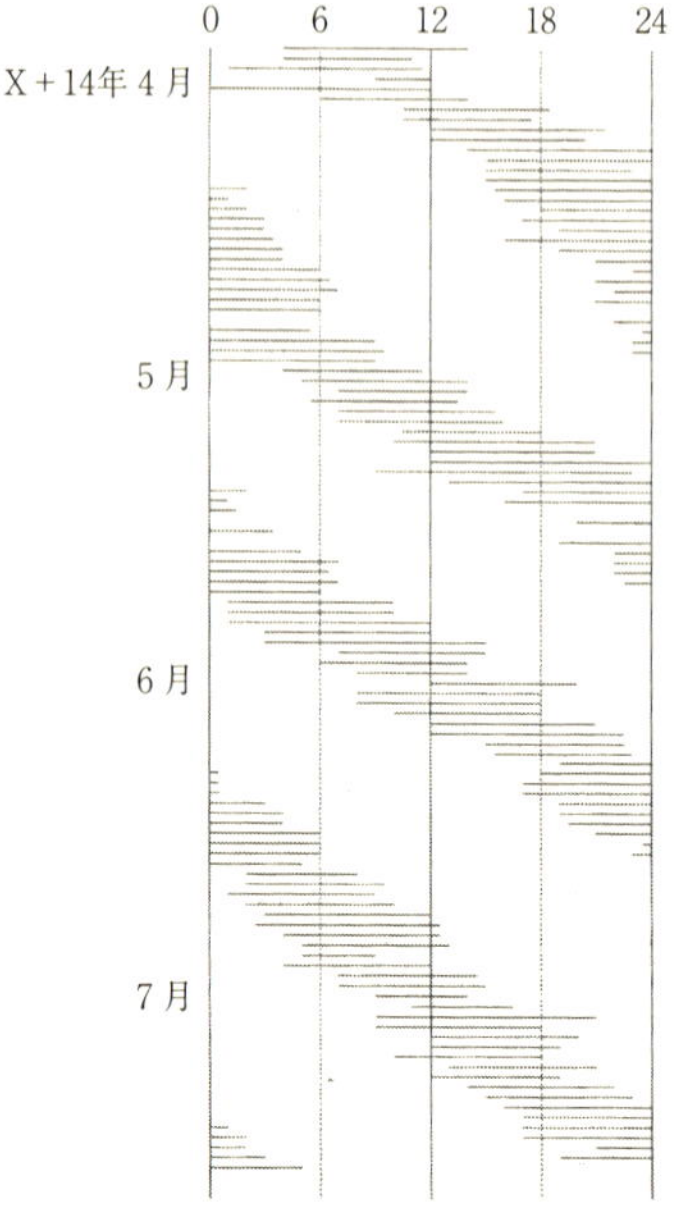

図 4　症例 2 の睡眠表

来一四年、筆者の初診以来二年半を経て、やっと最終的に非二四時間睡眠・覚醒症候群と疾患診断され、アンヘドニアとそれに伴う社会的不適応はその結果であることが判明したのであった（患者は何とか通学しようとして睡眠相が昼間帯になる時期でも起きていようとしていたと思われるが、この、いわば強制覚醒状態がアンヘドニアをもたらしたものと思われる）。

iv. 保留

広義の診断保留に属する前二者、すなわち状態像診断と症状診断が言うならば疾患診断を求めて得られず、やむなくそれらに留まった消極的な保留とするならば、狭義の診断保留であるこの保留は疾患診断を求めるがゆえに敢えて当面は診断名を与えないという積極的な保留である。この点で、この保留は「精神科臨床において、初期治療において、なぜ診断を急いではいけないか、診断に留保をおいておくことがなぜ重要かを簡潔にお書きいただければ」という編集委員会からの依頼事項に応えることになろうかと思う。

さて、一九九二～二〇〇一年の初診患者の診断区分において筆者が診断を保留としていた三一例のカルテの初診時所見欄を見ると、筆者が保留とした最大の理由は、疾患診断は不明ながら広く外因性精神疾患が、とりわけ身体疾患による症状性精神病が疑われる、ないし少なくともその可能性があり、治療を始めるにあたってはその確定あるいは除外が必須であると考えたからであった。ただし、外因性精神疾患が疑われたとしても、その病像の中核が意識障害や痴呆など外因性精神疾患に固有なものである場合には筆者は状態像診断や症状診断を与えるのであって、保留とするのはその病像の中核が幻覚、妄想、躁、あるいはうつなど内因性精神病に認められる症状ないし状態像でありながら、それらが定型的でない場合である（こうした場合、例えば「非定型幻覚妄想状態」との状態像診断を与えることも可能であるが、それは無意味であるばかりでなく、一見わかったような印象を自分にも与えてしまい、危険でさえある）。先に「この保留は疾患診断を求めるがゆえに敢えて当面は診断名を与えないという積極的な保留である」と述べておいたが、こうした場合の保留の意味は「経過を見てから判断しましょう」ということではなく、「成因を探索すべく、急ぎ検査を要する」ということである。

以下、こうした保留の示説例として症例3を掲げる。なお、プライバシー保護のため、一部改変した。

〔症例3〕二三歳、女性、大学生

主訴：物忘れが激しく、動悸がする。頭がまったく働かない。不安が強い。味覚がなく、食欲もない。生きる気力もない。

現病歴：X年二〜三月（大学三年次）、元々やりたいことや希望する会社もなかったが、周囲に合わせて就職活動を始めた。しかし、自己PR文がうまく書けなかったり、面接場面であがってしまってうまく受け答えができなかったりして、帰宅後に泣くことがしばしばあった。いくつか受けたところで母親が見かねて「もう止めていい」とアドバイスをして、就職せずに卒業する方針とした。六月頃から自宅でも外出先でも動悸がするようになった。何か失敗した時に目立つ感じであった。同時期より、相手の話しを飲み込めない感じや物忘れ（友人と遊びに行ったことを覚えていなかった）を自覚するようになった。そのことで某精神科クリニックを受診し簡単な記憶検査を受けたが問題ないと言われた。動悸に対してはalprazolam（最大量二・四mg／日）を処方されたが、満足できる効果は得られなかった。夏休みに入ると急に眠れなくなり、眠くないために三日間眠らないこともあったが、睡眠薬を処方され、多少は改善した。また、他人と会いたくなくて自宅に閉居することが多くなり、自宅にいてもそわそわとして落ち着かないことが多くなった。それでも、夏休みの途中までは書店のレジやテニスコートの受付のアルバイトをして楽しくすごすこともあったが、後半に入るとそれも辞めてしまった。この頃より、頭が締め付けられる感じが出現するようになった。九月上旬に母や親戚とともに海外旅行に出かけ、その折は楽しくすごせたが、後になって十分に思い出せないこともあった。なお、この間、「味覚がない」、「食欲がない」、「暑い寒いがわからない」、「疲れるという感じや季節の感覚がわからない」ことがしばしばあった。九月中旬から新学期が始まったが、夏休み中は目立たなくなっていた動悸が再び出現してきて、ことに教室の椅子に座るとよく出現した。また「ノートをとっても頭に入らない」、「黒板を見ていても見ていない感じ」なども加わってきた。

一〇月初旬に某精神科病院に転医したところ、「うつ」と言われて抗うつ薬を処方されたが、服薬した翌日から「胸が苦しい」、「体がでれっとする」、「頭が締め付けられる」などの副作用が出現した。それでX年一〇月末に東大病院を受診した。

初診時所見：

1)表出：母同伴で来院、ただし本診は単独で面接を希望する。身だしなみは整い、礼容も保たれている。顔が大きく下ぶくれで、眼球がやや突出した顔貌。いわゆる白目はやや濁っており、黒目には力がなく、瞬目の少なさ、表情の動きの乏しさもあって、やや茫乎とした表情であり、その他の姿態等も含めて緊張感は感じられない。面接の経過中、軽く笑顔を見せることはある。当方を正視して応対する。質問の理解は必ずしも良好ではなく、同一の質問を繰り返さざるを得ないこともある（それでもなお、的確な返答が得られない場合もあり）。応答はすぐに戻るが、話しぶりはやや緩徐か？　ただし、渋滞、語尾が曖昧となるようなことはない。

2)体験・行動症状：理解力の低下、健忘（ただし、持続的ではなく断片的）、内的な感情発露や感情反応の低下、睡眠障害（全不眠が三日続いたこともあり：主として入眠困難か）、動悸、食欲減退、味覚の低下、疲労・暑寒・季節感がわからないとの訴え、頭部緊縛感。

①診断的考察：初期統合失調症(a)、内因性うつ病(b)を疑って面接するも、aについては理解力の低下、健忘の点から即時理解の障害、即時記憶の障害も疑われたが、内容はやや異なり、また陽性初期症状はまったく認められず、bについては表出は抑うつ的でなく、また睡眠障害のパターンも異なり、抑うつ気分は軽く、悲哀感はほとんどないなどで、ともに否定的である。

　敢えて状態像診断するならば、非定型の抑うつ状態となろうが…疾患診断は保留。何らかの organic or symptomanic basis のあるものか、その上での psychogenic reaction か？　ＥＥＧ、ＣＴ、血液生化学等の検索を要する。

②当面の治療方針：いましばらく検査。診断確定の上で治療を始めること。

初診時診断：保留

本症例の予診をとったのは、すでに他院にて数年間の精神科臨床経験を経た後に東大精神科に入局した医師である。本診後に筆者が診断を保留としたことに対して、彼はいぶかしげな表情を浮かべ、うつ病、少なくとも抑うつ状態とは診断できるのではないかと質問してきたが、筆者は上記「①診断的考察」に記したことを述べて、それを否定した（「敢えて状態像診断するならば、非定型の抑うつ状態となろうが…」はその折の筆者の応答を記したものである）。

その後、本症例は予診をとった医師が担当医となり筆者の手を離れたが、半年後「先生、原因がわかりました！　副腎腺腫によるクッシング症候群でした」との報告を受けた。そうとわかってしまえば、表出欄で記載していた「顔が大きく下ぶくれ」は満月様顔貌の始まりを示していたのであろうと判断されたのであるが、こうした顔貌は内分泌疾患に詳しい、いや一般の内科医であってもクッシング症候群を疑うに足るものかもしれないが、いかんせん筆者は内科には疎く、しかしそれでもなおこの経験は、状態像ないし症状が「内因性精神病に定型的ではない」という一点のみで〝何かはわからない。しかし何らかの身体疾患によるものであろう〟という疑いは抱き得ることを証しているのである。

4　おわりに

かつて勤務していた東大病院精神科での筆者の初診患者についての備忘録ならびにカルテ記載に基づいて筆者の「診断名の与え方」を検討し、その中で「精神科初診において私が診断を保留する時」を述べた。いささかなりとも参考になれば幸いである。

文　献

（1）中安信夫：『精神科臨床を始める人のために―精神科臨床診断の方法』。星和書店、東京、二〇〇七。
（2）中安信夫：「診立て」とは成因を考慮した病名の暫定的付与であり、それは終わりのない動的なプロセスである―山本周五郎著『赤ひげ診療譚』を取り上げて。臨床精神医学、四三：一五九―一七〇、二〇一四。**（本書第一三章）**

（精神科治療学　二九：八八七―八九八、二〇一四）

第一五章　精神科における診断の当否はいかにして検証されるのか

――誤診をめぐって――

「誤診をめぐって」というエッセイを依頼されて、ふと心に思い浮かんだものは、いまから五〇年近く前の冲中重雄東大内科教授の最終講義「内科臨床と剖検による批判」（冲中重雄『医師と患者』一一―四四頁、東京大学出版会、一九七一年）での誤診率の話で、一四・二％というその数値に対して一般社会はその高さに驚き、医師はその低さに感嘆したというエピソードである。ここでいう誤診例とは、剖検例を対象とし、病理診断によって臨床診断が誤りであったことが判明した、かなり限定的な症例をさすが、より広く考えてみるに、身体疾患の診断に関しては病理生検も含め疾患を特定化する種々の臨床検査（近年は遺伝子解析すらある）があり、「病床（患者）に臨んで」という意味での文字通りの臨床診断の当否を検証する客観的データがあることに改めて気付かされる。

一方、我々の診療対象である精神疾患、ことに内因性あるいは心因性疾患に関しては、疾患を特定する固有の臨床検査は現状においては原則的にないのであって、ここに精神科において誤診を避けるための、臨床診断の当否の検証には特別な考慮を要することになる。ここではまず、精神科における臨床診断とはいかなるものなのか、以前に記した雑文を引用することでそれを示しておこう。

初診患者の診察を終えてカルテに診断名を記すとき、その頭に、あるいは尻に「疑診」「V.a.」「suspected」などと付ける機会が多い。ことに最近はその傾向が強い。付けない場合は「確定診断」という意味なのであるが、改めて考えてみるに他科と違って疾患に特有な検査所見がほとんどなく、また病理生検もない精神科においては、疾患診断を確定する客観的根拠はないのであり、確定診断といい疑診といっても、それは当該の患者に自分が与えた診断名がどれくらい確からしいか、その蓋然性の程度に対する主観的な思いを反映しているにすぎないことに気づかされる。

（中安信夫『精神科臨床を始める人のために―精神科臨床診断の方法』一四頁、星和書店、二〇〇七年）

前記は「疑診のすすめ」と題した随想の一節であるが、「確定診断といい疑診といっても、それは当該の患者に自分が与えた診断名がどれくらい確からしいか、その蓋然性の程度に対する主観的な思いを反映しているにすぎない」と述べたように、精神科における診断とはつまるところ疑診にすぎないのであって、他科と同じレベルでの確定診断（正診）はありえず、正診がない以上、誤診も原則ないのである。ゆえに、限りなく正診に近い疑診を得る、逆にいえば限りなく誤診に近い疑診を避けるためにはどうすればいいのかという設問がここに浮上してくることになる。

さて、その設問に対する回答であるが、これもまた前記拙著から引用して述べることにする。図1は「経験証拠／治療適応による治療の図式化」と題して、精神科における治療の流れを図示したものであるが、図の解説文中の「③診断の見直し」が誤診にかかわる箇所である。本文中で述べた、よりくわしい解説を以下に引用する。

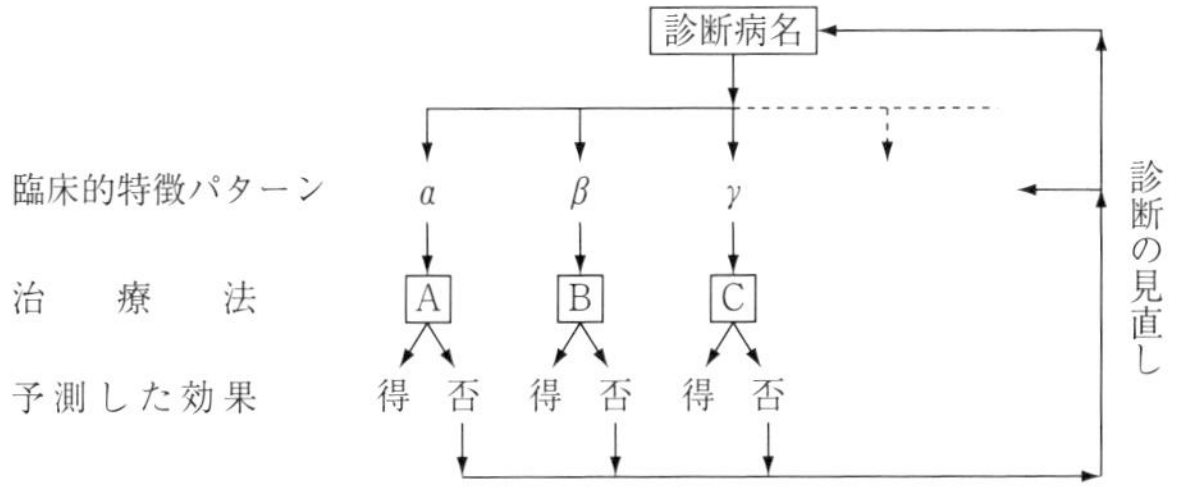

図１　経験証拠／治療適応による治療の図式化

①治療法Ａ、Ｂ、Ｃ……の選択は診断病名＋臨床的特徴パターン（α、β、γ……）を経験証拠に照らし合わせて決定する：経験証拠に基づく治療適応

②各々の治療法の効果は個々の症例ごとに予測した期間内に予測した効果が得られたか否かで判定する

③診断の見直し（診断病名、臨床的特徴パターン）は治療法Ａ、Ｂ、Ｃ……の各々において、予測した効果が得られていない（否）と判定した場合に、そのつど行う

治療効果の判定は個々の症例ごとに予測した期間内に予測した効果が得られたか否かで行われるが、予測した効果が得られたと判定されればその治療法は継続され、得られなかったと判定されれば診断の見直しが行われることになる。この場合、診断の見直しには当初の診断病名のもとでの臨床的特徴パターンの見直しとそもそもの診断病名の見直しとの二種があり、（中略）このためには、治療者は各々の疾患に対する個々の治療法の効果とその発現過程についての知識を十分に知悉しておかなければならないし、また自身のこれまでの治療経験を十分に整理して記憶に留めておかなければならない。それがあって初めて、「治療の成否」が診断の当否を裏打ちすることができるのである。（前掲書、一二一—一二三頁）

傍点を施したように、精神科においては診断の当否を、先の言葉を用いて述べれば、自分が与えた当初の疑診病名が限りなく正診に近い疑診であったのか、それとも限

りなく誤診に近い疑診であったのかを決するのは、「治療の成否」であるということである。ただ、ここで忘れてならないことは、「治療の成否」の判定は、たとえば近年の治療アルゴリズムのごとく、一定の治療期間後の時点において、症状評価尺度の点数が下がったか否かというような、いうならば似非客観的で受動的な営為ではなく、「予測した期間内に予測した効果が得られたか否か」（ここにおいて、期間・効果の予測も、また結果の判断も、主治医としての自己決断のもとになされねばならない）という、きわめて主体的で能動的な営為である、ということである。

　精神科における診断とはいかなるものか、またそれを踏まえてその診断の当否はいかにして検証されるのか、随想というよりも短いながら論説とでも呼ぶべきものを記した。なお、疾患や状態像についての知識不足、必要とされる臨床情報の聴取不足等々による、もはやそうと断じるにいささかの躊躇も感じる必要はない「誤診」は本論の埒外のことであることを最後に申し述べておく。

（こころの科学　二〇一二年七月号、九八―九九）

第一六章　うつ状態の類型診断

1　はじめに

うつ状態はきわめてありふれた状態像であって、その点では精神科臨床のαであるが、一方でその成因は内因、外因、心因とさまざまで、その診分けによっては治療法を大きく異にするものであって、この点では精神科臨床のωでもあり、易しそうに見えて、その実きわめて難しい病態と言えるものである。そうした事実を反映してか、かつてはうつ状態の質を肌理細かく鑑別することが、成因を考慮に入れた疾患診断に到達する上で欠かしてはならない診断的営為であったが、こうした営為は近年の操作的診断法の流布の中でないがしろにされ、うつ状態の質ではなく量（程度）によって測られる大うつ病エピソード major depressive episode（DSM）あるいはうつ病エピソード depressive episode（ICD）の特定化に取って代わられており、そのことによって気分障害の診断、ひいては治療は著しい混乱に陥っているように思われる（筆者はかつて「DSM大うつ病性障害は成因を問わない抑うつ症候群であり、さながら〝ごった煮〟のごとくである」と評したことがある）。

本ガイドラインにおいて筆者に与えられたタイトルは「問診・診断の実際」であるが、上記したように、気分障害、ことにうつ状態の診断にあたって最も重要なことはそれらの質的差異を診分けることにあるとの観点から、タイトルを「うつ状態の類型診断」に改めて論じようと思う。

なお、ここでうつ状態とは depressiver Zustand の慣用訳であるが、depression の原義は「下に（de）押えられた（press）こと（sion）」であり、したがって depressiver Zustand とは本来「押し下げられた状態」、「落ち込み」を意味しており、これを中核的な症状とはいえ気分面の落ち込み、それもその一つにすぎない憂うつ気分のみに着目して「うつ状態」と訳すことは、誤訳とはいえないものの depressiver Zustand の正確な理解の妨げにもなりかねないものである。実際のところそれは、患者が憂うつ気分を訴えるならば即座にうつ病との診断が与えられかねない、近年のわが国におけるうつ病概念の拡大と混乱の一因ともなっていると思われる。ただし、その用語が定着している現在、本稿ではうつ状態という用語はそのままにして、それに形容句を冠することで差異を明示することにする。

2　状態像診断の位置づけとその意義

繰り返し述べることになるが、精神科における臨床診断は二段階の診断過程、すなわち第一段階の状態像診

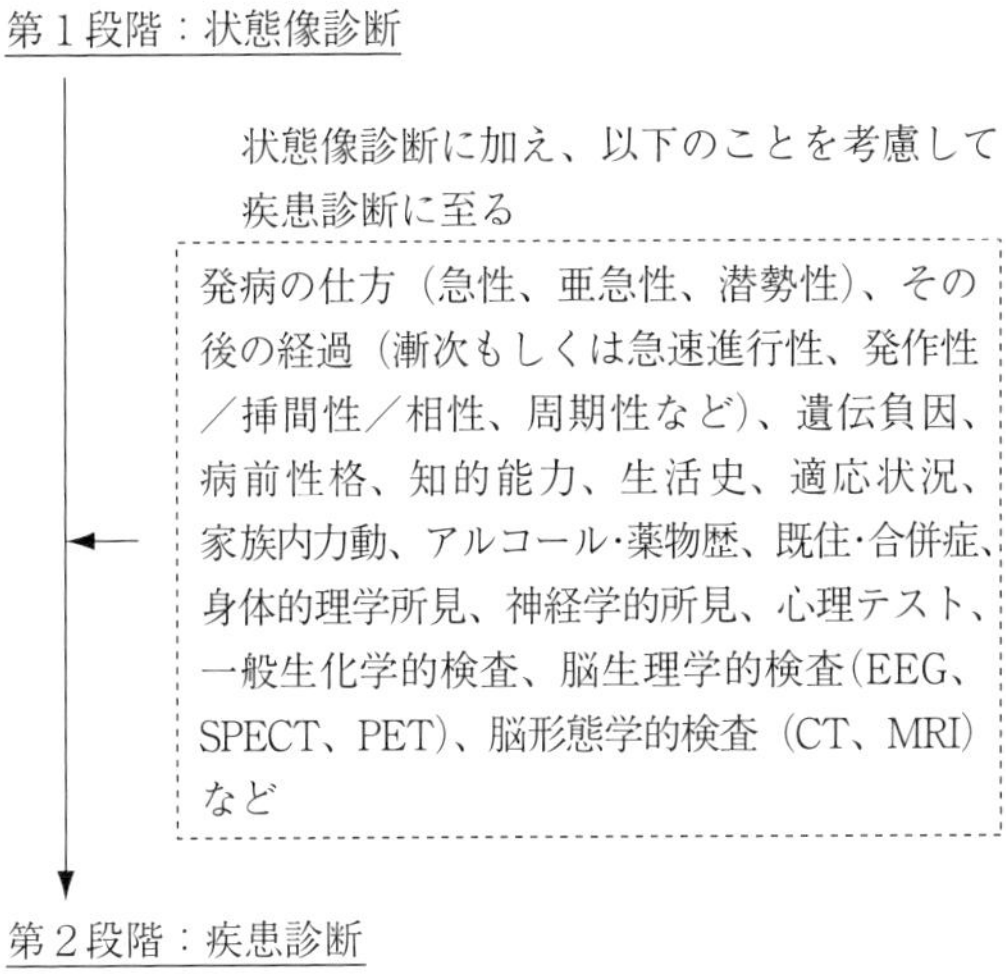
第1段階：状態像診断
状態像診断に加え、以下のことを考慮して疾患診断に至る
発病の仕方（急性、亜急性、潜勢性）、その後の経過（漸次もしくは急速進行性、発作性／挿間性／相性、周期性など）、遺伝負因、病前性格、知的能力、生活史、適応状況、家族内力動、アルコール･薬物歴、既住･合併症、身体的理学所見、神経学的所見、心理テスト、一般生化学的検査、脳生理学的検査（EEG、SPECT、PET）、脳形態学的検査（CT、MRI）など
第2段階：疾患診断

図1　精神医学における2段階の診断過程
（文献7より引用）

断と第二段階の疾患診断を経て与えられるものである（図1）[7]。こうした認識は、状態像の一方の構成要素である表出を評価することなく、他の一方である症状のみに注目し、かつ「以下の○項目の症状のうち△項目以上」という、症状項目数すなわち量的基準のみによって、いきなり疾患診断を与えるという操作的診断法の流布によって近年著しく失われてきたように思えるが、かつては細川[2]が述べているように「精神医学の臨床にとって、最初でそして最後まで重要なことは、的確な状態診断ができているかどうかである。患者を前にして、診断名が脳裡をまず横切るようでは、精神科医として落第である」であったのである。

　それでは、疾患診断に先立って状態像診断がまず求められるのは何ゆえなのか。二つの理由があると考えられるが、一つは面前する患者が我々に直接的に示すものは個々バラバラの症候ではなく、またもちろん疾患そのものでもなく、「表出、体験、行動のすべてが一塊のものとして表現される全体像」である状態像（具体的には、

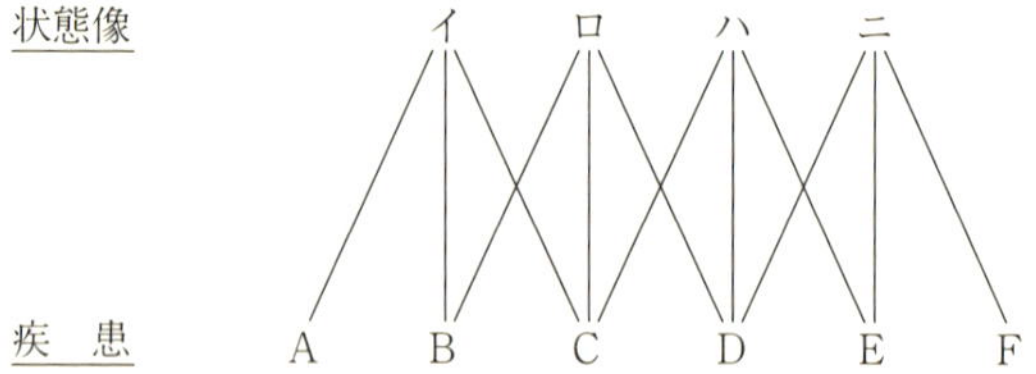

図2　状態像と疾患との対応の模式図
（文献7より引用）

イという状態像を示すのは疾患A、B、Cのみであり、ニという状態像を示すのは疾患D、E、Fのみであるとすると、イをニと誤診すると疾患診断は遠く逸れてしまうことになる。

例えば幻覚妄想状態とかうつ状態とか）であるからにほかならず、今一つは個々の状態像は複数の、しかし限定された疾患でしか見られないという観察があり、逆に個々の疾患は複数の、しかし限定された状態像しか示さないという観察があって、ここにまずは状態像を特定することが疾患診断に近づく第一歩であり、逆に状態像の特定において誤ると疾患診断は遠く逸れてしまう危険性があるからである（図2）。

精神科の臨床修練は、臨床経験の豊富な指導医のもと、正確な状態像診断の経験を積むことに尽きるものであり、それは「百聞は一見に如かず」、さらに「百見は一験（経験）に如かず」であるが（筆者はかつて大学病院にて指導医的立場にあった者であるが、研修医の犯す誤診の大半は状態像診断の誤りに起因したものであった）、ここに分別可能な状態像をどれだけ多く持ち得るか、それが精神科医の臨床修練の究極の目標であり、また熟練した精神科医にとっては〝腕の見せ所〟なのである。

3　うつ状態の類型

上記した「分別可能な状態像をどれだけ多く持ち得るか」という点

表1　筆者が慣用する「うつ」の診断分類
（文献6、8より一部追加して引用）

①身体疾患（脳器質性・症状性・薬剤性）に基づくうつ状態
②躁うつ病（Ⅰ型、Ⅱ型）
③内因性うつ病
④退行期うつ病（初老期うつ病）・老年期うつ病
⑤産褥期うつ病
⑥季節性感情障害（冬期うつ病）
⑦抑うつ反応
⑧抑うつ神経症（「逃避型抑うつ」も含む）
⑨疲弊抑うつ

から言えば、ことうつ状態に関して言えば、旧来のごとく、ただうつ状態とのみ記すのでは、その用語で概括されるいくつかの精神状態を分別する上では不十分である。この点について筆者は、これまで暫定的に「内因性うつ状態」とか「不安・うつ状態」とかの用語を用いて若干の区別をはかってきていたが、本節では互いの差異を際立たせる形容句をうつ状態という用語に冠することで、うつ状態の類型を試論的に呈示したいと思う。

(1)「うつ」の慣用分類

先に「個々の状態像は複数の、しかし限定された疾患でしか見られないという観察があり、逆に個々の疾患は複数の、しかし限定された状態像しか示さないという観察があって」と述べたが、状態像と疾患とは一：一ではないがある程度の対応関係を有するものである。したがって、次項にてうつ状態の類型を説明するに先立って、そうした個々の状態像との対応が検討されるべき疾患分類を、ただし「うつ」（うつ状態を呈する疾患のすべてを含む包括的な概念）に対する筆者自身が用いている慣用分類[6,8]を表1に示しておく。

(2) うつ状態の類型

以下、「うつ状態」に「○・△型」という形容句を施すが、○は感情や気分の特徴を、△は思考や行動の特徴を表している。以下、自験例の初診時のカルテ記載を引用し、それに解説を加える形で、うつ状態の代表的四類型を説明する。

①悲哀・制止型うつ状態

〔症例1〕五二歳、男性、大手金融機関人事部長

主訴：眠れない、頭が痛い

家族歴・生活史：三人同胞の第三子次男。二二歳で某国立大学経済学部を卒業し、某大手金融機関に入社し、以後一貫して総務・人事畑で仕事をしてきた。三二歳で職場結婚をし、現在妻と二子を前任地に残し、単身赴任中である。

現病歴：X年二月末、ポストは同じ人事部長ではあるが前任地の支社から本社へと抜擢された。子どもの教育の関係で単身で赴任し、マンションで一人暮らしをしている。現在の仕事は支社当時の通常の人事業務に加えて、きたるべき他の金融機関との合併に備えて人事制度の見直しをすることも業務の一環としてある。重要なポストに抜擢されたことを嬉しく思い、張り切って仕事に取り組んでいたが、六月下旬から以下のことが始まった。

身体的には、寝酒として缶ビールを二本飲み午後一一時に就床。入眠は比較的良好であるが、起床予定の午前六時を待たずに途中で目が覚めてしまうようになってきた。覚醒する時間が午前五→四→三時と徐々に早まり、またその後は当初はうつらうつらとしていたが最近ではいったん覚醒すると全く再入眠できなくなった。

目が醒めたときが最悪の気分で床を離れる気にならず、また熟睡感もなく疲労がとれない感じであり、会社へ行きたくないという思いもあって、三日前よりとうとう休み始めてしまった。また食欲もなくなってきて、無理して食べているが食べ物の味も匂いもよくわからない。寝酒のビールも不味く、体はふらふらとするものの気持ち良く酔うということはなくなった。そのため、この三ヵ月で体重が六kgも減ってしまった。頭の周囲を何かで縛り付けられているようで、また後頭部から首にかけて何か物が入っているように重い。肩も異様に凝っている。盗汗をよくかくようになり、夜中に目覚めた時はパジャマもシーツもぐっしょりとしている。また、昼間でも急に訳もなく突発的に汗をかくことがある。流れるほどではないが、ジトッと湿っぽくなって気持ちが悪い。また、一過性にひどく寒気を感じることもあり、今夏は例年のように薄着をすることができず、時にはセーターを着込むほどのこともあった。

精神的には思考力が鈍ったようで、会社では書類に目を通しても何度も読み返さないと理解できず、また最近では新聞や週刊誌も見出しぐらいしかよくわからなくなった。もっともそれ以前に読もうという気が起こらない。そういうこともあって、会社では決裁すべき書類がたまるばかりであるが（少し気分が改善する夕方以降に、よほど急ぎの仕事だけはこなすようにしている）、よく理解できないというだけでなく、ちょっとしたことでも面倒ですぐに取り掛からないということも原因である。極端に言うと、トイレに立つのもぎりぎりまで我慢してしまうほどである。気分は、憂うつで精神的に脱力した感じであるが、たんに憂うつというだけでなく、妙に寂しく悲しい思いもある。無理して会社へ行っている時でも、自分一人だけ取り残されているようで、まわりで働いている同僚の姿を見ると「まるで大河の岸で滔々とした流れを見ているような思い」がする。仕事をやらなければと思いながらも、気が仕事に向かっていかない。かといって、遊びにも気が向かず、もともと山歩きが楽しみの一つで、本社に来れば休日には関東の名山を制覇しようという思いもあったが、行く気にもなれず、休日には一日中ゴロゴロとしている。どうも自分の能力以上の仕事を与えられたようで、このままでは会社に迷惑をかけるばかりで申し訳なく、先日辞表を提出した（いまだ受理されていないが）。家族は前任地で頑張ってくれているのに合わせる顔がない。小さい頃によく登った郷里の山々が思い起こされてしようがないが、どこか遠くへ行ってしまいたい思いである。

精神的現在症：

1)表出：単身で来院。身だしなみや礼容の整った中年紳士。やや前屈・前傾した姿勢。笑顔を見せはするが、無理して作っているという感じで生気に乏しく、また全般に勢いがない。ごく簡単な質問の理解は良好であるが、少し込み入った質問には聞き返すことも見られる。応答開始までに少し時間がかかり、会話はゆっくりで途中で止まることもある。小声で単調な喋り方。面接の最後に、「どこか遠くへ行ってしまいたい思い」に関して「死にたいと考えているのではないか？」と尋ねると、それまで保っていた態度が崩れ、ウンウンと相槌を打ちながら数分間号泣する。

2)体験・行動症状：睡眠障害（早朝覚醒、熟眠困難）、食欲減退（味覚・嗅覚の低下を伴う）、体重減少（六kg減／三ヵ月）、頭部緊縛感、肩凝り、盗汗、突発的発汗、寒気、思考・行動制止、憂うつ気分、悲哀・寂寥・孤独感、趣味への興味の減退、自信喪失・自責感、希死念慮

本症例に筆者が与えた診断は内因性うつ病 endogene Depression である。表2に内因性うつ病に特徴的な症状の一覧を示したが[6,8]、本症例はそのほとんどの症状を有していた。表2の症状のうち、筆者が内因性うつ病

表2　内因性うつ病に特徴的な症状
（文献6、8より引用）

①食欲減退・体重減少（関連して味覚・嗅覚の低下、口渇、便秘）
②早朝（深夜）覚醒・昼間睡眠不能
③性欲減退・性機能低下（インポテンツ、不感症）
④希死念慮・自殺企図
⑤自律神経失調（盗汗、突発的発汗、のぼせと寒気、口渇、便秘）
⑥悲哀・寂寥・孤独感（生気的悲哀 vitale Traurigkeit：Schneider, K.）
⑦思考・行動制止
⑧自責感
⑨日内変動（Abend besser）あり／日間変動なし

の診断上、ことさら重視しているのは、a．食欲、睡眠欲、性欲という三大本能の障害、b．希死念慮―筆者は某企業の産業医としてメンタルヘルス・セミナーで一般人に「内因性うつ病の早期発見」を講じる際には、以上のa（身体症状）、b（希死念慮）に着目するように述べ、それをわかりやすく「内因性うつ病とは〝くう・ねる・やる・しぬ病〟（食うこと、寝ること、「やる」ことが病い、そして死にたくなる病）と覚えなさい」と述べている。摂食、睡眠は自己保存に、性交は種族維持にとって必須であって、その障害は個体ならびに種族の死に直結するものであり、また内因性うつ病では病初期より実際に自殺が生じるのであって、したがって内因性うつ病とはひたすら〈死に向かう病〉である―、c．悲哀・寂寥・孤独感と思考・行動制止、d．朝方が悪く、夕方以降に若干改善してくるという日内変動であるが、これまでの経験上、内因性うつ病であるならばこれらの症状は発病後一ヵ月内外で揃ってくるという観察をしてきている。筆者はかつてこうした状態像を「内因性うつ状態」と述べたことがあるが、他の類型との差異を考えて、本稿では感情・気分面の悲哀・寂寥・孤独感、思考・行動面の

制止に着目して「悲哀・制止型うつ状態」と名付けようと思う。

なお、ここで「悲哀」という用語で代表させた悲哀・寂寥・孤独感に注釈を施しておくが、これはたんに「気がはればれとしない、ふさぐ、くさくさする」を表す憂うつ気分とはまったく異なるものであって、文字通り「哀しい」、「寂しい」、「独りぽっち」という感情を指したものである（筆者が精神科研修医となった一九七五年当時はまだ症状名をドイツ語で記載する習慣があったが、指導医たちは悲哀・寂寥・孤独感は vitale Traurigkeit、憂うつ気分は depressive Stimmung と記して、明らかにそれらを区別していた）。本症例はこの感情を上記したように「（まわりで働いている同僚の姿を見ると）大河の岸で滔々とした流れを見ているような思い」と表現したが、別の中年男性例では、回復後その妻が「今だから言いますが、私は主人を殺して心中しようかとも思い詰めていました。それというのも、とにかく主人が私を見る目が、何十年も一緒に暮らしてきたのにまるで赤の他人を見るようで、それが悲しく、耐え切れなかったからです」と述懐したが、患者によれば病期にあっては患者の方こそ「何十年も一緒に暮らしてきた妻がまるで赤の他人ようにしか思えないほど、自分はこの世で独りとの思いであった」とのことである。

②不安・焦燥型うつ状態

〔症例2〕五九歳、男性、広告代理店部長

主訴：不眠、憂うつ感

家族歴・生活史：三人同胞の長男として生育。某国立大学文学部を卒業し、大手広告代理店に勤務し、一ヵ月後に定年退職を控えている。二九歳で結婚し、二女あり。

現病歴：X年八月初旬、それまで妹宅で介護されてきた認知症気味の母を弟と三～四日ずつ交代で都合二〇日ほど自宅で預かることになった。夫婦の和室寝間に母を寝かせ、患者夫婦は隣室の洋間で起居することとしたが、母は伝い歩きこそできるものの自分で立ち上がることができず、そのため夜間は電気の点灯・消灯、トイレの付き添いなどで起こされることが多くなり、そのため入眠がすぐにできなくなり、また眠りが浅く、母が少し動いただけですぐに目が覚めてしまい、そのため普段は飲まないウイスキーをラッパ飲みして寝るようにしたが熟睡感はまったく得られなくなった。同時に食欲が低下し、また口が渇き、ごはんやパンは喉につまる感じがするとのことで、晩酌のつまみや果物を少し食べるしかしなくなった。便秘気味で便は小さく固く、また時に下痢をして、この一ヵ月で体重が七kgも減ってしまった。この間、気分は徐々に憂うつとなってきて、また定年退職を控えて残務整理をしなければならないのに、仕事が全然手に付かなくなってきた。そのため、いろいろと部下に頼んでは「申し訳ない」という言葉を繰り返していた。こうした状態のため一週間前から会社は休んでいたが、この二～三日のうちに急に落ち着かなくなり、部屋をうろうろと歩き回り、「悪いことをした。警察に捕まるんじゃないか」、「円相場の上がり下がりも自分の責任だ」、また「退職金は出ないことになった。一家が路頭に迷ってしまうことになる」などと言い始めて、頭を抱えて苦悶状にウーウーと唸ったり、タオルで自分の首を絞めるようになった。

精神的現在症：

1)表出：妻と次女に抱き抱えられるようにして入室し、くずおれるようにして椅子に座りこむ。頭を両手で抱えて、屈み込んでいる。普段着であり、ズボンはぶかぶか。何日も洗髪していないのか頭髪はべったりとしてフケが浮かんでいる。話しかけると面をあげるが、表情は怯えたような、あるいは硬く思い詰めた様子であり、時に苦悶状の表情を浮かべ、またたびたび立ち上がってその場を立ち去ろうとする。質問に答えようとはするが、応答内容は質問に適わず、たびたび「申し訳ない」、「逮捕される」、「死んでお詫びをしたい」などの言葉を繰り返す。

2)体験・行動症状：焦燥・不穏・苦悶、睡眠障害（入眠困難→全不眠、あるいは浅眠で熟眠感欠如）、身体的訴え（「食事が喉を通っていかない」）、罪業妄想、貧困妄想、食欲低下、体重減少（七kg減／一ヵ月）

本症例に筆者が与えた診断は退行期うつ病 Involutionsmelancholie（病像からは激越うつ病 agitierte Depression）である。この臨床単位に対しては、内因性うつ病の初老期修飾として特別視しない意見もあるが、上記のような典型例を見るかぎり、独立した疾患と考えざるを得ないと思われる。その特徴は、病像はa．思考・行動面は制止ではなく、焦燥である、b．不定の身体的愁訴があり、それに固執して訴え続ける、c．いわゆる微小妄想（心気・罪業・貧困妄想）が認められる、の三点であり、経過は一般に遷延する。上記のような典型例を見ると、それをうつ状態に包含するのははたして適切かとも思えるが、より軽症の症例を含んで考えるならば、感情・気分面での不安、思考・行動面での焦燥に着目して「不安・焦燥型うつ状態」と命名しておくのが妥当と判断される。

③憂鬱・煩悶／逃避型うつ状態

〔症例3〕三四歳、男性、コンピューター会社社員

主訴：無気力感、将来に対する不安感、会社へ行くのが苦痛

家族歴・生活史：自営業を営む両親のもとで一人っ子として育った。中高一貫制の進学校を経て、某有名私大数学科を卒業し、コンピューターソフトの会社に就職した。二九歳で結婚し、妻と二人で両親の建てた二世代同居住宅の二階で暮らしている。趣味は釣りで、妻と一緒に出かけることが多い。

現病歴：就職して六年目の頃、仕事量が増えて気力が萎えてしまい、いま少し楽な会社へと転職した。二番目の会社は仕事の量は多くなく、その点では楽であったが、出張が多いのが苦痛であった。X年、たびたびの国内出張に加えて三回ほどアメリカ出張が重なったが、英語が比較的苦手なことと単身出張で話し相手がいないのが辛くて、アメリカ出張は大きなストレスであった。三回目に行った際には急性十二指腸潰瘍で吐血し、現地で手術を受けた。帰国後、自分に自信がもてなくなり、このまま仕事を続けていけるのかどうかが不安になって、毎日欠勤しては酒ばかり飲むようになった。精神科受診も考えたが転職すればうまくいくのではないかと考えて、X＋一年二月、三番目の現在のコンピューター会社へと移った。ここでは出張はないものの、外資系会社で資料は英語が多く、そのことが苦痛となった。とうとう四月にはダウンし、一週間ほど休みをもらい、泊まりがけで一人で釣りに出かけていた。釣りは楽しく、気を取り直してまた出社し始めたが、仕事に対する意欲は乏しく、居心地の悪い思いをしながら、会社ではただ時間が過ぎるのを待っている状態である。再び転職を考えるようになったが、辞めるともう次の仕事が見つからないのではないか、見つかったとしても怠惰な自分にはもう仕事はできないのではないかと思って、決断できなくなっている。そのことが不安で、帰宅後は両親に不安を聞いてもらってはずっと酒を飲んでおり、そのまま寝込んで朝を迎え、妻に起こされてやっと仕事に出かけている。両親や妻も心配してくれて、いろいろと優しく励ましてくれてありがたいが、この気持ちは誰にもわからないと思う。

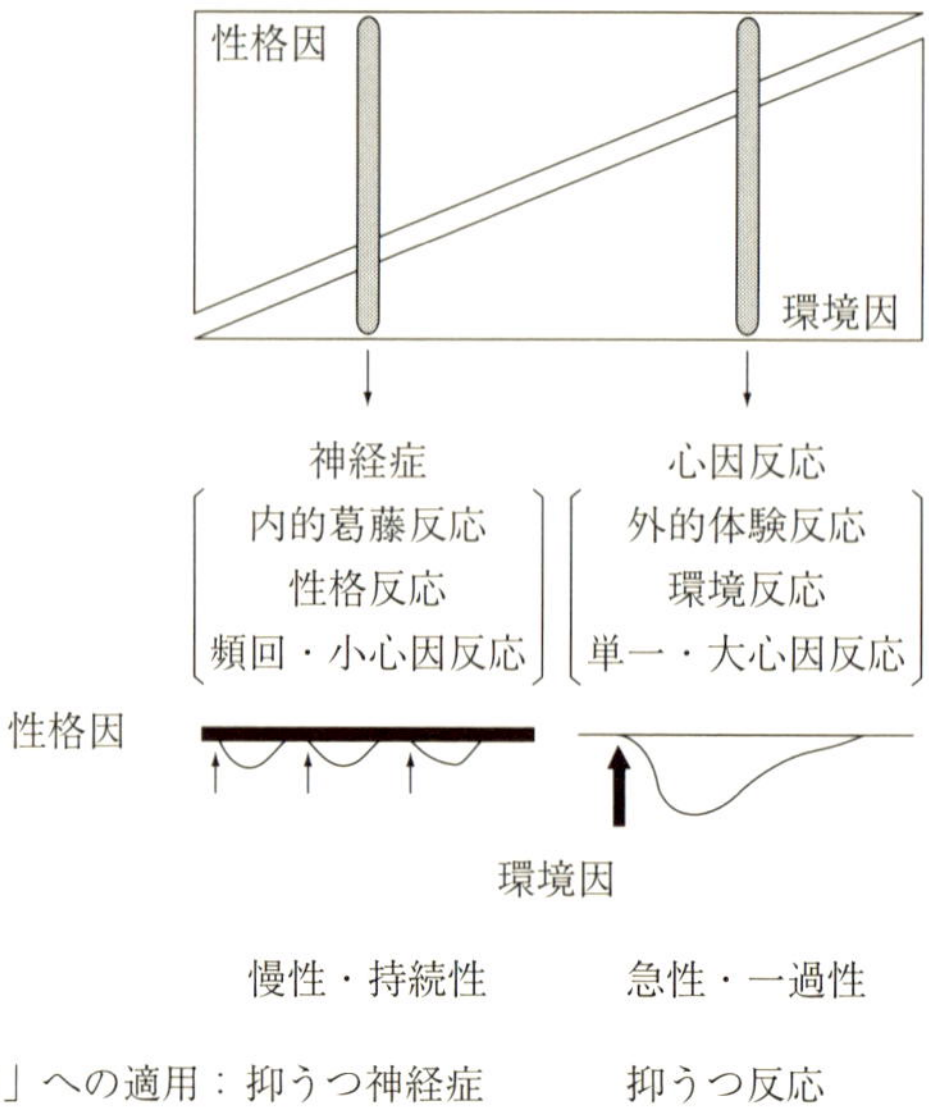

図3　神経症と心因反応の考え方、ならびに「うつ」への適用
（文献6、8より引用）

精神的現在症：

1）表出：身だしなみや礼容は整っている。ただ、少しアルコール臭がする。眉間に軽く皺を寄せ、やや険しく、また生気に乏しい憂うつげな表情。全般に表情の変化に乏しいが、口元にのみ笑顔が時折見られる。理解は良好で応答にもまとまりがあるが、流暢とはいいがたく、やや渋滞ぎみの話し方である。小声でやや抑揚に乏しい。

2）体験・行動症状：憂うつ気分、欠勤多く転職二回、アルコール依存傾向、十二指腸潰瘍

図3に心因性精神疾患についての筆者の考え[6、8]方を示しておいたが、本症例はこの考え方に基づいて抑うつ神経症 depressive Neurose と診断した症例である。すなわち、心因（ストレス：心痛、心労）の成り立ちにおいて、環境因は英語が苦手、単身出張が淋しいであって、人

によってはストレスともならないほどの些少のことであるのに対し、性格因は帰宅後は両親を相手に会社のことを頻りに愚痴り、また両親もそれを延々と聞いてやるなど、親離れ子離れができていないことに示されるように未熟であって、性格因＞環境因と考えられ、かつ初診の時点においてすでにして慢性化の傾向を示していたからである。一次的な症状は憂うつ気分がほぼ唯一のものであって、それに対して煩悶しつつも、欠勤、転職、アルコール依存という形での現実逃避傾向も認められたのであった。筆者はこうしたうつ状態を、その憂うつ気分に着目し（悲哀・寂寥・孤独感は認めず）、併せて煩悶しつつも現実逃避傾向も認められる点で「憂鬱・煩悶／逃避型うつ状態」と呼ぶことにする。なお、本症例は性格因＞環境因であり、かつ慢性・持続性の経過が認められたゆえに抑うつ神経症と診断されたが、環境因＞性格因であって急性・一過性の経過を辿る抑うつ反応 depressive Reaktion もまた、この「憂鬱・煩悶／逃避型うつ状態」を呈する。

④疲弊・茫然型うつ状態

〔症例4〕四一歳、男性、建設会社設計技師

主訴：頭痛、めまい、気力の低下、だるさ

家族歴・生活史：二人同胞の第二子次男として生育。某国立大学工学部建築学科大学院修士課程を終えて、大手建設会社に入社。一貫して設計部に属し、意匠設計を担当しているが、上司からの評価は「きわめて優秀」とのこと。なお、三〇歳時に結婚し、妻、一子とともに同居している。

現病歴：X年一月より、その年の八月末に行われるコンペの設計という大きな仕事が入った。その頃より仕事が忙しくなり、忙しい時には平日は午前一時三〇分に帰宅、四時間程度の睡眠を取ったのち、午前七時三〇

分には出社のため家を出る、土、日曜日も一日は必ず出社し、二日とも出社することもたびたびという生活となった。八月末までは「なんとか頑張り通せば一区切りつけるだろう」と自分に言い聞かせて、わが身を叱咤激励してなんとかやれてこれた（コンペでは賞を獲得）。しかし、一段落できると思っていたはずが、終了したらすぐにまた大きなプロジェクトチームに入れられてしまった。その九月から、体が重く、だるさを感じ始めるとともに「動いていく火種が切れてしまった」と感じるようになった。しかし、その後もなんとか頑張ってきたが（状態には好不調の波があった）、X＋一年四月一九日に現在の物件の打ち合わせ会議があり、その折「やるべきことが、まだこれだけあるのか！」と判明し、落胆した。以来、パソコンの画面を開くと、頭痛やめまいがしたり、呼吸もうまくしにくくなり、自分が取り掛かるべきことに取り組めず、「どうしていいのか、わからない。でも、どうしてほしいということもない」状態となり、急遽上司に相談することとなった。「もう自分という役割を降ろしてほしい」、「自分という存在がなくなった世界を考えている」と、明確には述べないものの希死念慮を窺わせる発言をする。なお、食欲については空腹感があって通常通りに食べているが、時間が来たから食べている感じであり、食事を作ってくれた妻に「美味しいね」とはいうものの、感動はなく、味わっている余裕もない。また何かで笑っても心底笑っている感じはない。睡眠は寝つきもよく、途中で目覚めることもないが、帰宅も遅く出社も早いので三～四時間しか取れず、朝の起床時には腰が寝床にへばりついた感じである。

精神的現在症：

1)表出：上司に伴われて来院・入室する。背広を身に付け、身だしなみは一応整ってはいるが、萎れたような、全身に力のこもっていない前屈姿勢であり、また顔色はどす黒く濁り、表情は当惑気味で、全体的には憔悴した印象がある。質問の理解は良好で、「頭がまとまらず、何も考えられない」とは言うものの一生懸命に答えようとし、話はゆっくりと、かつあちらこちらへと飛ぶが、上記の病歴を最後まで語る。面接の最後に、疲労が原因であり休めば治る旨を伝えられた際には、ホッと安心したような笑顔をもらす。会話に緩急抑揚はあり、声量は中。

2)体験・行動症状：全身倦怠感、頭痛・頭重感、呼吸困難感、思考不全感、緩徐で転導する話しぶり（ただし、話そうとしたことは最後まで語れる）：以上を通じて疲弊の自覚（「動いていく火種が切れてしまった」との印象的発言）、軽度ながら希死念慮

本症例に筆者が与えた診断は俗に言う「疲弊抑うつ」である。長年にわたる某企業での産業医の経験を通しての印象にすぎないが、過重労働を反映してか、近年こうした症例が増加しているように思われる。本症例がそうであるが、疲弊抑うつの典型例は、労務能力が高く、それだけに上司からの信頼が厚く、次々と重要な仕事を任され、また本人も性格的にそれを断りきれず（むしろ「心意気に感じて」）頑張っているうちに、能力の限界を超えて労務過重となり、一段落できると思っていた仕事の区切りが不意に遠ざかるというようなエピソード（本症例を例に引けば、コンペが終了した途端に休む間もなく次の大きなプロジェクトチームに入れられたこと、またある程度まで進んできたと考えていた仕事の残量の多さに気づかされたこと）を機に、張りつめていた糸が切れるかのように、突然に発症するというパターンである。いわば溜まっていた疲れがどっと吹き出す感じで、感情・気分面では疲弊感が強く感じられ、思考・行動面では何も考えられず、何もできなくなって茫然としてしまう。病前性格は内因性うつ病と同じくメランコリー親和型ないし執着性格が多く、その

点では内因性うつ病との鑑別を要するが、本症例の精神的現在症に記したように、症状は数え上げてみればその数は少なく、また悲哀・制止型うつ状態の症状内容とは異なるものである。筆者はこの類型を感情・気分面での疲弊感、思考・行動面での茫然さに着目して「疲弊・茫然型うつ状態」と名付けたいと思う。

なお、悲哀、制止、不安、焦燥、憂鬱、煩悶、逃避、疲弊、茫然という言葉をうつ状態の類型名に用いたが、本来は「押し下げられた状態」、「落ち込み」を表すdepressiver Zustandの慣用訳として用いられている「うつ状態」という用語に含まれているのは、上記九種の言葉のうち唯一、憂鬱のみである。しかし、他の八種も本来の「押し下げられた状態」、「落ち込み」に含まれているのであって、こうした心性が「うつ状態」を構成していることは忘れてはならないことである〈このことを考慮して、筆者は執筆途次において、類型名として「～型うつ～」を削除して、悲哀・制止状態、不安・焦燥状態、憂鬱・煩悶／逃避状態、疲弊・茫然状態という名称を使用した方が理に適ったものではないかとも考えたが、それでは旧来「うつ状態」と称されてきたものを分別しようという筆者の意図が十分に伝わらず、また「うつ」以外のものが包含されてしまう〈ことに不安・焦燥状態という状態像名〉、すなわち過包含を受けかねないと考えて、「～型うつ～」を削除することは断念することにした〉。

⑶　うつ状態の類型と「うつ」の慣用分類との対応関係

前項に記したうつ状態の類型と前々項に記した「うつ」の慣用分類との対応関係を表3に示す。その一部はすでに前項において症例を挙げて示したところであるが、それらも含めてまとめた形で示したいと思う。

表3　うつ状態の類型と「うつ」の慣用分類との対応表

うつ状態の類型	「うつ」の慣用分類	備考
悲哀・制止型 うつ状態	内因性うつ病 躁うつ病のうつ病相	
不安・焦燥型 うつ状態	退行期（初老期）うつ病 老年期うつ病 産褥期うつ病	遅発緊張病の病初期 （初期抑うつ～不安・焦燥）
憂鬱・煩悶／逃避型 うつ状態	抑うつ神経症 抑うつ反応	「新型うつ」
疲弊・茫然型 うつ状態	疲弊抑うつ	
上記以外	身体疾患に基づくうつ状態 季節性感情障害（冬期うつ病）	

①悲哀・制止型うつ状態

例示したように内因性うつ病において典型的に見られるものであるが、躁うつ病のうつ病相においてもほぼ同様なものが認められる。

②不安・焦燥型うつ状態

例示したように退行期うつ病〈初老期うつ病〉や老年期うつ病（時に誤解があるので付言するが、退行期〈初老期〉・老年期発症のうつ病のうち、不安・焦燥型うつ状態を呈するもののみを退行期うつ病〈初老期うつ病〉や老年期うつ病と呼ぶ。この年代に発症する内因性うつ病もあり、その場合には悲哀・制止型うつ状態を呈する）に認められるほか、産褥期うつ病においてもその典型が認められ、また備考欄に示したように、近年古茶[3]の再発見によってわが国でも知られるようになった遅発緊張病の病初期（初期抑うつ～不安・焦燥）にも認められる。

③憂鬱・煩悶／逃避型うつ状態

例示した抑うつ神経症あるいは抑うつ反応において認められるが、備考欄に記した、近年増加していると言われる

「新型うつ」なるものは、状態像から言えばこの憂鬱・煩悶／逃避型うつ状態のうち、煩悶することが少なく容易に逃避が生じるものであって憂鬱・逃避型うつ状態とも言えるものであり、疾患論的には抑うつ神経症に属するものである。こうした病態は、一方に他者（社会人であれば職場の上司）の評価に敏感でストレス耐性が低く、他方に他罰かつ他力本願傾向がある（〝打たれ弱く、他人のせいにし、それでいて他人に頼る〟）という性格因によってきたるものと理解され、過去においても決して見られなかったわけではないが（一九七〇年代に提唱された広瀬の「逃避型抑うつ」[1]は、この「新型うつ」を先取りした先駆的業績である）、近年における増加の背景には児童期における仲間遊び chumship の乏しさ、学校の成績や学歴のみを絶対視する現代社会における価値の一元化、および社会全体のマニュアル化の蔓延による臨機応変能力の欠如があると思われる。なお、急激に起こった環境因によって急性・一過性に生じる抑うつ反応においても、かつてのように、そもそもの環境因ないし結果としての自己の状態に煩悶し続けることは現今では少なくなってきており（「克己」という言葉は今や死語となり果てている）、容易に〈葛藤対象の隠蔽〉である転換型ヒステリーや〈葛藤主体の隠蔽〉である解離型ヒステリー[4、5]を呈して当該の葛藤を隠蔽ないし棚上げしてしまう、すなわちある種の逃避をはかる症例が増えている印象がある。

④疲弊・茫然型うつ状態

例示したようにいわゆる疲弊抑うつに認められるものである。この疲弊抑うつの本態は疲労であって気分障害ではないが、近年の過重労働を反映してか、こうした症例が増加しており、またともすると安易にうつ病との誤診を受けかねないので、あえて取り上げた次第である。

なお、「うつ」の慣用分類に挙げた疾患（表1）のうち、①身体疾患に基づくうつ状態、⑥季節性感情障害

（冬期うつ病）の二つは上記してきたうつ状態の類型との対応関係が得られなかったが、それはもっぱら感情・気分面と思考・行動面に着目してのうつ状態の類型化にはそぐわなかったからである。これらを診断するにあたって筆者が着目する点を述べるに、①についてはうつ状態ではあるが上記した四類型のいずれにも合致しないこと、⑥については冬期という発現時期と過眠・過食という症状である。

4　おわりに

精神科臨床にあってはまずは的確な状態象診断をなすことが出発点であるが、成因がさまざまな「うつ」の臨床にあっては、成因を考慮に入れた疾患診断に到達するには概括的なうつ状態という状態象診断では不十分であるという観点から、うつ状態の類型診断について論じた。四種の類型を呈示し、「うつ」の慣用分類との対応関係を述べたが、名称こそこのたび新たに与えたものであるが、その内容は筆者が自らの「うつ」臨床において長年にわたって準拠してきたものであり、過不足はあろうかとも思うが筆者自身は自足しているものである。参考になれば幸いである。

文献

（1）広瀬徹也：「逃避型抑うつ」について。宮本忠雄編：『躁うつ病の精神病理2』、弘文堂、東京、六一―八六、一九七七。

（2）細川清編著：『精神科診療ガイド』。中外医学社、東京、一九九四。

（3）古茶大樹：遅発緊張病について。精神経誌、一〇〇：二四―五〇、一九九八。
（4）中安信夫、関由賀子：自己危急反応の症状スペクトラム―運動暴発、擬死反射、転換症、解離症、離人症の統合的理解。精神科治療学、一〇：一四三―一四八、一九九五。**（本書第二六章）**
（5）中安信夫：解離症の症候学―精神危急時における〈葛藤主体の隠蔽〉の諸相。中谷陽二編：『精神医学レビュー22 解離性障害』、ライフサイエンス、東京、一二一―三二、一九九七。**（前々書第二一章）**
（6）中安信夫：うつ病の概念を考える：大うつ病（DSM―Ⅳ）概念の「罪」。精神科治療学、一七：九九一―九九八、二〇〇二。**（前書第二二章）**
（7）中安信夫：『精神科臨床を始める人のために―精神科臨床診断の方法』。星和書店、東京、二〇〇七。
（8）中安信夫：うつ病は増えてはいない―大うつ病性障害（DSM）とは成因を問わない抑うつ症状群である。精神経誌、一一一：六四九―六五六、二〇〇九。**（前書第二三章）**
（「精神科治療学」編集委員会編：『気分障害の治療ガイドライン（新訂版）』、一九―二八、星和書店、東京、二〇一二）

第Ⅲ部　ＤＳＭ批判

第Ⅲ部解説

この第Ⅲ部にはタイトルにあるようにＤＳＭを批判した論文を収載した。筆者は一九八〇年のＤＳＭ－Ⅲ以来、ＤＳＭ批判を一貫して行ってきたが、本書収載の論文が三編と少ないのは、前々書第Ⅲ部「臨床精神医学の方法」ならびに前書第Ⅲ部「操作的診断基準への批判」に収載した数多くの論文で、大方のところ批判し尽くしていたからである。筆者は二〇一五年、それらの論文に本書第一七章の論文を加えたそれまでのＤＳＭ批判を総括して『反面教師としてのＤＳＭ―精神科臨床診断をめぐって』（星和書店）を著したが、その成書では一点重要な批判が抜け落ちていた。それはＤＳＭ－5に至ってにわかに提唱され始めたスペクトラム障害 spectrum disorders に対する批判であって、それを第一八章の論文で論じ、さらには第一九章の論文でも記したのである。

第一七章「ＤＳＭは精神科医をして『感じず、考えない人』に堕さしめた！」は「精神科治療学」第二七巻一号（二〇一二）のオピニオン欄に投稿したものである。この論文には先行したものがあり、それは「精神療法」第三七巻五号（二〇一一）の特集「ＤＳＭ診断体系の功罪―操作的診断は精神科臨床に何をもたらしたか」における、牛島定信先生を司会者として飯森眞喜雄、西園昌久、野村総一郎の諸先生と筆者とで行った座談会であり、本論文はそこで筆者が論陣を張った内容をいま一度要約して示したものである。本書の「序」で記したような〝鬼面人を驚かす〟、いや〝鬼面人を威す〟タイトルをここでもつけたが、それはそれまでもＤＳＭの問題点をくり返し指摘してきたものの、それが受け入れられないわが国精神医学界の現況に業を煮やして、このたびは批判の矛先をＤＳＭ信奉者に向けて〝ＤＳＭを使っていると、あなた方は感じない人、考えない人になりますよ！〟と警告を発したのである。この論文には後続するものもあり、それは自分でもこのタイトルが気に入って、その後の『反面教師としてのＤＳＭ—精神科臨床をめぐって』の第二部のタイトルとしてそっくりそのまま「総論批判：ＤＳＭは精神科医をして『感じず、考えない人』に堕さしめた！」と用い、改めて筆者をしてそう言わしめたＤＳＭの問題点を詳しく論じたことである。

第一八章「違いがわからない精神科医の、スペクトラム障害—統合失調症スペクトラム障害（ＤＳＭ－５）を取り上げて」は「臨床精神医学」第四六巻六号（二〇一七）の特集「精神病理学の新課題—スペクトラムと臨床診断単位の認識論・存在論」に寄せたものである。筆者のＤＳＭ批判は二〇一五年に出版した、先の『反面教師としてのＤＳＭ—精神科臨床診断をめぐって』で一応完成をみており、そこでは「感じない」として表出の無視を、「考えない」として症状学の欠如、択一式の診断方式、Comorbidity の採用、ＮＯＳの採用、成因論の排除を指摘していたのであるが、この特集号への寄稿を依頼されて「考えない」としてもう一点あったことに気づいて記したのが本論文である。それはＤＳＭ－５になってにわかに提唱され始めたスペクトラム障害であって、それを統合失調症スペクトラム障害を取り上げて、状態像、疾患、分類の各々においてＤＳＭ作成者には違いがわかっていいないことを指摘したのである。本論文のタイトルは、すぐにお気付きのように誰でもが知っているネスカフェ・ゴールドブレンド®のテレビCMの謳い文句「違いがわかる男の、ゴールドブレンド」を模したものであるが、怒りをもってDSMを批判し続けてきた筆者にとっては、このスペクトラム障害に至ってはその愚昧さをもう笑うしかなく、それでパロディー化して揶揄したのである。

第一九章「鵺のごとく正体不明、アメーバのごとく千変万化、烏合のごとく種々雑多—DSMには統合失調症の疾患概念がない！」は「精神医学」第五九巻一一号（二〇一七）の特集「『統合失調症』再考」に寄せたものである。与えられたタイトルは「操作的診断基準は統合失調症の見方をどのように変えたのか？」であったが、一二年前の二〇〇五年にも「Schizophrenia Frontier」誌で同趣旨の執筆依頼を受けており、そこで記したのが「DSM統合失調症は『鵺（ぬえ）のごとき存在』である—操作的診断と疾患概念の変化」（前書第二一章）であった。この先行論文を拡充したのが本論文であり、その拡充はDSM－ⅢからDSM－5に至る診断基準の変遷ぶりを「アメーバ」に、また先の一八章で批判したスペクトラム障害を「烏合」に譬えたことにある。いささかどぎついタイトルで自分でも如何なものかとも思いながら稿を寄せたが、この論文を読まれた面識のある人、ない人の数名から「清々した」とか「よくぞ書いてくださった」とのお便りをいただいてほっと安堵したものである。

第一七章　ＤＳＭは精神科医をして「感じず、考えない人」に堕さしめた！

1　はじめに

アメリカ精神医学会が「精神疾患の診断・統計マニュアル Diagnostic and Statistical Manual of Mental Disorders（ＤＳＭ）」の第五版（ＤＳＭ－５）の刊行に向けてその作業を続けており、その動向にわが国精神医学界の一部も強い関心を寄せているようである。精神医学においても各々の国には各々の歴史的事情があり、かの国においてその改訂を行うことには、筆者は当然のこと何の異論を挟むものではない。しかし、標準化 standardization の美名のもと、それを今またわが国に導入するのは、以下の理由によって愚挙を重ねると言うしかなく、有り体に言えば「もう、いい加減にせんか！」というのが筆者の偽らざる思いである。

操作的診断を導入したＤＳＭ－Ⅲ（一九八〇）以来三〇年余を重ねるが[3—9、11—3]、筆者が繰り返し批判してきたように、ＤＳＭには臨床的視点が欠けているばかりか反治療的ですらある。操作的診断法はそれまでの精神科臨床にはなかったものであり、それ自体壮大な社会実験であったと言わざるを得ないが、ＤＳＭ－Ⅲ、ＤＳＭ－Ⅳの作成・推進に深く関与したAndreasen, N.[2]自身も認めているように、それが失敗に帰したことは明白である。そして、筆者思うに、この失敗はたんに失敗したというに留まらず、回復に何十年もかかるというほどの手酷い後遺症を残してしまった。それというのも、ＤＳＭを遵守する限り、精神科医は「感じず、考えない人」になるからであり、実際のところＤＳＭ世代が三〇年余を重ね、精神科医の過半数を占めるようになった現在、ＤＳＭは精神科医の多くを「感じず、考えない人」に堕さしめたからである。

引用すること、これで三度となるが、女優の荻野目慶子氏[15]が記した次のエッセイがそのことを明瞭に物語っている。心ある一般の人は現今の精神科医をこのように見ていること、そして見放していることを我々は知らなければならない。

精神科医にも何人、逢ったことか。

私の場合、本名と芸名が同一の為、その度に好奇の眼を感じ、およそ心の内など話せる状態には至らず、〝こんな人が精神科医に？〟という疑問、裏切られた様な哀しみ、やり場の無い絶望感に打ちのめされ、薬だけを手にして逃げるように去った日々。

分厚いアンケート、見ただけでウンザリする、或いは気恥ずかしくなる様なアンケートをさせる病院もあった。〈中略〉おきまりのアンケートで人間を図面化し、それを入り口にして何が見えてくるのか。どうしてまず最初にその人間の印象―眼光や挙動、その時発信している空気を感じようとはしてくれないのか。それでなくても病んでいる時は些細な事に苛立ち、警戒を強くするものなのに、それを和らげるどころか人間不信を煽るような病院が多いのだから始末に悪い。

（荻野目慶子：〝自殺〟で残された側は……、新潮45（二〇〇〇年八月号）、五五―五八より引用）

「感じず、考えない」とは「感じない」と「考えない」をひとまとめにしたものであるが、ここではそれらが何に由来するのかを考察してみよう。

2　「感じない」――表出の無視

ＤＳＭとは択一式診断法である。[13]というのも、それは、各々の障害の診断基準に掲げられている個々の症状が有るか無いかという症状についての二者択一（症状択一）と、そういう手続きを経た上で有ると判定された症状が〇個以上有るか〇個未満しか無いかという障害についての二者択一（障害択一）という二重の二者択一（加えて、そうした症状の持続期間も考慮されるが）によって診断がなされるからである。ここに、症状択一において有るか無いかが問われているのは、そのすべてが症状であって徴候たる表出 Ausdruck はない。したがって、障害択一において有るか無いかが問題とされているのは、症状群（特定の症状の組み合わせである syndrome の意ではなく、たんなる複数の症状 symptoms の意）であって、表出と症状から構成される状態像 state, Zustandsbild ではない。

旧来の（と言うのも、癪に障るが）、いや正統的な精神科診断というものは、精神疾患の診断に際してまずは状態像診断を行うことが必須であったが[10]、それというのも、よしんば先の症状群がまったく同一であるとしても、表出はまったく異なることがあり（「症状群がまったく同一」という点にやや無理があるのを承知で例を挙げるならば、中等症以上の抑うつ反応と発病初期の内因性うつ病）、それだけに表出の評価が診断の導きの糸、時には決め手となることがあるからである（筆者はこのことを象徴する言葉として、〝顔見りゃ、わかるじゃないか！〟と述べたことがある）[12]。そして、この表出の評価は外科医の手術にも匹敵するほどの職人技であって、そこで用いられるのは五感（正確には視覚、聴覚、あえて追加すれば嗅覚の三感）と患者の自然な表出を導き出すに足る「場の空気の醸成力」であるが、この、失ってはならない、最も精神科医らしい技、特性を、診断に際しての表出の無視によってＤＳＭは失わしめたのである。筆者が「感じない」と言ったのはこのことを指してのことであるが、先の荻野目氏のエッセイにある「どうしてまず最初にその人間の印象―眼光や挙動、その時発信している空気を感じようとはしてくれないのか」がそのことを如実に物語っている。

3　「考えない」―症状学の欠如、comorbidity、成因論の排除

「考えない」を生み出す第一の要因はＤＳＭにおける症状学の欠如である。異なことを言うと思う方がおられるかもしれない。「だって、ＤＳＭは症状とその持続期間によって障害を定めているんですよ」って。しかし、筆者が言わんとしていることは、症状の欠如にあらずして、症状学の欠如なのである。

筆者がそう言うのは、ＤＳＭの各々の診断基準に掲げられている複数の症状は、①精神病理学的には定義は

ないに等しく、②臨床的（病期や状態像）には無構造であり、③診断的には同格であるからである。上記①、②、③について若干の注釈を施すに、①についてはＤＳＭ－Ⅲ（－Ｒ）の統合失調症の診断基準Ａに挙げられていた「奇異な妄想 bizarre delusion」（ＤＳＭ－Ⅳ〈－ＴＲ〉に至って、この症状名は独立した項目の位置を失い、「妄想が奇異なものであったり」という注釈にいわば格下げされている）が好個の例であろう。[3] 例として挙げられている旧症状名を見るならば、これは自我障害ないし自我意識異常とされてきたものであるが、これを確たる精神病理学的考察なしに妄想の一種に分類し、その考察のなさを裏付けるがごとく、ＤＳＭ－Ⅲ－ＲからＤＳＭ－Ⅳの改訂にあたって作成者たちの間で「奇異な」が何を意味しているのか、改めて討議がなされる始末であったのである。[1, 16] いま一つ例を挙げるならば、ＤＳＭ－Ⅳ（－ＴＲ）の大うつ病エピソードの基準Ａに挙げられている「その人自身の言明（例：悲しみまたは空虚感を感じる）か、他者の観察（例：涙を流しているように見える）によって示される、ほとんど一日中、ほとんど毎日の抑うつ気分」はかつての生気抑うつ vitale Traurigkeit のような専門的な術語ではなく、まったくの日常的表現であって、これでは正常範囲内の悲しみから内因性うつ病の悲哀感、抑うつ気分までのあらゆるものを鑑別もせず包含するものである。②については、ＤＳＭ－Ⅳ（－ＴＲ）の統合失調症の基準Ａに掲げられている、診断にあたっては二つ以上必要とされている五種の症状（1．妄想、2．幻覚、3．解体した会話、4．ひどく解体したまたは緊張病性の行動、5．陰性症状、すなわち感情の平板化、思考の貧困、または意欲の欠如）にその無構造ぶりが端的に現れている。というのは、急性期の幻覚妄想状態は上記の1と2で、慢性期のいわゆる欠陥状態は3と5で、というように統合失調症のさまざまな病期、状態像が原則として診断はされ得ようが、逆に言えば1～5の組み合わせ全体はいかなる病期をもいかなる状態像をも特定化するものではない無構造的なものであって、ＤＳＭを用いていかに多数例の統合失調症の診断を重ねようとも、ここからは診療実践に際して判断を要求される統合失調症の病期や状態像を体得できないのである。③については、ＤＳＭでは診断するにあたって「次の○個の症状のうち、△個以上」という規定があり、先のＤＳＭ－Ⅳ（－ＴＲ）の統合失調症の基準Ａを再度例として取り上げるならば、上記の五種の症状のうちどの症状であっても二つ以上あれば診断可能、すなわちすべて同格のものとされているのであるが、このいわば同格性は何を根拠にそう判断されたものか、一切の説明がない。筆者の考えるところ、「3．解体した会話」は「4．ひどく解体したまたは緊張病性の行動」の一部とも見なされるし、少なくとも同期して現れることが多かろうと思えるし、「5．陰性症状、すなわち感情の平板化、思考の貧困、または意欲の欠如」のうちの思考の貧困とどう区別をつければいいのか曖昧であると思われる。すなわち上記三種を別物として同格とするには大いに疑義があるのであるが、なにゆえにか、これらは同格とされているのである。以上、繰り返すが、ＤＳＭの各々の診断基準に掲げられている複数の症状は、精神病理学的には定義はないに等しく、臨床的（病期や状態像）には無構造であり、診断的には同格であるとされているのであるが、筆者にはこれでは症状学の欠如としか言いようがなく、そうした症状学を欠如した診断基準はさながら「鵺[注1]のごとき存在[8]」と思われるのである。

「考えない」を生み出す第二の要因は、ＤＳＭではcomorbidityが許されていることである。筆者思うに、同時期に二つ以上の精神疾患が併存するということは、よほどの偶然でもない限りあり得ないことであ

（注1）　源頼政が紫宸殿上で射取ったという伝説上の怪獣。頭は猿、胴は狸、尾は蛇、手足は虎、声はトラツグミに似ていたという。転じて、正体不明の人物やあいまいな態度のことを言う（『広辞苑』）。

ろう。しかるに、comorbidity、すなわち障害 disorder の併記を許すということは、ＤＳＭの言う障害が疾患にあらずして症状群であることを自ら告白したようなものである。結論として言えることは、comorbidity とは障害の併記にあらずして症状群の併記にすぎないのであって、(9) 本来は一元的に考えるべきところ、二元的、三元的に考えても許されるということであって、それは結果として症状布置(注2)に始まり、病態構造(注3)も、ひいては成因をも考えない姿勢を生み出すことになる。

「考えない」を生み出す第三の要因は、ＤＳＭがそもそも成因論を排除した分類であることである。成因論を取り上げるならばたぶん百家争鳴となって収拾がつかなくなることは、ＤＳＭ－Ⅲ以前の精神分析学・力動精神医学中心のアメリカ精神医学の歴史を考えるならば納得されるものであるが、そうであるからと言って、大胆にも、というよりも無謀にも成因論を排除するとなると、これはもはや医学とは呼び得ないものであろう。なんとなれば、成因こそ治療にあたっての最大の準拠枠であって、成因を考えない治療なぞあり得ないからである。

（注2）何が原発症状で何が続発症状であるのか、言うならば「症状群（複数の症状）symptoms(14) の構造化」であり、続発症状には少なくとも、明らかに了解可能な反応、対処行動、防御症状の三種があると筆者は考えている。

（注3）どのような人（年齢、性別、遺伝負因、病前性格、知的能力、生活史）が、どのような状況（職場・学校内適応、家族内力動）で、心身の両面において何を契機に／契機なしに、どのような発症の仕方（急性／亜急性／潜勢性）で、どのような症状〈症状布置の考察を要する〉を発し、その後はどのような経過（漸次もしくは急速進行性、発作性／挿間性／相性、周期性）を辿って、どのような状態像を現在呈するに至っているのか等々、文字通りの臨床場面で得られた情報を統合的に捉えたもの(14)。

以上、症状学の欠如、comorbidity、成因論の排除を「考えない」三要因に数え上げたが、実際、精神科医がいかに自分の頭で考えなくなっているか。荻野目氏のエッセイではないが、「分厚いアンケート、見ただけでウンザリする、或いは気恥ずかしくなる様なアンケート」の類いで患者の心を定量化して、それをもって科学的な診断と称する輩のなんと多いことか。そして、こうした、成因を度外視した、鵺のごとき診断基準のもとに行われる、ただの症状群に障害disorderの名を与えたにすぎない「診断」からもたらされる治療は、各々の症状群対応の網羅的・機械的な薬物療法・認知行動療法でしかない。

4　おわりに

「感じない」原因として表出の無視を、「考えない」原因として症状学の欠如、comorbidity、成因論の排除を挙げたが、これらはみなＤＳＭの根幹に関わることである。精神科診断学上これほどの「粗悪品」になにゆえに多くの精神科医が飛びつくのか、筆者には怒りを通り越して摩訶不思議としか思えないが、そうした人たちに改めて以下のように問うてみたい。「どうして自分の目で見、自分の耳で聞き（すなわち、自分で感じ）、そして自分の頭で考えることをしないのか？」

最後に一言。ＤＳＭが精神科医をして「感じず、考えない人」に堕さしめたとは、要は精神科医からそのprofessionalityを奪ったということである。精神科受診者の激増に見られる、現今の精神科の一見の隆盛とは裏腹に、かつてとは別の意味での反精神医学的風潮が世間一般の中に広がっていると仄聞するが（「感じず、考えない人」とは世間一般においても「忌むべき存在」であるが、精神医学を体現しているはずの精神科医がそういう存在に成り果てているのであれば、精神医学そのものの信頼性まで失われるのは当然であろう）、いま一度その信頼を取り戻すには、我々自身が「感じ、考える人」という精神科医としての professionality を改めて身に付けるしかなく、そのためにはＤＳＭと手を切ることがまずなすべき第一歩であると筆者には思われる。

文献

（1）Andreasen, N.C. and Flaum, M.: Schizophrenia: the characteristic symptoms. Schizophr. Bull. 17: 27-49, 1991.
（2）Andreasen, N.C.: DSM and the death of phenomenology in America: an example of unintended consequences. Schizophr. Bull. 33: 108-112, 2007.
（3）中安信夫：ＤＳＭ－Ⅲ（－Ｒ）「奇異な妄想 bizarre delusions」についての批判的検討—記述現象学とその妄想概念。精神科治療学、四：六〇七—六一三、一九八九。**（前々書第二四章）**
（4）中安信夫：ＤＳＭ－Ⅲ－Ｒに見る臨床的視点の欠落—精神医学における臨床診断のあり方に触れて。精神科治療学、六：五一一—五二〇、一九九一。**（前々書第二五章）**
（5）中安信夫：臨床診断基準に求められるもの—初期診断と疑診。精神医学、三六：四七九—四八八、一九九四。
（6）中安信夫：臨床診断の思想—操作的診断基準に求められるものは何か。精神経誌、九九：七三六—七四二、一九九七。
（7）中安信夫：うつ病の概念を考える：大うつ病（ＤＳＭ－Ⅳ）概念の「罪」。精神科治療学、一七：九九一—九九八、二〇〇二。**（前書第二二章）**
（8）中安信夫：ＤＳＭ統合失調症とは「鵺（ぬえ）のごとき存在」である—操作的診断と疾患概念の変化。Schizophrenia Frontier, 六：二三三—二三七、二〇〇五。**（前書第二一章）**
（9）中安信夫：大うつ病性障害と Comorbidity—批判的立場から。Focus on the Comorbidity of Depression and Anxiety Disorders（The 3rd symposium of Japan Psychiatrists Network on Depression and Anxiety）、アルタ出版、

(10) 東京、二一―二七、二〇〇六。
(11) 中安信夫：『精神科臨床を始める人のために―精神科臨床診断の方法』。星和書店、東京、二〇〇七。
(12) 中安信夫：うつ病は増えてはいない―大うつ病性障害（ＤＳＭ）とは成因を問わない抑うつ症状群である。精神経誌、一一一：六四九―六五六、二〇〇九。**（前書第二三章）**
(13) 中安信夫：「内因性うつ病」について想い起こすこと。精神科治療学、二四：五五―五八、二〇〇九。**（前書第二四章）**
(14) 中安信夫：精神科臨床診断の「方式」―択一式を続けるのか、それとも記述式に戻るのか。精神科治療学、二五：五五―五九、二〇一〇。**（前書第二六章）**
(15) 中安信夫：統合失調症の顕在発症に抗する防御症状―症状布置を把握するための一視点。精神科治療学、二六：四八三―四九八、二〇一一。**（本書第二章）**
(16) 荻野目慶子：〝自殺〟で残された側は……。新潮45（二〇〇〇年八月号）、新潮社、東京、五五―五八、二〇〇〇。
高田浩一、中根允文：ＤＳＭ‐Ⅳの精神病性障害。精神科診断学、四：四〇一―四一〇、一九九三。

（精神科治療学、二七：一三二一―一三三四、二〇一二）

第一八章　違いがわからない精神科医の、スペクトラム障害
――統合失調症スペクトラム障害（ＤＳＭ－５）を取り上げて――

抄録
ＤＳＭ－５の「スペクトラム障害」とは臨床的分類にあらずして病因・病態生理学的分類であることを述べ、統合失調症スペクトラム障害を取り上げて、状態像、疾患、分類の三点においてＤＳＭ作成者が「違いがわからない」ことを指摘するとともに、病因・病態生理学的分類の臨床への導入は徒な混乱しかもたらさないことを警告した。

1　はじめに

アメリカ精神医学会は、すでにcomorbidity（ＤＳＭ－Ⅲ－Ｒ：一九八七）によって一人の患者に複数の診断名を与えた（重複診断）のであるが、このたびさらにspectrum disorder（ＤＳＭ－５：二〇一三）[1]によってそれまで別個であった複数の障害を一つの診断名に束ねた（広域診断）、言うならば「Comorbidityで診断名を重ね、spectrum disorderで診断名を広げた」のであるが、このことは横断的状態像の詳細な記載と縦断

的経過の長期にわたる観察を基にした「臨床的方法」によって自らは緊張病と類破瓜病を提唱し、弟子のHecker Hをして破瓜病を提唱させたKahlbaum K、その衣鉢を継いで原因―症状―経過―転帰―病理所見による「疾患単位」の学説を唱えたKraepelin E、さらにはSchneider Kをはじめとする彼らの後継者たちの一〇〇年以上にも及ぶ精神疾患分類体系を求めての苦闘に満ちた歴史を、知ってか知らずかあまりにもあっさりと無視したと言わざるをえないものである。筆者が精神科医となった一九七五年当時、アメリカ精神医学は精神分析一辺倒であったが、これらcomorbidityとspectrum disorderほどＤＳＭ－Ⅲ（一九八〇）によってドイツ、フランスなどの伝統的精神医学に回帰したとされるアメリカ精神医学の後進性を示しているものはなかろう（さながらKahlbaumより前の一九世紀精神医学に戻ったかのごとくである）。前者のcomorbidityに関してはすでに拙著『反面教師としてのＤＳＭ－精神科臨床診断の方法をめぐって』[4]で一項を割いて批判したところであるが、本稿では後者のspectrum disorderを取り上げて批判を展開することにする。

ちなみに、本稿のタイトル「違いがわからない精神科医の、スペクトラム障害」は、誰でもが知っているネスカフェ・ゴールドブレンド®のテレビＣＭの謳い文句「違いがわかる男の、ゴールドブレンド」を真似てパロディー化したものである。ＤＳＭ信奉者には怒り心頭であろうが、筆者から見れば「スペクトラム障害spectrum disorder」という概念はパロディー化されても仕方がないほどの、ＤＳＭ－５作成者の愚昧さを体現しているのである。

以下、主として統合失調症スペクトラム障害Schizophrenia Spectrum Disorders（ＳＳＤ）を取り上げて、その愚昧さを説明する。

2　「スペクトラム障害」とは何か

ＳＳＤの批判に入る前にまずはＤＳＭ－５の「スペクトラム障害」とは何かを論じるが、その前提としてスペクトラム spectrum という用語の意味を見ておこう。ブリタニカ国際大百科事典によれば、スペクトラムとは①光や他の電磁波を波長に従って分解し、波長順に並べたもの、②（電磁波をその成分の正弦波に分解して波長の順に並べる意味を拡張して）複雑な組成をもつものを単純な成分に分解し、それを特徴づけるある量の大小に従って成分を並べたもの、とある。①が原義であって、分光器を通して見るならば太陽光は感覚的に異なる可視光の帯の連続に見えるのであって、感覚的には明らかに異なる、例えば可視光の両端にある紫色と赤色の違いも波長の違い（前者は三八〇～四五〇nm、後者は六二〇～七五〇nm）として理解されるのである。②は上記の事典にあるように①の意味を拡大適用したものであって、複雑な事象群をある成分の量的差異にしたがって並べたものであって、同位元素を質量によって分解した質量スペクトラム、音波を部分音に分解した音響スペクトラムなどがその例である。

以上を踏まえてＤＳＭ－５の「スペクトラム障害」を理解するに、それは上記の②の用法である。ここで重要なことは、スペクトラム化にあたって量的差異をはかる成分、例として自閉スペクトラム障害 Autistic Spectrum Disorder（ＡＳＤ）を取り上げるが、そこで成分とされている「持続する相互的な社会的コミュニケーションや対人的相互反応の障害」（基準Ａ）と「限定された反復的な行動、興味、または活動の様式」（基準Ｂ）が、旧来の複数の障害（ＤＳＭ－５によれば「早期幼児自閉症、小児自閉症、カナー型自閉症、高機能自閉症、非定型自閉症、特定不能の広汎性発達障害、小児期崩壊性障害、およびアスペルガー障害と呼ばれてきた障害」とされている）を貫いて同一かつ連続的であることが保証されていなければならないことである。ＤＳＭ－５の言うところによれば、基準Ａと基準Ｂの二特徴は上記の複数の障害において共通しており、それらの差異は「自閉症状の重症度、発達段階、暦年齢によって大きく変化する」だけのものであって、よって「スペクトラム障害」という理解が妥当であるとされているのである。

上記のＤＳＭ－５の論理はそれなりに筋の通ったものであるが（ただし、児童精神医学の門外漢である筆者には基準Ａと基準Ｂが上記の複数の障害において共通するという点がはたして正しいものかどうかは判断しかねる）、しかるに筆者がここで疑問とするのは、この論理はいかなる観点からなされたものであり、いかなる立場からならば有用なのかということである。それと言うのも、基準Ａ、基準Ｂという成分は同一であるとしても、日常臨床で見る、例えば自閉症とアスペルガー障害とでは両者の懸隔はあまりにも大きく、ために臨床的に、ということはとりもなおさず治療的対応において両者は異なっているのであって、臨床的立場からは自閉症とアスペルガー障害をＡＳＤとして一括する意義は到底見いだせないからである。となると、こうした「スペクトラム障害」と一括する意義は病像の類似性から旧来の複数の障害が病因・病態生理学的には同一であろうとの「理解」からであると判断されるが（「理解」というように括弧を付けたのは、いまだ病因や病態生理は不明であり、推測でしかないからである）、これはあくまでも病因・病態生理学的分類であって、譬えて言うならば赤色も青色も黄色も全部、波長という成分の共通性に拠って「可視光」と一括するようなものであって（極端なことを言うとお思いになるかもしれないが、結局採用が見送られた全般性精神病症候群

general psychosis syndrome という名称、これは統合失調症と双極性障害の生物学的指標がかなりの部分で共通していることをもって、統合失調症、統合失調感情障害、妄想性障害、短期精神病性障害、双極性障害、精神病性うつ病を総称するものであるが、それが好個の例である)、「診断は治療の侍女であって主人ではない」との臺[5]の警句にあるように適切な治療方針の決定を目的とする臨床的分類ではないのである（臨床的分類とは、先の譬えに倣って言うならば、目に見える感覚的印象によって赤色は「赤色」、青色は「青色」、黄色は「黄色」と分別するようなものである）。

先に「この論理はいかなる観点からなされたものであり、いかなる立場からならば有用であるのか」と疑問を呈しておいたが、結論を述べるならばＤＳＭ－５の「スペクトラム障害」は病因・病態生理学的分類の観点からなされたものであって、脳科学の立場からは有用であろうが（これも百歩譲っての発言である）、病因・病態生理学的分類をそのままに臨床に導入するならば、それは信号機の赤、青、黄の区別をなくして一括して可視光とするようなものであって、道路は大混乱に陥り、交通事故や交通渋滞が頻発するのと同様に、臨床の場が大混乱になるのは必定であろうと思われる（スペクトラム障害とは呼ばれていないが、これに類する前例がＤＳＭにはすでにある。それは大うつ病性障害 Major Depressive Disorder : MDD であって、旧来の内因性うつ病、初老期・老年期うつ病、抑うつ神経症、抑うつ反応などの複数の障害を一定数以上の症状項目の存在によってＭＤＤと一括したのであるが、それによる「うつ」診療が混乱の極みにあることは改めて説明するまでもなかろう）。

3　統合失調症スペクトラム障害に対する批判

ＤＳＭ－５において統合失調症スペクトラム障害（ＳＳＤ）という名称が用いられているのは「2　統合失調症スペクトラム障害および他の精神病性障害群」という大カテゴリー名においてであるが、このカテゴリーの全文を仔細に読んでみても、このカテゴリー中に記載されている複数の障害のうち、何がＳＳＤに含まれているのかは明記されていない。よって以下は筆者の理解するところであるが、少なくとも統合失調型（パーソナリティ）障害、妄想性障害、短期精神病性障害、統合失調症様障害、統合失調症の五種がＳＳＤに含まれることは確かであろうと思われる。そして、それらが一つのスペクトラムを形成していると見なされるのは、①妄想、②幻覚、③まとまりのない思考（発語）、④ひどくまとまりのない、または異常な運動行動（緊張病を含む）、⑤陰性症状のうち、一つかそれ以上の症状を有しているという共通性があるからだとされているのであるが、ただし上記したＡＳＤがＤＳＭ－Ⅳ－ＴＲの広汎性発達障害に含まれていた種々の下位分類（自閉性障害、レット障害、小児期崩壊性障害、アスペルガー障害、特定不能の広汎性発達障害）を撤廃したのと違って、先に述べた五種の下位分類は残しており、その点が同じく「スペクトラム障害」と言いながらもＡＳＤとＳＳＤとの違うところであって、ＳＳＤの「スペクトラム障害」はＡＳＤの「スペクトラム障害」に比して言うならば重み付けが軽いのである。

さて、ここで筆者が問題とするのは、上記の諸種の障害が一つのスペクトラムを形成していると見なされた根拠である成分、すなわち①～⑤がはたして諸種の障害を通して同一で、かつ連続性があるのかということである。先にＡＳＤに共通する成分に関して筆者は「児童精神医学の門外漢である筆者には基準Ａと基準Ｂが上記の複数の障害において共通するという点がはたして正しいものかどうかは判断しかねるが」と述べておいたが、この統合失調症圏は筆者の専門領域であり、ＤＳＭ－５の愚昧さが手に取るようにわかるのである。先に結論を述べるならば筆者の見るところ、上記五種の障害において、①～⑤は連続性はおろか、そもそも同一ではなく、よってＳＳＤという概念は完全に否定されるのである。筆者がそう断じる訳を以下に、統合失調症以外の四種の障害を三つに分けて、個々に統合失調症と対比しつつ具体的に説明しよう。

⑴　短期精神病性障害ならびに統合失調症様障害

まずは短期精神病性障害ならびに統合失調症様障害を取り上げるが、これらの病像は上記のうち①～④を有しているという点で統合失調症のそれと同一と見なされるかもしれないが、それらから構成される状態像は実際のところまったく異なっているのであって、到底同一とは見なしがたいのである。すなわち、①～④を等しく有するとしても統合失調症の急性期の状態像は幻覚妄想状態ないし緊張病状態（興奮ないし昏迷）であるが、短期精神病性障害ならびに統合失調症様障害（これらは旧来診断ではわが国の非定型精神病やフランスの急性錯乱 bouffées délirante に、またＩＣＤ－10では急性多形性精神病性障害 acute polymorphic psychotic disorder に相当する）のそれは典型的には夢幻錯乱状態（軽度の意識レベルの低下と精神運動性興奮の下に、幻視を主とする多様な幻覚や一過性の妄想が展開する）であって、非定型精神病の代表的研究者であった鳩谷[2]によれば、その病像の特徴は「意識、情動、精神運動性障害が支配的であり、また幻覚も感覚性が著しく、妄想も浮動的、非系統的で、いずれも人格異質的なものが多い」（他の特徴はⅰ．発病が急激であり、多くは位相性ないしは周期性の経過を示し、予後がよい、ⅱ．病前性格は少なくとも定型的統合失調症のそれと異なり、感情的疎通性が容易である、ⅲ．発病に際して精神的あるいは身体的動機が認められることが多い）とされるものである。こうした病像は、一度でも経験すればそれが統合失調症の幻覚妄想状態や緊張病状態とは異なるものであることが強く印象づけられるが、そうでありながら統合失調症と短期精神病性障害ならびに統合失調症様障害の病像を同一と考えるなぞ、筆者は「はたして、あなたたち（ＤＳＭ作成者）は患者を診療しているのか！」と言いたくなってしまうのである。「状態像の違いがわからない」のにも程があるが、その原因はとなると、これはひとえにＤＳＭにおける症候学の粗雑さに尽きるのである。

ということで、ここではスペクトラム化にあたって成分とされた上記①～⑤の症状、これらは多少の文言の違いはあるがＤＳＭ－５の統合失調症の診断基準Ａに掲げられた五種の項目であるが、ＤＳＭ－５におけるそれらの成立過程をＤＳＭ－ⅢからＤＳＭ－５に至るまでの診断基準Ａの変遷を通して見ておきたい。表1がそれであるが、一目瞭然、改訂されるごとにどんどんと簡略化していっていることが見てとれる。すなわち、ＤＳＭ－Ⅲ（一九八〇）においては一項目のみで診断可能とされる症状項目が六種あげられているが、そのいずれもが比較的文言を費やした症状名ないし複数の症状から構成されており、次いでＤＳＭ－Ⅲ－Ｒ（一九八七）になると診断にあたって一項目で可とするもの（奇異な妄想、ならびに著名な幻聴〈①気分に関係しない、②行為言評性、③対話傍聴性〉）と二項目を必要とするものとに、すなわち症状に重み付けが導入されることになったが、いずれにしろこの両者の診断基準は比較的詳しいのである。ところが、ＤＳＭ－Ⅳ（一九九四）およびＤＳＭ－Ⅳ－ＴＲ（二〇〇〇）となると、現在のＤＳＭ－５とほぼ同じ五項目へと簡略されたが、それ

表1　DSM－ⅢからDSM－5までの統合失調症の診断基準Aの変遷
（文献4より引用）

Ⅲ		Ⅲ－R		Ⅳ		Ⅳ-TR	5	
奇異な妄想*	●	奇異な妄想	●	妄想	* ○	* ○	妄想	○
身体妄想、誇大妄想、宗教妄想、虚無妄想	●	妄想	○					
被害妄想ないし嫉妬妄想＋幻覚	●	著明な幻覚	○	幻覚	** ○	** ○	幻覚	○
幻聴（①行為言評性、②対話傍聴性）**	●	著名な幻聴（①気分に関係しない、②行為言評性、③対話傍聴性）	●					
気分と無関係の、1～2語以上の頻回の幻聴	●							
滅裂、著しい連合弛緩、著しい非論理的、あるいはきわめて貧困な思考＋(a)鈍麻・平板化・不適切な感情、(b)妄想または幻覚、(c)緊張病性またはひどくまとまりのない行動の少なくとも1つ	●	滅裂または著しい連合弛緩	○	解体した会話	○	○	まとまりのない発語	○
		緊張病性の行動	○	ひどく解体した、または緊張病性の行動	○	○	ひどくまとまりのない、または緊張病性の行動	○
		平板化した、またはひどく不適切な感情	○	陰性症状（①感情の平板化、②思考の貧困、③意欲の欠如）	○	○	陰性症状（感情の平板化、意欲の欠如）	○

●は1項目で、○は2項目で診断可能、*、**は項目としては存在せず、妄想、幻覚の付帯事項としてあり。

でもなお上記の一項目で可とされた二種の症状は項目名こそなくなって付帯事項へと格下げされたものの、なおもそれらは一項目でも可とされていたのである。そしてDSM－5（二〇一三）となると、DSM－ⅣおよびDSM－Ⅳ－TRではまだしも残されていた付帯事項も取り払われてしまって、「妄想」、「幻覚」等といわば大項目の症状名のみであってその内容を問うこともなく（「妄想」について言えば、DSM－Ⅲにおいてもそもそも妄想知覚か妄想着想かというような形式は問題視されていないが、それでもその内容は「奇異な」、「身体」、「誇大」、「宗教」、「虚無」、「被害」、「嫉妬」というようにその種類が挙げられていた。また「幻覚」についてはDSM－Ⅲ以来、幻聴、幻視、幻嗅等の感覚モダリティは一切問われていない）、いたく簡略化されているのである。以上、DSM－Ⅲ（－R）の段階ではまだしも臨床の実際に密着してその記載を行おうとする姿勢が認められるが、DSM－Ⅳ（－TR）、さらにＤＳＭ－５になると、はたしてこれで臨床が可能なのかと思えるほどに簡略化が図られ、要は粗雑な症候学となっているのである（その粗雑さの一例を挙げるならば、先に短期精神病性障害ならびに統合失調症様障害〈非定型精神病、急性錯乱、急性多形性精神病性障害〉の典型的状態像は夢幻錯乱状態であると述べたが、「夢幻」と表現されているようにその幻覚は幻視が主たるものであって、ひとこと「幻覚」とされたのでは統合失調症との鑑別診断はできるわけはないのである）。Spitzer RL（ＤＳＭ－Ⅲ）、Frances A（ＤＳＭ－Ⅳ）、Kupfer DJ（ＤＳＭ－５）と作成委員長が変わってきているので当初よりその意図があったものではなかろうと判断されるが、穿って考えるならば症候学の簡略化はＤＳＭ－５におけるＳＳＤの提唱を準備するためではなかったろうかとも思えるほどであって、いずれにしろ結果的には症候学の粗雑さがその概念を結実させたのである（なお、症状項目名はわが国での訳書にしたがったものであるが、ＤＳＭ－Ⅳ〈－ＴＲ〉とＤＳＭ－５では同じ原文でありながら異なる訳語が使われているのは、ＤＳＭ－５では日本精神神経学会によって日本語版用語の見直しがされたためである）。

(2) 妄想性障害

次は妄想性障害を取り上げるが、妄想性障害とは上記①～⑤の特徴のうち①の妄想だけが存在するものであって、統合失調症との共通項はただこの一点のみである（先に記したようにスペクトラム化にあたって記載された「（①～⑤のうち）一つかそれ以上の症状を有している」〈傍点は筆者による〉という文言は、この妄想性障害をＳＳＤに含むためと思われる）。一つの共通項があるとはいえ、この妄想性障害はかつて「知性（nous: ギリシャ語）において誤っている（para: ギリシャ語）」という意味であるParanoia（パラノイア）と呼ばれていたように、知においてこそ誤っているものの、それとは対比的に情も意も正常であるというのが特徴なのであって、DSM－5に則れば③まとまりのない思考（発語）、④ひどくまとまりのない、または異常な運動行動（緊張病を含む）、⑤陰性症状を欠如しているということが統合失調症との決定的違いとして強調されてきたのである（②の幻覚も原則的にない）。それにもかかわらず、①の妄想が共通しているという、ただその一点のみを取り上げて妄想性障害をSSDに含むなぞ、ここでは「疾患の違いがわからない」のにも程があるのである。

(3) 統合失調型（パーソナリティ）障害

最後に取り上げるのは統合失調型（パーソナリティ）障害である。DSM－5の「2　統合失調症スペクトラム障害および他の精神病性障害群」における本障害の記載では、項目名があげられた後に「統合失調型パーソナリティ障害の診断基準と解説は、『パーソナリティ障害群』の章にある。本障害が本章に記載されているのは、本障害が統合失調症スペクトラム障害の一部であると考えられ（イ）、また、ＩＣＤ－9とＩＣＤ－10では本章に該当する節で統合失調型障害として分類されているためである（ロ）。本障害の詳細は、本書の『パーソナリティ障害群』の章で説明されている」（イ、ロは筆者による）と記されている。筆者はこの文章を見て仰天してしまったが、この文章に接して驚かないのはよほどDSMに心酔ないし盲従している精神科医のみであろう。筆者が付け加えたイに関してであるが、スペクトラム化にあたって共通の成分とされた上記の①～⑤は統合失調型パーソナリティ障害には一つとしてないのであって、自らスペクトラム化の基準とした成分の共有という原則を外れているにも関わらず、何をもって「統合失調症スペクトラム障害の一部である」と言いうるのであろうか。また口に関して言えば、ＤＳＭ－Ⅳ－ＴＲまでの統合失調型パーソナリティ障害がＩＣＤ－９とＩＣＤ－10では統合失調型障害として統合失調症圏（大カテゴリーとしては「統合失調症、統合失調型障害および妄想性障害」）に分類されているとしても、それは他の分類のことであって、またパーソナリティ障害か疾患かは分類の根本に関わる一大事であって、あだやおろそかにはできない問題であるからである。統合失調型パーソナリティ障害をパーソナリティ障害群に分類すると同時に、姑息にもパーソナリティという用語に括弧を施して統合失調型（パーソナリティ）障害としてＳＳＤにも分類する、すなわちパーソナリティ障害でもあり疾患でもあるという、本来は二律背反であることを臆面もなく公言するなぞ、筆者からすれば「分類の違いがわからない」のにも程があるのである。

以上、状態像（短期精神病性障害ならびに統合失調症様障害 vs. 統合失調症）、疾患（妄想性障害 vs. 統合失調症）、分類（統合失調型〈パーソナリティ〉障害 vs. 統合失調症）の三点にわたってＤＳＭ－５は「違いがわからない」ことを述べてきたが、こうした違いを超えてもなお、短期精神病性障害、統合失調症様障害、妄想性障害、統合失調型（パーソナリティ）障害を統合失調症と並べてＳＳＤの概念を提唱するなぞ、これを愚の骨頂と言わずして何と言いうるであろうか。筆者が本小論のタイトルを「違いがわからない精神科医の、スペクトラム障害」と揶揄した所以である。

4　おわりに

表2　疾患概念と臨床診断の考え方の対比（文献3より一部改変して引用）

	対象	時間的ベクトル	作業内容	
疾患概念	多数例	遡向的	事実認定	→ 疾患分類学　nosology
臨床診断	1例	前向的	仮説設定	→ 臨床診断基準　clinical diagnostic criteria

先の「『スペクトラム障害』とは何か」において、筆者はそれは病因・病態生理学的分類であると結論したが、DSM－ⅢからDSM－Ⅳ－TRに至るまで各種の障害を症候と経過のみで規定し、「無理論的 atheoretical」と称して成因については等閑視してきたDSMが、何ゆえにDSM－5に至って成因を取り上げるようになってきたのか、それを最後に述べておきたい。

それは筆者が[3]繰り返し批判してきたように、ひとえにDSMが臨床診断基準 clinical diagnostic criteria と称しながらも、そのじつ疾患分類学 nosology（症候と経過のみで規定している以上、正確に述べるならば臨床単位分類学）であり、併せて研究用対象選択基準（研究診断基準）であるからである。何ゆえにそうなったのかと言えば、表2に表示したように疾患分類学とは「多数例に基づく遡向的な事実認定である」疾患概念をまとめたものであり、他方臨床診断基準とは「一例に対する前向的な仮説設定である」臨床診断をまとめたものであって、両者は「多数例に基づく―一例に対する」、「遡向的―前向的」、「事実認定―仮説設定」の三点において対極的な考え方に基づくものであるが、DSM－Ⅲ作成委員長であったSpitzerがその違いを知らず、DSM－Ⅲに先行して彼が作成した、その名の通りの研究診断基準である Research Diagnostic Criteria[4]（RDC）をほぼそのままに臨床診断基準であるDSM－Ⅲに転用したからに他ならない。ここにおいて、臨床診断基準とは言いながら、そのじつ研究診断基準であり臨床単位分類学であるDSMがその完成された形、すなわち疾患分類学へといわば「昇格」すべく、病因や病態生理を求めるのは理の当然であるのである。ＤＳＭ－Ⅳ－Ｒ（二〇〇〇）までは病因や病態生理に言及されることはなかったが、これは臨床診断基準としてのいわば〝範を守った〟からではなく、たんにそれらに言及するほどのデータが得られていなかったからにすぎない。そしてＤＳＭ－Ⅳ－Ｒの一三年後、ＤＳＭ－５（二〇一三）に至って、個々の障害の病因や病態生理に言及するほどのデータは得られていないものの、複数の障害において生物学的指標が共通しているという近年の研究成果を根拠にして、（ゆえに）病因・病態生理学的分類である「スペクトラム障害」が提唱されたのである。

以上、筆者がこの小論で述べたことは文言を費やすことすら阿呆らしいことであるが、世間においてこの「スペクトラム障害」が新奇なこととして注目されている現状を鑑みて、言わずもがなの批判を呈してみた。「違いがわからない精神科医の、スペクトラム障害」とパロディー化するしかないこの「スペクトラム障害」に、日々臨床現場で苦闘されている方々が惑わされないことを願うばかりである。

文献

（1）American Psychiatric Association : DSM-5 : Diagnostic and Statistical Manual of Mental Disorders, 5th edition. American Psychiatric Publishing, Arlington, VA, 2013（髙橋三郎、大野裕監訳：『DSM-5　精神疾患の診断・統計マニュアル』。医学書院、東京、二〇一五）

（2）鳩谷龍：非定型精神病。村上仁、満田久敏、大橋博司監修：『精神医学（第三版）』、医学書院、東京、六三九―六五六、一九七六。

（3）中安信夫：精神科臨床診断の思想―臨床診断基準に求められるものは何か。松下正明総編集：『精神医学研究方法（臨床精神医学講座24）』、中山書店、東京、六九―八一、一九九九。**（前々書第二九章）**

（4）中安信夫：『反面教師としてのＤＳＭ―精神科臨床診断の方法をめぐって』。星和書店、東京、二〇一五。
（5）臺弘：三つの治療法。治療覚書6。精神科治療学、五：一五七三―一五七七、一九九〇。

（臨床精神医学、四六：七四一―七四七、二〇一七）

第一九章　鵺のごとく正体不明、アメーバのごとく千変万化、烏合のごとく種々雑多

——ＤＳＭには統合失調症の疾患概念がない！——

1　はじめに

「操作的診断基準は統合失調症の見方をどのように変えたのか?」が本特集において筆者に与えられたタイトルである。これとほぼ同じ趣旨の論文執筆の依頼を一一年前の二〇〇五年に「Schizophrenia Frontier」誌でも受けたが、そこでは「統合失調症の概念の変遷」を特集テーマとして「操作的診断と疾患概念の変化」を書くように求められたのである。その依頼に応えて筆者が執筆したのが論文「ＤＳＭ統合失調症は『鵺（ぬえ）のごとき存在』である—操作的診断と疾患概念の変化」[4]であったが、一一年を経てもその折の考えにはいささかの変化もなく、変化するどころか二〇一三年のＤＳＭ－５[1]の出版を機にますます強まり、よってタイトルを表題のごとくにして再度同様の主旨の論文を執筆することにした。なお、依頼は上記のごとく操作的診断基準全般に関してであるが、臨床的なそれはＤＳＭ（ＤＳＭ－Ⅲ～ＤＳＭ－５）のみであるので、ここでは

ＤＳＭを取り上げて論じることにする。

2　疾患概念と臨床診断との関係

ＤＳＭにおける統合失調症の批判に入る前に、その前提として疾患概念と臨床診断との関係を簡略ながら述べておく。これまでも繰り返し述べてきたように、[5] 疾患概念とは多数例に基づく遡向的な事実認定であるのに対して、臨床診断とは、一例に対する前向的な仮説設定であって、図1に示したように対象、時間的ベクトル、作業内容のおのおのにおいて、「多数例―一例」、「遡向的―前向的」、および「事実認定―仮説設定」というように疾患概念と臨床診断とはまったく対極的なものである。併せて言うならば、疾患概念を集約し、体系付けたものが疾患分類学 nosology であり、また臨床診断に基準を定めたものが診断基準 diagnostic criteria であるが、その成り立ちから言って、この両者もその考え方において対極的と言えるものなのである。

3　ＤＳＭには統合失調症の疾患概念がない！

ＤＳＭは統合失調症 Schizophrenia の診断基準において「障害の持続的な徴候が少なくとも六か月間存在する」としており、全く同一の症状であっても「エピソードの持続期間は、一か月以上六か月未満である」なら

	対象	時間的ベクトル	作業内容	
疾患概念	多数例	遡向的	事実認定	⟶ 疾患分類学 nosology
臨床診断	1　例	前向的	仮説設定	⟶ 診断基準 diagnostic criteria

図1　疾患概念と臨床診断の考え方の対比（文献5より引用）

ば統合失調症様障害 Schizophreniform Disorder に、ほぼ同一の症状であっても「障害のエピソードの持続期間は少なくとも一日以上一か月未満」ならば短期精神病性障害 Brief Psychotic Disorder という別の障害名を与えているが、前節において示した疾患概念 vs. 臨床診断、疾患分類学 vs. 診断基準を考慮するならば、このように罹病期間すなわち経過を考慮している点でＤＳＭは「遡向的」な「事実認定」を旨としているのであって、診断基準と言いながら、そのじつ疾患分類学なのである（正確に述べるならば、症状と経過のみから成る以上、それは臨床単位分類学である）。そうなったのは、ＤＳＭ－Ⅲ作成の中心的人物であった Spitzer が、対象群の選択に際して偽陽性 false positive を避けるべく遡向的事実認定を旨とする研究用診断基準、その名もＲＤＣ（Research Diagnostic Criteria: 一九七八）[8] をＤＳＭ－Ⅲ（一九八〇）に先立って作成しており、そのＲＤＣを上記した疾患概念と臨床診断との違いを知らずしてほぼそのままにＤＳＭ－Ⅲにスライドさせたからに他ならない。

いま筆者は、ＤＳＭは疾患分類学であると結論したが、そうであるならばそこには疾患概念が認められるはずである。加えて、臨床診断は疾患概念に準拠して行われるものであって、したがって診断基準を作成するとするならばその中には疾患概念が具現されていなければならない。これらのことを考えれば、ＤＳＭにおける統合失調症の「診断基準」（先に述べたようにＤＳＭは疾患分類学である以上、そもそも診断基準はあり得ないものである。よってここではそれに括弧を施す）の中には疾患概念が示されている

表1　DSM-5における統合失調症の診断基準（文献1より引用）

A．以下のうち2つ（またはそれ以上）、おのおのが1カ月間（または治療が成功した際はより短い期間）ほとんどいつも存在する。これらのうち少なくとも1つは(1)か(2)か(3)である。
(1)　妄想
(2)　幻覚
(3)　まとまりのない発語（例：頻繁な脱線または滅裂）
(4)　ひどくまとまりのない、または緊張病性の行動
(5)　陰性症状（すなわち感情の平板化、意欲欠如）

B．障害の始まり以降の期間の大部分で、仕事、対人関係、自己管理などの面で1つ以上の機能のレベルが病前に獲得していた水準より著しく低下している（または、小児期や青年期の発症の場合、期待される対人的、学業的、職業的水準にまで達しない）。

C．障害の持続的な徴候が少なくとも6ヵ月間存在する。この6ヵ月の期間には、基準Aを満たす各症状（すなわち、活動期の症状）は少なくとも1ヵ月（または、治療が成功した場合はより短い期間）存在しなければならないが、前駆期または残遺期の症状の存在する期間を含んでもよい。これらの前駆期または残遺期の期間では、障害の徴候は陰性症状のみか、もしくは基準Aにあげられた症状の2つまたはそれ以上が弱められた形（例：奇妙な信念、異常な知覚体験）で表されることがある。

D．統合失調感情障害と「抑うつ障害または双極性障害、精神病性の特徴を伴う」が以下のいずれかの理由で除外されていること。
(1)　活動期の症状と同時に、抑うつエピソード、躁病エピソードが発症していない。
(2)　活動期の症状中に気分エピソードが発症していた場合、その持続期間の合計は、疾病の活動期および残遺期の持続期間の合計の半分に満たない。

E．その障害は、物質（例：乱用薬物、医薬品）または他の医学的疾患の生理学的作用によるものではない。

F．自閉スペクトラム症や小児期発症のコミュニケーション症の病歴があれば、統合失調症の追加診断は、顕著な幻覚や妄想が、その他の統合失調症の診断の必須症状に加え、少なくとも1ヵ月（または、治療が成功した場合はより短い）存在する場合にのみ与えられる。

はずと考えざるを得ないが、これを以下に検討してみることにする。

(1)　鵺のごとく正体不明

本稿で言うDSMとはDSM－ⅢからDSM－5に至るまでのすべての改版（DSM－Ⅲ、DSM－Ⅳ、DSM－5）・改訂版（DSM－Ⅲ－R、DSM－Ⅳ－TR）を指しているが、ここでは直近のDSM－5を取り上げて論じることにする。そのDSM－5における統合失調症の診断基準を表1に掲げたが、A～Fの六項目のうち、D～Fの三項目は除外診断ないし重複診断に関することであって、AとBが広く症状に、Cが経過に関することであって、症状と経過という、疾患概念にとって必須のことは一応押えられているとみなしてもよいと思われる。以下に、ここから導かれるDSMにおける統合失調症の概念を症状と経過に分けてみていくことにする。[6]

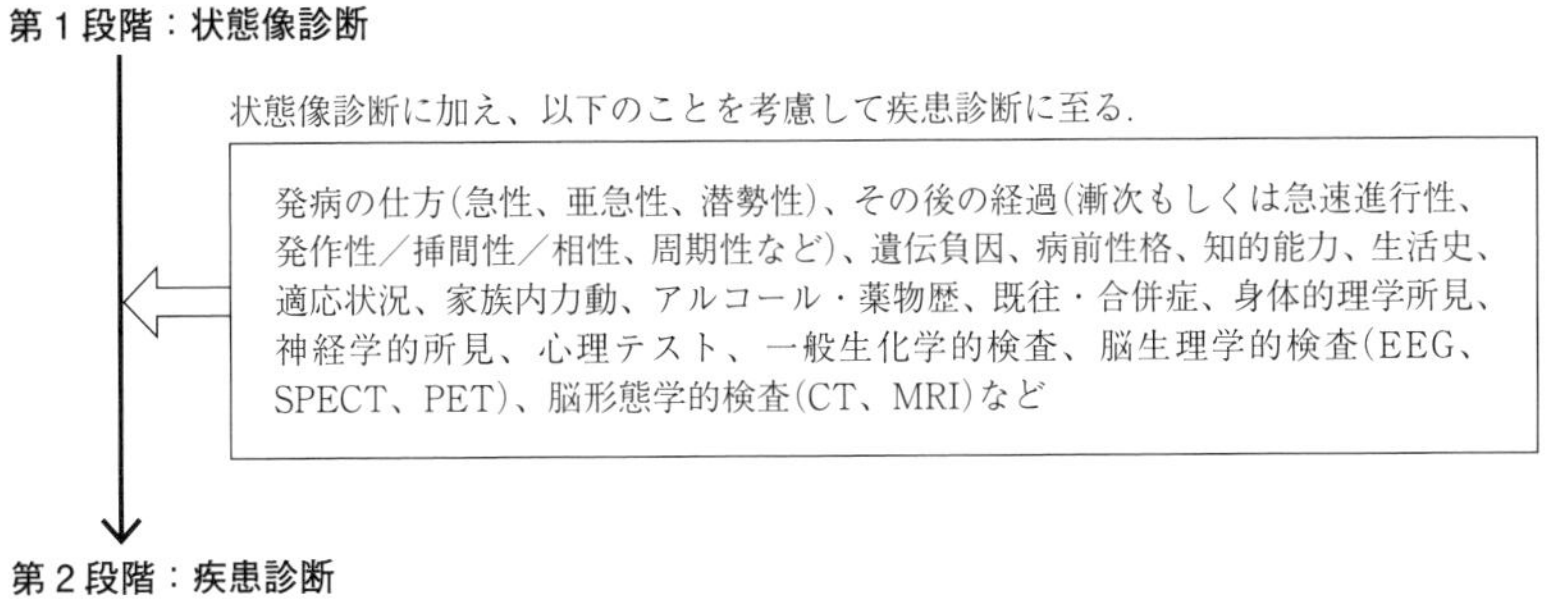
第1段階：状態像診断
状態像診断に加え、以下のことを考慮して疾患診断に至る.
発病の仕方(急性、亜急性、潜勢性)、その後の経過(漸次もしくは急速進行性、発作性／挿間性／相性、周期性など)、遺伝負因、病前性格、知的能力、生活史、適応状況、家族内力動、アルコール・薬物歴、既往・合併症、身体的理学所見、神経学的所見、心理テスト、一般生化学的検査、脳生理学的検査(EEG、SPECT、PET)、脳形態学的検査(CT、MRI)など
第2段階：疾患診断

図2　精神医学における2段階の診断過程（文献5より一部変更して引用）

①症状の問題点

上記したように表1の基準AとBが広く症状を規定したものであるが、Aには（1）妄想、（2）幻覚、（3）まとまりのない発語（例：頻繁な脱線または滅裂）、（4）ひどくまとまりのない、また緊張病性の行動、（5）陰性症状（すなわち感情の平板化、意欲欠如）の五種が挙げられている。Bは仕事、対人関係、自己管理等における機能低下を示したものであるが、これはいわゆる欠陥ないし後遺症状を表しているようであり、広くはAの（5）の陰性症状に含められると判断されるので、以下の検討においてはAのみを取り上げて論じることにする。

図2のごとく精神科臨床にあってはまずは状態像を特定し（状態像診断）、次いで当該の状態像を呈するいくつかの疾患の中から、発病の仕方やその後の経過などを考慮して、ある一つの疾患を選択する（疾患診断）という二段階の診断プロセスをたどるのを定石とするが[5]、DSMが指示しているのは「次の○個のうち△個以上」という、あらかじめ呈示されている症状の有症状数であって、実際DSMにおける統合失調症の診断は、上記した五種の症状のうち二種以上［ただし、そのうちの一種は（1）か（2）か（3）］がおのおの一か月間ほとんどいつも存在することをもって

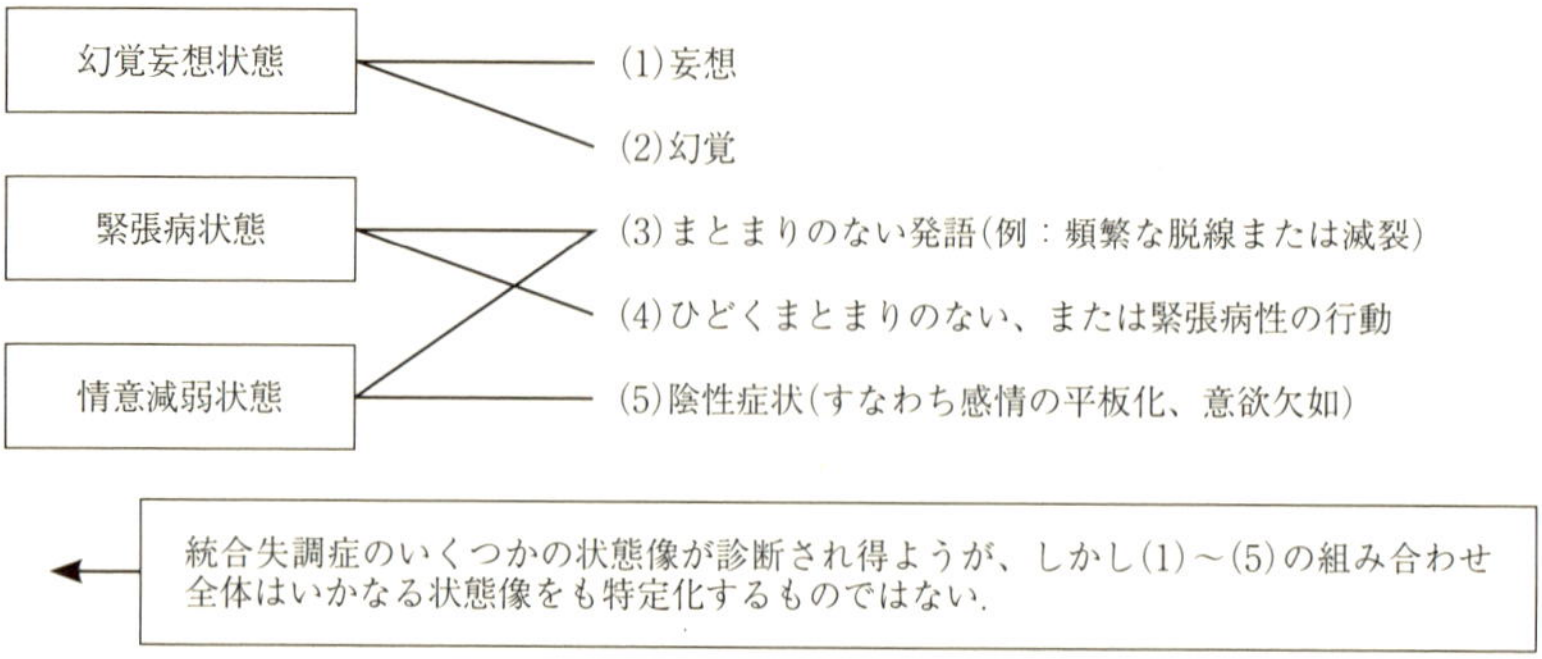

図3　DSM統合失調症におけるState（状態像）の欠如（文献6より一部変更して引用）

与えられるとされているのである。

さて、これからが筆者の批判であるが、状態像という観点からみれば、先の五種の症状の組み合わせにおいて、（1）＋（2）で幻覚妄想状態が、（3）＋（4）で緊張病状態が、（3）＋（5）で情意減弱状態が、というように統合失調症のいくつかの状態像が診断され得ようが、しかし（1）～（5）の組み合わせ全体は統合失調症に認められる種々さまざまな症状の無構造的な寄せ集めであっていかなる状態像をも特定化するものではなく、したがって症状学的にはこの診断基準AにはState（状態像）が欠如しているのである（図3）。また、（1）、（2）、（3）は急性期にも慢性期にも認められるが、（4）は急性期に、（5）は慢性期に限定的であって相反しており、結果として（1）～（5）全体としてはいかなる病期をも特定化するものではない、すなわちこの診断甚準AにはStage（病期）が欠如しているのである（図4）。

統合失調症とはかつて筆者が[3]「初期には神経衰弱状態、神経症様状態、あるいは自生・過敏状態が、急性期には幻覚妄想状態や緊張病状態が、慢性期には情意減弱状態（欠陥状態）がみられる」と記したように、病期によって状態像を大きく違えるのをその特徴としているの

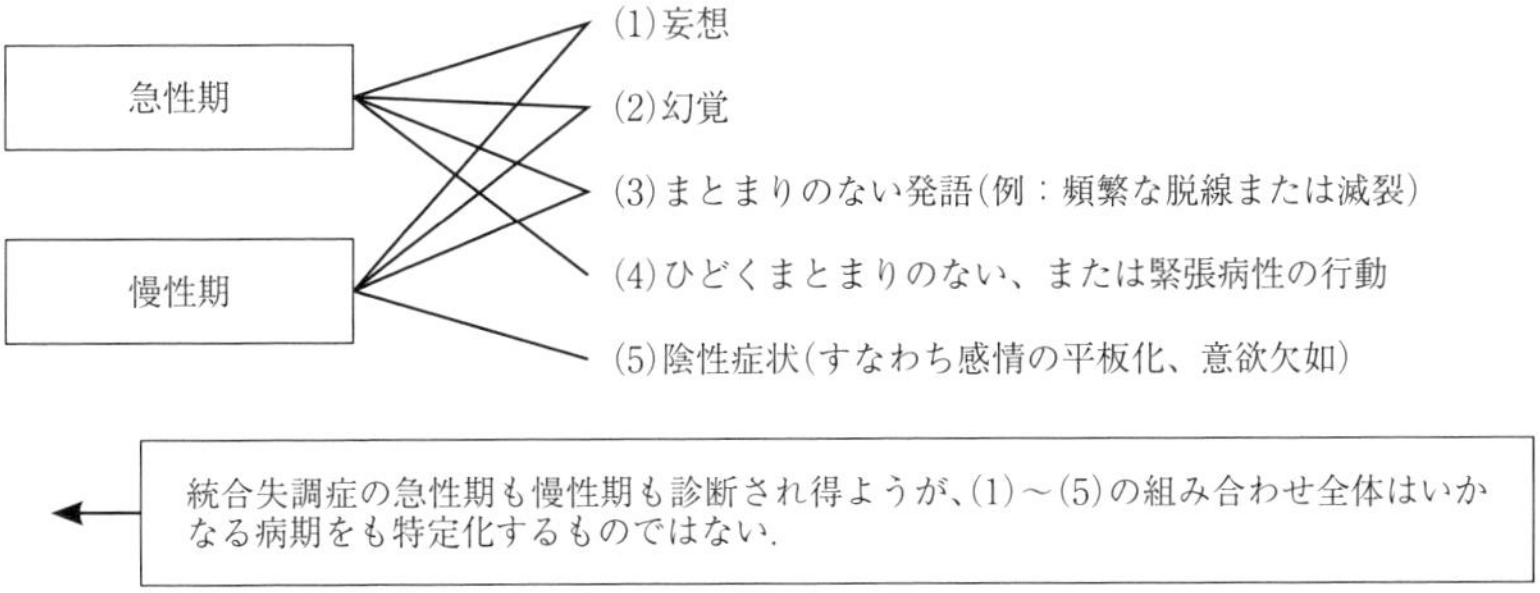

図４　DSM統合失調症におけるStage（病期）の欠如（文献6より一部変更して引用）

であって、病期と状態像との対応関係を示してこそ初めて臨床に有用な概念が得られるのであるが、ＤＳＭのごとく病期と状態像との関連性を考慮しない無構造な症状の羅列では、それは疾患概念をいかほども指し示すものではないのである。

②経過の問題点

本節の始めに、ＤＳＭは前向的仮設設定である診断基準にあらずして遡向的事実認定である疾患分類学であることの証左として経過を考慮していること、すなわち統合失調症は「障害の持続的な徴候が少なくとも六か月間存在する」、統合失調症様障害は同一の症状であっても「エピソードの持続期間は、一か月以上六か月未満である」、短期精神病性障害はほぼ同一の症状であっても「障害のエピソードの持続期間は少なくとも一日以上一か月未満」と規定されていることを述べておいた。もちろん筆者とて、短期精神病性障害や統合失調様障害という障害分類が指し示すような、比較的短期間に症状が消褪する疾患単位が存在することは認めているのであるが（それを代表するものはドイツ語圏あるいはわが国で用いられてきた非定型精神病 atypische Psychose であり、またＩＣＤ－10[9]の急性多形性精神病性障害 Acute polymorphic psychotic disorder であるが、筆者の理解するところ、それらは統合失調症とは症

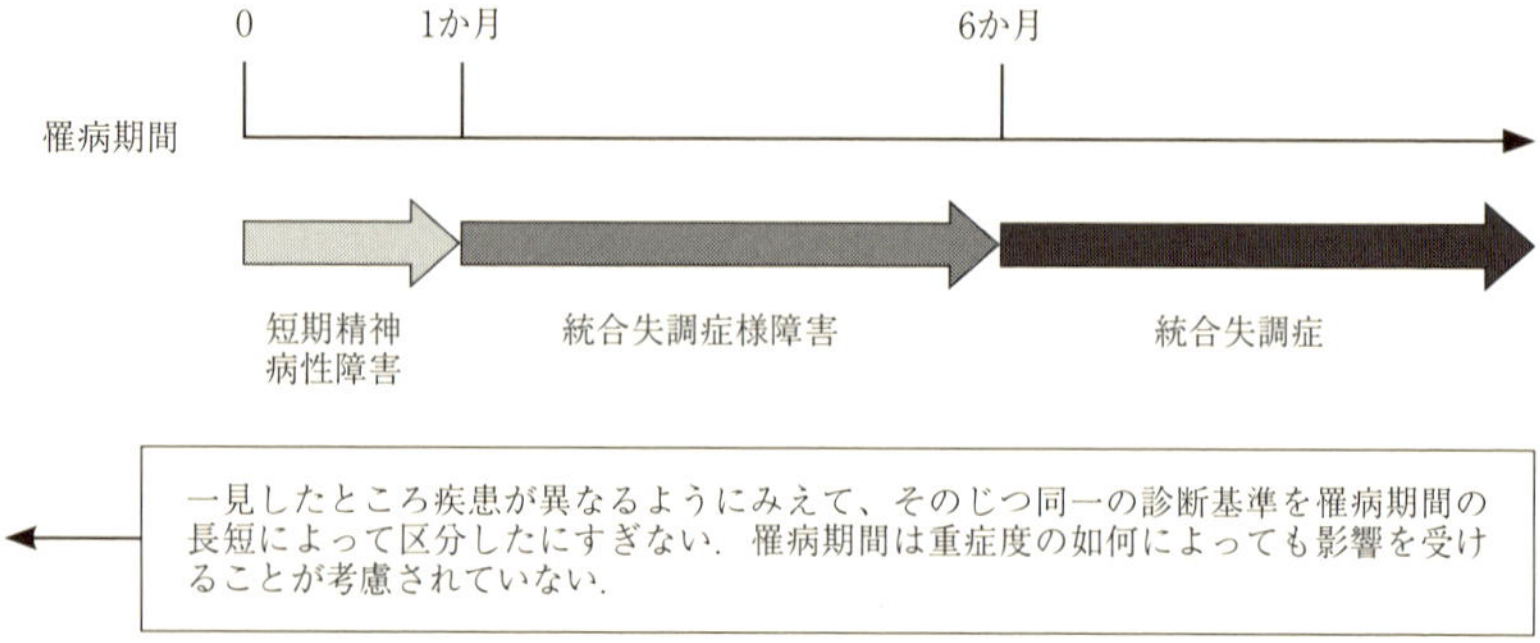

図５　DSM 統合失調症における Severity（重症度）の欠如（文献６より一部変更して引用）

状や状態像を異にしている）、ＤＳＭのように症状を同一ないしほぼ同一とみなすかぎりにおいては、罹病期間は即、これら三種の障害が別物であるということを示すわけではなく、統合失調症の重症度の如何によってこれらが区別される可能性もあるのである。すなわち、同じく統合失調症であるとしても、重症度が低いならば「一日以上一か月未満」に症状が消退する可能性もあり、より重症度が高くなってくるに従って「一か月以上六か月未満」となり、また「少なくとも六か月間」となることも大いにあり得ることであって、ここにはSeverity（重症度）が欠如しているのである（図５）。

以上、ＤＳＭ－５における統合失調症の「診断基準」における、「State（状態像）の欠如」と「Stage（病期）の欠如」（以上、症状の問題点）、「Severity（重症度）の欠如」（経過の問題点）という「３Ｓの欠如」を述べたが、ここからはその疾患概念は「鵺のごとく正体不明」であるという結論が導かれるのである（ここに「鵺」とは「源頼政が紫宸殿上で射取ったという伝説上の怪獣。頭は猿、胴は狸、尾は蛇、手足は虎に、声はトラツグミに似ていたという。転じて、正体不明の人物やあいまいな態度にいう」〈広辞苑〉である）。

表2　DSM－ⅢからDSM－5までの統合失調症の診断基準Aの変遷
（文献6より引用）

Ⅲ		Ⅲ－R		Ⅳ		Ⅳ－TR	5	
奇異な妄想*	●	奇異な妄想	●	妄想	* ○	* ○	妄想	○
身体妄想、誇大妄想、宗教妄想、虚無妄想	●	妄想	○					
被害妄想ないし嫉妬妄想＋幻覚	●	著明な幻覚	○	幻覚	** ○	** ○	幻覚	○
幻聴（①行為言評性、②対話傍聴性）**	●	著明な幻聴（①気分に関係しない、②行為言評性、③対話傍聴性）	●					
気分と無関係の、1～2語以上の頻回の幻聴	●							
滅裂、著しい連合弛緩、著しい非論理的、あるいはきわめて貧困な思考＋(a)鈍麻・平板化・不適切な感情、(b)妄想または幻覚、(c)緊張病性またはひどくまとまりのない行動の少なくとも1つ	●	滅裂または著しい連合弛緩	○	解体した会話	○	○	解体した会話	○
		緊張病性の行動	○	ひどく解体した、または緊張病性の行動	○	○	ひどく解体した、または緊張病性の行動	○
		平板化した、またはひどく不適切な感情	○	陰性症状（①感情の平板化、②思考の貧困、③意欲の欠如）	○	○	陰性症状（①感情の平板化、②意欲の欠如）	○

●は1項目で、○は2項目で診断可能、*、**は項目としては存在せず、妄想、幻覚の付帯事項としてあり。

(2)　アメーバのごとく千変万化

表2はDSM－ⅢからDSM－5までの統合失調症の診断基準Aの変遷ぶりを一覧表にしたものである[6]。これを説明するに、DSM－Ⅲでは症状項目は基本的に六項目あり、そのうち妄想が二項目、幻聴が二項目、妄想と幻覚の複合体が一項目あり、それと最後の一項目は「滅裂、著しい連合弛緩、著しい非論理的、あるいはきわめて貧困な思考＋(a)鈍麻・平板化・不適切な感情、(b)妄想または幻覚、(c)緊張病性またはひどくまとまりのない行動の少なくとも一つ」であって、これら六項目のうち一項目でもあれば診断してよいとなっている。

ところがDSM－Ⅲ－Rになると、「奇異な妄想」は別にしてDSM－Ⅲでは身体妄想、誇大妄想、宗教妄想、虚無妄想、被害妄想、嫉妬妄想（後二者は「妄想と幻覚の複合体」の中の症状）

というように具体的に症状名が挙げられて細別されていた妄想群はただ妄想と一括されており、また幻覚はＤＳＭ－Ⅲの二項目が一項目へと統合されて「著明な幻聴（①気分に関係しない、②行為言評性、③対話傍聴性）」になるとともに、一方で妄想と幻覚の複合体の幻覚部分が独立して「著明な幻覚」という名称で新たに一項目が追加され、結局同じく二項目となり、またＤＳＭ－Ⅲで「滅裂、著しい連合弛緩、著しい非論理的、あるいはきわめて貧困な思考＋(a)鈍麻・平板化・不適切な感情、(b)妄想または幻覚、(c)緊張病性またはひどくまとまりのない行動の少なくとも一つ」としてあった症状項目は、「滅裂または著しい連合弛緩」、「緊張病性の行動」、「平板化した、またはひどく不適切な感情」へと分割されて三つの症状項目となっている。そして、診断にあたっては上記の症状項目のうち「奇異な妄想」と「著明な幻聴（①気分に関係しない、②行為言評性、③対話傍聴性）」のみは一項目であれば診断可能であるが、他の症状項目の場合には二項目が必要とされたのである。

さらにＤＳＭ－Ⅳとなると「奇異な妄想」と「妄想」の二項目の妄想は一項目へ統合され、また二項目の幻覚も一項目へ統合されて、おのおのごくあっさりと「妄想」および「幻覚」の一項目ずつとなり、他方で残り三項目のうち「緊張病性の行動」は「ひどく解体した、または緊張病性の行動」として残ったものの、「滅裂または著しい連合弛緩」と「平板化した、またはひどく不適切な感情」は感情の平板化、思考の貧困、意欲の欠如と記されて「陰性症状」として一括されており、どういうわけか思考の貧困として「陰性症状」に含めてもよいと思われる「解体した会話」のみは独立した一項目となっている。そして、診断にあたっては原則として二項目が必要とされたのであるが、ＤＳＭ－Ⅲ－ＲまではあったもののＤＳＭ－Ⅳでは独立した症状項目の位置を失った上記の「奇異な妄想」と「著明な幻聴（①気分に関係しない、②行為言評性、③対話傍聴性）」

（ただし、①は削除されている）のみは、付帯事項としてそれらは一項目でもあれば診断可能とされたのである。

ＤＳＭ－Ⅳ－ＴＲはＤＳＭ－Ⅳをそのまま継承したが、ＤＳＭ－５となると、いま述べた陰性症状中の「思考の貧困」は解体した会話に含まれたものか「陰性症状」から削除され、またＤＳＭ－Ⅳ、ＤＳＭ－Ⅳ－ＴＲの付帯事項も削除され、診断に際してはどの症状項目であっても二項目が必要とされたのである。

以上見ての通り、ＤＳＭ－ⅢからＤＳＭ－５までのたかだか三三年間（「診断基準」、その背後にある疾患概念を考えれば、この三三年間は「たかだか」である。なお、ＤＳＭ－ⅢからＤＳＭ－Ⅲ－Ｒまで七年、ＤＳＭ－Ⅲ－ＲからＤＳＭ－Ⅳまで七年、ＤＳＭ－ⅣからＤＳＭ－Ⅳ－ＴＲまで六年、ＤＳＭ－Ⅳ－ＴＲからＤＳＭ－５まで一三年）における統合失調症の診断基準Ａの変遷は、版全体としても、個々の症状項目の内容およびその名称においても、また診断に必要な症状項目数においてもめまぐるしい、まさに朝令暮改的改変であって、その変遷ぶりは「アメーバのごとく千変万化」と言い得よう。一体全体こうした改変はどのような科学的根拠に基づいて行われたのか。作成者たちは何らかの理由を言うであろうが、筆者にはこうした変遷ぶりを知るだけでもその理由は理由たり得ないものであると思わざるを得ない。

⑶　烏合のごとく種々雑多

前項、前々項で述べたように、ＤＳＭにおける統合失調症の「診断基準」はその内容において「鵺のごとく正体不明」、その変遷ぶりにおいて「アメーバのごとく千変万化」であって、これだけでもＤＳＭには統合失調症の疾患概念がないと言い得るのであるが、こうした統合失調症のいわば枠内の問題点だけでなく、ＤＳＭ

－５に至っては統合失調症の枠そのものに重大な変更が加えられ、それは統合失調症の疾患概念に対して最後の一撃を与えて、それを完全に消滅させたのである。

この「最後の一撃」とはＤＳＭ－５においてにわかに提唱され始めたスペクトラム障害の一つとしての統合失調症スペクトラム障害Schizophrenia Spectrum Disordersであるが、その大分類名のもとに統合失調型（パーソナリティ）障害（ＤＳＭ－Ⅳ－ＴＲまでは統合失調型パーソナリティ障害としてパーソナリティ障害に分類され、ＤＳＭ－５においてもいわば主分類においてはパーソナリティ障害に分類されているが、統合失調症スペクトラム障害にも含ませるためにここでは姑息にもパーソナリティに括弧が施されている）、短期精神病性障害、統合失調症様障害、統合失調症、妄想性障害が、先に述べた統合失調症の診断基準Ａの五種の症状、すなわち（１）妄想、（２）幻覚、（３）まとまりのない発語（例：頻繁な脱線または滅裂）、（４）ひどくまとまりのない、また緊張病性の行動、（５）陰性症状（すなわち感情の平板化、意欲欠如）のうちの一つかそれ以上の症状を有しているという共通性をもってスペクトラムを形成していると見做されて一括りにされたのである。

驚天動地とはまさにこのことであって、筆者はすでに論文「違いがわからない精神科医の、スペクトラム障害―統合失調症スペクトラム障害（ＤＳＭ－５）を取り上げて」[7]を著して批判したが、その批判の要点は、統合失調型（パーソナリティ）障害vs.統合失調症に関しては分類の違いがわからない［前者はパーソナリティ、後者は疾患であり、加えるに前者は上記（１）～（５）のいずれの症状も認められず、スペクトラム化の根拠である症状の共通性はない］、短期精神病性障害ならびに統合失調症様障害vs.統合失調症に関しては状態像の違いがわからない（前者は夢幻錯乱状態、後者は幻覚妄想状態ないし緊張病状態）、妄想性障害vs.統合失調症に関しては疾患の違いがわからない［前者は「知性（nous: ギリシャ語）において誤っている（para: ギリシャ語）」という意味であるParanoiaと呼ばれていたように、知においてこそ誤っているものの、それとは対比的に情も意も正常であって上記の（1）のみがあるのであるが、後者は感情鈍麻、意欲減退を主要な症状に数え上げるほどに、知のみならず情も意も障害されるのであって、上記の（1）〜（5）のすべてを併せ持っているのである］、すなわち以上の三点にわたってDSM－5作成者は「違いがわからない」ということである。

このようにDSMは、統合失調症とは明らかに異なる統合失調型（パーソナリティ）障害、短期精神病性障害、統合失調症様障害、妄想性障害をも「統合失調症スペクトラム障害」という名の下に統合失調症と同列に扱い、結果として統合失調症という病名の及ぶ範囲を拡大したのであるが、筆者に言わせれば統合失調症スペクトラム障害とは臨床上明らかに異なる諸々の疾患を寄せ集めたものにすぎず、そこには規律も統一もなく、言うならば「烏合のごとく種々雑多」なのである。

なお、この統合失調症スペクトラム障害に関して二点ほど付記しておく。その一は、表2において一目瞭然であるが、DSMにおける統合失調症の診断甚準AがDSM－Ⅲに始まりDSM－5に至るまでただひたすら簡略化の一途をたどってきたことに関してである。Spitzer（DSM－Ⅲ）、Frances（DSM－Ⅳ）、Kupfer（DSM－5）と作成委員長が変わってきているので当初よりその意図があったものではなかろうと判断されるが、穿って考えるならば診断基準Aの簡略化はDSM－5における統合失調症スペクトラム障害の提唱を準備するためではなかったろうかとも思えるほどであって、いずれにしろ結果的には症候学の粗雑さがその概念を結実させたのであると判断されるのである。

その二は、結局採用が見送られたとのことであるが、DSM－5においては全般性精神病症候群 general

psychosis syndrome という名称、これは統合失調症と双極性障害の生物学的指標がかなりの部分で共通していることをもって統合失調症、統合失調感情障害、妄想性障害、短期精神病性障害、双極性障害、精神病性うつ病を総称するものであるが、それが検討されたとのことであり(2)、今後においても、「スペクトラム障害」と呼ぶか否かは別として疾患分類学上のさらなる烏合が図られるものと危惧される。

4　おわりに

「操作的診断基準は統合失調症の見方をどのように変えたのか？」という問いに対して筆者は、ＤＳＭの統合失調症とは鵺のごとく正体不明、アメーバのごとく千変万化、烏合のごとく種々雑多であると述べてきたが、つまるところＤＳＭには統合失調症の疾患概念がないのであって、見方を変えたどころではなく、見方をなくしたのである。概念なき疾患名（ＤＳＭでは障害名）はただのレッテルであって、筆者が精神科医になった四〇数年前の反精神医学運動における「精神科の診断は患者にただレッテルを貼っているにすぎない」という批判が想い起こされるが、批判もなんのその、内容は異なるとは言えただのレッテル貼りに帰結するとは、当時の反精神医学運動の嵐の中で精神科医としてのアイデンティティを揺るがされ、それに苦吟し、そして自分なりの回答を見出そうと努めてきた身としては、精神医学界のこの数十年間は何であったのかという慨嘆の念を禁じ得ない。いずれにしろ、診断という名のただのレッテル貼りが精神科臨床の実践、精神医学研究の進展にとって何も寄与するところがないことは言うまでもなかろう。

文献

(1) American Psychiatric Association : Diagnostic and Statistical Manual of Mental Disoeders, Fifth Edition. APA, VA. 2013.（髙橋三郎、大野裕監訳：『ＤＳＭ－５精神疾患の診断・統計マニュアル』。医学書院、二〇一四）

(2) 針間博彦：統合失調症スペクトラムおよび他の精神病性障害。臨床精神医学、四一：五四三―五五三、二〇一二。

(3) 中安信夫：精神分裂病。松下正明、広瀬徹也編：『ＴＥＸＴ精神医学』、南山堂、三〇三―三二二、一九九八。

(4) 中安信夫：ＤＳＭ統合失調症は「鵺（ぬえ）のごとき存在」である―操作的診断と疾患概念の変化。Schizophrenia Frontier, 6 : 33-37, 2005.**（前書第二一章）**

(5) 中安信夫：『精神科臨床を始める人のために―精神科臨床診断の方法』。星和書店、二〇〇七。

(6) 中安信夫：『反面教師としてのＤＳＭ―精神科臨床診断の方法をめぐって』。星和書店、二〇一五。

(7) 中安信夫：違いがわからない精神科医の、スペクトラム障害―統合失調症スペクトラム障害（ＤＳＭ－５）を取上げて。臨床精神医学、四六：七四一―七四七、二〇一七。**（本書第一八章）**

(8) Spitzer, R.L., Endicott, J., Robins, E. : Research Diagnostic Criteria (RDC) for a Selected Group of Functional Disorders. 3rd ed. New York State Psychuatric Institute, New York, 1978.

(9) World Health Organization : The IDC-10 Classification of Mental and Behavioural Disorders : Chinical descriptions and diagnostic guidelines. WHO, 1992.（融道男、中根允文、小見山実他監訳：『ＩＣＤ―10精神および行動の障害―臨床記述と診断ガイドライン』。医学書院、二〇〇五）

（精神医学、五九：一〇〇一―一〇〇九、二〇一七）

第Ⅳ部　習作より

第Ⅳ部解説

この第Ⅳ部は、一九九五年以前に執筆し、『分裂病症候学──記述現象学的記載から神経心理学的理解へ』（一九九一）および『初期分裂病／補稿』（一九九六）には収めたものの、その後に編んだ『増補改訂　分裂病症候学──記述現象学的記載から神経心理学的理解へ』（二〇〇一）には再掲することのなかった五編を主とした七編の論文から成っている。再掲しなかった理由としては、第二二章は一九九〇年に出版した『初期分裂病』にほぼそのままに引用していたからであり、第二〇、二三、二四、二五章の四論文は、執筆した時点では完成したものと考えていたのであるがその後の研究の進展の中ではいずれも予備的な報告になったと看做しうるものであったからである。このたび新たに収載した第二一、二六章論文も同様に、期せずしてであるがその後の研究を準備したものとなった。個々の論文はいずれも古い時期の論文であるが、各々のテーマに関して初めて書いたものであるだけに問題意識が鮮明であり、筆者の研究史の中では欠くべからざるプロセスであったと判断されるものであって、よってこのたび「習作より」とのタイトルを与えて本書に収載することにした。

第二〇章「分裂病性シュープの最初期兆候──見逃されやすい微細な体験症状について」は「精神科

治療学」第一巻四号（一九八六）の特集「分裂病圏精神障害の再発と再燃」の論文公募に応じて投稿した論文である。タイトルは上記のごとく「分裂病性シュープの最初期兆候」であって、後の一九九〇年に出版した『初期分裂病』（星和書店）の中で用いた「初期分裂病症状」はまだ用いていないが、初期統合失調症症状について症例の陳述を例示して初めて詳細に報告したものである。一五種の症状を数え上げているが、症状名こそ現在とはいくつか異なるものの、そのうちの一三種は最新の『初期統合失調症　新版』（星和書店、二〇一七）で掲げた初期統合失調症症状三六種にも含まれている。そのことだけでなく、このたび読み直してみて我ながらいささか驚いたのであるが、それは初期統合失調症概念の前提となる、そもそもの統合失調症についての基本的な考えを筆者はすでに本論文において述べていることであった。それらの例をいくつかあげれば、一般には再発時の急性再燃を示すシュープSchubという用語を再発時に限定することなく初発時にも適用するよう概念の拡大を図っていること、統合失調症を「間欠的シュープを主徴とする慢性疾患」と定義し、現在の「初期‐極期‐後遺期と進展する特異なシュープを反復する慢性脳疾患」という急性‐再発‐幻覚妄想型（従来分類に従えば妄想型や緊張型）の統合失調症の定義の先駆けを述べており、併せて稚拙なものながらその経過モデル図を描いていること、思考弛緩、感情鈍麻、意欲減退という陰性症状を幻覚妄想状態や緊張病状態から成るシュープの後遺症であると明言していること、そして「シュープを最初期段階で頓挫させると陰性症状が付加されない」と記して、初期統合失調症治療の究極の目的である陰性症状（欠陥）の防止をすでに述べていることなどである。なお、後に一つの臨床単位として「初期分裂病」と概念化した状態を本論文では「分裂病初期状態の長期持続例」と記しているが、現在の考えでは必ずしも長期持続に限らず、短期であっても初期状態があれば「初期統合失調症」と呼びうるのである。

第二一章「ケースカンファランス『土門裕二・鈴木國文・村上靖彦：自分の常識が他人の常識と異なると訴え続けた症例。精神科治療学 二：六一三—六二一、一九八七』への誌上参加」は「精神科治療学」第三巻一号（一九八八）の Letters to the editor 欄に投稿したものである。タイトルにあるように本論文は、その当時の「精神科治療学」誌に掲載されていた、各々の編集委員が所属する病院で行われたケースカンファランスの症例呈示と討論の記録に対して「誌上参加」と称して筆者が行った討論である。かなり手厳しい批判を行ったが、それというのも患者は十分に過ぎるほどに統合失調症の始まりの体験とそれによる苦悩を語っており、筆者の目からは「分裂病初期状態の長期持続例」であるのは明らかであるのに（本稿においては、後の「初期分裂病」、現在の「初期統合失調症」と同じ意味の「早期分裂病」という名称を用いてもいる）、報告者は「果たしてこれらが単なる比喩なのか、あるいは強迫観念的なものなのか、さらには幻聴、作為体験、思考途絶等の病的体験として理解してよいものなのか、その判断はできなかった」と記されており、初期統合失調症症状にあまりにも無知で、かつそれ以前に症状同定への努力が足らず、加えて「より詳細に問うてもそれ以上の返答を（患者が）拒んだ」とも記されており、それは患者のそれまでの陳述あるいは苦悩に思いを馳せれば「一体これ以上何を語らせたいのか！」と憤りを感じるほどのものであったからである。怒りをもって、確か一両日のうちに一気呵成に仕上げた記憶がある。ただし、このたび本論文を読み返してみて、患者の自覚的訴えは「二、三年前から」とのことである以上はやはり診断は初期統合失調症であろうとは思えるものの、現在症だけならばその後成人精神科臨床の場でも問題視されるようになったアスペルガー症候群の可能性も指摘されていなければならなかったと反省させられる。

第二二章「初期分裂病患者への精神療法的対応―診断面接に含まれる治療的意義について」は「臨床精神病理」第一〇巻三号（一九八九）の特集「分裂病の治療論―自己と他者をめぐって」に寄せたものである。第二〇章の一九八六年論文では「分裂病初期状態の長期持続例」と、第二一章の一九八八年論文では「早期分裂病」としていた名称を、本論文ではその翌一九九〇年に出版した成書『初期分裂病』と同じく「初期分裂病」と記しており、これが筆者にとってこの名称を使った初出である（名称を「早期分裂病」から、一九八八年論文では「いささか手垢のついた」という理由で避けていた「初期分裂病」へと改めたのは、筆者が病名によって指し示そうとしたものが「臨床経過上の早い時期」ということではなく、「統合失調症性シュープの初め、ないしその病態機序の始まり」ということであったからである）。筆者は精神療法一般については門外漢であり、本論文で述べた面接技法ももともとは初期統合失調症の診断面接として編み出したものにすぎないのであるが、思いのほかそれに精神療法的意義があることに気づいて「分裂病の治療論」の一つとして報告したのである。ただ、「精神療法」とせずに「精神療法的対応」としたのは、一つには上記したように筆者が精神療法には門外漢であることを省みて「精神療法」と銘打つことを遠慮したこと、二つにはこれが最大の理由であるが、筆者は初期統合失調症も含めて統合失調症は脳の病であり、当然のことながらその治療の主たるものは薬物療法を初めとする身体療法であって、したがって「精神療法的対応」こそ出来るものの、それは「精神療法」と呼びうるほどではないと考えたからである。なお、本論文は筆者の初期統合失調症の臨床上、時期を画すことになった極めて重要な論文であり、この論文で記した面接技法は本論文の翌年に出版した『初期分裂病』（一九九〇）にも、その書の二七年ぶりの改訂版である『初期統合失調症　新版』（二〇一七）にもそっくりそのまま掲載しているほどのものであるが、これまでの二冊の論文集には収めてこなかった。その理由は、第一論文集『増補改訂　分裂病症候学―記述現象学的記載から神経心理学的理解へ』（二〇〇一）の編纂にあたっては初期統合失調症関連の論文は削除したからであり、第二論文集『続　統合失調症症候学―精神症候学の復権を求めて』〈二〇一〇〉には初期統合失調症関連の論文も掲載したものの、この論文は上記の『初期分裂病』に引用していたこと、および発表からかなりの年月を経ていたからである。今回、改めてこの論文の、筆者の初期統合失調症の臨床上〝時期を画した〟という意味での画期性に鑑みて本論文集に収載することにした。

第二三章「初期分裂病の陰性症状―二症例にもとづく予備報告」は「精神科治療学」第七巻一二号（一九九二）の特集「神経症症状と分裂病」に寄せたものであり、関由賀子氏との共著になるものである。筆者は《初期分裂病の特異的四主徴》（一九九〇）においては一〇種の、またその後の多施設共同研究用の《初期分裂病症状リスト》（一九九二）においては一四種の初期統合失調症症状を提出していたが、それらはいずれもそれまでになく新たに形成された産出性の、いわば陽性の症状を取り上げたものであった。何ゆえかと言えば、それは当時の筆者の最大の関心が初期統合失調症の鑑別診断にあったからであり、そのためにはその有無を検しやすく、また特異性を証しやすい陽性症状に注目した方がいいと考えられたからであった。しかし、一方で筆者は研究の当初から正常機能の減退である欠損性の、いわば陰性の症状があることにも気づいていたのであり、そのことを「神経症症状と分裂病」という特集名にいささか強引にかこつけて論じてみたのが本論文である。二症例を例示し、かつその症状名は概念化を図ることなく、患者の陳述をそのままに採用したが、後に概念化した症状名を与えるならばそれらは即時記憶の障害、即時理解の障害、心的空白体験、行動プログラミングの障害などである。陰性初期症状 negative early symptoms（ＮＥＳ）と呼んでいたこれらの症状は、Glatzel, J. und Huber, G. によって提唱された内因性若年-無力性不全症候群（一九六八）のトリアスの一つである「思考障害」を構成する諸症状とほぼ同一であることが後に判明し、筆者らが内因性若年-無力性不全症候群は初期統合失調症の一変異型であることを発見する一つの契機を与えることになった（前々書第一一章「内因性若年-無力性不全症候群についての一考察―初期分裂病症状スペクトラムの一症状群として」〈一九九四〉）。副題に「予備報告」の文言を入れておいたが、まさに本論文は前々書第一一章論文の予備報告となったのである。

第二四章「初期分裂病の表現変異―離人症、発作様不安、攻撃的行動が前景化した三症例」は、一九九四年に開かれた日本思春期青年期精神医学会第七回大会のワークショップ「初期分裂病の周辺」で発表したものであり、「思春期青年期精神医学」の第五巻二号（一九九五）に掲載されたものである。本ワークショップは、大変有難いことに筆者が一九九〇年に提唱した初期分裂病概念を取り上げてくださって、筆者の発表に対して精神分析を専門とされる衣笠隆幸、皆川邦直の両先生から討論をいただいたものである。三症例を掲げたが、症例ごとに副題にある離人症、発作様不安、および攻撃的行動を前景に立てていたものの、背景には明らかな初期統合失調症症状が認められ、よって筆者はそうした症例もまた初期統合失調症であり、その「表現変異」であることを論じたのである。後に筆者は、自生・過敏状態を呈する定型と、内因性若年-無力性不全症候群型、偽神経症性統合失調症型、内省型単純型統合失調症型とを変異型とする初期統合失調症の臨床類型分類を提出したが（『初期統合失調症　新版』〈星和書店、二〇一七〉を参照のこと）、離人症を前景に立てていた症例1は先の第二三章の説明で紹介した論文「内因性若年－無力性不全症候群についての一考察―初期分裂病症状スペクトラムの一症状群として」で報告していた内因性若年－無力性不全症候群型の二例目であり、発作様不安を前景に立てていた症例2は同僚である関由賀子氏がすでに「ヒステリー様症状にて急性発症した初期分裂病の一例―診断の経緯と病像形成の要因について」（精神科治療学 九：一三八七―一三九四、一九九四）にて報告していた症例とともに、後に偽神経症性統合失調症型を提唱する契機を与えた症例である（症例3について言えば、この症例と同様に攻撃的行動を呈する患者も時折経験するが、筆者はいまだ一つの類型を成すとは看做しえていない）。

第二五章「初期分裂病とスルピリド―治療薬としての有効性と分裂病の病態生理への示唆」は「Pharma Medica」第一三巻九号（一九九五）に寄せた論文である。本論文は今なお初期統合失調症に対する薬物療法の第一選択薬である sulpiride の有効性を初めて報告した論文であり、併せて sulpiride の有効性から導かれた統合失調症の病態生理への示唆を述べたものである。この sulpiride 発見まで筆者は fluphenazine を主剤として用いていたが、先述した第二一章論文の末尾で「小生は現段階では進行分裂病への発展を阻止することを主目的として、やはり抗精神病薬を必ず使いますが、逆に進行分裂病へ発展すれば少なくとも陽性症状（この場合には最初期症状も含めて〈これは現在では否定：今回注〉）には抗精神病薬が著効するためと、またそうなるといわゆる人格水準低下は起こしますが、それがかえって患者の自殺に至るまでの著しい苦悩感を減じるために、医者にあるまじき発想かもしれませんが早くそこに至ってくれないかと願う気持ちもあり、複雑な心境です」と記していたようにその効果は満足のいくものではなく、より有効な薬剤を捜し求めていたのである。Chlorpromazine や haloperidol などの定型的な D_2 受容体遮断剤は無効で副作用が著しいこと、およびたまたま用いた noradrenaline depleter の作用もある oxypertine が著効した一例があったということから、筆者は定型薬とはいささか毛色の違う薬剤の試用を繰り返していたが、そこで偶然に出会ったのがこの sulpiride であったのである。その効果はまさに劇的で、D_2 受容体遮断作用はないと判断される五〇～一五〇mg／日という少量の投与によって約２／３の症例に有効性が認められたのである。Sulpiride 投与によって頻繁に無月経や乳汁分泌が生じ、その背景に sulpiride によって惹起された高プロラクチン血症があること、また往々にして sulpiride 有効例は高プロラクチン血症を呈し、逆に無効例はそれを呈さないという観察より、筆者はプロラクチン分泌亢進作用が初期統合失調症に対する sulpiride の効果を生み出しているのではないかと想定したが（これはなにも統合失調症の病態生理に対するプロラクチンの直接的作用のみを主張したものではなく、プロラクチン分泌に続く二次的、三次的機序等による間接的作用をも含んでいる。なお、プロラクチン prolactin という名称は当初発見された乳汁分泌作用に着目されて命名されただけのものであって、当然のことながらそれ以外の効果も検討されなければならないと筆者は考えている）、この着想は初期統合失調症の臨床単位の確立に向けた臨床研究の狭間に埋もれたまま今に至っている。精神薬理学ないし生化学を専攻されているどなたかが、この着想を引き継いで研究してくださることを願っている。

第二六章「自己危急反応の症状スペクトラム―運動暴発、擬死反射、転換症、解離症、離人症の統合的理解」は「精神科治療学」第一〇巻二号（一九九五）の特集「心的外傷再考―転換・解離・多重人格」に寄せたものであり、関由賀子氏との共著になる論文である。本論文は解離症に焦点を絞って論じた、前々書第二一章の「解離症の症候学―精神危急時における〈葛藤主体の隠蔽〉の諸相」（一九九七）に先立って著した論文であり、解離症を論じた上記の論文においてはその論述の前提となることとして引用しておいたので、前々書では収載を見送っていたものである。この論文において筆者は、自己危急反応を「前形成的に準備されてきた症候群（Hoche,A.）が自己危急的事態に際して発動したもの」と定義し、その原型を生命‐客観的危急的事態によって発動する運動暴発と擬死反射（原始反応：Kretschmer, E.）と捉えるとともに、加えて自己危急的事態を、一方では生命‐客観的危急的事態から生命‐主観的危急的事態へと拡大して緊張病性興奮と緊張病性昏迷を説明し、また他方では生命危急的事態から精神危急的事態へと拡大して転換症、解離症、離人症を説明して、旧来原始反応、緊張病症候群、ヒステリー、離人神経症というように疾患カテゴリーを別にして理解されていた複数の症状を自己危急反応の名の下に一括したのである。この論文はその時点では完結したものとして執筆したのであるが、後にこの論文を読まれた中谷陽二先生から『解離性障害』という成書に寄稿を求められて執筆した上記の前々書第二一章論文の前提となったのであり、結果的には一連の論文の前半部分となったのである。併せ読んでいただければ幸いである。

第二〇章　分裂病性シュープの最初期兆候
——見逃されやすい微細な体験症状について——

抄録

分裂病性シュープを最初期でとらえ、治療的対応を急ぐことは、シュープによる社会生活の中断と陰性症状の付加を防止し、よって分裂病患者の「社会的治癒」を図る上できわめて重要な臨床的営みである。筆者はシュープの概念を再発時に限定せず、初発時にも拡大し、また顕在発症はなくとも最初期症状を長期持続的に示す症例をも分裂病に含めて対象例とし、「分裂病性シュープの最初期兆候」の自験例（一八例、一九シュープ）の例示とその症候学的まとめを行った。その結果、比較的多く認められる最初期兆候として、①注意転導亢進、②注察念慮、③自生思考、④自生視覚表象、⑤自生記憶想起、⑥自生内言、⑦感覚強度の増大などの症状が明らかとなった。これらはいずれも微細で見逃されやすいものであるが、その確認は分裂病との診断や顕在発症の予知に役立つものと考えられ、注意深い問診の必要性が強調された。

1　はじめに

「分裂病圏精神障害の再発と再燃」をテーマとする本特集への寄稿に際して、筆者は本論文が再発と再燃のみを取り扱うものではなく、初発、再発を問わず、広く急性期の最初期兆候を扱っていることをあらかじめ断っておきたい（ここで述べる「兆候」とは文字通り兆し、ないし合図の意味であり、実際取り扱っている対象は他覚的所見としての「徴候」ではなく、自覚的訴えとしての「症状」である）。そのように取り扱う主題を拡大したのは筆者の分裂病観によるものであるが、以下にその説明をしておきたい。

第一は分裂病性シュープ schizophrener Schub（もしくは単にシュープ Schub）という用語の概念についてである。その用語は通常、初発—寛解以後の幻覚妄想状態や緊張病状態などの急性再燃をさしており、同様状態であっても初発（初燃）時には用いられることはない。この概念に従って、わが国では一般に「病勢増悪」の訳語があてられる。しかし、筆者はこのようにシュープという用語を再燃に限定して用いることが、分裂病という疾患の本態理解において、また臨床の実際の上からも有用なものであるのかという疑問を以前より抱いてきた。というのは、受け持ち医（ことに外来の）として長年月にわたって同一の患者の治療にたずさわった経験がある精神科医ならば誰でも、再発、再々発、あるいはそれ以上のくり返す再発においても、その急性期症状が初発時のそれと極めて似通っていることに気づいていることであろうし、その類似性は症状の精神病理学的形式（例えば妄想知覚とか考想化声とか）のみならず、内容面（例えば、個々の妄想の具体的内容）にまでも及んでいることに驚かされることが一再ならずあるからである。筆者には急性期症状を初発と再発に分ける必要や妥当性は全くないと思えるし、むしろそれらに同一の現象として同一の名称を与えていくことが、疾患の本態理解にとって有用であると考えている。この考えに従って、本稿ではシュープを「初発、再発を問わず、幻覚、妄想、自我障害、緊張病症状などのいわゆる陽性症状が急性に出現する病態」と定義し、訳語としてはすでに存在しているものが一層悪化するという意味である「増悪」の代わりに、Schub の一般的訳語である「推進」を用い、かつそれが急性に発現する点に着目して「急性推進」と呼んで以後の議論に供したい。

第二は直接的には分裂病の経過に、間接的には分裂病の本態の理解にかかわることである。これはすでに別の論文[13]で述べたことであるが、筆者は自身の分裂病臨床を通して、分裂病とはいわゆる陽性症状からなるシュープ（急性推進）を間欠的にくり返しながら、そのつど、感情鈍麻、意欲減退、思考（連合）弛緩などの陰性症状を階段状に付加していく疾患であり、経過類型の観点からは「間欠的シュープを主徴とする慢性疾患」と表現できると考えている。こうした認識を模式的に図1に示す。そしてこうした経過認識をふまえると、陽性症状からなるシュープこそが分裂病を分裂病たらしめている一次性の現象であり、シュープをへることによる陰性症状の付加は二次性の、後遺症的現象であるという疾患の本態理解が導かれる。つまるところ、筆者は分裂病とは分裂病性シュープにほかならないと考えている。

さて、以上の筆者自身の分裂病観に関する断り書きを前提として、改めて本論文の意図するところを述べたい。分裂病性シュープ、とりわけその最初期兆候の研究は以下の二つの意義を有する点で極めて重要なものと考えられる。

その一は全くもって臨床上の要請にある。本態の究明いまだ成らず、その治療が対症療法の域を出ない分裂

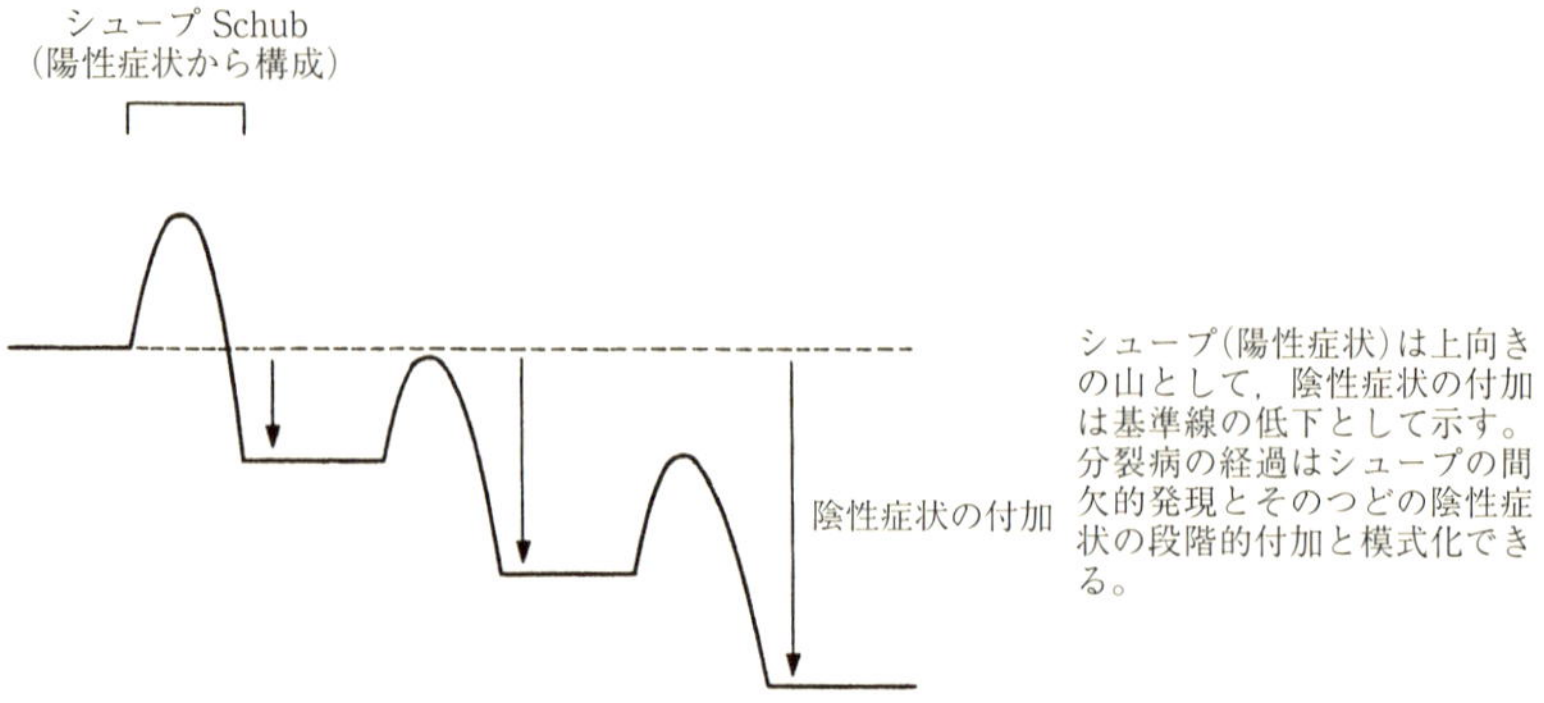

シュープ（陽性症状）は上向きの山として，陰性症状の付加は基準線の低下として示す。分裂病の経過はシュープの間欠的発現とそのつどの陰性症状の段階的付加と模式化できる。

図１　分裂病の経過模式図

病臨床において、われわれは治療目標をとりあえず患者の「社会的治癒」[15]におかざるをえないが、この社会的治癒の障害となるものがシュープによる社会生活の中断であり、この社会生活の維持困難であることは論をまたない。陰性症状による社会生活の維持困難であることは論をまたない。陰性症状はいわばシュープの後遺症であるという先の立論からは、シュープを防止することは社会生活の中断を防ぐだけでなく、陰性症状を付加させないという意義もあり、二重の意味で社会的治癒を図ることとなる。近年、分裂病臨床においては外来治療こそその主役であると叫ばれるゆえんである。しかし、不幸なことにいったんシュープが発動しはじめた場合には、それを最初期段階でとらえ、積極的な治療対応によって顕在発症（幻覚、妄想、自我障害、緊張病症状などを示す極期への進展）させないことがシュープの防止と同等の意味で重要となる。というのは、いまだ筆者の印象にすぎないが、シュープを最初期段階で頓挫させると陰性症状が付加されないからである！　シュープの最初期兆候を確実に見い出すことの重要性がここにある。

その二は分裂病の本態を理解する上での要請である。幻声や妄想知覚という「了解不能」な精神症状を「理解」する上でわれわれはどのようなアプローチをとればよいのであろうか。このアプローチの探索の中で、筆者は表面に現れた形（象）としての「現象」はその最萌芽形態において事の「本質」を露呈する、という命題に行き会った。ここからは、幻声や妄想知覚が完成形態として出現するシュープの最初期兆候を調査し、その中にそれらの最萌芽形態を見い出すことが、分裂病の本態理解の上での極めて重要な方法であることになる。

筆者はすでに第二の観点から二つの論文[13、14]を公にしてきたが、本論文ではもっぱら第一の観点から筆者がこれまでに経験してきた分裂病性シュープの最初期兆候を可能なかぎり例示し、広く臨床家の注意を喚起したい。というのは、本問題はその重要性にもかかわらず、一般に知られることが少なく、なおざりにされているからである。

2　症例

筆者自身が主治医として治療を担当してきた症例における分裂病性シュープの最初期兆候を、以下の二群に分けて例示しよう。

第Ⅰ群：顕在発症なく、最初期兆候を少なくとも一年以上示している症例

第Ⅱ群：顕在発症の前段階として、最初期兆候を一過性もしくは持続性に示した症例

　a：初発例

　b：再発例

これらの内、第Ⅱ群は幻覚、妄想、自我障害、緊張病症状などの明らかな陽性症状からなる顕在発症を示している点で分裂病との診断に疑いはないし、また以下に述べる諸症状が顕在発症の前段階でみられた点で「分裂病性シュープの最初期兆候」と呼ぶことに異論はなかろう。議論となるのは、第Ⅰ群の症例を本主題のもとに述べることの可否である。これらの症例は既往にも、また現在にも顕在発症のエピソードがなく、陰性症状もほとんどか、ないしは全くといっていいほど欠いており、その表出面にもいわゆる精神病的印象が少なく、伝統的診断からは分裂病とされえない人達である。しかし、筆者は次のような理由によって、第Ⅰ群の症例を「分裂病初期状態の長期持続例」とし、広く分裂病に含めて考えることを妥当なものとした。

①これらの症例の示す症状はMcGhie,[7] Chapman,[2] Bowers,[1] Freedman[4、5] ら欧米の研究者により報告された分裂病初期症状と同一である。また筆者の症例群では、第Ⅱ群の最初期兆候と一致する。

②第Ⅱ群の症例の中には、第Ⅰ群と同様にこれらの症状を年余にわたって示した後に顕在発症したものがある。

筆者は、第Ⅰ群の初期状態長期持続例と第Ⅱ群の顕在発症例との関係は早期ガンと進行ガンとの関係に対比しうるのではなかろうかと考えている。

やや本論をはずれるが、分裂病症状学を記述現象学的記載から神経心理学的理解へと導こうとする筆者の一連の研究[13、14]はこれら第Ⅰ群の症例に負うところが大きい。というのは、これらの人達は混乱の極致にある第Ⅱ群の顕在発症例に比して、自己に生起している事態を比較的冷静に観察し、伝えてくれるからである。すなわち、「分裂病の発生期状態の優れた報告者」であるからである。

第Ⅰ群：顕在発症なく、最初期兆候を少なくとも一年以上示している症例

［症例Ⅰ－1］　二〇歳　女性

（一見したところ全く普通の女子大生。自発的に来院し、いつからとは明確には述べられないが、数年前から以下のような体験があるという）

人ごみの中だけではなく、自室に一人でいる時でも、周りに意識されていると感じる。見られているのではなく、意識されているという感じ。人ごみではそれは人かなって思うけど、部屋の場合は意識しているのは人ではない感じ。

本を読んでいて、ただ字面を追っているだけで頭に入っていかない。注意を集中しても入っていかない場合と何か別のことを考えていることがある。全くの雑念というほどでもないが、本の内容とは関係のないことが次々と浮かんでくる。

他人と話している時も相手の言うことがよくわからないことがある。相手と自分とが離れている感じ。人がそこにいるのはわかっているけれども、私の周りに殻があってそれを通して見たり聞いたりしている感じで、親しみをもって話すことができない。頭ではそこに人がいるのがわかるが、相手が消えていってしまう。人間としての存在感がなく、物体でも見ている感じである。そんな折は、自分は何も感じていない。自分が自分でないというのとつながっている。感じる自分がない。

授業中、黒板の字がよく書き写せない。黒板の字を見るということから、それをノートに書き写すということへ意識が切り換えられない。意味内容をつかんで書いているのではなくて、知らない外国語をこういう風に書いてあるのかなあと真似をして書いている感じ。

心の中にはっきりとした言葉が浮かんでくる。「ごめんなさい」、「殺してやりたい」、「死にたい」など。癖になっているようで、ふっと浮かんでくる。度々ある。人前では心の中に浮かんでくるだけだけれども、一人の時は口をついて出てくる。意識してしゃべるわけではないが、助けて欲しいという気持ちで言っているよう。好きな人の名前が浮かんでくることもあるが、その時は相手が実際にそこにいるような感じでしゃべってしまう。半分では空想とわかっているが、半分ではそれに浸り切っている。頭の中にはそういう情景が見えている。セックスの場面もある。例えば、寝物語をしているとか、キスをする感覚があったり、局部に性感を感じる時もある。ふっと気がつくと机の前に座っている。長ければ二～三時間もそうしている時がある。実際には性的体験はないし、そういうことには嫌悪感がある。

歌を聞くと、終わった後もその歌がいつまでも頭の中に鳴り響いているように感じる時もある。

ホームで自分の前に立っている人を線路に突き落としてしまいたいとか、自分が飛び込んでしまいたいとか感じる時がある。ナイフやフォークを見ると、また見なくとも、それを手に突き立てることを次々と想像してしまう。

【症例Ⅰ―2】　一六歳　女性

（すでに中学生の頃から数年来、以下の悩みがあって自発的に来院）

時折、ボーとしちゃって自分が空白みたいになっちゃって、何にも知らないかのようになっちゃう。自分に「〇〇しろ」と言わないと安心できない感じがする。意識がないという感じ。自分という意識が出た時には、いつも一つではないみたい。二つとか、それ以上のこともある。各々は考えているけれども、意識して考えているわけではない。全然身勝手に動いている感じ。頭の中にもやもやとしたものがある。日常的な些細なことがどんどん浮かんでくる。

何にもできないし、テレビを見ることもできない。潰されるんじゃないかと恐くなる。ただ寝ちゃうだけしかできない。

心の中でAとBという自分が話している。具体的な場合は文字にも直せる。声かどうかはよくわからない。少なくとも他人から言われている感じではない。自分の声かと言われると、そうかもしれないと思う。

小さい頃から周りの物音で気が散る。注意を集中していても気が散る。特別に意味を感じたりはしない。周りに物がありすぎる。

［症例Ⅰ─3］　二七歳　男性

（数年間自室に閉じこもっているとのことによる往診例。作り付けのベッドのある三畳洋室、清潔とは言いがたいが、さりとて乱雑でもない。窓には厚いカーテンがおりており、昼間ではあるが電灯をつけている。テレビがかかっており──ただし、イヤホーンをしているため、音声は聞こえず──、ラジオからは比較的大きな音量で音楽が流れている。患者は清潔な身なりであるが、異様な格好をしている。左耳にテレビのイヤホーンを差し込み、その上から両耳を覆う形でタオルを巻いている──両親によれば、耳穴には綿を詰めているとのこと。ラジオもテレビもつけたままで応対するが、筆者の小声を十分に聞きとって応答する）

他人の声や不意の音（例えば、戸を開閉する音や近くを走る電車の音）を聞くとビクッとして落ち着かなくなる。ラジオ、テレビ、ステレオは不意の音を消すためにわざと聞いているのであるが、それらの音に対してはそういうことはない。最近ではそれほどでもないが、大学を中退した頃が最もひどく、音を出している人に憎しみさえ抱いた。講義中、周りの学生が雑談していると耐えきれなくなって外へ出た。何かをしようとすると、決まって音声が耳に入ってきて注意の集中ができなかった。音声も以前に比して大きく聞こえる。タオルをはずすと、先生の声も心に響いて耐えきれなくなると思う。

【症例Ⅰ－4】　一七歳　女性

（いつも疲労感があって何もできないという訴えで来院。しかし、高校には普通に通っている）

物心ついた頃から、テレビとかで耳にした音楽、例えばＣＭソングとか歌謡曲とかが頭の中に聞こえてくることがある。今聞こえているのではないとわかってはいるが、実際に聞こえるのとかわりはない。

一年ぐらい前から、頭の中に自然に、その日学校であったこととか、いろいろな思い出がよみがえってくる。小学校の頃の記憶もある。見えるというよりも、やはり思い出すという感じ。ピアノを弾く時など、邪魔になる。

【症例Ⅰ－5】　一八歳　男性

（最近になって始まった洗浄強迫と入浴時の強迫儀式にて来院。一三歳時より以下のことがあるという）

中学一年生の頃から空想癖があり、昨夏カント哲学に熱中していた一時期を除いては現在まで続いている。大便をしている時、電車で座っている時、湯船につかっている時、体を洗っている時、ことに入眠前、布団の中で次々と空想していく。自分が考えるというのではなく、情景を見ているという感じ。登場人物が出てきてしゃべっている。声が聞こえることはないが、脚本がある感じで内容がよくわかる。いったん中断しても、再びその続きを空想していく。一～二日続く。例えば、旧友に出会ってクラス会のことが話題になると、その後で次のクラス会のことが空想される。頭に浮かぶイメージはたぶん、昔のクラス会のイメージだとは思う。声は聞こえないが、言葉の内容は非常にはっきりしている。そのままで脚本が書けると思った。

[症例I−6]　一五歳　男性

（初診時前三ヵ月から始まり、現在まで約一年半、以下の訴えが続いている）

一日に何十回となく、特定の級友の顔や姿がふっと頭の中に浮かんでくる。持続は数秒程度であり、像の鮮明度は意識的に思い浮かべたものと変わりはない。像は静止しており、背景もない。その像は最近になってクラブの先輩の顔に変わった。何もしていない時にも浮かぶが、ことに授業中や自宅で勉強中に浮かぶことが多く、妨げとなるためいらいらしてしまう。

最近、自転車通学時に自分のすぐ後ろに誰かがいるような感じがして、度々振り返ってしまう。

[症例I−7]　一八歳　女性

（不登校を主訴として来院。二年以上も前から以下のことがあるという）

高校一年の頃より、何か自分の中にひっかかるものがある。それがどういうものであるか見当もつかないが、今まで何もなかったところに出てきたものであるだけに、あるという感じだけはよくわかる。

頭の中に昔の場面がよく浮かぶ。友達と遊んでいる情景が多く、実際の場面と変わりがないほど鮮明で色彩もあり、人の動きも場面の変化もある。見ているというよりも、なんとなくその場にいるような感じで、ハッと気がつくと一時間もたっているということもある。声は聞こえていないと思うけど、会話はしている感じ。

考えが次々とわいてくることもある。なんか自分で勝手に想像して、自分で話を作っていく感じ。「今、地震がきたらどうなるのかなあ」とか「自分が死んだらどうなるのかなあ」とか。自分が死んでも周りの人が誰も悲しんでくれず、涙が浮かんできたりする。以前はこんなことはなかった。こういうのは見えるのとは違う。考えである。

【症例Ⅰ－8】　一八歳　男性

（中学生の頃からすでに数年来、以下の体験があり、最近増加してきたので来院）

自分で意識して考えていることと無関係な考えが、急に発作的にどんどんと押し寄せてくる。頭の中がごちゃまぜになってまとまらなくなる。長くて一〇分、短くても二〜三分続く。中学生の頃は時折であったが、最近増加してきた。

雑踏の中で急に圧迫感というか、周りの人から見られているのじゃないかと感じて、不安でその場から逃げたくなることがある。誰が見ているというわけではなく、漠然としたもの。その場を離れることもあるけど、じっと耐える場合もある。そうすると、五〜一〇分で終了する。

体が自分のものでない感じでしっくりこない。考えていることと体が一致しない。頭では何か考えていて、ふっと体を見ると、例えば手などが自分の体ではないように感じられる。この感じは周りの物に対してもある。何気なく見たものに、ふっと気づくと違和感が感じられる。どんな風に違っているかはわからないけれども、何かが違う。周りの物音が気になる。音が考えの邪魔になるし、考えがまとまらなくなる。

【症例Ⅰ－9】　一七歳　男性

（中学二年生の頃からの「視線恐怖」の訴えで来院）

中学二年生の頃、生物実習で郊外に出て一人で考え事をしていた時、級友の一人が自分をじっと見詰めている気がしてパッと視線を避けた。それ以来、その級友にいつも見られている気がして視線を合わせられなかったが、高校に入ってからは次第に学校でも、電車の中でも、歩いている時でも誰かに見られているような気がするし、家族からも見られている気がして顔があげられない。

半年ぐらい前から雑念がわいてくる。一つ一つが非常に速くてパッパッという感じ。考えというよりも、見えるという印象が強い。学校へ行く時のこと、不安になる場所のこととか。白黒であまりハッキリとしているわけではない。頭が痛くなって、すごく疲れる。勉強を中断して寝るだけしかできなくなる。

［症例Ⅰ−10］　三〇歳　女性

（本症例はすでに別の論文[13]で詳しく報告したものであり、これまでの症例に比すると今少し進行したものと考えられるが、症状は約七年間にわたって以下に述べる単一のものにほぼ限定され、また陰性症状が全くない点でこの群に属するものと考えられた）

二三歳の頃から、心の中に言葉が出てくる。例えばテレビで男優を見ると、自分では結婚など考えてもいないのに「結婚できるかしら」とか、女ばかりの同胞の長女なので両親の面倒をみていかなければならないと思っているのに「親の面倒はみない」とか、中華料理店の前を通りかかると「帰りにギョーザを食べて帰ろうか」などの言葉が心の中に自然と出てくる。それらの言葉の内容は全く考えてもいないものであったり、常日頃考えていることの逆であったりする。こうした言葉はすぐに紙に書き写せるほど言語的に明瞭であるが、聞こえるとか見えるとかの感じは全くない。あくまでも心に湧いてくる感じ。また、言葉が湧いてくるスピードは普通にしゃべっているのと変わりはない。

第Ⅱ群：顕在発症の前段階として、最初期兆候を一過性もしくは持続性に示した症例

a：初発例

【症例Ⅱ－1】　一四歳　男性

（約二週間の内に次第に精神運動性不穏を示すようになり、家族に伴われて来院。診察室に山羊の臭いがすると言って鼻と口を上着の袖で覆い、硬い表情ながら時折ニヤーとした空笑を浮かべる。寡言ながら、以下のことを断片的に話す）

一ヵ月前から学校で周りの物音、例えばボールペンのカシャッという音などが気になって、授業中注意の集中ができなくなった。わざとらしい感じがして、誰かが自分の勉強の邪魔をするためにやっていると感じられた。家でも今まで感じられたことはなかったのに、テレビがうるさくなった（診察時、ドアをあけたてする音や戸外の物音の一々に患者は振り返ったり視線を向けたりして、客観的にも注意がそれやすいのが観察された）。

急に視力が良くなった感じ。遠くまで、細かいところまで良く見える。（診察室の窓から見える）木の葉の一枚一枚まで良く見える。

頭の中に黄色の螢光灯のような光の輪が見える。次第に小さくなって消えていく。

【症例Ⅱ－2】　二九歳　男性

（失恋のショックの後に、急激に同じ職場の若い女性すべてを対象とする被愛妄想が発現、同時に次の訴えをする）

学生時代にあった出来事とか、しばらく会っていない親戚の人のことなど、自分がもう忘れてしまっていたようなことが次々と思い出される。連想ゲームのように、頭の中にグルグルと浮かんでくる。自分の意思とは関係がない。関係のないことがバラバラと……頭の中が分裂している。

八ミリフィルムを見ているかのように、職場の女性の顔が次々と浮かんでくる。仕事中でも、休憩中でも、家でも。

自分のことをいつもどこかから見られている気がする。

最近になって、自分の動作や歩きかたがぎこちないように感じる。

【症例Ⅱ－3】　一六歳　女性

（初診時、緊張病性亜昏迷状態。後日、興奮状態に転じる。以下は初診時の診察にて断片的に聴取されたものである）

勉強にも、またテレビにも集中できない。物音が気になる。ドアの音が少し気になるし、風の音が恐い。

周りの人のことが気になる。見られている感じで恐い。

昔の思い出、楽しかったことも思い出す。自然によみがえってくる感じ。見えるのとは違う。考えるという感じ。

【症例Ⅱ－4】　一八歳　女性

（以下のような体験が約五年間続いた後に、最近腹の方から頭にかけてザワザワとした人の声があがってくるという幻声にて顕在発症した症例）

中学一年生の頃から些細ではあっても不意の物音に過敏になった。例えば、授業中に誰かが鉛筆を落とすとか、家庭ではハンガーが落ちたり、戸が閉まるとかすると、びっくりして「キャー」などの声をあげてしまう。そのために、クラスでは物笑いの種になるし、家族からはいぶかしがられた。また、試験中に巡回の教師が自分の脇を通り過ぎるなどして、不意に視野に物が飛び込んでもびっくりしてしまう。

高校一年生の頃からは、過去の失敗や感情が揺れ動いた時のことなどがふっと心の中に浮かんでくる。そしてそのことを考え始めると、その折の情景が映像として頭の中に見えてくる。色彩はモノトーンであるが、細部まで極めて明瞭である。

【症例Ⅱ－5】　二五歳　女性

（最近始まった幻声、被害妄想で来院。しかし、五年前から以下の体験が持続していた）

何か仕事をしていても、雑音がするとか、人の話声が聞こえると注意の集中ができなくなった（自分のことを話しているのではないかとか、自分と関係があるのではないかと気を回すことはなかった）

【症例Ⅱ－6】　一四歳　男性

（本症例は明瞭なシュープを有することなく、二一～二二年前より緩徐に分裂病性過程が進行していると考えられる症例で、幻声、考想化声、考想察知等のより顕在化した症状とともに、以下の訴えが述べられた。本症例では、以下の症状は明らかに顕在発症に先行したものとはいえないが、ここに含ませておこう）

無意識に考えが頭の中にどんどんと浮かんできた。いろいろとあるから一々のことはよくわからない。時にはそれが自分の声で聞こえるように思う時もある。明るかった気分が急に暗くなったり、怒りっぽくなるのはこんな時。自分の背後五mくらいから、誰かに見られている感じがする。時には、それが自分と同じぐらいの年齢の人（男だったり、女だったり）とわかる。

音に敏感になった。足音、電話のベルなどが大きく聞こえ、またビクッとして気になる。

常日頃使っている布団が急に厚く、重く感じられたりする。顔の皮膚も厚くなったように感じる。存在感があるって感じ。

本を読んでいて文字が揺れて見えることがある。見ている物のはじがフラッと動くこともある。

b：再発例

［症例Ⅱ－7］（Ⅱ—2の再発時）

机の引き出しを閉める音、椅子を動かす音、茶碗を洗う音などいろいろな音が気になる。音がすると、頭の中に友人、知人の顔がパッパッとでてくる。各々一秒くらいか、顔だけである。

周りの物から圧迫される。ふすまの模様が浮き立つようにくっきりとしてきて、色彩がどぎつく感じられる。

［症例Ⅱ－8］　二八歳　女性

（既往に被愛妄想から発展した定型的な幻覚妄想状態で入院したことがある。今回は再発のごく初期に自ら来院して、以下のことを述べる）

最近、耳が鋭くなり、家事をしていても戸外の物音や外で遊んでいる子供の声などに過敏となった。子供達が「死ね」などと言い合っているのが聞こえてくると、自分が言われているのではないとわかってはいるが、でも気になる。一〇〇分の一ぐらいは自分が言われている可能性が残る。

〔症例Ⅱ－9〕　三五歳　女性

（既往に何回も緊張病性興奮状態で入院したことがある。今回も同様状態で入院、寛解後に入院前六ヵ月のことを回想して、以下のことを述べた）

昨年の半ばより不思議な現象が起こり始めた。尾張屋（患者がウェイトレスとして勤めていた日本そば屋）へかつての同級生がやってきたり、朝鮮人がくるのが急激に増加した。来店する客の数には一定のリズムがあったのが乱れてきて、普通は暇な時間帯に多くなり、混む時間帯に少なくなったりした。子供が通路に足を投げ出して、私が通るのに邪魔になったりした。私はおまじないを作った。『アブタカダブラチチンプイ（八回くり返す）、一人称、二人称、三人称直接話法のみを信じる』。このおまじないの意味は、対面して話す時は明らかに私のことと信じるが、他人が話し合っているのが聞こえる時は「〇〇」と私の名前が出てきた時のみ信じるようにして、その他のことには耳を傾けないということ。

3　最初期兆候のまとめ

表1　自験例における分裂病性シュープの最初期兆候

症状名	症例数	症例番号																		
		第I群										第II群								
		1	2	3	4	5	6	7	8	9	10	1	2	3	4	5	6	7	8	9
①注意転導亢進	11		○	○					○			○		○	○	○	○	○	○	○
②注察念慮	7	○					○		○	○			○	○			○			
③自生思考	5	○	○					○	○								○			
④自生視覚表象	5						○			○		○	○					○		
⑤自生記憶想起	5				○			○					○	○	○					
⑥自生内言	3	○	○								○									
⑦感覚強度の増大	3											○					○	○		
⑧白昼夢	2	○				○														
⑨離人感	2	○							○											
⑩残響	1	○																		
⑪強迫衝動	1	○																		
⑫自己空白感	1		○																	
⑬音楽性幻聴	1				○															
⑭身体運動の意識化	1												○							
⑮動揺視	1																○			

以上、分裂病性シュープの最初期兆候を示していると考えられる筆者の自験例を例示したが、ここでそのまとめを付しておきたい。表1に症状名とその例数を掲げたが、その解釈にあたっては以下のような注釈を要するだろう。

①自験例はたかだか一八例、一九シュープであり、分裂病性シュープの母集団に比してその例数はあまりにも少なすぎる。また、その内訳は第I群に対する筆者の関心を反映してか、あるいは顕在発症を目前にした第II群の症例に対して詳細な症状聴取を行うことの反治療性を考慮してか、想定される各々の母集団との比較の上で第II

群は第Ⅰ群に比して圧倒的に例数が少ない。

②患者自身の体験野においては、各々の症状は未曽有のものであり、必ずしも通常の言葉では言い表しうるものではないことが多い。筆者がいわばあの手この手で質問をくり返して、やっと上記のごとき陳述が得られたことも少なくはない。したがって筆者は患者の表現がある程度、パターン化しているのではないかと恐れている（ただし、筆者の質問に対して、患者がその存在を肯定した際には、改めて患者自身の言葉でその具体的内容を語らしめるようにしている）。これは余談であるが、適切な質問に対しては、患者は即座に肯定の意を伝え、初めて自分の苦衷感がわかってもらえたとホッとした安心感を示すものである。こうした症例では、詳細な質問と応答のくり返しによる症状の精細化それ自体が治療的である。

③②とも関係するが、患者の生の体験を筆者なりの症状名に「翻訳」する際に、筆者は似たような形を皆同じ鋳型に押し込んでいるのではないかという不安感にとらわれる。パターン化なくしては、これらの症状から得られた経験を次の症例認識にいかせないのであるが、それでもなお、症状名への「翻訳」が患者の生の体験から遠くはなれてしまうのではないか、見えなくさせてしまうのではないかと恐れる。

以下に掲げる最初期兆候の列挙は、上記した偏りを承知の上で、また筆者なりの恐れを感じつつ、あえてまとめたものである。例数の多い順に説明していく。

(1)　注意転導亢進（二一例）

これは通常ではほとんど意識化されることのない些細な知覚刺激によって、容易に注意が転導されることを述べたものであり、それらの知覚刺激を元来は注意が向けられていないという意味で背景知覚と呼ぶならば、正確には「背景知覚による注意転導性の亢進」と名づけられるものである。一般に知覚過敏と呼ばれることもあるが、この用語には後に述べる感覚強度の増大も含まれており、適切ではない。この症状はすでに欧米では、exaggerated state of awareness (MacDonald)[6]、perceptual enhancement (Crider)[3]、heightened distractibility (McGhie & Chapman)[7]、deficits in focusing attention and concentrating (Freedman)[5] などと呼ばれて、分裂病初期症状の中心をなすものとして十分に指摘されてきたものであり、近年わが国でも中井が「微分回路的認知」[8〜10]、「アンテナ感覚」[11]、徳田が「『気になる』という体験」[17]と呼んで指摘している。筆者自身も、[14]単に例数が多いということだけでなく、この症状をいわば核として妄想知覚が発展してくるという意味で「妄想知覚の原初形態」とみなし、ことに注目している。

注意の転導をひきおこす背景知覚は、大半の症例では極めて要素的な音声や視野内の単純な動きであり（視覚性に比し、聴覚性が圧倒的に多い）、患者はその対象に対して注意を固着させたり、特別の意味を感じとったりすることはない。しかし、稀には（というより、今少し進行すると）その背景知覚はそれなりの意味を有する言葉や出来事となり、そうなると患者はその対象に固着され、それなりの意味を探ろうという態度へと変化する。症例Ⅱ―8、Ⅱ―9はその間の事情を物語っている。

(2)　**注察念慮（七例）**

これはどことなく周囲から見られている感じであり、患者にとっては確実な被注察感であるが、その見ているという存在そのものに関しては一般に漠としており、その方向や定位を定め切れず、またそれが人間であるか否かすらも曖昧であるものが多い（時には症例Ⅰ―6、Ⅱ―6のごとく、その存在を実体的意識性として感じとっている場合もある）。また症例Ⅰ―1のごとく、自室で周囲に誰もいない状況でも生じることがあり、その場合には最初期兆候であることは一層確実と思われる。先に確実な被注察感と述べたが、それでもなお「注察念慮」と表現せざるをえないのは、患者自身が「誰も見ているはずはないのに」とその異常性を十分に認識しているからである。本症状は比較的多いものであるにもかかわらず、分裂病初期症状を研究した欧米の学者の論文にはみられないようである。

これ以降述べる自生思考、自生視覚表象、自生記憶想起、自生内言、白昼夢は互いの境界が時に不鮮明であるが、一応以下の各項で行う定義に従って分類してみた。

(3)　自生思考（五例）

これはとりとめもない種々の考えが自然に次々と浮かんでくると体験されるもので、例えば何らかの葛藤状況にある人がある特定の観念に関して堂々めぐりのごとく思い悩むのとは異なり、互いに関係があるとは思われないような考えが連続的、自動的に生起する現象をさしている。付言するならば、その考えの一つ一つは完結した、一定のまとまりのある「思考されたもの Gedanke」すなわち観念ではなく、あくまでも「思考する denken」という営為そのものと思われる。したがって、患者は「どんな内容なのか」と問われても、何も答えることができない。この症状がある程度持続的なものとなると、例えば症例Ⅰ―2のごとく、自己の内にもう一人の自己を感じることとなり、自我分離体験を生じることになる。本症状は欧米では、例えばFreedman(5)

によって racing thoughts, subjective loss of control of thoughts などと呼ばれたものである。筆者はすでに別の論文[13]で、この症状から自我障害、考想化声などをへて幻声へと至る経路を記述現象学的立場から考察した。

(4)　自生視覚表象（五例）

明瞭な視覚的イメージが自然に頭の中に浮かんできて「見える」と体験されるもので、精神病理学的形式からいえば偽幻覚（カンディンスキー）ということになる。ただし、それがある特定の過去の体験と認知される場合には後に述べる自生記憶想起に含ませ、またそれが空想的視覚表象の場合には同様に後に述べる白昼夢に含ませ、両者ともに本項目から除外した。したがって、本項目に属するものは比較的少なくなったが、広く「頭の中に見える」という体験を数え上げるならば、自験例の内九例ということになり、比較的多いことになる。

(5)　自生記憶想起（五例）

過去の体験が自然によみがえってくると体験されるもので、通例は自生思考と同様にそれらの断片が次々と、というふうである。よみがえってくる体験は必ずしも感情的負荷のあるものではなく、むしろ忘れてしまっていたような些細なものであることが多い。ただし、必ずそれが自分の過去の体験であると認知されることが必要である。そのよみがえり方は、単に「思い出す」という形式（症例Ⅰ—4、Ⅱ—2、Ⅱ—3）から、次第に視覚表象の程度が強くなり、かつて筆者が「経験性幻覚症ないし幻覚性記憶想起亢進症の二例」という論文[12]で示した症例のごとく、偽幻覚の形式（症例Ⅰ—7、Ⅱ—4）をとることもある。

(6)　自生内言（三例）

この症状名は筆者自身の造語であるが、内容のすべてが逐一、具体的な言語で表現できるほど明瞭でありながらも、「聞こえる」とか「見える」とかの感覚性を欠いた観念の自動的生起をさしている。[13]症状の発展段階から考えると、自生思考がやや進展して言語的明瞭性を獲得したものといえる。症例Ⅰ―2では今少し進展して、立津[16]の述べる「心声未分化」、もしくは考想化声の最萌芽形態と呼びうるものとなっている。

(7)　感覚強度の増大（三例）

文字通り、種々の感覚の強度が増大したと感じられる体験である。先に述べた注意転導亢進に伴ってそのように感じられることもある（例えば、症例Ⅰ―3）が、ここではそれとは別に、単独で現れたもののみを数え上げた。症例Ⅱ―1、Ⅱ―7は視覚性であるが、Ⅱ―6では触覚、重量感覚、身体感覚に現れている。欧米の文献では、例えばheightening of sensory vividness（MaGhie & Chapman）[7]と呼ばれる。

(8)　白昼夢（二例）

これは物語性の展開を有する空想的視覚表象であり、広く「頭の中に見える」という体験の一部をなしている。そうした症状の中で、患者は皮膚感覚や性感を感じたり（症例Ⅰ―1）、自生内言を体験したり（症例Ⅰ―5）している。

(9) 離人感（二例）

この症状はもはや説明を要するまでもないが、その離人感の対象は症例I—1では外界と自己精神であり、症例I—八では外界と自己身体である。

以下の諸症状は各々一例にのみ見られたものであり、その内容は症例の項と表1を対比させてもらえればわかるので、ここでは症状名の列挙のみにとどめる。

(10) 残響

(11) 強迫衝動

(12) 自己空白感

(13) 音楽性幻聴

(14) 身体運動の意識化

(15) 動揺視

4　おわりに

「分裂病性シュープの最初期兆候」という題名から受け取られる印象からすると、読者は筆者がいたずらに問題の拡大を図ったと思われるかもしれない。実際、筆者は本稿において、「分裂病圏精神障害の再発と再燃」

というテーマから出発して二回の問題の拡大を図ってきた。第一は通常は再発に限定して用いられるシュープという用語を初発時にも適用したことであり、第二は顕在発症はなくとも明瞭なシュープの最初期兆候と同質の症状を持続性に示す症例を「分裂病初期状態の長期持続例」としたことである。しかし、こうした拡大は「はじめに」および「症例」の節で述べたように、筆者にとってはそれなりの根拠があってのことであり、むしろそうした拡大を図ることこそ、問題の所在、事の本質を一層明らかにしてくれるものと考えられた。ただし、こうした考えの妥当性はそれ自体が一つの論文ないし一つの書籍を費やして地道に検討されるべき問題とも考えられるものであり、その点では本稿は筆者個人の覚書、ノートの類いのものであるといえよう。

以上のごとく、一方における確信、他方におけるためらいがあるにもかかわらず、筆者があえてこうした予報的ともいえる未完成品を提出するのは、分裂病性シュープの最初期兆候の研究がその重要性に比してあまりにも取り上げられることが少ないからであり、ことにわが国においてはその傾向が著しいと思えるからである。先に述べた諸症状はいずれも微細で見逃されやすいものであるが、その確認は分裂病との診断や顕在発症の予知に役立つものと考えられ、注意深い問診の必要性が強調される。この点において、本論文は昨今わが国に流布しているＤＳＭ－Ⅲなど、いわば「疾患の完成形態」の分別を目的とした安直な機械的診断に対するアンチテーゼでもありうる（ＤＳＭ－Ⅲの乱用は筆者には精神科医であることの放棄としか映らない）。「早期発見、早期治療」はあらゆる疾患にあてはまるが、ことに分裂病臨床ではその感を深くせざるをえない。本稿がその一助ともなれば幸いである。

文　献

（1）Bowers, M.B. and Freedman, D.X. : "Psychedelic" experiences in acute psychoses. Arch. Gen. Psychiat., 15 : 240–248, 1966.

（2）Chapman, J. : The early symptoms of schizophrenia. Br. J. Psychiatry, 112 : 225–251, 1966.

（3）Crider, A. : Schizophrenia — a biopsychological perspective. Lawrence Erlbaum Associates, Hillsdale, 1979.

（4）Freedman, B. and Chapman, L. J. : Early Subjective experience in schizophrenic episodes. J. Abnorm. Psychol., 82 : 46–54, 1973.

（5）Freedman, B.J. : The subjective experience of perceptual and cognitive disturbances in schizophrenia — a review of autobiographical accounts. Arch. Gen. Psychiat., 30 : 333-340, 1974.

（6）MacDonald, N. : Living with schizophrenia. In : (ed.), B. Kaplan. The Inner World of Mental Illness. Harper & Row, New Tork, p.173-184, 1964.

（7）McGhie, A. and Chapman, J. : Disorders of attention and perception in early schizophrenia. Br. J. Med. Psychol., 34 : 103-116, 1961.

（8）中井久夫：分裂病と人類—一つの試論。安永浩編：『分裂病の精神病理６』、東京大学出版会、二四三—二七六、一九七七。

（9）中井久夫：奇妙な静けさとざわめきとひしめき—臨床的発病に直接先駆する一時期について。中井久夫編：『分裂病の精神病理８』、東京大学出版会、東京、二六一—二九七、一九七九。

（10）中井久夫、上田宣子：分裂病発病前後の「不連続的移行現象」—特に一回的短期間現象とその関連における超覚醒現象について。内沼幸雄編：『分裂病の精神病理14』、東京大学出版会、東京、二六三—二九三、一九八五。

（11）中井久夫：関係念慮とアンテナ感覚—急性患者との対話における一種の座標変換とその意味について。精神科治療学、一：一二七—一三一、一九八六。

（12）中安信夫：経験性幻覚症ないし幻覚性記憶想起亢進症状の二例。精神経誌、八六：二三—五二、一九八四。**（前々書第一七章）**

（13）中安信夫：背景思考の聴覚化—幻声とその周辺症状をめぐって。内沼幸雄編：『分裂病の精神病理14』、東京大学出版会、東京、一九九—二三五、一九八五。**（前々書第一章）**

（14）中安信夫：背景知覚の偽統合化—妄想知覚の形成をめぐって。高橋俊彦編：『分裂病の精神病理15』、東京大学出版

会、東京、一九七―二三一、一九八六。**（前々書第二章）**

(15) 竹村堅次：精神分裂病の社会的治癒について。精神医学、七：二一七―二二二、一九六五。

(16) 立津政順：自我障害の一生起機序―精神分裂病の場合。精神経誌、六〇：七八二―七八八、一九五八。

(17) 徳田康年：精神分裂病における「気になる」という体験について―注意の様態と関連して。臨床精神病理、五：一二五―一四一、一九八五。

（精神科治療学、一：五四五―五五六、一九八六）

第二一章　ケースカンファランス「土門裕二・鈴木國文・村上靖彦：自分の常識が他人の常識と異なると訴え続けた症例。精神科治療学、二：六一三―六二一、一九八七」への誌上参加

前略

この症例報告は極めて貴重だと考えます。しかし小生が筆を取りましたのは、その貴重さについての小生の理解が報告者とも、また討論者ともいささか異なっていると思えるからです。小生の診断は文句なく分裂病ですが、そのとらえ方は同様に分裂病と診断された多くの討論者といくぶん異なっており（討論者Gに最も近いでしょうか）、本症例に分裂病の最初期病像、およびそれに対する患者の必死の抵抗と無惨な敗北の典型を見ます。小生の眼から見た本報告の欠点をあえて断じますと、第一に分裂病の最初期病像についての認識不足とそれと絡んだ形での症状記載に関する躊躇であり、第二に患者の訴えを疾患そのものの症状である一次的訴えか、それともそれに対する了解可能な反応である二次的訴えかに区別して理解していく視点の欠落です。これらの点を以下にやや詳しく述べたいと思います。

まず第一の批判についてですが、これは第二期の中心的訴えとされている「オーケストラ体験」や「カテゴリー失効」などが、患者の表現そのままに最後まで使われていることに端的に現れています。報告者は次のよ

うに書いておられます。「果してこれらが単なる比喩なのか、あるいは強迫観念的なものなのか、さらには幻聴、作為体験、思考途絶等の病的体験として理解してよいものなのか、その判断はできなかった」と。しかし、小生の眼から見るならば、報告者の記載された範囲内のものだけでも、すでに十分にその症候学的判断は可能だと思います。紙数の都合上、「オーケストラ体験」に限って患者の陳述を再引用させていただき、検討に付したいと思います。

「……昨日の晩ヘトヘトで、いろんな考えが頭に出てきて、……俺の読んだ本では『精神分裂病は指揮者がいないオーケストラ』と書いてあったんだけど、俺の頭の中にはたくさんの指揮者がいる。ゴチャゴチャしているんですよ……俺がしっかりしているといいんだけど、自分の頭の中の過去記憶とか、考えとかが勝手に動き始める。何の脈絡もなく。夢とも違うし、でも頭の中で観念が筋道なく滑り出す。五人の人間が別々の話題を話すと混乱する。一挙にいろいろな考えが吹き出て、あれもこれもと一緒に、同時に考えさせられる。人格が四つから五つあるような感じになる」

分裂病の最初期病像についての知識があるならば、これが自生思考および「自生記憶想起」（中安）[4]、ないしは「思路の無限延長、無限分岐、彷徨」（中井）[3]、"racing thoughts"、"subjective loss of control of thoughts"（以上二つ、Freedman）[1]、"lack of control, direction and inhibition of thinking"（McGhie and Chapman）[2]などと呼ばれる、分裂病の代表的な最初期症状であることにすぐ気がつくはずです。陳述を子細にみるならば、その起こり方は全く自生的な場合と他者の会話刺激に触発されて起こる場合とがあるようです。多分、後者があるために、患者は第三期に記載されているように対人状況や対話を避け、個室を望んだのでしょう。報告者は「より詳細に問うてもそれ以上の返答を（患者が）拒んだ」と述べておられますが、一般に最初期症状は症状のある、まさにその時点でないと精細化することが困難であり（この点で夢体験と類似します）、このことを考慮するとこの患者はすでに十分に語っているのではないでしょうか。実際、小生の数々の自験例をみましても、これほど詳しく自生思考を語ってくれた人は少なく（大抵は「頭の中がゴチャゴチャする」くらいにしか語りえません）、この症例は自生思考の示説例となるほどのものです。この陳述を聞いてなお、比喩かと疑われ、また旧来の症状リストの中から完成した分裂病像に見られる症状しか思い浮かべられないとなると、小生は初めに述べたように、報告者が分裂病の最初期病像について認識不足であると断じざるをえません。付言するならば、「カテゴリー失効」については思考途絶とみるよりは“slowed thoughts”（Freedman[1]）とみる方が妥当であり、また第三期に記載された「オーケストラ体験」には「画像というか視覚像が混じっていますね」との患者の表現があり、これは「自生視覚表象」（中安[4]）と思われます。そのほか、患者の陳述の中には確かではありませんがその他いくつかの最初期症状を疑わせるものがあり、その気になって質問するならば、もっと多彩な最初期症状の存在が確かめられたのではないでしょうか。

次に第二の批判についてですが、これは第一期の「翻訳装置」についての理解に関してのものです。分裂病質者の中に、往々会話中の相手の言葉の一々を自己の了解的文脈にもたらそうとして、くどいほどに質問を繰り返す人がおり、小生はこれを分裂病質者が他者との間に生じるコミュニケーション・ギャップ（その原因については推測の域を出ません）を埋めるために取る一つの積極的な適応機制（消極的な適応機制として考えられるのはイエスマンになることやただ内閉することです）と考えています。本例の場合も患者の自覚的訴えとは別に、報告者は「ごく日常的な会話の際にも些細な言葉に拘泥し、コンタクトがとりにくかった」と患者の言語行動の特徴を記しておられ、患者は同様の適応機制を用いていたのだと考えられますが、その原因はとなると、最初期症状の頻発という観点からはすでに分裂病性過程が始まっていると考えられることや、また患者自身、「二、三年前から」とその自覚的訴えの開始を述べている以上、分裂病質者と同等に考えることはできません。小生はこうした言語行動の特徴、およびそれと表裏の関係にあると思われる「自己の常識が他者の常識と異なる」との患者の自覚やそれを解消するための「翻訳装置」作成の企図を、次第に進行していく感情鈍麻の自覚とそれに対する患者の必死の抵抗と解します。一時期認められたフザケやオドケも同質の抵抗と考えます（この点に関しては討論者Bと同意見です）。この判断には、先に述べたような分裂病の最初期症状がこれだけ頻発しているからには云々、という予断もありますが、執拗な入院希望の訴えにもかかわらず、「斜に構えた態度を崩さず、面接中あたかも他人事かのように終始し、何故入院を希望するのか疑問に思えた」という感情表出の乏しさや、患者自身の以下の陳述にそのあたりの事情がよく現れていると思います。

「……俺はさ、常識の世界に生きてないので、理論ずくめの人生の中で生きているので、二つの人格を使い分けて世の中とやっていかなくてはいけない。大変なんだけど」（傍点小生、以下も同様）

「人と違いますね。二、三年前からかな。人にとってはずいぶんと親しみのあることでも、自分にとっては全然ないし……常識的な考えとズレが出て、それでいちいち説明しなくてはいけないし、ただわからない人は仕方がない。……特に感情的なものがだめ、人間の感情の入った玉虫色がだめ」

「新しい事態が出てきても、人間は現実にありえそうなことを仮定して憶測して生きていると思うんですが、憶測が出てこないんですね、自分は。出てこなくなって初めて生命の無意識さの中にあるものの大切さがわかるんだけど、二年ぐらい前からそれが欠落してしまって、状況に応じた判断ができないんですね。今はその大事さがわかるんだけど。断片を適当に配置づけするニカワが出てこないんですね」

我々が、書かれた物と違って、少々の論理的矛盾や文脈の逸脱があっても他者とスムースなコミュニケーションをはかることができるのは、語句や文節のイントネーション、語勢、間（沈黙）、あるいは相手の微妙な表情変化、あるいはより漠然とその場の雰囲気などを無意識のうちに感じ取り、そしてそのことによって相手の心の内に感入し、その共感の下に話された言葉の真の意味を了解するのだと考えられますが（相手の表情がわからない電話だと誤解が生じやすいのは日常的経験でしょう）、感情鈍麻によってこうした共感性が失われると、いきおい相手の会話は純論理的には矛盾に満ちたものとなり、本患者の述べるような「人と話してもズレができて話の内容がわからなくなってしまうこと」必定であり、そうなるとコミュニケーションを断って自閉するか、あるいはなおコミュニケーションをはかろうとすれば、この症例のように他者の世界と自分の世界との間に介在し、両者に架橋する、ひたすら論理にのみ依拠した「翻訳装置」を作るしかないのは想像に難くないでしょう。討論の中でも問題となっていた「A市は寒いほうですか、暖かいほうですか？」という問いに対する患者の一義的な回答の不能と困惑も、質問者の意図への共感性の欠如を想定すれば、十分に納得のいくものです（質問内容それ自体へ純論理的に回答しようとすれば、患者の述べるような多義的なものとならざるをえません)。小生は本症例の中に、次第に冷えびえと空疎になっていく自己の感情へのおののき、それによる他者とのコミュニケーションの齟齬に対して、多くの分裂病者と違って自閉することなく、妄想的企図であるとしても「翻訳装置」を作成することによって乗り越えようと、必死の抵抗を試みた勇者の悲惨さを感じ取ります(小生のこうした了解はまさに患者の置かれた心的状況への共感性に基づくものですが、いきすぎでしょうか)。ここでは「翻訳装置」という珍奇なる言葉に眼を奪われるのではなく、その裏にある感情鈍麻の自覚に深く感入し、それを共感的に受けとめることが必要だったのではないでしょうか。

以上、「オーケストラ体験」、「カテゴリー失効」などが明瞭な分裂病最初期症状であること、および「翻訳装置」作成の企図は感情鈍麻の自覚に対する患者の必死の抵抗であり、それ自体は十分に了解可能であることを述べましたが、いい残した二、三の点を最後に述べます。

その一は「オーケストラ体験」、「カテゴリー失効」と「翻訳装置」の関連性です。すでに討論の中で前者も第一期からあると書いておられますが、この両者はいわゆる陽性症状と陰性症状(正確に述べるならば、「翻訳装置」は感情鈍麻に対する二次的反応、患者の営為であり、それ自体は本質的には症状ではないと思います。それは「オーケストラ体験」に対する「思考放棄」と同列に位置するものと思われます)として同時並行的に進行したものと思われます。しかし、だからといってその中に、討論にあるような、一方が基礎で他方がその二次的発現であるというような病態構造を読み取ることは、この症例からも、また我々の現段階の知識からもいきすぎのように思われます。また、記述現象学的な症状記載に厳密たらんとする小生の立場からみますと、これは討論者一般に共通していえることですが、個々の症状記載も不十分なままに、性急に互いの関連性や病態構造全体の解釈に走りすぎているという印象を受けました。

その二は分裂病の最初期病像は急速に展開していくシュープの最初期に一過性にみられるだけではなく、最初期状態に一年以上にもわたって持続的にとどまる症例もあるということです。小生はすでにこうした例を十数例経験しており、一部は報告しておりますが[4]、本症例もこれに該当すると思います。報告者は討論の初めに、この患者が最後まであまりにも整然とした手紙を書いていたことをあげ、そのことが分裂病との診断を躊躇した最大の理由であることを吐露されていますが、こうした症例では思路の障害や顕著な感情鈍麻など、いわゆる「人格的崩れ」がみられないのが通例であり、定型的な分裂病像をイメージして、それとの対応を求める限り、診断は不可能かと思われます。小生はかつてこれらを「分裂病初期状態の長期持続例」と呼びましたが[4]、心ひそかには早期胃ガンにならって「早期分裂病 early schizophrenia」（いささか手垢のついた初期分裂病という用語は避けます）という命名を与えて、一つの臨床単位と考えています。早期胃ガンが必ずしも進行胃ガンに進展するものではなく、したがって一つの臨床単位とされ、別の診断基準が与えられているように、この早期分裂病は通例の進行分裂病とは区別して考えていく必要があると考えています。

その三はこうした早期分裂病の薬物療法についてですが、本症例でもそうですが一般に抗精神病薬の効果は乏しく（一部の症例では著効することもあります）、逆に副作用ばかり出て、耐容力が低いことが指摘できると思います。小生は現段階では進行分裂病への発展を阻止することを主目的として、やはり抗精神病薬を必ず使いますが、逆に進行分裂病へ発展すれば少なくとも陽性症状（この場合には最初期症状も含めて）には抗精神病薬が著効するためと、またそうなるといわゆる人格水準低下は起こしますが、それがかえって患者の自殺に至るまでの著しい苦悩感を減じるために、医者にあるまじき発想かもしれませんが早くそこに至ってくれないかと願う気持ちもあり、複雑な心境です。

以上、批判ばかり呈しましたが、いまなお我が国では取りあげられることの少ない分裂病の最初期症状への関心が高まることを願って、あえてこの拙い批判文を草しましたことを最後に記して、この便りを閉じさせていただきます。

草々

一九八七年一一月一〇日

文　献

（1）Freedman, B. J.: The subjective experience of perceptual and cognitive disturbances in schizophrenia — a review of autobiographical accounts. Arch. Gen. Psychiat., 30 : 333-340, 1974.

（2）McGhie, A. and Chapman, J.: Disorders of attention and perception in early schizophrenia. Br. J. Med. Psychol. 34 : 103-116, 1961.

（3）中井久夫：分裂病の発病過程とその転導。木村敏編：『分裂病の精神病理3』、東京大学出版会、東京、一—六〇、一九七四。

（4）中安信夫：分裂病性シュープの最初期兆候—見逃されやすい微細な体験症状について。精神科治療学、一：五四五—五五六、一九八六。**（本書第二〇章）**

（精神科治療学、三：一五二—一五五、一九八八）

第二二章　初期分裂病患者への精神療法的対応
——診断面接に含まれる治療的意義について——

1　はじめに

稿を始めるにあたって、本稿の内容に関する二つの但し書きを付しておきたい。

第一には、本稿は分裂病の治療論全般を述べるものではなく、その対象を初期分裂病の治療に限定していることである。この理由は、一つには分裂病は病期に応じて種々の病像を呈するが、それら種々の病像ごとの治療を論じることも、またそれらを統括する治療論を提出することも筆者の手に余るという消極的理由からであり、二つには精神科に限らず、一般に医学においては発病予防が最重視されるべき課題であるが、現在のところこれといった予防策がなく、また病期が進むにつれて非可逆的欠陥を付け加えていくという経過特性を有する分裂病については、その初期に治療を行うことが予防に準じる位置を占めており、したがって分裂病の治療の内でも初期治療は最も重視されなければならないという積極的理由による。こうした直接的な理由に加えて、近年精神科外来診療の拡充につれて「分裂病の早期発見、早期治療」が叫ばれるわりには、分裂病の初期状態の診断や治療についての具体的指針が論議されることが少ないという現状に対する筆者の不満もまた、初期治療に焦点を合わせた間接的理由となっている。

第二には、本稿は初期治療の内でも精神療法的対応に限って述べるものである。しかし、身体療法ではなく精神療法を取り上げるからといって、筆者が精神療法を初期分裂病治療の最善の策と考えているわけではないことはあらかじめお断わりしておかなければならない。筆者はこれまで分裂病の一次的障害として状況意味失認という神経心理学的仮説を提出してきており[17、18、20]、またその基底に神経生化学的異常を想定しているが、こうした疾患論から導かれる治療論は当然のごとく薬物療法を初めとする身体療法であろう。にもかかわらず、精神療法を取り上げるのは、幻覚、妄想、緊張病症状などからなる極期の治療と違って、これといった有効な身体療法が見いだせない初期治療においては、いわば次善の策として精神療法が重要視され、要請されるからである。

以上、本稿の内容についての二つの但し書きを述べたが、本特集のテーマ「分裂病の治療論」に比して筆者の取り扱う主題はきわめて限定的なものとなった。しかし、限定的ではあってもこの主題は、顕在発症予防という点で分裂病治療の内でも極めて重要な位置を占めており、その重要性に比してこれまで議論されることの少なかった課題と思われる（発病過程を克明に区分けし、その転導可能性を探った中井[13]の論文「分裂病の発病過程とその転導」は、この分野における特筆すべき先駆的業績であろう）。

治療論に先立って、初期分裂病の概念と診断基準にいくばくかのページ数をさくが、これはここで論じる治療技法の対象を明確にしておきたいことに加えて、いまだ十分に認定されていない初期分裂病の治療にあたっては、そうした臨床単位の存在をあらかじめ知っていることが、治療者にとって欠くべからざる前提と思えるからである。

（なお、本稿準備中のこととはいえ、ごく最近皆川、守屋、吉松と筆者とで行った初期分裂病症例のケース・カンファランス[21]と本稿には一部重複するところがあることをお断わりしておきたい。ケース・カンファランスは症例に基づいての議論であるだけに具体的であり、併せお読みいただければ幸いである）

2　初期分裂病の概念と診断基準

(1)　概念

まず最初に、筆者の述べる「初期」、「初期症状」、「初期分裂病」の概念を簡略に述べておこう。分裂病の「初期」とは、臨床的には幻覚妄想状態や緊張病状態の急性発来、あるいは情意減弱（人格水準低下）の明白な発現など、伝統的な分裂病概念にて発病（筆者はこれを「顕在発症」と呼んでいる）とされる時点に先行する時期のことである。終着点は勿論顕在発症であり、起始点は概念上は後に述べる「初期症状」が最初に発来した時点となるが、しかし起始点を定めることは実際上はなかなかに困難である。というのは、患者の中には物心ついて以来、断片的ながらも少数の「初期症状」の散発を経験している者がいるからである。こうした場合、筆者は以前からの「初期症状」の頻発、ないし新たな「初期症状」の付加をもって一応臨床上の起始点と見なしている。こうした時期をたんに分裂病の「始まり」とするのではなく、明瞭に「初期」と定めるのは、この時期を数日～数週間で通過する症例のほかに、この時期に数年にもわたって滞留する症例があり（筆者はごく最近、四〇年来「初期」の状態像を示し続けている一例を経験した——未発表）、後者の症例の存在はこの時期と幻覚、妄想、緊張病症状等からなる極期との間には障壁があり、その移行が不連続的であることを教えているからである。また、極期と違って「初期」には患者がそれなりの病識を有していること、および極期症状に有効なドパミン受容体遮断性抗精神病薬が「初期症状」には殆ど無効であるという薬効の違いも、この時期を特別に取り出させる理由となっている。[19]

次いで「初期症状」についてであるが、筆者は「初期」に見られる症状のすべてを「初期症状」と呼んでいるのではない。明白な発病（筆者の述べる顕在発症）に先行する時期の症状については、すでにKraepelin, E.[8]によっても前兆Vorbotenとして知られ、その後においても前兆Vorboten（Bumke, O.[2]）、前駆症Prodrome（Mayer-Gross, W.[10]）、戦慄Trema（Conrad, K.[4]）、前駆症と前哨症状群Prodrome und Vorpostensyndrome（Gross, G.[7]）、わが国でも神経症様人格変化（村上[12]）、発病前段階（中井[13]）、早期兆候（清田[9]）として数多く報告されてきている。しかしそれらは概ね顕在発症例の遡行的retrospectiveな研究で見い出された非特異的症状（主として心身不全感や神経症様症状）であって、その非特異性のゆえに（ただし、中井や清田の挙げた症状の中には特異的と考えられるものが散見している）常に前行的prospectiveな営みである臨床には必ずしも有用なものとなっておらず、またいくつかの報告で例示された極期症状との症候学的連続性も臨床観察の域にとどまっており、精神病理学的には必ずしも満足しうるものではない。筆者が「初期症状」と呼んでいるものは、こうした非特異的症状ではなく、それらの背後に、あるいは間隙に見い出される今少し特異的な症状であり（特異性の一層の確定のためには今後、分裂病以外の疾患での出現の有無やいわゆる一般健常者の内の高頻度群の追跡研究を要しよう)、また筆者自身が極期症状との症候学的連続性を精神病理学的に論証しえたと考えているものである[15,17,18,20]。これら個々の症状の内容については次の診断基準の項にて述べるが、こうした特異的と考えられる「初期症状」の研究は、わが国では未だ十分に知られるに至っていないが、これまでにも英語圏の国々に散見しており(McGhie, A.[11]、Chapman, J.[3]、Bowers, M. B.[1]、Freedman, B. J.[5,6]ら)、筆者の研究にもこの系譜に連なるものである。

最後に「初期分裂病」という用語についてである。その概念は「初期症状」から成る状態像を示す分裂病ということであるが、ここでは精神分裂病の中から殊更にそれを臨床単位として取り出す理由ないし意図について述べておきたい。それは、第一には極期との間に不連続性が想定される「初期」に長期間にわたって滞留する症例(筆者はこれまで、こうした症例を「分裂病初期状態の長期持続例」と呼んできた[16])が存外に多く見い出され、それらを通例の分裂病一般と同等とみなすことはできないからであり、第二には「初期」と極期の間には精神病理学的には病識の有無、臨床薬理学的にはドパミン受容体遮断性抗精神病薬の効果の有無という病態の差異があり、こうした差異を受けて「初期」と極期とでは我々の取る治療戦略が全く異なるからである。筆者は「初期分裂病」と極期分裂病との関係は早期胃癌と進行胃癌の関係に比すべきものと考えている。

(2)　診断基準

分裂病の初期症状に関する筆者の研究は、従来それが非特異的であるとされ、いきおい初期診断にあたっては対人反応や症状の訴え方など表出面に認められる微妙でかつ独特なニュアンスの看取が強調されていることに不満を覚えたことに発している。表出面に着目しての、いわば〝分裂病の嗅ぎ分け〟は、一面において我々の目指すべき「熟練工の技」であるとしても、他面においては資質や経験を異にする各々の精神科医ごとの「主観的判断」に堕す危険性をも有している。筆者が初期状態の中に、より特異性の高い、客観的妥当性のある初期症状を探し求めていったのはこうした危険性を排するためである。

筆者はかつて分裂病初期症状のトリアスとして自主思考、注意転導亢進、漠とした注察念慮（後に非実体的まなざし意識性へと症状名の変更をした）をあげ[15]、またこれら三症状を含む一〇種以上の初期症状を自験例から数え上げたことがある[16]。しかし、その後の自験例の蓄積（ことに初期に見られる緊迫困惑気分への着目[20]）、初期症状から極期症状への発展の論証[15,17,20]、あるいはまた初期分裂病を見逃すことなく確実に診断することの重要性にかんがみて、現在では先のトリアスを拡充した下記の四つの症状群ないし症状を《初期分裂病の四主徴》として重視するに至っている。そして、その内のわずか一つでも（ただし、その場合にはある一時期を境に高頻度で出現し始めたことが必須条件となる）存在が確実視され、かつ他の疾患を明白に疑わせる症候がほかに見られない場合には初期分裂病と診断している（通例は多くの初期症状が併存しており、診断を迷う例は少ない）。

《初期分裂病の四主徴》

①自主体験 autochthone Erlebnisse

■自己の意思によらず、体験そのものがいわば勝手に生じてくると感じられるものであり、そのことによって意図的、随意的な営為が邪魔されると感じられる場合には同定は容易である。これに属する自生思考ないし自生内言が常態化した場合には、本来の自己とは異なる「もう一人の自分」を感知することとなる。

この症状は要素的に区分けされた種々の精神機能に及び、下位症状として以下のものがよく見られる。まとまりのない種々雑多な観念が次々と去来する自生思考、種々の映像、例えば知人の顔などが頭の中に見える自生視覚表象、忘れていたような些細な過去の記憶が次々とよみがえってくる自生記憶想起（映像、音声を伴って経験性幻覚の形を取ることが多く、またその折の感情もよみがえって現前感をもたらす場合もある）、声として聞こえることはないが明瞭な言葉が頭に浮かんでくる自生内言、物語りの形を取った空想的視覚表象に一定時間没入する白昼夢など。

②知覚過敏 Hyperwahrnehmung

■それまで注意が向けられていない知覚対象、すなわち背景知覚が不随意的に意識化されることによって生じると考えられるもので、これには周囲の些細な物音や視野の周辺部のわずかな変化などに容易に注意が引きつけられる注意転導亢進（時に驚愕を伴う）、音は通常以上に大きく、物は鮮やかにくっきりと見え、また臭いや味にも過敏となるというような感覚強度の増大が含まれる。後者は前者に伴って生じる以外に単独でも起こることがあり、時に恍惚・至福感をもたらす。

③被注察感 Angeblicktwerdensgefühl

■精神病理学的により正確に述べれば、まなざし意識性 Blicksbewustheit であるが、ここでは実体験をより端的に表すものとして上記の症状名を採用する。どことなく周囲から見られている感じであり、人込みの中で感じられることもあるが、周囲に誰もいない状況（例えば自室に一人でいる場合）でも生じることがあり、その場合は初期症状であると確実に同定できる。「見られている」自分と対をなす「見ている」存在の感じられ方は、当初は漠としたものであるが、その内に実体性を伴って明瞭に感じられるようになる。前者を非実体的まなざし意識性（漠とした被注察感―非実体的意識性）、後者を実体的まなざし意識性（明瞭な被注察感―実体的意識性）と呼ぶ。

④緊迫困惑気分 gespannt-ratlose Stimmung

■何かが差し迫っているようで緊張を要するものの、何故そんな気持ちになるのかわからなくて戸惑っているというような、緊迫の自生とそれに対する困惑からなる気分である。同じく緊迫感を感じるとしても、その原因を外界の事象に求め、いまだ具体的意味の発現こそ見ないが外界事象を自己に関係づける傾向の生じている妄想気分とは一線を画し、臨床的にはその前段階に見られる症状である。（なお、傍線を付した各個別症状の具体例については文献16を参照のこと）

3　診断面接に含まれる治療的意義

以上の欠くべからざる前提をふまえて本論に入る。筆者は本稿の表題を「初期分裂病の精神療法」とはせずに「初期分裂病患者への精神療法的対応」といささか後退して表現したが、それは以下に述べる面接技法が初期分裂病そのものを「治す」にはいまだ程遠く、その意義が顕在発症および自殺企図の防止という、いわば分裂病という疾患過程の攻勢に対する守勢、防戦にとどまり、有用性に限界があるからである。こうした限定的な意義しか有していないが、なお筆者が自身の経験から得たささやかな技法を語ろうとするのは、そのことによって患者の苦痛を、また障害を少しでも減じることができるならば、それもまた治療として大事な試みではないかと思うからである。

なお、筆者は精神療法を志向して勉強してきた者ではないし、また初期分裂病に対してもこれまではその診断に関心の比重があり、殊更にその精神療法を目指してきたものでもない。したがって以下に述べることはこれといった精神療法理論の裏付けのあることではなく、ただ初期分裂病を見落とさないようにしようという意図のもとに行った診断的営為が、思いの外に治療的対応としても有用であったという実体験をありのままに語るだけのものである。副題を「診断面接に含まれる治療的意義について」としたのは、こうした経験から治療の勘どころは診断の勘どころと不即不離の関係にあり、初回（あるいはせいぜいその後の数回）の診断面接の有り様がその後の治療の成否を決するほどに重要であると考えるようになったからである。

(1)　面接の実際例

まず、初期分裂病患者に対する筆者の面接経過がよくカルテに残されていた一例の初回面接記録の一部を紹介する（なお、患者の応答に見られた「です、ます」等は省略されている）。

［症例］

患者は一六歳、高校二年生の女性で単身来院した。主訴は「時折ボーとして、自分にどうしろと言わないと安心できない」というものであり、いくぶん疲れたような茫乎とした、動きに乏しい表情であったが、なんとなくこちらも居住まいを正さざるをえないような内的緊張感が伝わってきた。質問に応じて以下のことを淡々と述べた。

面接記録

（自分にどうしろとは意識的に言うの?）　言っている方では意識している。言われている方は意識していない。言っているのはわかっているが、言われている自分はただ従っている。その時のことはよくわかっている。

〈自分が二つになっている?〉　はい、二つ以上のこともある。一つのことがないみたい。

〈自分という意識はその内の一つなの、それともみんなにあるの?〉　一つでないことが多くて、まとまらないので、それで悩んでしまう。それでどうしていいのか、わからない。

〈考えは自分で意識して考えているの?〉　各々は考えているんだけど、意識して考えていない。自分で意識して考えてはいるが、別々のことを考えている。

〈具体的に言ってみて……〉　例えば、先週の水曜日と木曜日と何もできない日があった。何か行動していなくちゃという自分と、そんなことできないという自分。具体的に悩んでいる時はもっとはっきりしている。どっちにしてもかまわないけれど、各々同じぐらいの比重。片一方は道順を考えていて、一方は考えていない。冷静な自分とそうでない自分。時折、空白みたいになって、何も知らないかのようになっちゃう。なんにもわかっていない。ふっと何もなくなっちゃうような感じ、存在が。

〈不安なんだね、次は何と自分に教えなければ?〉　はい。……一人でいる時、夜中なんかに自分がなくなっちゃうことがある。なんにもできなくて……ボケーとしているのと違って……何かもやもやとしたものがある。それでなんにもできなくなる。

〈もやもやとしたものって?〉　色々な考えが浮かんでくる。潰されるんじゃないかと思って怖い。

〈過去の記憶も出てくる?〉　たまには……もっと現在のこと。直接的な悩みではなくて……もっと些細なこと。ただ寝ちゃうことぐらいしかできない。テレビも見ることができない。

〈そういうことが起きた時にはどう思うの?〉　また起きた。こんなんじゃ駄目みたいと思うが抜け出せない。抜け出さなくちゃという思いでまた厭になっちゃう。それで落ち込む。

（周囲の物音をうるさく感じるってないかな？）……

（気になる？）元来そうみたい。

（どういう風に気にする？）気が散る。

（意味を感じる？）そう思うことがあるかもしれないけれど……注意を集中しようとしても気になる。周りに物がたくさんありすぎる。

（自分の考えがわかんなくなることってない？）気が散った時はある。

（物を生き物みたいに感じることは？）気にいったものにこだわる。

（人込みの中で見られているように感じることは？）気分として他人に見られている感じがある。

（声が聞こえることってないよね？）声ではないけれども心の中で話している。AとBという各々の自分。具体的な場合は文字にも直せる。

（話すのは声ではない……？）他人から言われている感じはない。自分の声かと言われると、そうかもしれないと思う。

（さっき考えが出てくると言ったけど）雑念が出てくる。テストの前なんか余計に出てくる。必ずしもテストに関係ない。逆らうみたいに出てくる。

（コントロールできない？）全然身勝手に動いている感じ。放っておこうと思うと、悩まなくてもすむけれど。

(2)　面接技法

診断過程に沿って面接技法を述べ、かつそれに含まれる治療的意義について論じる。

①できるだけ早く初期分裂病を疑う

ありきたりのことのように思われるかもしれないが、面接開始後できるだけ早く初期分裂病の疑いを抱くか否かは、診断あるいはその後の治療の成否を決するぐらいに重要である。この疑いをもつためには治療者が初期分裂病という臨床単位の存在を知っており、またその症状に精通していることが必要不可欠の前提となるが、主訴あるいは面接開始後間もなくの訴えの中に初期症状の断片を、またどことなく疲れたような、くすんだ表出の中に独特の緊迫と困惑があることを見てとらなければならない（初学者にとっては、この緊迫困惑気分の察知のためには患者と向かい合う自身の中に生じてくる緊迫と困惑をメルクマールにするとよい）。患者は認知的異常（自生体験、知覚過敏、被注察感）の断片的自覚、理由のない緊迫感、あるいはそれらの背後にある〝自分がこのまま駄目になっていくのではないか〟という漠然とした予感等を契機として、自らの意思にて来院してくることが多いが、しかし必ずしもそれを十分に言語化しえておらず、また病気によるものと認識しているわけでもない。したがってこの時点での患者の陳述は断片的で要領をえず、またためらいがちで沈黙することも多い。治療者の側に初期分裂病という診断カテゴリーがない場合には、たとえ分裂病を疑いえたとしてもただ極期の分裂病症状の有無を問い合わせるだけとなり、そしてそれが否定されて途方にくれるばかりとなる。こうなると対応としては、せいぜい不安状態あるいは神経衰弱状態という暫定的な状態像診断にとどまり、要経過観察とされるか、悪くすると患者から伝染する緊迫感と診断がつかない困惑にせきたてられて「すこし気にしすぎでしょう、なんでもないですよ」と述べられて、以後の診療が打ち切られることとなる。筆者の自験例の中には、既に他院にて上記のようなことを言われていた者がいたが、患者に聞いてみるとそうした医師の対応はある部分でホッとした安堵感（「そうか、自分の考えすぎか」）を与えるものの、半面自分の苦衷は真にわかってもらえたのだろうかという疑問、不全感を残したとのことである。また医師の表出に現れた戸惑いを敏感に察知して、面接の早々に「ああ、この先生は駄目だ」と感じて、以後の面接において語ることをすでに放棄した者もいた。要するに、できるだけ早く初期分裂病を疑い、初期症状に質問の焦点を合わせない限り、患者には「この医師はわかってくれそうだ」というフィットした感じが得られず、以後の面接が展開していかなくなる。極期症状のみを尋ねる、いたずらに的外れの質問は患者に「精神病と考えられているのではないか」という恐怖感を、さらにそれを通して担当医師に対する不信感すらも引き起こしていくことになる。境界例の患者とはまた違った意味にて、初回面接の早々において医師の力量が初期分裂病患者によって試されることになる。

②初期症状に焦点を合わせて質問する

初期分裂病を疑ったならば、次は初期症状に焦点を合わせてそれらの有無や内容を問い合わせていく。ただし、その尋ね方には診断のためにも、また治療のためにもいくつかの留意点がある。

i．認知的異常を先に聞く

患者は緊迫困惑気分、あるいはその背後にある自分が崩壊していきそうな恐怖感に襲われて来院することが多い。しかし、だからといっていきなり核心を衝くかのように、こうした受診動機を詳細に尋ねていくことは侵襲的にすぎよう。まずは患者によってもあまり気付かれておらず、また気付かれていたとしてもさして重大であるとは思われていない微細な認知的異常（自生体験、知覚過敏、被注察感）の有無を尋ねていくのがよい。しかし、決してチェックリストを追うような機械的な面接はすべきではなく、自発的発言あるいは質問への応答の中に垣間見えてきた認知的異常の断片をその都度個々に取り上げていくのがよい。

ii．質問は微に入り細を穿つようにする

認知的異常に限らず、一般に初期症状は微細でかつ言語化しづらい（日常用語ではピタッとうまく言い表せないようである）ものであり、かつ患者の中にはそれらの断片を小さい頃から体験している者もいて、十分に対象化、言語化されていることが少なく、患者の発言をただ受身的に聞き取るだけでは初期症状の聴取はほとんど不可能となる。したがって面接の進展につれて、患者によって漸次語られる内容に合わせつつ、微に入り細を穿つ具体的な質問を重ねていくことが必要となってくる。このためには治療者が初期症状に精通していることが必須であるが、たんにそれを言語的に知っているというだけでなく、語られた内容をイメージとして頭の中に思い描きながら（まさに追体験しつつ）、次を聞くという姿勢がその時々の患者の心性に適った的確な質問のためには重要であろう（筆者はかつて[18]「正常者における分裂病体験」という一項をもうけて、入眠期体験が自生思考の相同物であり、自生思考の聴取にあたっては自身の入眠期体験を範例としていると述べたが、少なくとも質問の出発点においてはこうした自身の実体験をイメージすることが助けになる）。

極期に見られる幻声や妄想知覚などに対しては、治療上、一般にその存在が確かめられただけで十分であり、また急速に展開していく極期にあっては症状内容を詳しく聞き取る余裕もなく、治療的対応（主として薬物療法）が急がれる。またあまりにも根掘り葉掘りと症状内容を聞き出すことは症状形成を助長するという作用もあって、禁忌に近いものと思われる。しかし、初期症状への対処はまさに正反対であり、その存在が確かめられた際には質問を重ねて内容をできるだけ詳細に明らかにする方がよい。というのは診断上、微妙な初期症状の同定のためには詳しい聴取が不可欠であるためであり、また治療上は詳細な質疑応答は患者が自己に生じた異常体験を自我異和的なものとして対象化することを促進するからである。後者について今少し説明すると、

一般に初期分裂病においては患者は自分に何が起こったのか、またその何かが病気によるものか、それとも自分自身の問題なのかがわからなくなっており、そうした困惑が緊迫困惑気分に重なって不安・恐怖感を一層助長させ、そのことが自殺企図に至るまでの著しい混乱を引き起こし、また顕在発症への推進力となると考えられるが、〈病気の症状という〉異物として体験を対象化することはこうした情動的混乱を鎮め、かつそのことによって顕在発症への推進力をそぐことになるからである。実際、質問がいかに細部に及ぼうともそれが的確になされる限り、患者は侵襲された感じをうけず、むしろ治療者との間に〈症状捜しの旅〉にでかける連帯感のようなものすら感じ始めるようである。

iii．質問に対して肯定の意が伝えられても、改めて患者自身の言葉で体験を具体的に述べるよう求める

この意図は、第一には初期症状の質問に対して、類似はしているが実は全く異なる体験を患者が思い浮かべて肯定するという〈偽肯定〉を排除するためである。例えば「頭の中に次々と色々な考えが浮かんでくることがありますか」という自生思考の有無を問う質問に対して、心に葛藤のある人は容易に肯定したりする。ただし、患者自身の言葉での体験の陳述を求める以前に、肯定の意の伝え方一つで、実際に初期症状があるのか、あるいは〈偽肯定〉なのかのおおよその見当をつけることはできる。というのは、実際に初期症状がある場合には患者は即座に肯定の意を伝え、時には〝よくまあ、私の心の中がわかるものだ〟という新鮮な驚きとともに「ああ、それあります」と叫ぶように答える者もいる。一方、ない場合には患者は質問の意味が今一つよくわからないという訝しげな表情を浮かべ、〈偽肯定〉を与える場合にもやや考えてから肯定することが多い。自生思考を問う先の筆者の表現は必ずしも患者の実体験に密着したものではなかろう（「頭の中がさわがしい」—星野、「頭の中がいそがしくなっているでしょう」—神田橋というような聞き方の方がより実体験に近いの(14)

かもしれない）が、しかしそれでも初期分裂病患者には驚くほどよく通じるものである。逆に我々日常世界に住む者にとっては、先の質問は確かに言葉の論理的意味はわかるとしても今一つピンとこないものである。

患者自身の言葉で体験を陳述することを求める意図の第二は、体験の対象化の一層の促進という治療上の意義である。質問に対してたんに「あります」と答えるだけでなく、なんとも表現しがたい心的体験をあれこれと言葉を捜しつつ、苦労しても自力で表現することの方が対象化としてはより有効であり、心に刻み付けられる度合いが強いのは想像に難くないであろう。ここでは治療者は安易に言葉を貸してはならず、じっと待たなければならない。そして、いったん患者が表現しえた場合には、その表現をできるだけ正確に引き取って「……なんですね」と確認し（治療者がえてして行う、ごく些細な省略すらもが、時には患者に〝治療者が十分には理解してくれていない〟という感すら引き起こすことがある。この場合には一語一句に及ぶ正確な復唱が必要である）、また以後の面接では患者の表現をキーワードとして使っていくと、会話がスムースに成立していくようである。

ⅳ．時には〈先読み的質問〉をすることが治療上有用である

初期症状は単一で存在することは少なく、多くは複数で併存しており、一つの症状の確認が芋づる式に他の症状を引き出してくることがある。この場合、〈先読み的質問〉をすることが時に治療上有用なことがある。ここで筆者が〈先読み的質問〉と呼んでいるものは、ある症状が「あるか、ないか」、すなわちYes－Noを問う質問形式とは違って、ある症状の存在を確信してYesという返答を期待して発する質問形式である。これは具体的には「○○はありますか、ないですか」という問いかけではなく、「（△△があるんだったら）○○もあるんじゃないの」という問い方である。筆者の経験によれば、治療者が〈先読み的質問〉を的確に次々と繰り出すと、患者は「どうしてそんなに（私の心の中が）わかるのですか」という、ある種の驚嘆の念を生じるものである。先に「治療上有用である」と述べたのは、ここで生じる驚嘆の念が決して侵襲的なものではなく、患者の心の内に自分すらうまく表現できない苦衷な体験を初めてわかってもらえたという安堵感、そしてわかり得る医師にやっと出会えたという安心感を生じるからである。ただし、この技法は質問内容が患者の体験に適い、かつ患者自身がそれを十分に言語化できていない場合にはきわめて有用であるが、質問が的外れであったり、あるいはすでに患者が自分なりの表現をなしえている場合には、時に〝医師は私の苦衷をそのままに理解しようとしているのでなく、先入見で一定の型にはめて見ようとしている〟という不信感を引き起こすことがある。したがって、初学者には決して安易に薦められる技法ではない。

v. 一次的症状と二次的反応を弁別する

初期分裂病においては、疾患そのものに基づく一次的症状に対して患者が必死になって抵抗し、coping behaviorとしての二次的反応（例をあげれば、皆川らと筆者とで行ったケース・カンファランス[21]の症例は知覚過敏に対しては自室の密閉とその中での閉居で応じ、自生思考などの苦衷から逃れるためには「何も考えないように」と編み物とダイエットに没頭していた）を呈することは往々見られるものである。これはなにも初期分裂病に限られたものではないが、初期分裂病の場合には一次的症状は微細で表現しがたいものであり、かつ患者自身もそれを異常であると認識していることが少なく、いきおい面接場面において二次的反応が語られることが多いために、治療者の側に一次的症状と二次的反応を弁別する姿勢がないと、実は二次的反応にすぎないものを一次的症状と誤認するという陥穽に陥ってしまう。こうなると、個々の体験や行動の様相は明らかにしえたとしても、病態理解としては混乱し、時には本末転倒的な理解すらも起こりかねなくなる。こうした誤った病態理解が患者に伝えられる時には、患者は一層激しい混乱に陥っていくことになる。受診時において自分が病気であるか否かもわかっていない患者には、もちろん一次的症状と二次的反応を弁別する力はなく、したがって治療者の誤診、誤治療が患者によって正されることはほとんどない。一次的症状と二次的反応の弁別はもっぱら治療者に課せられた課題であり、正確な病態構造を伝えることは患者自身による病状整理の上で必須であり、強調に強調を重ねてもなおあまりあるものと思われる。

ⅵ．極期症状の有無はさりげなく、〝否定的に〟尋ねる

初期症状の確認が終わったら、最後に「こんなことはないと思うけど」と前置きしたり、「○○ってこと、ないよね」というような尋ね方で極期症状の有無を確認する。極期症状の有無を確認する意図はもちろん、現在が純然たる初期にとどまっているのか、それとも顕在発症の一歩手前なのかという病期の判定にあるが、このことを上記したように〝否定的に〟行うのは、「自分が精神病になるのではないか」という不安・恐怖感にとらわれている患者に対して、言外に「そんな心配はないですよ」と伝えるためである。これもまた、患者に安心感を与えようとする一つの技法であるが、筆者はこれを決して当初より意図した技法として用いているのではない。患者の、混乱の一歩手前という緊迫と困惑を前にすると、こうした尋ね方しかできないというのが真相である。

③患者の苦衷は病気によるものであると認定する

診察の最後に、もつれた糸を解きほぐすかのようにして明らかにしてきた患者の個々の苦衷が、患者自身の与り知らぬ病気によるものであることを伝える。この理由は、初期分裂病患者は「自分がこのまま駄目になっていくのではないか」という不安・恐怖感、あるいは個々の初期症状の断片的自覚に基づいて自発的に来院してくることが多いが、必ずしもそれを病気によるものと認識しているわけではなく、ために自らの苦衷が生涯にわたって続くのではないかと悲観し、時にはその原因を自らに求めて自殺の危険性が極めて高いからである。苦衷は病気の結果であり、治療によって取り去る可能性があると伝えることは、こうした悲観・絶望から患者を解放することとなる。病気ではないと言われてホッとする通例とは異なり、病気であるとの認定が患者に安堵感を与えるのである。実際、自験例の中には「病気ではないと言われたらどうしようかと不安だった」と述べた者がいた。

病気であるとの認定に続いて病状の説明を行う。筆者は通例「神経衰弱」という病名を述べ（間違っても分裂病とは言わない）、個々の異常体験に先の《四主徴》で挙げた個別の症状名を与えて説明する。②－iiiで述べたように、患者と会話する時には患者の表現をキーワードとして生かしていくが、病状説明はできるだけ医学用語を用いて〝権威的に〟行った方が、患者の苦衷がひとり患者のものだけではなく、広く病気一般のものであり、ほかにも同様の体験をしている患者がいることを伝える上で有用である。このことに加えて、筆者は「今までに何人もあなたと同じような人を診てきましたからね。病気の症状だからわかるのですよ」と付け加えることを忘れない。

以上、診断過程に沿って初期分裂病患者に対する面接技法をこまごまと述べてきたが、それらを貫く治療的意図は、患者が自らに生じた異常体験を自我異和的なもの（異物）として明確に対象化・言語化し、かつそれらが他の人々も罹患しうる病気によるものであると認識することを促すことにある。筆者自身のささやかな経験によれば、こうした意図が満たされる時には、患者には自らに生じた異常体験を一定の距離をおいてとらえ、それに対処していく構えが醸成されるようである。また、それを通して少なくとも自殺企図に至るまでの著しい恐怖と混乱は幾分なりとも鎮まり、また顕在発症への推進力は弱まるように思われる。

なお、以上の面接技法を貫いて常に患者の苦衷に共感的に接することが重要であることは言うまでもないことであるが、真の共感はこれまで述べてきたような技法を通して初めて得られるものであり、また患者に伝わるものである。初期症状の追体験なくしての安易な同情的言辞は、ただ患者の苦衷の表面を上滑りするのみで百害あっても一利なしであることを、治療者は肝に命じておくべきである。

（薬物療法については述べる機会がなかったが、初期症状に対する効果は乏しくとも顕在発症を防止する観点から、筆者は少量の抗精神病薬、例えば fluphenazine, perphenazine, haloperidol などを初期分裂病患者に投与している。しかし、一般に耐用量は低く、全身倦怠感、眠気、精神活動の鈍化をもたらし、苦しい選択である。初期分裂病の治療薬は、今後ドパミン系以外の系に作用する薬物の中に探し求められるべきであろう）

4　おわりに

初期分裂病の診断面接に含まれる精神療法的意義と、その前提となる初期分裂病の概念ならびに診断基準を述べたが、いずれも筆者自身のささやかな経験を述べるにとどまった。筆者の述べてきた面接技法は従来分裂病の精神療法として述べられてきたものと異なるところが多いが、これは主として初期分裂病と極期分裂病という対象の差異によるものであろう。上述の面接技法が成立し、有用であるのは、極期分裂病とは異なって初期分裂病においては患者が十全の病識をもって自らの異常体験に対処していく可能性が開かれているためと考えられるが、この問題は今後更に検討を要しよう。

本稿がいまだ認定されることの少ない初期分裂病への関心を高め、活発な討論を引き起こすことができるならば、望外の喜びである。

文献

（1）Bowers, M.B. and Freedman, D.X. : "Psychedelic" experiences in acute psychoses. Arch. Gen. Psychiat., 15 : 240–248, 1966.

（2）Bumke, O. : Lehrbuch der Geisteskrankheiten.（7 Aufl.）Springer-Verlag, Berlin, 1948.

（3）Chapman, J. : The early symptoms of schizophrenia. Br. J. Psychiat., 112 : 225–251, 1966.

（4）Conrad, K. : Die beginnende Schizophrenie — Versuch einer Gestaltsanalyse des Wahns. Georg Thieme Verlag, Stuttgart, 1971.（吉永五郎訳：『精神分裂病—その発動過程』。医学書院、東京、一九七三）

（5）Freedman, B. and Chapman, L. J. : Early Subjective experience in schizophrenic episodes. J. Abnorm. Psychol., 82 : 46–54, 1973.

（6）Freedman, B. J. : The subjective experience of perceptual and cognitive disturbances in schizophrenia — a review of autobiographical accounts. Arch. Gen. Psychiat., 30 : 333–340, 1974.

（7）Gross, G. : Prodrome und Vorpostensyndrome schizophrener Erkrankungen. In : Schizophrenie und Zyklothymie — Ergebnisse und Probleme（von G. Huber）. Georg Thieme Verlag, Stuttgart, 1969.（保崎秀夫、武正建一他訳：『精神分裂病と躁うつ病—臨床経験と問題点』。医学書院、東京、一九七四）

（8）Kraepelin, E. und Lange, J. : Psychiarie.（9 Aufl.）Verlag von Johann Ambrosius, Barth, Leipzig, 1927.

（9）清田一民：分裂病の早期兆候。精神医学、二〇：六〇九—六一七、一九七八。

（10）Mayer-Gross, W. : Die Klinik der Schizophrenie. In : Handbuch der Geisteskrankheiten（von O. Bumke）Band IX,

Verlag von Julius Springer, Berlin, 1932.
(11) McGhie, A. and Chapman, J.: Disorders of attention and perception in early schizophrenia. Br. J. Med. Psychol., 34: 103-116, 1961.
(12) 村上仁：分裂病の精神症状論。精神経誌、五〇：一〇—一七、一九四九。
(13) 中井久夫：分裂病の発病過程とその転導。木村敏編：『分裂病の精神病理3』、東京大学出版会、東京、一—六〇、一九七四。
(14) 中井久夫：分裂病に対する治療的接近の予備的原則。臨床精神医学、一一：一四二一—一四二七、一九八二。
(15) 中安信夫：背景思考の聴覚化—幻声とその周辺症状をめぐって。内沼幸雄編：『分裂病の精神病理14』、東京大学出版会、東京、一九九—二三五、一九八五。**（前々書第一章）**
(16) 中安信夫：分裂病性シュープの最初期兆候—見逃されやすい微細な体験症状について。精神科治療学、一：五四五—五五六、一九八六。**（本書第二〇章）**
(17) 中安信夫：背景知覚の偽統合化—妄想知覚の形成をめぐって。高橋俊彦編：『分裂病の精神病理15』、東京大学出版会、東京、一九七—二三一、一九八六。**（前々書第二章）**
(18) 中安信夫：「自我意識の異常」は自我の障害か—ダブルメッセージ性に着目して。土居健郎編：『分裂病の精神病理16』、東京大学出版会、東京、四七—七六、一九八七。**（前々書第三章、第四章）**
(19) 中安信夫：記述現象学の方法としての「病識欠如」。精神科治療学、三：三三—四二、一九八八。**（前々書第二三章）**
(20) 中安信夫：分裂病最初期にみられる「まなざし意識性」について。吉松和哉編：『分裂病の精神病理と治療1』、星和書店、東京、一—二七、一九八八。**（前々書第五章）**
(21) 中安信夫、皆川邦直ほか：「初期分裂病」診断をめぐって。精神科治療学、四：九一一—九二四、一九八九。

（臨床精神病理、一〇：一八一—一九〇、一九八九）

第二三章　初期分裂病の陰性症状

——二症例にもとづく予備報告——

1　はじめに

本稿で取り上げる諸症状は神経症症状ではなく、その点で「神経症症状と分裂病」という本特集のテーマからいささかはずれるが、時に神経症症状とみなされたり、時に漠然とした心身の不定愁訴とうけとられて、その評価の如何によっては誤診にも至りかねないものであり、臨床の実際からはその的確な同定が必要とされるものである。

筆者らの一人中安[4,5]は、近年一つの臨床単位として「初期分裂病」の概念を提唱してきたが、その出発点は分裂病の初期状態に特異的な症状の発見であった。これらの諸症状については《初期分裂病の特異的四主徴》（表1）（四主徴とはしているが、下位症状を数え上げると一〇種の症状から構成される）と銘打って、これまでにもいくどとなく発表してきており、また現在はそれを更に拡大・変更した一四種の症状リスト（表2）を

表1　初期分裂病の特異的四主徴

1．自生体験
　①自生思考
　②自生視覚表象
　③自生記憶想起
　④自生内言
　⑤白昼夢
2．気付き亢進
　①聴覚性気付き亢進
　②視覚性気付き亢進
　③身体感覚性気付き亢進
3．漠とした被注察感
4．緊迫困惑気分

表2　初期分裂病の診断基準の作成に関する研究において筆者らが用いている症状リスト

1．自生思考
2．自生内言と心声未分化
3．自生記憶想起
4．自生空想表象
5．自生視覚表象
6．非実在と判断される幻視
7．非実在と判断される要素幻聴と呼名幻声
8．音楽性幻聴
9．視覚性気付き亢進
10．聴覚性気付き亢進
11．視覚の強度増大ないし質的変容
12．聴覚の強度増大ないし質的変容
13．まなざし意識性
14．体外離脱体験

用いて、初期分裂病の診断基準の作成に関する多施設共同研究を行っているが、ここで取り上げた諸症状はいずれも産出性productiveの、陽性positiveの症状であった。ここで中安が陽性症状のみを取り上げた理由は、分裂病の特異的初期症状に関する中安の研究の目的が、なによりも初期分裂病の的確な鑑別診断にあったからであり、その点で陽性症状の方がその有無を検しやすく、また特異性を証しやすいと考えられたからである。ここにはもっぱら実用的な観点から「分裂病の一級症状」を取り上げたSchneider, K.[6]と同様の発想があったといえる。

　しかし、初期分裂病の状態像のすべてが上記した、いわば陽性初期症状 positive early symptoms のみから構成されるかといえば、必ずしもそうではない。一方に主訴とする症例から、他方に訴えのまったくない症例まで幅広く分布するが、大部分の症例が多かれ少なかれ正常機能の減退、すなわち欠損性 defective の、陰性 negative の症状を併せもっている。本稿ではこの陰性症状を取り上げるが、筆者らはこの症状を「初期分裂病の陰性症状 negative symptoms of early schizophrenia」、あるいはたんに「陰性初期症状 negative early symptomas」と呼びたいと思う。症状の産出―欠損という観点からは同じく陰性症状という用語が適切ながら、後述するようにその内容においても、また薬物治療反応性が高く可逆的であるという点においても、初期の陰性症状は慢性期のそれとはその成立機序を異にすると考えられる。

　さて、本稿の目的は筆者らの経験した陰性初期症状のいくつかを範例的な二症例にもとづいてできるだけ具体的に例示・供覧することにあるが、その点では本稿は初期分裂病の陰性症状に関する研究の予備報告にすぎない。しかし、かつて中安(5)の論じた〝何かよくわからないが、どことなく居ずまいを正さざるをえない〟という医師の側に起こってくる緊迫困惑感がそうであったように、陰性初期症状の確認もまた初期分裂病を疑う重要なメルクマールの一つとなりうるという点を考慮すると、こうした、範例的症例のいわば生データの供覧もあながち無益なものではなかろうと思う。

　以下に紹介する二例は、陰性初期症状が状態像の前景に立っていた点でその鑑別診断に注意を要した症例であり、また患者が陰性初期症状の言語化を比較的よく行ないえた点で陰性初期症状の例示としてふさわしい症例であると考えられたものである。なお、症例1は中安の、症例2は関の自験例である。

2　自験例の呈示

本稿の性質上、まず最初に病歴の概略を述べ、その後に陰性初期症状について、面接場面での質疑応答も含め、患者の陳述を詳しく紹介する。

【症例1】　一九歳、女性、飲食店店員

〈本例は中安のモノグラフ『初期分裂病』(4)にて既に一度報告した症例〈症例4〉であるが、報告以後にも二度にわたって「初期再燃」とでもいうべき再発をくりかえし、現在も治療継続中の症例である〉

生気に乏しく、くすんだ印象を与えるが、一方で強い緊迫感が伝わってくる。困惑気味で、体験を語るのに難渋する。主訴は「他人の動作が気になり、一人で歩くのが恐い。思ったことが声になって出ない。物音が恐い。眠れない」というものであり、これらは三ヵ月前からとのことであったが、それに先行して約一年前から「食べ物の味がわからない、頭がボーとして何も頭に入らない、目がよく見えない、物忘れが激しい」などの症状が出現し、内科を受診するもこれといった所見が見いだせないと言われたという。詳しい問診の結果、驚愕反応を伴う聴覚性気付き亢進、聴覚性の感覚強度の増大、自生思考、被注察感、視覚変容などの陽性初期症状と、監視念慮および幻声を思わせる訴えなど萌芽的な極期症状の存在が確認され、初期分裂病との診断がなされた。治療としては当初用いられたperphenazine 六mg（二週間）、haloperidol 二・二五mg（三週間）によってはさしたる改善もみなかったが、その後用いられた oxypertine 六〇〜一二〇mg は著効を示し、投与二週間後には症状は軽減しはじめ、二ヵ月後にはすべての症状が完全に消失した。

いったん治療を終結したが、一〇ヵ月後に同様の初期状態を呈して来院。驚愕反応を伴う聴覚性気付き亢進、視覚変容、緊迫困惑気分、軽度の関係念慮があり、今回は sulpiride 五〇〜一〇〇mg の投与で二ヵ月で症状は消失した。

再び治療終結とするものの、一〇ヵ月後に再び再発。前回の症状に加えて、漠とした被注察感と自生思考を伴っていた。Sulpiride 五〇mg の投与で一週間でかなりの改善を認めたが、服薬中断で再悪化。Sulpiride を一五〇mg に増量して一ヵ月で改善し、以後現在まで、患者自らが希望して再発防止のために sulpiride 一五〇mg を継続して服薬している。なお、患者は状態が悪化すると常に初診時の表出となり、希死念慮も出現して入院治療が考慮されるほどであり、他方 oxypertine あるいは sulpiride の服薬によって状態像は一変し、〝明るい、普通の女の子〟の印象にかわるが、その変化は急速であり、また劇的ともいえるほど著しいものであった。

病歴の概略を述べたが、次に病歴では触れることのなかった陰性初期症状についての患者の陳述をカルテから引用しよう。発病時も、また再発、再々発時にも同様の訴えが認められたので、これらをまとめて例示する。

①直前のことすらも忘れてしまう

・誰かと話していて、隣の人に「今、何話してたの」って聞かれても、うまく説明できなくて。話していた内容を忘れてしまっているし……。

・「さっき、何と言われたの」って聞かれても答えられなくて。彼氏っていうか、同棲している人から電話があって……色々と話して、話している時はわかっているけど、後になるとわかんなくなるんです。

・それに物事を忘れちゃんですね。〈あとで思い出せない?〉はっきりとは思い出せません。〈実際のことなのか、頭の中でのことなのかわからなくなる?〉あります。
・〈コンビニエンス・ストアで働いているが〉お客さんに言われた用件をほかの店員に取り次ぐことができないんです。何といわれたか、すぐに忘れちゃって思い出せないんです。
・少しはよくなりましたが、まだ昨日のこともよくわからないんです。いつもと違うことがあると、それが覚えられないんです。「あなた、こう言ったでしょう!」って言われて、「そんなこと言った?」というようなことがよくあります。

②他人と話したり、文章を読んでも、意味がつかめない

・〈コンビニエンス・ストアで働いているが〉お客さんに何か言われても、お客さんの眼ばっかりじっと見ているだけで、何と言われたのかがわからないんです。
・文章を読んでも、読むことに一生懸命で、何が書いてあるのか理解できません。
・変な言葉に敏感になって、普通の言葉がよくわからないんです。

③自分が何を考えているのか、何をしているのかがわからなくなる

・〈他人とうまく会話ができないということに関して〉〈その場合、頭の中に考えはあるのですね?〉ある時もあるけど……最近はその考えもわかんなくて、自分でも何考えているんだろうと思っちゃう。何にもわかんなくなっちゃう。自分を追及するとわかんなくなっちゃう。〈自分を追及するって、自分が何を考えているのかとか、そういうこと?〉はい。
・自分がやっていることがわかんなくて……。

④日常のなにげない行為（会話も含む）についても、その遂行にあたってはその手順について意識して考えないとできない

・それに考えなくちゃいけないと思って。〈考えなくちゃいけないって？〉何か動作する時、考えないとできないんです。ほかの人はこういう時どうするんだろうって。〈例えばどんな動作？〉簡単なことです。皿を拭くとか。〈皿を拭くって、例えばこうして左手に皿を持って、右手に持った布巾で拭くよね。その一々を考えちゃうの？〉はい。

・〈他人とうまく会話ができないということに関して〉いざ話そうと思っても、どういう順番で話せばいいのか考えてしまいます。自分の頭で思っていることがしゃべれないんです。

・〈用件を取り次ぐ際に〉要領よくまとめられないで、そのままにしか伝えられないんです。

⑤いろんな感覚が鈍くなる

・字を見ていると、おでこの両端が痛くて、こめかみを押すと、ぼやけていたものが一瞬よく見えるんです。〈見ているものがぼやけている？〉はい。いつもぼやけていますが、痛いときは特に。こめかみを押し続けていると、段々はっきりしてきますが、手を離すとまたそのうちにぼやけてきます。

・自分の足で歩いている感じがしません。浮いているような……。前は歩いていた感じがあったけど、今はよたよたとしている感じ。〈他人の足のような？〉そんな感じはありません。〈自分の意志で歩いている？〉はい。〈地面に足がついていない？〉はい。

・耳が遠くなった感じで、他人がボソボソと話したことがわからなくて。よく聞き返すんです。

・食べ物の味が全然わかんなくなっちゃって。ただボソボソと。臭いも全然わかりません。

【症例2】　二二歳、女性、臨床検査技師

どことなくおどおどしていて、くすんだ印象。何かに困惑している様子である。主訴は「物忘れが非常に激しく、仕事ができない」というものであり、高校生の頃からあったが、勉強や生活に支障をきたすほどではなかったので、当時は「それほど気にしていなかった」と言う。四ヵ月前より総合病院の臨床検査技師の仕事に就いたが、「物忘れがひどくなり」、仕事にならないため自ら来院した。

初診時に初期分裂病を疑い問診を進めていった。小学五年生の頃より音楽性幻聴、聴覚性気付き亢進、被注察感があったが「とくに異常とは思っていなかった」。高校生になると自生記憶想起、視覚性気付き亢進、離人感が出現した。また、仕事を始めて一ヵ月が過ぎた頃に何度かヒステリー様症状（突然、呼吸が荒くなる、歩けなくなる、呂律が回らない、泣きっぱなしという状態になる）も見られた。以上の症状は初診時にも続いているという。筆者によって次々と繰り出される陽性初期症状に関する質問に対しては、「なぜそんなことまでわかるんだろうと思った」と驚いている様子であった。

初期分裂病の診断で治療を開始した。Sulpiride 一〇〇～二〇〇㎎（四週間）ではほとんど改善が認められなかったため、fluphenazine 二㎎を追加したところ、二週間後には小学五年生あるいは高校生以来の陽性初期症状が消失し、五週間後にはほとんどすべての症状が消失した。この頃には初診時のくすんだ感じはなくなり、年齢相応の明るい女の子といった印象になり、診察中にしばしば自然な笑顔が見られるようになった。患者本人も「こんなに元気になったのは高校生の時以来久しぶり」、「自分でも表情が変わったと思う」と言っていた。現在は他の病院の臨床検査技師として再就職しているが、仕事に支障をきたすことはないと言う。

上記の病歴概略に見られるように、本症例には多数の陽性初期症状が認められ、問診によるその確認によって初期分裂病との診断が行われたが、主訴がそうであったように患者の苦痛、苦悩は陰性初期症状によるものであり、また状態像の前景に立っていたものも陰性初期症状であった。以下に、その陳述をカルテから引用する。

①自分が何をしているのか、わからなくなる

・〈輸血部で仕事をしているが〉仕事中に急に頭の中が真っ白になって、今やっていることがわからなくなるんです。それで何本もの検体を駄目にしてしまって……。緊張するととくにひどいんです。

②直前のこと、今しようとしていたこと、忘れてはならないことも忘れてしまう

・家で姉と話していても、何を話していたのかを忘れちゃうんです。〈あとで思い出せる?〉思い出せません。話したということは覚えているけれども、内容を思い出せないんです。それで何を話したか聞き返してしまいます。

・誰かの話を聞いていてその時には理解はできるんですが、自分の意識を強く持ってものすごく集中していないと、すぐに忘れてしまうんです。緊張していると、その集中力が足りなくなってわからなくなってしまうんです。

・高校二年生の頃も、忘れ物が多くて、他人に頼まれたこともすぐに忘れてしまって。

・何をしようとしていたのか忘れてしまうんです。例えば冷蔵庫に何かを取りに行くとすると、何を取りに来たのか思い出せないんです。〈臨床検査技師の仕事を辞めてから遊園地で御土産の販売のアルバイトをしているが〉いつも忘れてしまうので倉庫に商品を取りに行く時には、その商品を一つ持って行くようにしています。（計算を間違えたりすることは？）そういうことはありません。

・ドアを開け放しにして外出したり、ガスレンジの火を点けたままにしてあったりして。あとから注意されるんですけど、自分で鍵を締め忘れたことや火を消し忘れたことは覚えていないんです。

③思い出そうと意識しても、思い出すべき時に思い出せない

・思い出そうとした時に思い出せないんです。仕事の手順がとくに。薬を飲むようになってからは、あとでふと思い出すことはあるんですが……。

陰性初期症状は症例1では五種に、症例2では三種に区分されているが、筆者らによるこの区分はいささか恣意的なものであり、実際の患者の一つの陳述がこれらのうち数種にまたがるものも見受けられる。また、症状名を文章形式で表現したのは、たんに「記憶力の減退」あるいは「理解力の減退」などと書くのでは、その内実を十分に伝えられないと考えたからである。さらに、類似した表現ながら症例1と症例2の症状記載が異なるのも、個別症例の症状をありのままに記載すると、結果的にいくぶん異なってこざるをえなかったからである。以上のように、陰性初期症状についての筆者らの症状記載はいまだ精錬されていないが、おおまかにいってそれらが記憶、理解、自己の現在についての認識、日常行為の遂行などに関連したものであることがうかがえる。

3　文献例との比較

さて、こうした諸症状の記載が初期分裂病に関するこれまでの文献に見られるものかどうかを次に検討してみたい。ここでは初期分裂病症状の特異性を追究したMcGhie, A.[3]、Chapman, J.[1]、およびFreedman, B. J.[2]の文献から具体的陳述の若干例を引用するが、陳述の粗密には差異があるものの、筆者らの観察した陰性初期症状と同一もしくは類似の症状が驚くほどに似通った表現にて記載されているのが見いだされる。なお、以下の記載においては筆者らの観察との対応を明示するが、例えば「2－①」と書けば、それは上記自験例の「症例2：①自分が何をしているのか、わからなくなる」との対応を示している。

1－①、2－②

・「患者らは長期記憶や近時記憶、そして即時再生についての障害も述べており、例えば誰かがたった今言ったことや自分がたった今読んだことについても忘れてしまうと言う」（Freedman, B. J.）

1－②

・人の話を聴くときは、言葉の意味をいちいち考えねばなりません。それでパッと自然な反応が出ないで、ちょっとした間が入ってしまうんです。まず、その意味を考えなければいけませんでしょ、それで時間がかかってしまいますからね。人が話しているのを聴こうというときは全神経を集中させないと駄目ですよ。そうしないとすっかりごちゃごちゃになってしまって、話の内容がわからなくなってしまいますから。(McGhie, A. & Chapman, J.)

・みんなが話していても、言葉は次から次とひっきりなしに通り過ぎていくだけで、私には理解できないのです。まるで真っ白な壁に入っていくような感じで、頭はひどく混乱してしまいます。(McGhie, A. & Chapman, J.)

1－③、2－①

・私はどんな時も注意を振り分けることが嫌いなんです。なぜって、そうすれば混乱してしまいますし、自分がどこにいるのかとか、あるいは自分が誰かってことすらわからなくなってしまうからです。これが起これぱある種の失神におちいったようなもので、感覚はみんななくなって、私には何も見えなくなってしまいますし、何も聞こえなくなってしまいます。まわりの出来事はなにも私に影響を与えませんが、これから脱するとすべてが戻ってくるのです。(Chapman, J.)

・時々、私の心の中はからっぽになってしまいます。心はまわりの出来事から何も受け取らず、また私は何にも反応しなくなってしまうんです。(Chapman, J.)

1－④

・最近気づいたことですが、私は何かをする前にそれを実行している自分をまず想像しているようです。たとえば、これから座ろうとするのであれば、その前に自分自身のことをイメージし、自分が座るところがほとんど見えるぐらいに想像しなければなりません。手を洗うとか、食事をするとか、あるいは衣服を着るといった、どれも以前は気にもとめなかったし、何も考えずにできていた程度のことでさえそうなんです。(McGhie, A. & Chapman, J.)

・普通だったら何かをやりたければ、ただそれをやればいいわけですが、私の場合はどうやってやるのかを初めに確認しておかなければなりません。何かをするときはほとんどの場合、そのことについてよく考え、それをするにはどうすればいいかを知っておく必要があるんです。競争でスタートラインに立ったなら、自分の前に手をつくことだとか、足をどのように踏み出すかとかいったことを走り始める前に考えておかねばなりません。(McGhie, A. & Chapman, J.)

4　おわりに

中安は初期分裂病の鑑別診断を目的とするこれまでの症候学的研究において、有無を検しやすく特異性を証しやすい点で陽性初期症状のみに注目してきたが、本稿で述べた陰性初期症状もまた、どこかしら疾患特異性を感じさせるものである（事実、筆者らの一人、関はその独特な表出とともに「物忘れが非常に激しく、仕事ができない」という主訴の内容を聞いただけで、症例2を初期分裂病ではないかと疑った）。たぶんそれが、McGhie ら先行研究者もこれらの症状に注目した理由であろう。疾患特異性の検討は多数例にもとづく今後の検討にまつとしても、本稿で例示したような、独特なニュアンスを含んで訴えられる陰性症状が初期分裂病に見られ、また時には主訴ともなりうるという事実を知っているだけでも、それらを不用意に心身の不定愁訴もしくは神経症症状と見なし、結果として誤診に至るということから我々を免れさせてくれよう。この小報告が初期分裂病の臨床にいささかなりとも役立つことを願ってやまない。

文　献

（1）Chapman, J.: The early symptoms of schizophrenia. Brit. J. Psychiat., 112 : 225-251, 1996.

（2）Freedman, B. J.: The subjective experience of perceptual and cognitive disturbances in schizophrenia — a review of autobiographical accounts. Arch. Gen. Psychiat., 30 : 333-340, 1974.

（3）McGhie, A. and Chapman, J.: Disorders of attention and perception in early schizophrenia. Br. J. Med. Psychol., 34 : 103-116, 1961.（天谷太郎、飯島幸生、加藤雅人、中安信夫訳：初期分裂病における注意と知覚の障害。思春期青年期精神医学、一：九二―一一〇、一九九一）

（4）中安信夫：『初期分裂病』。星和書店、東京、一九九〇。

（5）中安信夫：初期分裂病：いかに診断し、いかに治療するか?。精神科治療学、六：七六一―七七二、一九九一。

（6）Schneider, K.: Klinische Psychopathologie.（6 Aufl.）Thieme, Stuttgart, 1962.（平井静也、鹿子木敏範訳：『臨床精神病理学』。文光堂、東京、一九六八）

（関由賀子氏との共著。精神科治療学、七：一三五三―一三五八、一九九二）

第二四章　初期分裂病の表現変異

――離人症、発作様不安、攻撃的行動が前景化した三症例――

1　はじめに

筆者による「初期分裂病」の提唱は、従来特異的症状に乏しく、したがって困難であると言われてきた分裂病初期状態の診断を確実なものにしたいという臨床医の願いから発したものである。その概念はなによりもまずは症候学的に、すなわち《初期分裂病の特異的四主徴》[7]（表1、図1）、あるいは多施設共同研究用にそれに拡大・変更を加えた《初期分裂病症状リスト》[10]（表2）によって規定されたものであるが、筆者はそれらの諸症状が幻声や妄想知覚などの極期症状へと進展していく過程を精神病理学的に論証することによって、それらが確かに分裂病の初期症状であることを明らかにするとともに[8]（図2）、通常の分裂病（極期分裂病）と異なってそれらの患者が病識を有すること、定型的抗精神病薬すなわちドーパミン受容体遮断剤が無効なこと、および極期への進展に対する障壁機構の存在が示唆されることなどの特徴に基づいて、それを分裂病という疾

表１　初期分裂病の特異的四主徴

1．自生体験
　①自生思考
　②自生視覚表象
　③自生記憶想起
　④自生内言
　⑤白昼夢
2．気付き亢進
　①聴覚性気付き亢進
　②視覚性気付き亢進
　③身体感覚性気付き亢進
3．漠とした被注察感
4．緊迫困惑気分

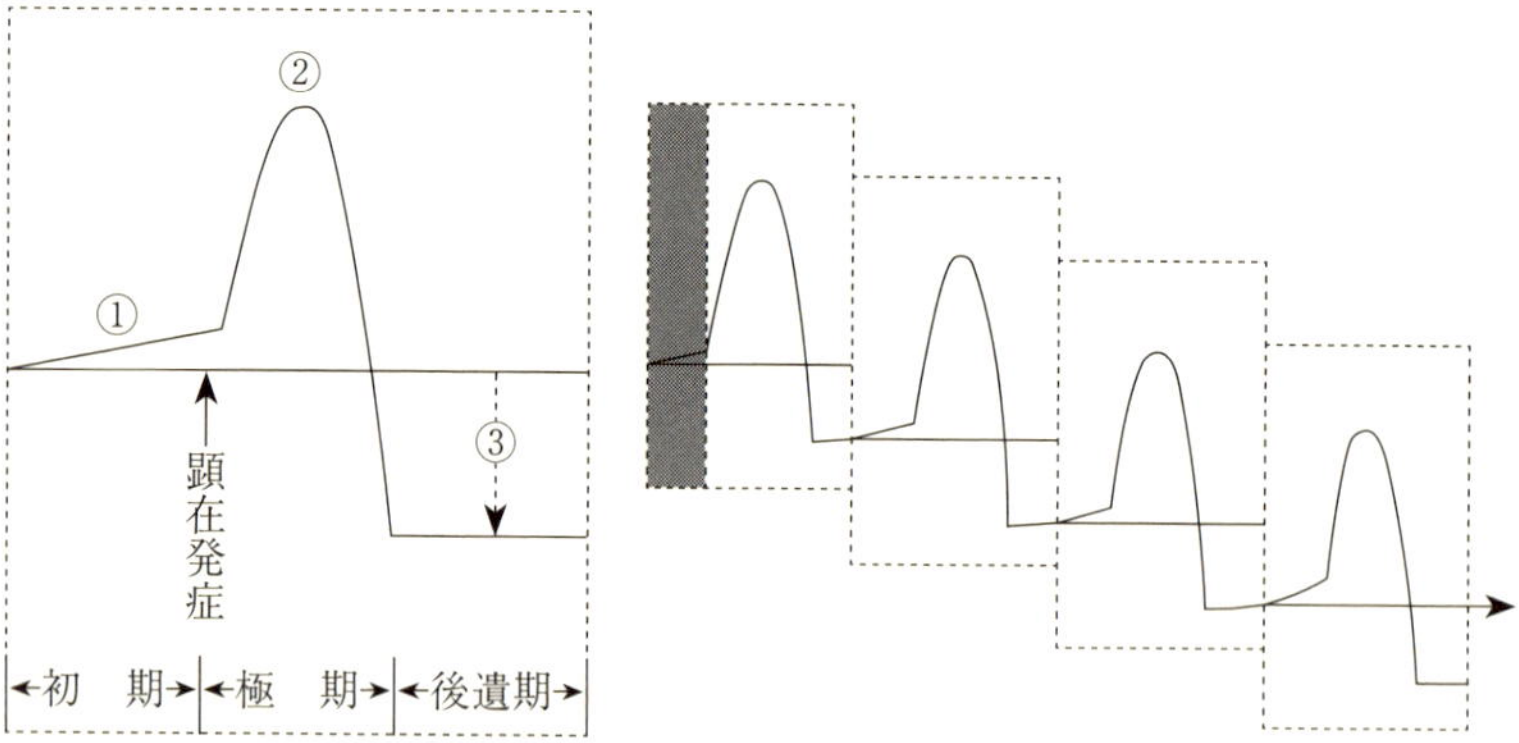

①初期症状	②極期症状	③後遺(期)症状
自生体験	幻　声	感情鈍麻
気付き亢進	妄想知覚	意欲減退
漠とした被注察感	自我障害	思考弛緩
緊迫困惑気分	緊張病症候群	

図１　分裂病シュープ、および経過の模式図と初期分裂病

図左：水平基準線は個々のシュープ前（初回シュープでは病前）の状態を表す。基準線より上方はいわゆる陽性症状の発現を、また基準線より下方は陰性症状の発現を示す。
図右：分裂病の経過は個々のシュープの連続と理解され、シュープを経るごとに基準線は低下していく。シュープごとに初期症状が出現するが、初回シュープの初期（灰色部分）のみを初期分裂病と呼ぶ。

表2　初期分裂病症状リスト

1．自生思考
2．自生内言と心声未分化
3．自生記憶想起
4．自生空想表象
5．自生視覚表象
6．非実在と判断される幻視
7．非実在と判断される要素幻聴と呼名幻声
8．音楽性幻聴
9．視覚性気付き亢進
10．聴覚性気付き亢進
11．視覚の強度増大ないし質的変容
12．聴覚の強度増大ないし質的変容
13．まなざし意識性
14．体外離脱体験

患単位に含めるものの、なお一つの臨床単位として別に取り扱うことが臨床上適切であることを主張してきた(7)（従来の時期区分によれば一般に前駆期と呼ばれ、また Conrad, K. の "Die beginnende Schizophrenie"(1) に従えばトレマ期 Die Trema に相当し、また de Clérambault, G. の(2) 小精神自動症 petit automatisme mental に相当するものである）。

さて、上記のごとく分裂病の初期診断を確実なものにしたいという臨床医としての願いが、筆者をして分裂病の初期状態に特異的な症状を発見させ、さらにそれをこえて一つの臨床単位としての「初期分裂病」の提唱へと導いてきたのであるが、そうした筆者の観点からすれば誤診と呼ばざるをえない症例報告が自らの周辺に、あるいはまた学会発表や論文に時折散見されるように思われる。そして、この誤診には性質を異にする二種類のものがあると思われる。

第一の誤診はこの初期分裂病という臨床単位が知られていないがゆえのものであって、そうした誤診例にあっては特異的初期症状の有無に関する詳細で体系立った質問がなされることはなく（往々、患者は質問されないかぎり、初期症状を自ら積極的に訴えることは少ない）、初期症状の断片的な訴えやくすんだ、生気に乏しい表出等から、暫定的に抑うつ状態や神経衰弱状態などの状態像診断が与えられているこ

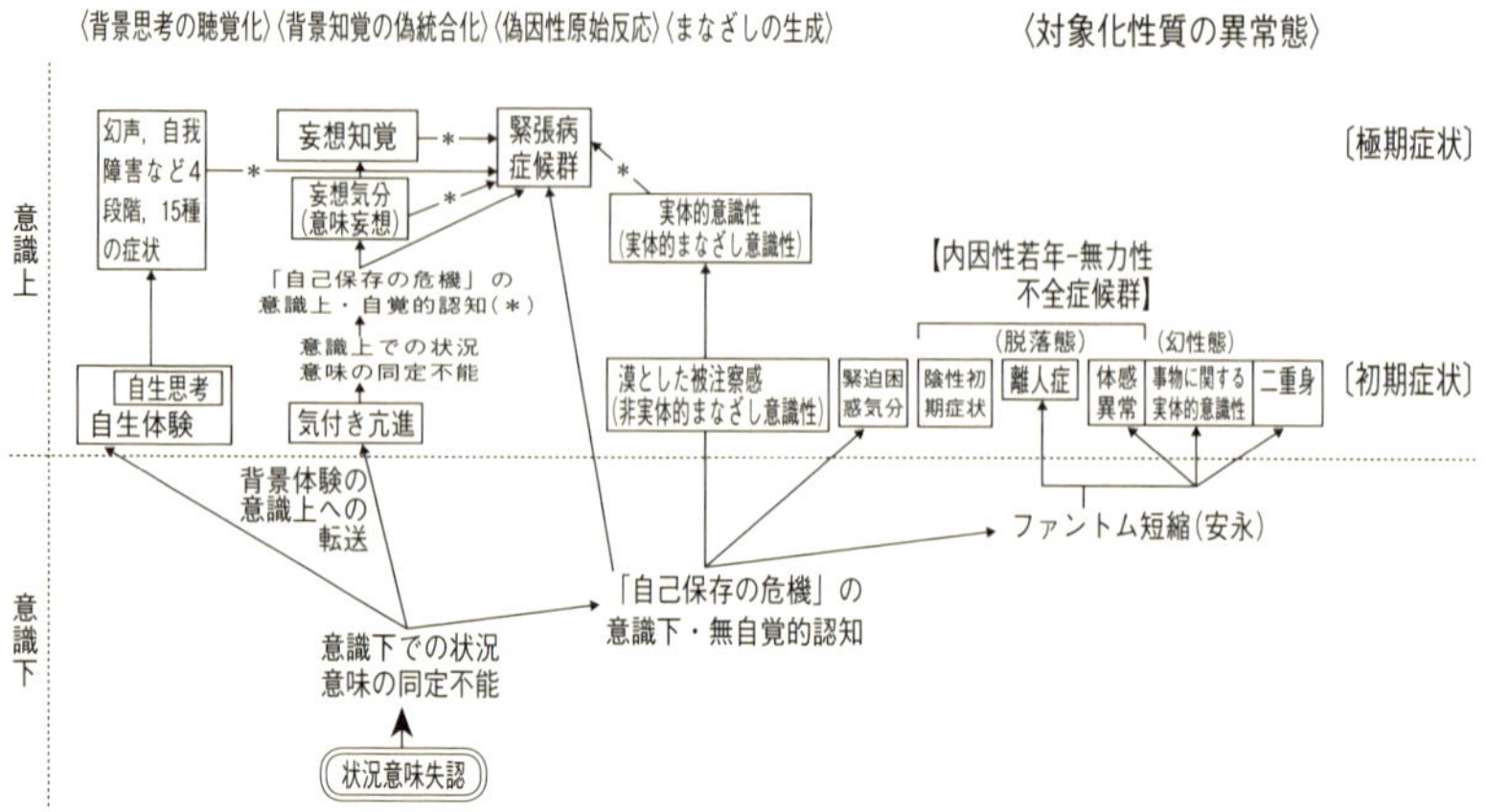

図2　状況意味失認を起点とする分裂病症状系統樹

とが多い。ただこの場合、（はなはだ曖昧な概念であるが）〝分裂病圏〟とは考えられているようであり、将来における分裂病の発病危険性が考慮されてはいるようである。こうした誤診は、筆者がかつて研修医の頃に見聞した上級医の誤診と同等のものであり、ピッタリと適合する疾患診断が得られないがゆえの、いわば〝消極的な誤診〟といえようか。

第二の誤診は初期分裂病という臨床単位の存在を知っていながらも、なお嵌まり易い落とし穴のようなものである。それはたぶんに患者の表層的な状態像に翻弄されたものであって、かつて筆者[4]は初期分裂病患者に対する面接技法を論じた際に、初期分裂病という疾患そのものによる一次的症状とその症状に対して心因反応的に形成された二次的症状（二次的反応）とを弁別することの重要性を述べたが、この誤診はこの場合の二次的反応が状態像の前景を、それも他疾患の定型的状態像の形をとって占めた場合に起こり易いものであって、治療者はその症状の二次性に気づかず、それを一次的なものとして確信をもって誤診をしてしまうことになる。これはいわば〝積極的な誤診〟ともいえるものであるが、先の〝消極的な誤診〟に比べて、治療者が分裂病の可能性を考慮に入れず、確信をもって他疾患としての治療に踏み出すがゆえに、より悪質なものといえるものである。筆者がかつてモノグラフで紹介した自験例5（当初離人神経症、次いで境界例と誤診し、それらの疾患に対する長い治療のはてに分裂病の顕在発症を許し、自殺へと至った症例）はそうした誤診の例である。(7)

以上、二種類の誤診を述べたが、「初期分裂病の表現変異」と題して本稿にて取り上げるのは後者の〝積極的な誤診〟に陥りやすい症例の報告である。自験三例を取り上げるが、各症例は状態像の前景として離人症（症例1）、発作様不安（症例2）、攻撃的行動（症例3）を呈しており、ややもすると精神力動的解釈のもとに、いきおい精神療法的アプローチが行われかねなかったものである。個々の症例ごとに、各々の前景症状と背景にあった初期分裂病症状との関連性を論じるが、それらの議論をとおして徒に精神力動的解釈に走るのではなく、まずは詳細な症状聴取と正確な状態像診断を行うことの重要性、とりわけ思春期青年期臨床においてはその際の鑑別診断として初期分裂病を考慮しておくことの必要性を強調したいと思う。

なお、ここで述べる「表現変異」とは状態像の前景が、また患者の苦衷が初期分裂病症状以外のものであるという意味であり、それらの症状が初期分裂病症状に入れ替わって出現したというものではない。各々の症例は、前景にある症状もしくは状態像の背後に明瞭な初期分裂病症状を有していたものであり、初期分裂病との診断はそれらの症状の確認によって与えられたものである。

なお、以下の症例記載にあたっては、まず初診時カルテから主訴、現病歴、精神的現在症の項を転載・引用して症例の概要説明を行い、その後に主として前景症状と初期分裂病症状との関連性に焦点をあてた診断的考察を行うことにする。

2　離人症が前景化した症例

【症例1】　一九歳、男性、予備校生

（1）　症例の概要

〈主訴〉　自分がここに居る気がしない

〈現病歴〉

①研修医が予診段階で聴取しえていた現病歴

一八歳（予備校一年目）の夏、ある日突然気がつくと、後頭部の「喉の上の部分」（頭の内部のかなり広い範囲）が「ガンガン」しはじめ、一日中絶えず続くようになった。痛みはないが拍動性がある。それが一～二ヵ月後にはボーっとした感じに徐々に変化し、「神経が腫れている」（後日の陳述では「縮んでいる」とも表現）ような感じがするようになった〈体感異常〉。その頃、ノイローゼに関する本を読み、離人症の項に〝自分がここに居る気がしない〟とあるのを読んで、「これだ」と思ったという。というのは、「神経が腫れている」感じは別の表現を用いれば「自分がここに居る気がしない」〈自己存在感の喪失〉というものであったからである。ただ、行為に際しては自分が行っているという感じは保たれていた。

一九歳になってからは、食生活は変わらないのに「空腹感がなくなった」ように感じ始めた。ただ、食事自体はおいしいと感じ、食事量も減ってはいない。また、それまで好きだった煙草が不味く感じられるようになり、日に二〇本だったのが一〇本に減っている。音楽を聴いていて楽しめはするが、以前のようにはその世界に入っていけないという感じも出現した〈現実感喪失?:〉。睡眠のリズムが乱れ、時には朝まで寝付けない日が何日も続くことも起こり始めた。

②筆者による本診時に判明した初期分裂病症状

〔以下の症状はいずれも一六歳（高二）の頃より〕

i．自生体験（自生思考、自生記憶想起、自生空想表象）

（音楽を聴いていてもその中に入っていけないって?）聞きづらい。テレビも見づらい。

（テレビが見づらいのはどうして?）頭の中がどこかよそにいく。違うことを考えてしまう。

（自分では音楽を聴こうとしていたり、テレビを見ようとしているけど、思わず知らず別のことを考えているということ?）はい。

（ふっと気がつくと、別のことを考えている?）はい。

（どういうことを考えているの?）わからない。雑念。

（じゃ、現実のことは見えても見えず、聞こえても聞こえずになるかね?）はい。

（一方では集中しているが、他方では出てくる雑念に邪魔されている?）はい。一日中。

（雑念の中には過去の記憶もあるの?）そういうのもあるし、自分で作ったものもある。

（そういうものは、頭の中で映像として見えることある?）ある。思い出し笑いをしてしまう。

（いつ頃の記憶?）いつ頃って……。

（あなたにとって印象的な出来事の記憶?）別にそうとはかぎらない。

（一つ例をあげてみて？）幼稚園の時、砂場で遊んでいて、前の人に砂がかかって、謝ろうと思ったけど、恥ずかしくて謝れなかったところ。

（現実のように鮮明なの？　映画でも見ているよう？）現実も見えているけど、頭の中にもある。

（動きもある？）はい。

（自分で作ったものには、自分が出てくる場面はあるの？）自分が出てくることはない。

ii．音楽性幻聴

（出てくるものの中に音楽が聞こえるというのはある？）ある。一日中、何でも。好きな曲が頭の中にこびりついて離れない。

（コマーシャル・ソングは？）あります。

（学校で習った唱歌は？）ない。

（一日中、連続して聞こえているの？）気がついたら鳴っている。

（コマーシャル・ソングって短いでしょう。元に戻って聞こえるということある？）くりかえして聞こえる。

（実際に聞こえているのと変わりはない？）はい。

iii．視覚性気付き亢進

（物を見ていて、見ようと思った物以外のものが視線に入ってきて、邪魔になるっていうことある？）ある。集中できない。

（どんな時？）ほとんど一日中。

（テレビの画面を見ていて、画面じゃなくてテレビの上の花瓶とか後ろのカーテンが眼に入ってきて、テレビが見づらいっていう人がいたけど、そういうのはない？）それはない。

（向かい合っている人の顔が全体として見えないようなことは？）どこに視点を向けたらいいか、わからない。

部分部分が見えて、眼をどこに置いていいかわからない。

ⅳ．即時理解の障害
（最近は勉強の方はどう？）文章を読んだ時にすぐに頭の中に入ってこない。

（すっと理解できないということ？）はい。

（他人の話の場合はどう？）聞こえてきたものをいったん頭の中で反芻して整理しなくちゃわからない。


〈精神的現在症〉

1）表出：身だしなみや礼容は整っている。背筋を伸ばし顔を正面に向けて座っているが、ややしばたくような眼であり、視線を外す傾向がある。表情やそのほか全般的にも緊張した様子がうかがえるが、他方では疲弊し、困惑した印象もある。しかし、話題に応じて時に見せる笑顔はごく自然である。質問に対する理解は良好であり、応答は迅速であるが、その内容はごく手短かであり、自ら積極的に話すことは少ない。

2）体験・行動症状：自己精神離人症（自己存在感の喪失）―体感異常、現実感喪失？、睡眠障害、自生体験（自生思考、自生記憶想起、自生空想表象）、音楽性幻聴、視覚性気付き亢進、即時理解の障害

（2）　診断的考察

現病歴の記載に見られるように、本症例は研修医による予診ののちに筆者が本診したものであるが、予診段階で患者が訴えていたものは、上記〈精神的現在症〉の体験・行動症状のうち一八歳以降に始まったという諸

症状、すなわち自己精神離人症〈自己存在感の喪失〉―体感異常〈要素心理学的には区別される二種の体験を―でつないで記載しているが、これは言葉を違えて表現するとこうなるが、あくまでも一つの体験であると患者が陳述したゆえである〉、現実感喪失?、睡眠障害のみであった。症候学にもとづくかぎり、ここで最も疑われる疾患は離人神経症あるいはセネストパチーであったが、〈精神的現在症〉の項で記載したごとく、患者の表出には緊迫困惑気分の存在を疑わせる印象が明白であり、神経症圏の患者のように自ら積極的ないし詳細に症状を訴えるということがなく、また自己精神離人症―体感異常の発現に先立って心因を形成するような状況が認められなかったという点で、筆者はそうした診断に疑念をいだき、本診時には初期分裂病の可能性も考えて面接を行った。そうしたところ、一六歳時に始まったという一連の初期分裂病症状、すなわち自生体験（自生思考、自生記憶想起、自生空想表象）、音楽性幻聴、視覚性気付き亢進、即時理解の障害が陳述されたのである。ただし、患者の苦衷はあくまでも主訴として述べられた「自分がここに居る気がしない」という自己精神離人症（自己存在感の喪失）であって、初期分裂病症状は〝尋ねられたから答えた〟と言わんばかりであり、患者自身としては歯牙にもかけていないというふうであった。

以上のごとき初期分裂病症状の確認によって、筆者はこの症例を初期分裂病と診断したが、それでは前景に立った自己精神離人症（自己存在感の喪失）―体感異常と背景にあった初期分裂病症状との関連性はいかなるものと考えられるであろうか。

まず第一に問題となるのはこれら二者の症状合併に関してであるが、この問題についてはすでに筆者は、Glatzel, J. & Huber, G.[3]の内因性若年‐無力性不全症候群 endogene juvenil-asthenische Versagenssyndrome の疾患論的位置づけに関する論稿において一度考察を行っているのでその結論を再論して説明するが、離人症な

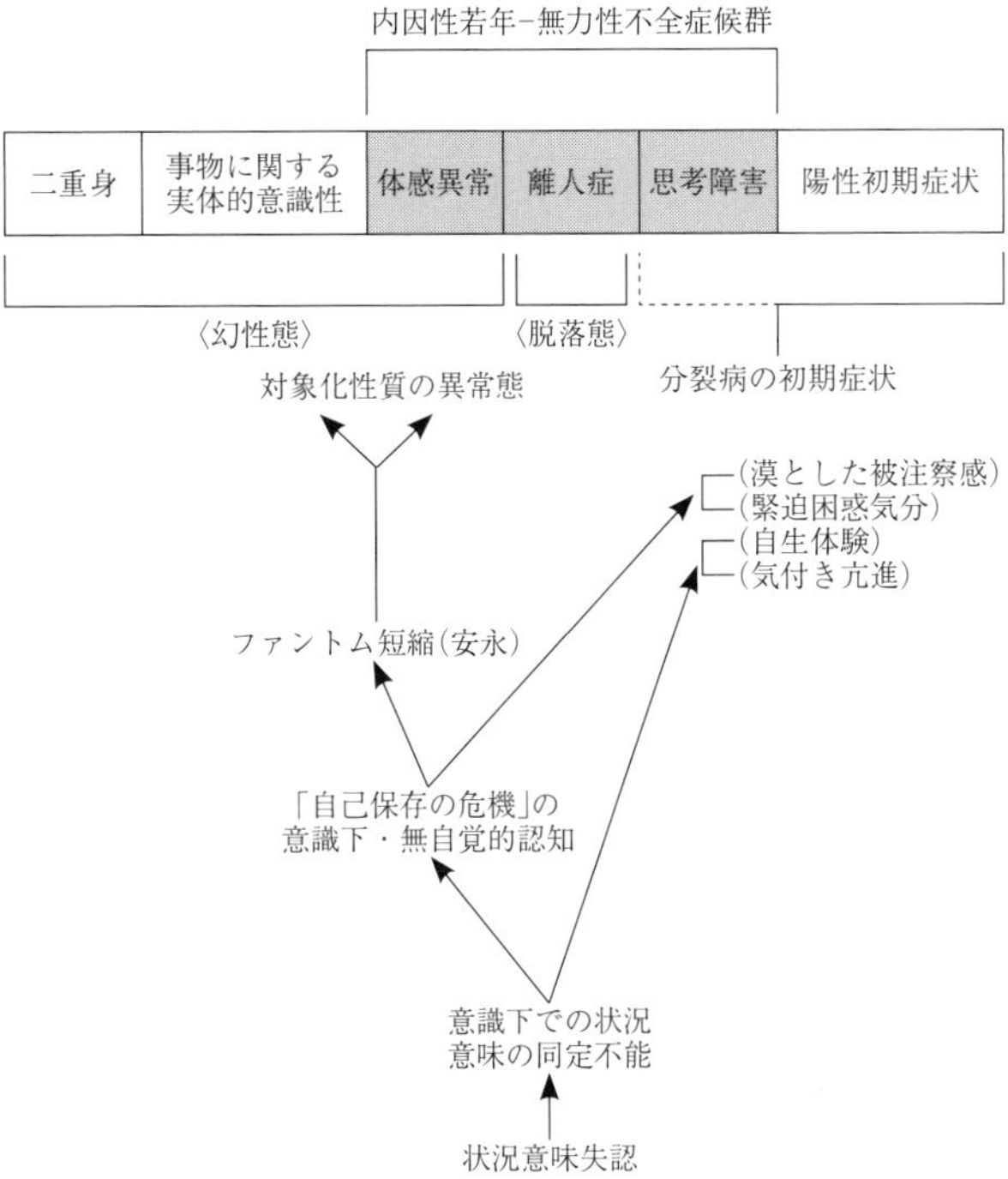

図3　内因性若年−無力性不全症候群（離人症、体感異常、思考障害）と二重身、事物に関する実体的意識性、陽性初期症状の臨床的合併についての統一的理解

いし体感異常と初期分裂病症状との合併は、分裂病の一次的障害であると措定された状況意味失認に対する内因反応の連鎖（図3）の中で、いわば必然的に生じてくる事態と考えられるのである（本症例では一つの体験が離人症として、あるいは体感異常として表現を違えて陳述されたことが特徴的であった。またこれら両者に加えて即時理解の障害〈Glatzelらのいう思考障害の中心をなすもの〉もあり、内因性若年−無力性不全症候群は初期分裂病症状スペクトラムの一症状群であるとの先の論文[8]の結論をも裏書きする症例であった）。

　次に第二の問題として浮かびあがるのは、なにゆえに離人症―体感異常が前景化して患者の苦衷となり、初期分裂病症状は背景化して患者が歯牙にもかけないものとなったのかという、症状もしくは苦衷に関する患者の焦点づけの前景—背景という問題である。この問題に関しても筆者はすでに論じたことがあるが、筆者の理解によれば離人症とは動的発生論的には精神危急的事態に対して発動する、生得的に用意された自己危急反応であり[11]、静的記述論的には心的営為の対象化たる心的体験の形成に際して（正常ならば）付与されるはずの対象化性質が脱落したもの、すなわち対象化性質の脱落態であって[5]、つまるところ離人症とは精神危急的事態に対してその迫真・切迫性の認識を減じるべく無自覚的・非意図的に自我がとる隠蔽工作（そうでもしなければ、自殺せざるをえないほどの葛藤や恐怖があるのであり、よって離人症は自殺代理症もしくは精神的自殺と考えられる）と思われるが、この症例の場合、離人症—体感異常が前景化し、初期分裂病症状が背景化したのは、この症例では自己の実存的存立を震撼とさせる体験である緊迫困惑気分（この気分の成立が〈「自己保存の危機」の意識下・無自覚的認知〉＝精神危急的事態によるものであることは、くりかえし論じてきた）が顕著であり、それによる恐怖を減じ、あるいは自殺を回避するためには隠蔽工作としての離人症がいわば〝めくらまし〟の役割を担って前景に現れざるをえなかったからであろう（離人症は一般に難治であり治療抵抗性を有するが、それは離人症の成立自体が精神危急的事態の隠蔽ないし自我の防衛という役割を担ったものであるからであり、当然のことであろう）。

なお、本症例に対しては、sulpiride、fluphenazine、oxypertine など、一般に初期分裂病に有効な薬物が投与されたが、前景症状、初期分裂病症状ともに不変のまま持続している。

3　発作様不安が前景化した症例

（1）　症例の概要

【症例2】　一六歳、男性、高校一年生

〈主訴〉

①工業高校が自分には合わない。朝から夕方までで疲れるし、時間も縛られるので。それで学校へ行っていない。

②頭とか体に言い表せない変な感じがあって、そのため登校できない。

〈現病歴〉

①臨床心理士によって聴取された現病歴

一五歳、工業高校に入学し、一学期は毎日通学して熱心に勉強もし、夏休みには危険物取り扱い者の資格試験にも合格したほどであったが、二学期に入ってからは欠席しがちとなり、登校する場合でも母に叱られてやっと出掛けるという状態で、成績も低下してきた（欠席：1/3）。三学期になってからは不登校はさらに増悪し、一日しか登校せず、一日中家の中でテレビゲームをしたりマンガを読んで過ごすようになった。患者によれば、その理由は「一学期の終わり頃より学校が嫌になった。朝から夕方までで疲れるし、時間を縛られるので」とのことであったが、他方では「二学期の始め頃より、頭とか体に言い表せない変な感じがあって、そのために登校できない」とも訴えた。この「変な感じ」とは、a．時、所を選ばず、b．きっかけや前触れなく、突然に起こり、c．まず、嫌な気分となり、次いで息が苦しい、体に力が入らない、手掌に汗をかく、膝下の下肢が冷たくなるというものであり、d．一時間ないしそれ以上（半日とか丸一日とかもある）持続し、e．そのエピソード中の精神状態は「ゴチャゴチャする」（冷静さを失って混乱する、焦るという感じらしい）というものである。

②筆者による診察時に判明した初期分裂病症状

〔小さい頃より〕

i．自生記憶想起

過去のことを自然に思い出すのは、小さい頃からしょっちゅう。一つ出てくると、それから次々と思い出していく。自分で作ったものもあるかもしれない。ただ、実際に見るのとほとんど変わりないぐらいに、頭の中にはっきりと見える。

（同様体験に関する後日の陳述）

勝手に昔のこととか、見たテレビのことが浮かんできて、集中力がなくなった。

（テレビ？）アニメ、よく特集とかするでしょう。そんなものが別のことに集中しようとすると……。

（邪魔になる？）邪魔になるからほとんど集中できない。

（見える？）なんか頭の中にそういう場面が出たり、内容のことを考えているような、いないような。

（それって見えるの？）見えるというか……やっぱり印象に残ったところが絵のように出る場合もある。思い出したくもないのに、集中しようとすればするほど、勝手に出てくる。

（昔のこと？）中学の時にあったこと。今まで忘れていたのに、いきなりパッと出たり……。何が出てくるか、わからない。今まで考えてもいないものが出てきて……〝どこにそんなに覚えているんだって！〟という感じ。

（例えば？）ほんのちょっとしたこと。すぐに忘れてしまうようなこと。意識にはないんだけども、頭の中に入っちゃっている。

（見える？）風景が思い出されたり、絵になって出たり。あんなことがあったんだなあと思い出される。

（声は？）覚えている。頭の中で、その人の声はこうだったんだなあと思い出される。

（言葉はわかる？）わかる時とわからない時と。

（絵に動きはないの？）ない。小学校の校庭とか、体育館の側とか。

（人が出てくる？）以前いた友達とか。こうなってからは、前よりも増えた。

ii．音楽性幻聴

頭の中に急に音楽が鳴り始めることがある。歌の場合もあるし、演奏だけの時もある。頭の中にテープが入っている感じ。よく知った曲のほかに、〝小学校の頃に習ったことがあるなあ〟という曲もある。小さい頃からある。

〔最近になってより〕

iii．体外離脱体験

実際に見下ろしているわけではないが、自分はちょっと離れて見ているような。

（どのあたり？）〈右後上方をさして〉このあたり。自分の体を半分は自分が動かしているような、半分は何かに動かされているような。

iv．まなざし意識性

外に出ると、まわりから人が自分を見ているように感じられる。実際は自分でそう思っているだけだと思うけど〈ここまでは注察念慮を表現―筆者注〉。〈家では？〉一人で静かだと、何かに見られているような、何かそばにいるような。暗いところでは誰でもそんな気がするでしょう、あの感じですよ。これは、今の「変な感じ」が出てきてからです。

〈精神的現在症〉

1)表出：やや前傾・前屈姿勢であるが、終始その姿勢を維持するのでなく、時には背筋を伸ばしたりする。また上肢や下肢の動きも比較的多く、どちらかといえば落ち着きに乏しい方か。やや緊張した面持ちで元気に乏しいが、生気がないというほどではない。時折見せる笑顔は自然である。

2)体験・行動症状：発作様不安、易疲労性、不登校、閉居、自生記憶想起、音楽性幻聴、体外離脱体験、まなざし意識性

（2）　診断的考察

本症例は臨床心理士が病歴の聴取を行い、すでに他医によって登校拒否症の疑いと診断されていたものの、しかし登校拒否症としての本格的な治療面接に入るに際して、初期分裂病の可能性が完全に否定できるか否か、その確認を求めて臨床心理士から筆者へ診察が依頼された症例である。筆者は当初、この症例がもしも初期分裂病であるとするならば、上記の「変な感じ」の最初期に起こる「嫌な気分」が初期分裂病症状に関連したものではないかと疑い、質問したが、患者は「中一～二の頃は霊に関心があって、その存在を信じていた。その

せいか、時折霊の存在を感じる。背中に張り付いている感じ」と霊に関する実体的意識性を述べた以外には、初期分裂病症状の存在を概ね否定した。それでこの段階では筆者は、上記の種々の自律神経症状を伴う発作様不安はその持続時間の長さからはパニック・アタック（不安発作）ともいえず、またてんかんの情動発作や自律神経発作とも異なるが、なんらかの脳波異常が関連しているのではないかと考え（筆者がこう判断したのは、小一の頃にチックで小児科を受診し、その際に脳波異常を指摘され、チックは一年間で消失したものの、以後脳波異常が消失した三年前まで少量の phenytoin を服用していたという既往歴があったからである）、三年前の小児科脳波を取り寄せるとともに、新たに脳波を再検した。そしていずれの脳波においても phantom Sp. & W. および 14 & 6 c/s positive spike（周知のように、これらの異常波は自律神経症状や情動障害との関連性が指摘されている）を確認し、上記の診断を一応よしとするとともに、とりあえず diazepam 四㎎で治療を開始した。Diazepam に対する患者の反応は、その当初は「嫌な感じの程度が少し減った。ただ頻度はかわらない」（患者）、「いらいらが減った」（母）と有効と思われたが、しかしすぐに元の状態に戻ってしまった。

ところが初診後一カ月の頃、共同治療者である臨床心理士に患者が「夕食中、自分が死んでいるような感じになることが何回かあった。そういう時はもう一人の自分が自分を見下ろしている感じ」と述べ、これを契機に再度、初期分裂病症状について詳細な質問が行われることになった。そして得られたのが、上記現病歴の項に見られる諸種の初期分裂病症状の陳述であった。この時点で筆者は、主訴である「変な感じ」の実体はわからないものの初期分裂病と診断変更し、sulpiride の投与を開始した（五〇㎎→一〇〇㎎→一五〇㎎）。服薬によって、上記初期分裂病症状のうち最近になって出現した体外離脱体験とまなざし意識性が消失し、小さい頃からあったという自生記憶想起と音楽性幻聴が軽快するとともに、「変な感じ」も徐々に軽快し始めた。また生活面にも改善が見られるようになり、それまでは「外で変な感じが起きたら困るので」と言って閉居し、単独では決して外出できなかったのが、一人で来院できるようにもなり、また翌春には通信制高校への入学もはたし、スクーリングにも出席できるようになった。

以上、パニック障害（不安神経症）との誤診こそ免れはしたものの、発作様不安を脳波異常に関連したものとした、本症例に対する筆者の誤診の経緯を長々と述べてきた。発作様不安に合致した脳波異常が認められたということも誤診に導いた一因ではあったが、その原因はなによりも、初回面接において筆者が十分に時間をかけて初期分裂病症状の有無を問い合わせることを怠ったことであろう。これには、すでに他医によって与えられていた登校拒否症との診断が先入見として作用し、また表出面において典型的な緊迫困惑気分が感知されなかったということも与っていよう（「中一〜二の頃は霊に関心があって、その存在を信じていた。そのせいか、時折霊の存在を感じる」と霊に関する実体的意識性を、それもとりわけ「背中に張り付いている感じ」とありありとした表現で患者が述べた時点で初期分裂病であることに気づくべきであった。しかし、この年齢域では霊の存在を信じる者が一般に多いということもあって、筆者はこの訴えをいささか軽視してしまったのである）。

さて、最後に残されたのは患者の主訴であり、前景症状でもあった「変な感じ」（発作様不安）と背景にあった初期分裂病症状との関連性はいかなるものなのか、という問題である。この回答は受診後一年近くなってやっと与えられることになったが、以下にその折の面接記録の抜粋を示す。

自分の意志に反して、なんか変だなあって感じ。

〈変って何が?〉気持ちがなんとも言えないというんではなくて、もう一人の人……人っていうか、意志みたいなものがあって、普通の意志を突き破って出てくる。

〈もう一人の人、意志?　それって自分なの?〉……。

〈自分ではない?〉うん、誰ということでもなくて……意志を突き破ったのを、また本当の意志がとめようとする。

〈意志ってどんなの?〉無意味なこと。そうしていると手に汗をかいてくる。

〈以前からある「変な感じ」ってこのこと?〉うん、なんとも言えない気分にかき消されていたのかもしれない。


この陳述が示すものは患者が〈意志ないし衝動の自生〉ともいうべきものを体験していることを示しているが、ただしこの場合の意志とは自分のものではなく、かといって誰か特定の人に所属するものでもなく、「もう一人の人……人っていうか、意志みたいなもの」、「誰ということでもなくて」との陳述に見られるように、分裂病に特異的と言われる「超越的他者の出現」[6]、それもその萌芽形態を表していると理解されよう（筆者が「萌芽形態」と表現したのは、患者には意志そのものが感知されているのであって、それが超越的なものであって表現しづらいものであるとはいえ、意志の主体が感知されているわけではないからである）。この体験は筆者がこれまでの研究において同定してきた初期分裂病症状（表1、表2）には入っていないが、先に述べたように「超越的他者の出現」のまさに萌芽形態であり、また他の明白な初期分裂病症状と軌を一にして併存し、消褪したことを考え合わせれば、初期分裂病の一症状と考えることが妥当であろう。患者は上記の面接記録の中で、「意志を突き破ったのを、また本当の意志がとめようとする。〈意志ってどんなの?〉無意味なこと。そうしていると手に汗をかいてくる」（傍線筆者）と、〈意志ないし衝動の自生〉に対して本来の自分がその自生的出現を抑制しようといわば闘争し、その過程の中で手掌の発汗が生じてくるさまを陳述しているが、これは発作様不安が〈意志ないし衝動の自生〉という初期分裂病症状に対して二次的に心因反応として生じたものであることを如実に示していよう。

本症例と同様の症例はすでに関[12]によって報告されているが、それは過換気症状、発汗・流涙・顔面紅潮などの自律神経症状、退行等のヒステリー様症状を発作様に呈し、のちにそれが感情随伴性の自生記憶想起による二次的反応であったことが判明した一四歳の初期分裂病例である。ここにおいて「同様」とは、いわゆる神経症性の症状が環境因、のちの論述との対比でいえば外的状況因によって生じたのではなく、初期分裂病症状の発現、いうならば内的状況因に対する二次的な心因反応として生じたということである。神経症性の症状を診た際には、我々はすぐに患者の性格や環境、あるいはその両者間の軋轢に原因を求めがちであり、実際それらしきものが見いだされるとその責に帰しがちであるが（いわゆる正常者に対してもこうした視点で生活史を洗えば、「それらしきもの」はいくらでも見いだせるであろう）、この際には一歩立ち止まって、例えば初期分裂病のような疾患起因性の症状が神経症性の症状を二次的反応として引き起こしている可能性を検討しなければならないものと思われる。

4　攻撃的行動が前景化した症例

【症例3】　一四歳、女性、中学三年生

（1）　症例の概要

〈主訴〉　原因がよくわからないが、すぐに苛々として物にあたりたくなってしまう。

〈現病歴〉

①初回面接の前半で聴取された現病歴

中学一年生の三学期（一三歳）、ボーイフレンドが出来て交際を始めたが、そのことで母や幼児期以来同居している伯母（母の姉）に干渉を受けた。留守中に日記を見られたり、電話を盗み聞きされたり。それ以来、母や伯母の姿を見ると、また些細なことで苛々とするようになった。また、すぐに苛々としてしまう自分にも腹が立つようにもなった。外ではいいが、家に帰ると別の自分になってしまう。自室にいると母や伯母に探られているようで……。中学二年生の夏には、父と母に「私のこと、嫌いなんでしょう」とくってかかり、売り言葉に買い言葉で母が「嫌いだ」と言ったところ、吹き抜けの玄関の二階から飛び降りたというエピソードがある。また最近になって、器物損壊が激しくなり、手で窓ガラスを割ったり、壁に穴をあけたり、コップをなげつけたりということも頻回におこすようになった。

学校の成績は優秀で中学一年生の頃は学年で一〇番以内であったが、母や伯母の干渉以後は急に勉強する気がなくなってしまうことがあり、定期試験の準備も期日が迫ってきて切羽詰まるまではやらなくなった。それで成績が低下してきた。

②初回面接の後半で判明した初期分裂病症状

〔小学生の頃より〕

i．非実在と判断される要素幻聴と呼名幻声頭の中でキーンと音がする。また勉強とか何か一生懸命にやっている時、母の声で「○○ちゃん」と自分の名前を呼ぶ声がする。その声はまだ△△（小学校四年生まで在住していた地名）に住んでいて、隣がダンボール工場で、その時、外から母が自分を呼んだ声。

〔中学二年生になってより〕

ii．漠とした被注察感

夜間、自室で勉強していると背後に、またトイレに入ると窓の外に誰かがいるような気がして、振り返ることがある。そうはっきりと〝見られている〟とは思わないけど。一週間に一度は必ずといっていいほどに。

iii．音楽性幻聴

一定のメロディーが頭から離れない。例えば、ピアノ曲が好きなのでよく聞くけど、ベートーヴェンの「熱情」が。自分で意識しているわけではないけど、なんとなく流れる。自分で作り出した架空の曲が流れる場合もある。勉強しようとすると聞こえてくる時もある。

iv．自生空想表象

小さい時のことを〝あの頃は良かったなあ〟と思って。そうすると、写真とか母に聞いた小さい時の自分のことが元になって、自分とまわりの風景が一緒になった映像が、そうはっきりしているわけではないが、うっすらと見えてくる。またピアノを弾いていると、ピアニストとか、あるいは美術的な方向で活躍している自分の姿が頭の中に見えてくる。

v．自生記憶想起

意識していないのに急にパッと過去の場面が出てくる。そういえば、こういうこともあったなあと思う。なんとなくうっすらと見える。

〈精神的現在症〉

1)表出：身だしなみは整っている。両親が無理やり連れてきたせいか、面接当初はそっぽを向いて不機嫌そうな表情をしており、やや疲れた印象を与える。しかし、面接が進むに連れて診察に協力的となる。質問に対する理解は十分であり、応答は迅速で的確である。

2)体験・行動症状：易刺激性・易怒性亢進、家庭内暴力（母・伯母に対する罵詈雑言と器物損壊）、発作的自殺企図、学業成績の低下、非実在と判断される要素幻聴と呼名幻声、漠とした被注察感、音楽性幻聴、自生空想表象、自生記憶想起。

（2）　診断的考察

本症例は初回面接の最初から筆者が診察したものであるが、その前半で聴取された現病歴の段階では、症候学的には易刺激性・易怒性亢進、家庭内暴力（母・伯母に対する罵詈雑言と器物損壊）が主であり、そしてそれらがボーイフレンドとの交際に対する母と伯母の干渉を契機に始まったものであり、また患者の幼児期以来、未婚の伯母が同居しているという養育環境上の問題も示唆され、診断としてはいわゆる家庭内暴力とし、以後の面接を精神療法的面接へと切り替えてもなんら問題のないものと思われた。このように初期分裂病を疑う根拠は何もなかったのであるが、筆者はこの当時、思春期症例一般にどの程度初期分裂病症状があるのかを調査中であり、この症例に対してもいわば型通りにその有無を問い合わせてみた。ところが、上記したように続々と種々の初期分裂病症状が陳述され、ひどく驚いたのである。そして治療を始めてみて、さらにまた驚かされることになったのであるが、それというのも家庭内暴力と初期分裂病との併存と診断し、とりあえず初期分裂病の薬物治療をということでsulpiride（五〇～一五〇㎎）を使用し始めたのであるが、当の初期分裂病症状がすぐに消失したのみならず、易刺激性・易怒性亢進、家庭内暴力までもが二週間で改善が認められ、二カ月もたたないうちに少なくとも暴力行為はすっかりなくなってしまったからである（患者はこの変化を「苛々としても、すぐにそれを自分で抑えられるようになった」と述べている）。

さて、この症例においては前景にあった易刺激性・易怒性亢進、家庭内暴力と背景にあった初期分裂病症状との関連はどのように考えられるであろうか。この関連性を考察するに重要なポイントは二点あるが、その第一は易刺激性・易怒性亢進、家庭内暴力の契機となったボーイフレンドとの交際に対する母と伯母の干渉は中一の三学期に始まったものであり、他方非実在と判断される要素幻聴と呼名幻声こそ小学生の頃より存在していたものの、初期分裂病症状の大半は中二になってから始まっており、前者が後者にやや先んじたということ、第二にはsulpirideの投与によって初期分裂病症状のみならず易刺激性・易怒性亢進、家庭内暴力も軌を一にして軽快・消褪したということである。これらのことを考慮すると、両者の関連性は以下のように考えられよう。すなわち、本症例には家庭内暴力の病理と初期分裂病の病理とがもともと独立して存在したものであるが、①ボーイフレンドとの交際に対する母と伯母の干渉を契機とした家庭内暴力的心性の顕在化（易刺激性・易怒性亢進）→②潜在していた初期分裂病の誘発（種々の初期分裂病症状）→③誘発された初期分裂病症状による家庭内暴力的心性の明らかな行動化（暴力行為）というふうに、両者は相互に関連を及ぼし、病理の顕在化を促し合ったというものである。筆者が行った治療は、上記の連鎖の②に対するものであったが、初期分裂病症状の消失とともに③の暴力行為が消失し、しかし一方では患者が「苛々としても、すぐにそれを自分で抑えられるようになった」と、行動化にこそ至らないものの①の易刺激性・易怒性亢進はいまだ残存していることを述べたことは、この連鎖の推定に合致した所見と思われる。

5　おわりに

「初期分裂病の表現変異」と題して自験三症例を紹介した。ただし、同じく「表現変異」といっても、各々の症例の診断的考察で詳述したように、その内容は互いにかなり異なるものである。すなわち、症例1において前景化した離人症ないし体感異常は、分裂病におけるそれらの症状成立過程を図2（分裂病症状系統樹）や図3（分裂病症状系統樹の一部である内因性若年‐無力性不全症候群の形成過程図）にすでに書き込んだように、筆者が分裂病の一次障害と措定する状況意味失認から必然的に導かれるものである（一次障害に対する〝脳の応答〟という意味で、筆者はこれを内因反応と呼んでいる）。症例2において前景化した発作様不安は、初期分裂病症状の一部（本症例では〈意志ないし衝動の自生〉）に対する了解可能な（ということは、とりもなおさず〝心の応答〟という意味であるが）心因反応として理解できるものである。症例3において前景化した攻撃的行動は、たまたま併存した家庭内暴力的心性に対して初期分裂病状態が促進的に作用して行動化へと至らせたというものである。以上のように、各々の前景化した症状と背景にあった初期分裂病症状とは後者の一次性、前者の二次性という形で共通性を有するものであるが、その内容関連性は症例1から症例3への方向においてより偶発性を増し、逆に症例3から症例1への方向においてより必然性を増しているものである。

　とまれ、これらの症例は初期分裂病において状態像の前景あるいは患者の苦衷が初期分裂病症状ではない場合があることを示しており、初期分裂病の発病年齢が中学生、高校生、あるいは大学生年代であることを考慮に入れると、一般に思春期青年期臨床においては前景に立った状態像や症状の如何にかかわらず、常に初期分裂病の可能性を考慮しておくことの重要性を指し示しているといえよう。前景に立った状態像や症状のみで軽々に診断を与えること、さらにはそれに安易に精神力動的解釈を与えることは厳に慎むべきことであろう。注意深い問診の必要性を強調して筆をおく。

文献

（1）Conrad, K.: Die beginnende Schizophrenie — Versuch einer Gestaltsanalyse des Wahns. Georg Thieme Verlag, Stuttgart, 1971.（吉永五郎訳：『精神分裂病—その発動過程』。医学書院、東京、一九七三。／山口直彦、安克昌、中井久夫訳：『分裂病のはじまり』。岩崎学術出版社、東京、一九九四）
（2）de Clérambault, G.: Automatisme mental et scission du moi. Oeuvre psychiatr ique, Tome II, P. U. F., 457-467, 1942.（高橋徹、中谷陽二訳：精神医学、一九：五二七—五三五、一九七七）
（3）Glatzel, J. und Huber, G.: Zur Phänomenologie eines Typs endogener juvenil-asthenischer Versagenssyndrome. Psychia. clin. 1, 15-31, 1968.（高橋俊彦、大磯英雄、青木勝、渡辺央ほか訳：内因性若年無力性不全症候群の一型に関する現象学。思春期青年期精神医学、二：一〇三—一一八、一九九二）
（4）中安信夫：初期分裂病患者への精神療法的対応—診断面接に含まれる治療的意義について。臨床精神病理、一〇：一八一—一九〇、一九八九。**（本書第二二章）**
（5）中安信夫：離人症の症候学的位置づけについての一試論—二重身、異常体感、実体的意識性との関連性。精神科治療学、四：一三九三—一四〇四、一九八九。**（前々書第一八章）**
（6）中安信夫：内なる「非自我」と外なる「外敵」—分裂病症状に見られる「他者」の起源について。湯浅修一編：『分

裂病の精神病理と治療2』、星和書店、東京、一六一—一八九、一九八九。**（前々書第六章）**
（7）中安信夫：『初期分裂病』。星和書店、東京、一九九〇。
（8）中安信夫：『分裂病症候学—記述現象学的記載から神経心理学的理解へ』。星和書店、東京、一九九一。
（9）中安信夫：内因性若年‐無力性不全症候群についての一考察—初期分裂病症状スペクトラムの一症状群として。村上靖彦編：『分裂病の精神病理と治療6　分裂病症状をめぐって』、星和書店、東京、二五九—二八四、一九九四。**（前々書第一一章）**
（10）中安信夫：症例15　初期分裂病。木村敏編：『シリーズ精神科症例集1　精神分裂病Ⅰ—精神病理』、中山書店、東京、二〇九—二三四、一九九四。
（11）中安信夫、関由賀子：自己危急反応の症状スペクトラム—運動暴発、擬死反射、転換症、解離症、離人症の統合的理解。精神科治療学、一〇：一四三一—一四八、一九九五。**（本書第二六章）**
（12）関由賀子：ヒステリー様症状にて急性発症した初期分裂病の1例—診断の経緯と病像形成の要因について。精神科治療学、九：一三八七—一三九四、一九九四。

（思春期青年期精神医学、五：一四五—一五八、一九九五）

第二五章　初期分裂病とスルピリド
——治療薬としての有効性と分裂病の病態生理への示唆——

1　はじめに

ここでスルピリド sulpiride との関連性を述べようとしている「初期分裂病」とは、特異的症状の存在をはじめとする種々の臨床的特徴にもとづいて、一九九〇年筆者が[6]一つの臨床単位（疾患単位としてはあくまでも分裂病に属するものである）として、ないしは分裂病の一つの病期型（幻覚妄想状態や緊張病状態を主たる状態像とする急性分裂病ないし「極期分裂病」とこの「初期分裂病」との関係は、進行癌と早期癌の関係に比すべきものである）として提唱したものである。ただし、それはこれまでに報告されてこなかったというものではなく、すでに de Clérambault, G.[3] によって petit automatisme mental として、Conrad, K.[2] によって Trema として、また McGhie, A. & Chapman, J.[5] によって early schizophrenia として報告されていた病状群ないし病期に相当するものである（一般的な理解に従えば、「前駆期」に相当する）。

さて、本稿の狙いとするところはこの初期分裂病とスルピリドの関連性を論じることにあるが、筆者はこれを、第一には初期分裂病に対するスルピリドの有効性について、第二にはそのことが示唆する分裂病の病態生理についての二点にわたって述べてみようと思う。

2　初期分裂病とは？

本論に入る前に、初期分裂病とはいかなるものか、その概念と臨床像について今少し詳しく紹介しておきたい。

先に筆者は、初期分裂病とは一つの臨床単位もしくは病期型であるが、あくまでもそれは疾患単位としては分裂病に属するものであると述べておいた。そして、この場合の分裂病とは幻覚妄想状態や緊張病状態を主要な病像とし、経過の上では再発と寛解をくりかえすものであって、三亜型分類では妄想型や緊張型に属し、あるいはブロイラー型、辺縁群などと呼ばれるものに限定されたものであるが、筆者は改めてこれを〈初期-極期-後遺期と進展する特異なシュープを反復する慢性脳疾患〉と定義している（図1：ここでは、これまで幻覚妄想状態や緊張病状態―筆者のいう極期―の再発に限定されてきたシュープSchubという用語の概念を二重に拡張して用いている。すなわち、その用語は極期に先行する初期と極期に後続する後遺期をも含んでおり、かつ再発に限定されたものでなく、初発をも含んでいる）。

さて、筆者の述べる初期分裂病とは上述の分裂病の定義を前提として〈分裂病シュープの初期をさし、通常

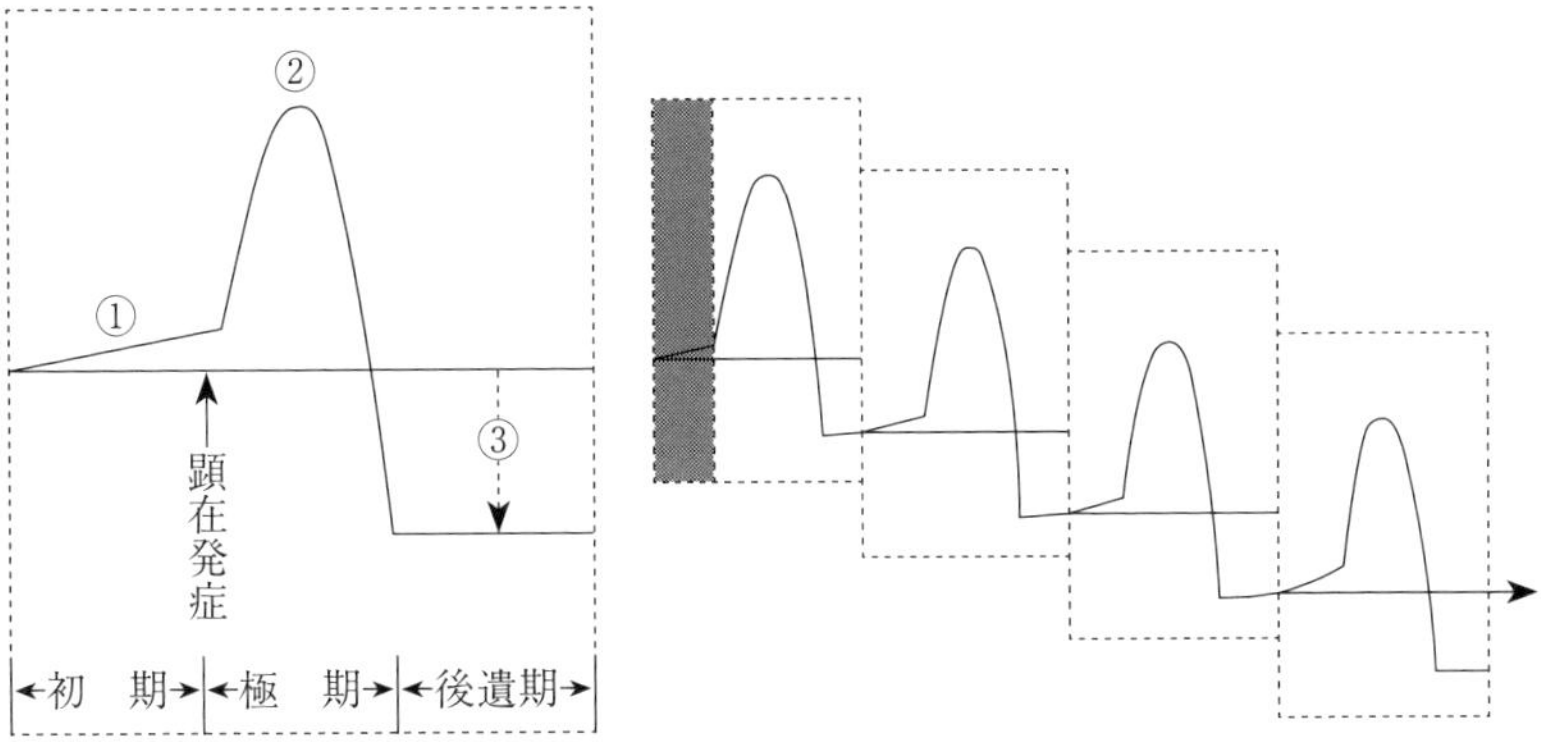

①初期症状	②極期症状	③後遺(期)症状
自生体験	幻　声	感情鈍麻
気付き亢進	妄想知覚	意欲減退
漠とした被注察感	自我障害	思考弛緩
緊迫困惑気分	緊張病症候群	

図1　分裂病シュープ、および経過の模式図と初期分裂病

図左：水平基準線は個々のシュープ前（初回シュープでは病前）の状態を表す。基準線より上方はいわゆる陽性症状の発現を、また基準線より下方は陰性症状の発現を示す。

図右：分裂病の経過は個々のシュープの連続と理解され、シュープを経るごとに基準線は低下していく。シュープごとに初期症状が出現するが、初回シュープの初期（灰色部分）のみを初期分裂病と呼ぶ。

の分裂病に対するのとは別の治療的対応を要すべき一つの臨床単位である。ただし、明瞭なシュープ極期の既往や後遺症状が存在する場合は除く〉と定義されるものである。わかりやすく述べるならば、筆者は〈初回シュープの初期〉のみを初期分裂病と定義しているのであるが、それは

①特異的な症状が存在する。

②幻覚妄想状態や緊張病状態などの極期と異なり、基本的には病識が保たれている。

③Chlorpromazine や haloperidol などの定型的抗精神病薬は無効であり、その病態生理にドーパミン系が関与しているとは考えられない。

④この段階に数年にもわたってとどまる例も多く、極期への進展に対する

表1　初期分裂病と極期分裂病の臨床的差異

	初期分裂病	極期分裂病
症状	自生体験 気付き亢進 漠とした被注察感 緊迫困惑気分	幻声 妄想知覚 自我障害 緊張病症候群
病識	あり	なし
後遺症（情意減弱の付加）	なし	あり
抗精神病薬の有効性	低い？	高い
ドーパミン系の関与	なし？	あり
抗精神病薬への耐用性	低い	高い

表2　初期分裂病の特異的四主徴（左側）と多施設共同研究用初期分裂病症状リスト（右側）

1．自生体験	1．自生思考
①自生思考	2．自生内言と心声未分化
②自生視覚表象	3．自生記憶想起
③自生記憶想起	4．自生空想表象
④自生内言	5．自生視覚表象
⑤自生空想表象（白昼夢）	6．非実在と判断される幻視
	7．非実在と判断される要素幻聴と呼名幻声
2．気付き亢進	8．音楽性幻聴
①聴覚性気付き亢進	9．視覚性気付き亢進
②視覚性気付き亢進	10．聴覚性気付き亢進
③固有感覚性気付き亢進	11．視覚の強度増大ないし質的変容
	12．聴覚の強度増大ないし質的変容
3．漠とした被注察感	13．まなざし意識性
	14．体外離脱体験
4．緊迫困惑気分	

障壁機構の存在が示唆される。

などの点において、一つの臨床単位をなすものと考えられる（初期分裂病と極期分裂病の臨床的特徴の差異を表1に示す）。これらの臨床的特徴のうち、①に掲げた特異的症状の存在こそ、筆者がこの臨床単位の存在に気づき、また臨床診断を行っていくうえでの基準としているものであるが、それらを表2に示しておく。

なお、これらの症状が確かに分裂病の初期症状であるということの証明は精神病理学的論証によって行われてきた[8]が、その論証を通して到達さ

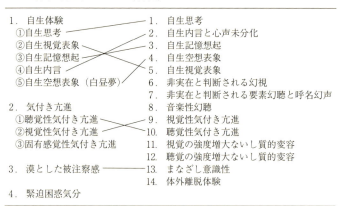

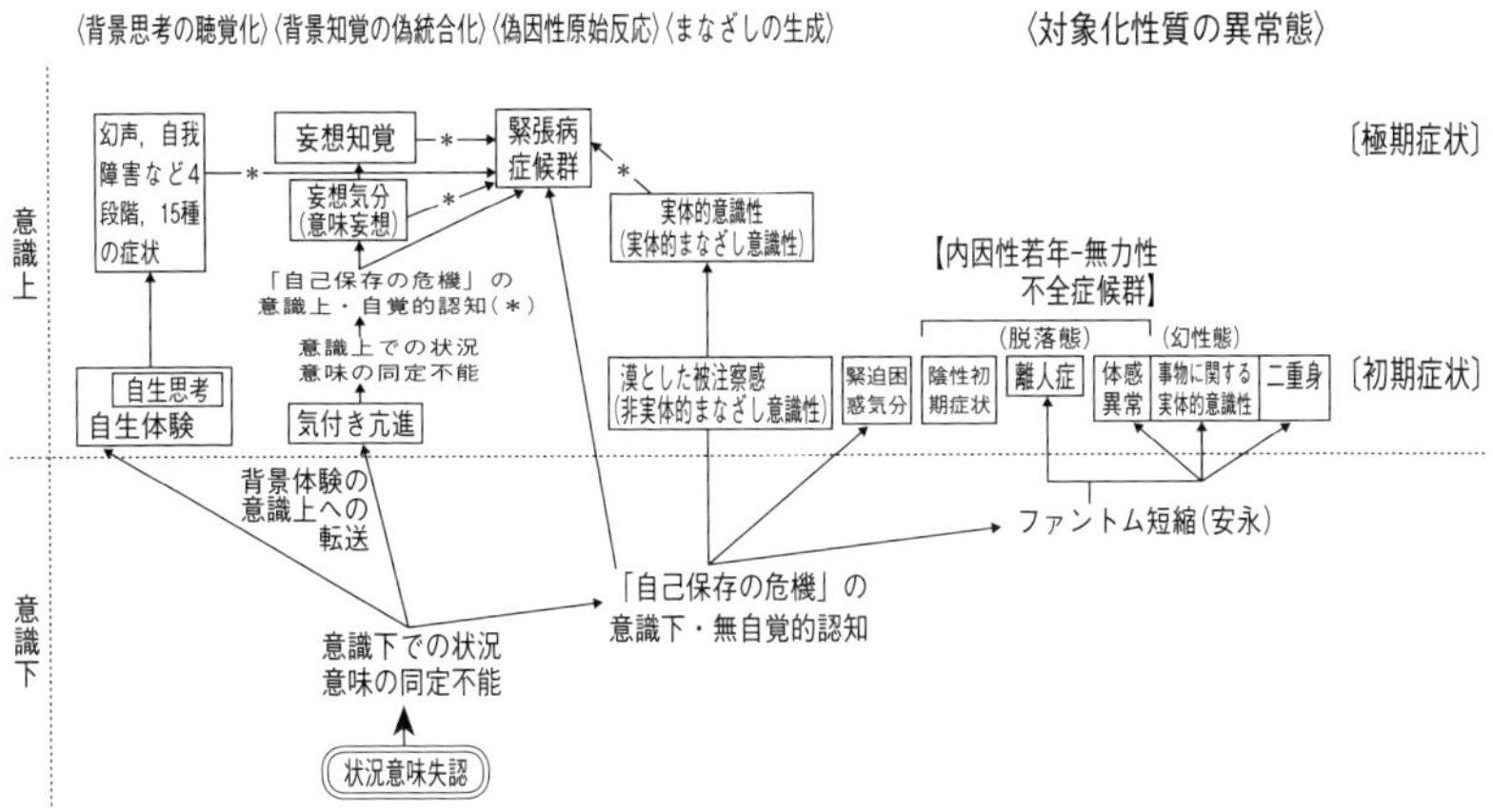

図2　状況意味失認を起点とする分裂病症状系統樹

れた分裂病の「状況意味失認–内因反応仮説 situational meaning agnosia - endogenous reaction hypothesis」[7] に基づく分裂病症状形成過程（分裂病症状系統樹）を併せて図2に掲げておく。紙数に限りがあるため詳しい説明は省くが、この仮説のエッセンスを述べるならば、分裂病において障害が生じるのは唯一、意識下・自動的認知機構における状況意味失認のみであって、初期症状を含む広義の陽性（産出性）症状の形成は、無傷の上位機構がこの状況意味失認という下位機構の障害に対して（正当にも）正常に応答するために生じるというものである。

3　初期分裂病に対するスルピリドの有効性

(1)　第一選択剤としてスルピリドを使用するに至った経緯

この初期分裂病という臨床単位の存在に気がついた当初、筆者は治療薬として fluphenazine を用いていた。これは種々の薬剤を用いていくなかで、他薬剤に比べて fluphenazine が比較的に有用と感じられ、また同じ意見が同種の症例を多々経験してきた中井久夫（私信）からも聞かれたからである。しかし、haloperidol や chlorpromazine など、D_2受容体の遮断をその主作用とする定型的抗精神病薬が無効であることから、その後 D_2 receptor blocker 以外に本格的な治療薬を求め、ここで見いだされたのが noradrenaline depleter としての作用も有する oxypertine であり、またその用量では D_2 receptor blocker として作用しているとは考えられない低用量（三〇〇mg以下）のスルピリドの使用であった。前者の oxypertine は一例においてきわめて有効であったが、その後の経験においては同様の著効例を見いだせず、また眠気や倦怠感などの副作用もあって使用しづらく、よって現在筆者は下記に述べる治療成績をも踏まえて、典型的な初期分裂病症例に対する第一選択剤としてはスルピリドを使用するに至っている。

(2) スルピリド単剤投与の治療成績

さて、これまでに筆者が経験したスルピリド単剤投与例の治療成績を表3に示す。初期分裂病の経験例数に比してスルピリド単剤投与例数は必ずしも多くはないが、その理由は第一に筆者がスルピリド単剤投与の適応を初期症状のみが比較的長期に持続している例にかぎり、極期への急激な進展が予測される場合は適応から除外しているからであり（その場合には fluphenazine の単剤治療、もしくはスルピリドと fluphenazine の二剤治療の適応としている）、第二にはすでになんらかの薬物治療が行われていた症例に対しては、治療の実際上はスルピリドを上乗せする形で対処してきたからである。

以下、スルピリド単剤投与に関する筆者自身の経験を表3に基づき、かつ臨床の場での印象も加えてまとめておきたい。

表3　初期分裂病に対するスルピリド単剤投与の治療成績

		現在年齢	性別	発病年齢	初期分裂病症状 ①自生思考	②自生視覚表象	③自生記憶想起	④自生内言	⑤自生空想表象(白昼夢)	⑥聴覚性気付き亢進	⑦視覚性気付き亢進	⑧固有感覚性気付き亢進	⑨漠とした被注察感	⑩緊迫困惑気分	⑪非実在と判断される幻視	⑫非実在と判断される要素幻聴と呼名幻声	⑬音楽性幻聴	⑭視覚の強度増大と質的変容	⑮聴覚の強度増大と質的変容	⑯体外離脱体験	⑰即時理解・即時記憶の障害	症例ごとの初期分裂病症状数	その他の症状	（無効例）最大投与量／日 （有効例）最大改善時最小投与量／日
有効例	症例1	13	女	11			○	△		▲						△	○		▲		＊	7	過換気発作，不登校	100
	2	13	男	12	△						○			▲			○					4		150
	3	14	女	13			○		○				○			○	○					5	易刺激性，被害念慮	150
	4	16	男	16			●			△			○				●			○		5	意志・衝動の自生，不安発作	150
	5	18	男	14		○	△		○	○			○		○	○	○	○	○			10	易疲労性，悪夢，自動筆記	100
	6	18	男	15	○				○								○					3	注察・被害念慮	100
	7	19	女	18						○				○				○			○	4	注察念慮	100
	8	19	女	14	○		○		○								○				○	5	離人感	150
	9	42	女	17			○		○				＊				＊					4	強迫衝動，独語	50
	有効例個別症状数				3	1	6	1	5	4	1	0	4	2	1	3	8	2	2	1	3			
無効例	症例10	18	男	17	●	●	●		●								●				＊	6	易疲労性，易刺激性	200
	11	19	男	17			●		●		●			●			●				●	6	自己存在感の喪失，アンヘドニア	300
	12	24	男	24			●				●										●	3	アンヘドニア，注察念慮	300
	13	25	男	17	●		●		●	●			●				●				●	7		300
	14	26	男	20			●				●			●			●	●			●	6	アンヘドニア	300
	無効例個別症状数				2	1	5	0	3	1	3	0	1	2	0	0	4	1	0	0	5			
	全例個別症状数				5	2	11	1	8	5	4	0	5	4	1	3	12	3	2	1	8			

ｉ）○：消失（高度改善）、△：中等度改善、▲：軽度改善、●：不変、＊：変化不明

ii）17種の初期分裂病症状のうち、①〜⑩は〈初期分裂病の特異的四主徴〉(1) に含まれる10種の下位症状であり、⑪〜⑯はのちに多施設共同研究用に拡大・変更された14種の〈初期分裂病症状リスト〉(9) から上記〈初期分裂病の特異的四主徴〉に含まれていない6種の症状を取り出したものであり、⑰は陰性初期症状(7) の代表的なものである。

①○、●などを用いて示した初期症状の改善度、あるいはその結果にもとづいてあらかじめ表3を有効例と無効例とに群別して表示したように、スルピリド単剤投与が有効か無効かは症例ごとに歴然としていた。

②全一四例のうち、有効例は九例、無効例は五例であり、初期分裂病に対するスルピリド単剤投与の有効率は六四・三％であった。

③有効例の最大改善時最小投与量／日は五〇mg 一例、一〇〇mg 四例、一五〇mg 四例であり、その平均±標準偏差は一一六・七±三五・四mg／日と低用量であった。

④無効例の最大投与量／日は二〇〇mg 一例、三〇〇mg 四例であり、他疾患に対するスルピリドの投与量と比較するとなお低用量であるが、筆者がこの段階ですでに無効と判断し、スルピリド単剤投与を断念した理由は、スルピリドの有効—無効の判定は五〇～一〇〇mg／日の初回投与の段階でもすでにおおよそのところ可能であり（有効例は速効的に一～二週間後の再診時にはすでに改善傾向を示し、逆に無効例はまったくの無反応である）、したがって二〇〇～三〇〇mg／日にまで増量してもなお一切の症状改善が見られないとなると、それ以上の増量も効果がなかろうと判断されたからである。なお、表3に示した五例の無効例に対してはその後fluphenazine、oxypertine、その他種々の薬剤が用いられたがいずれも無効であった。

⑤全一四例における初期症状プロフィールにおいて、過半数の症例に認められた初期症状は、音楽性幻聴（12／14、八五・七％）、自生記憶想起（11／14、七八・六％）、自生空想表象（8／14、五七・一％）、即時理解・即時記憶の障害[7、8]（8／14、五七・一％）であった。後一者についてはその比率が無効例に著しく多く認められたものであるが、前三者は有効例、無効例ともにほぼ同様の比率で認められたものである。このように、一部の例外をのぞいて初期症状プロフィールは有効例、無効例ともに類似したものであったが、すでに有効—

無効の群別を症例ごとに行ったことに示されるように、スルピリドの有効性は症例ごとであって症状によって異なるものではなかった。

⑥有効例と無効例の臨床的特徴の差異として、無効例は、ⓐ発病年齢が有効例に比して有意に高く（無効例：一九・〇±三・一歳、有効例：一四・四±二・三歳、p<0.01, t-test）、ⓑ全例が男性であり、ⓒ症状プロフィールにおいて即時理解・即時記憶の障害が全例に認められ、また有効例にはなかったアンヘドニアが三例に認められたことが注目された。

4　分裂病の病態生理への示唆

(1)　ドーパミン過剰活動仮説への疑義

スルピリド単剤投与が過半数の症例において有効性を示したという上述の治療成績は、初期分裂病の治療に明るい展望を与えるものであるが、それは併せて分裂病の病態生理に関して重大な示唆を与えていると思われる。というのは、上述したように有効例における最大改善時最小投与量／日は一一六・七±三五・四mgときわめて低用量であり、したがってD_2受容体の選択的遮断剤といわれるスルピリドも、この用量ではin vivoにおいて十分なD_2受容体遮断作用を発揮しているとは考えられず（その根拠としては、スルピリドに関しては三〇〇mg／日以下の低用量では黒質線条体系のD_2受容体遮断による錐体外路系副作用が生じないこと、中脳辺縁系もしくは中脳皮質系のD_2受容体遮断によると考えられている抗幻覚妄想効果の発現には六〇〇mg／日以上の高用量を要することが経験的に知られていることがあげられよう)、初期症状の消失にはD_2受容体遮断以外の薬理作用が関与していると考えざるをえないからである。既述したように、筆者は分裂病の一次障害は状況意味失認であり、症状形成はそれに対する内因反応であると考えているのであるが、内因反応の最初のプロセスであり、状況意味失認のほとんど直接的反映とも考えられる初期症状の消失に、上記のごとくD_2受容体遮断が関与していないとなると、従来より定型的抗精神病薬の作用機序から推定されていたドーパミン過剰活動仮説は少なくとも分裂病の一次性病態生理としては否定されることになろう。

(2) 分裂病の二段階病理発生仮説と防御メカニズムに対するドーパミン系の関与

それでは分裂病の病態生理に対するドーパミン系の関与はいかなるものなのか、ここで筆者の推定を述べておきたい。筆者は近年、自身が唱えてきた分裂病の一段階症候論(状況意味失認–内因反応仮説:図2)と二段階経過論(初期分裂病–極期分裂病仮説:表1)の矛盾を止揚すべく、分裂病の二段階病理発生仮説 two-step theory of schizophrenic pathogenesis(図3)[10]を提唱した。この仮説をごく簡明に述べれば、分裂病の病理発生は二段階から成り、その第一段階は疾患プロセスが始動し、それが初期分裂病を形成するというものであり、第二段階はここで始動する防御メカニズムに打ち勝って疾患プロセスがさらに進展し、それが極期分裂病を形成するというものであるが、分裂病の病態生理に対するドーパミン系の関与に関する筆者の論は、ドーパミン系はここにおいて初期から極期への進展に抗するとされている防御メカニズムにこそかかわる(D_2受容体遮断によるドーパミン作動性神経伝達の低下は防御メカニズムを強めると推定)というものである。

この仮説において重要なことは生物学的に規定された防御メカニズムの存在とそれへのドーパミン系の関与

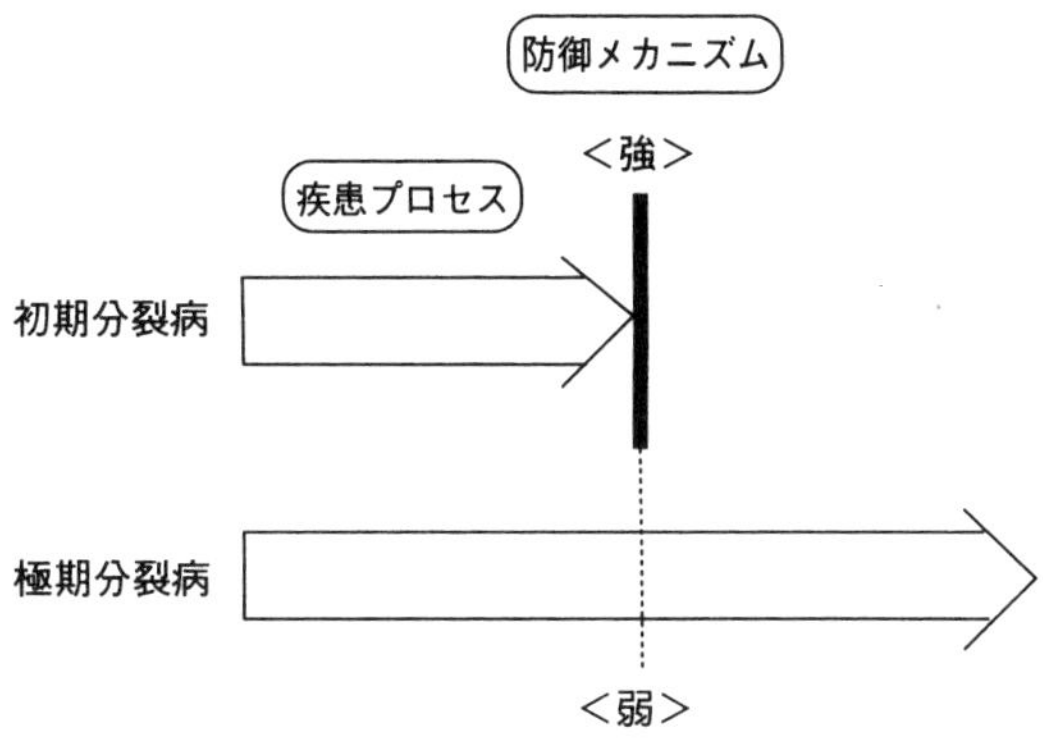

図3　分裂病の二段階病理発生仮説

であるが、筆者が前者に思い至ったのは、初期分裂病は必ずしも容易に極期分裂病へと進展するものではなく、前者から後者への移行には障壁があると推定されたからであり、またその障壁で区分された初期分裂病と極期分裂病との差異（表1）はたんに臨床的レベルにとどまるものではなく、その背後に生物学的病態生理の違いを感じさせるものであったからである。また後者が推定されたのは、第一にhaloperidolやchlorpromazineなどD_2受容体遮断をその主作用とする定型的抗精神病薬は初期症状の消失には無効であるが極期への進展は防止していると考えられるからであり、第二には定型的抗精神病薬の持続的投与をうけ、極期症状のない、寛解期ないしは慢性期の分裂病患者にもなお初期症状は見いだせるからである。つまり、以上二つの臨床知見は、定型的抗精神病薬（D_2 receptor blocker）は初期から極期への移行に抗する防御メカニズムを強め、そのつどの新たな分裂病症状形成過程を初期段階にとどめていることを示唆しているのである。

以上、ドーパミン系は初期から極期への移行に抗する防御メカニズムにこそ関与するという説は、定型的抗精神病薬の抗幻覚妄想効果がD_2受容体遮断作用によるものでありながらも、それから推定されるドーパミン系の機能亢進に関する恒常的知見が分裂病患者から得られないことをも説明するものであろう。つまり、急性分裂病、すなわち筆者の述べる極期分裂病の患者では防御メカニズムは脆弱であると推定されるのであるが、防御メカニズムが脆弱であること自体はなんら分裂病患者に特異的なものではなく、おおかたの正常者もまた同じく脆弱であると考えれば、それに関与するドーパミン系の機能において分裂病患者と正常者の間に差異が認められないことはもっともなことと理解できるのである（正常者においてはこの防御メカニズムが脆弱であるとしても、そもそも疾患プロセスが始動していない以上、分裂病にはならないと考えられる。他方、この防御メカニズムがもともと強固であって—D_2 receptor blockerがこの防御メカニズムを強固にすることを考慮すると、この防御メカニズムのもともとの強固さにはドーパミン作動性神経伝達の低格性が関与していると考えられる—、そのためよしんば疾患プロセスが始動しても初期段階でとどまる人がいるのであろう。それが初期分裂病の患者と思われる）。

(3)　スルピリドの作用機序：一つの可能性としてのプロラクチン分泌亢進作用

さて、最後に残された問題は初期分裂病に対するスルピリドの作用機序の考察であるが、筆者の論に立つかぎり、スルピリドの作用機序の解明はたんに初期分裂病の理解にかかわるだけでなく、分裂病の一次性病態生理の解明にもかかわるものである（かつて haloperidol や chlorpromazine の作用機序の解明が分裂病の病態生理に近づく方法とされたことと同様である）。このためには、定型的抗精神病薬のそれとは質的あるいは量的に異なる、スルピリドの薬理作用もしくは臨床効果（副作用も含む）に注目する必要があるが[11,12]、現段階で得られている確かな知見の中からは、筆者はスルピリドの有する著しく高いプロラクチン分泌亢進作用に一つの可能性を賭けてみたいと考えている。

この作用はもちろんプロラクチン抑制因子（PIF：ドーパミン）によって抑制性にコントロールされている下垂体のD_2受容体の遮断作用によるものであり、定型的抗精神病薬も有する機能であるが、スルピリドにおいては殊の外この機能が強いことが注目される（前田ら[4]によれば、ラットに〇・五mg／kgのhaloperidol、あるいは〇・一mg／kgのsulpirideを静注した際のプロラクチン分泌亢進の程度は同等であり、また麻生ら[1]によればsulpiride 一〇〇〜二〇〇mg／日を正常婦人に連続投与すると、血中プロラクチン濃度は対照の一五〜二五倍へと著増したとされている）。従来、臨床的には副作用の観点からしか顧みられることのなかったプロラクチン分泌亢進作用を、治療効果の観点から考察してみようという筆者の着想はいささか奇想天外の感なきにしもあらずであるが、血液脳関門に対するスルピリドの透過性が悪く[15]、なおかつ初期分裂病に対する有効投与量がきわめて低用量であることを考えると、その一次性薬理作用を脳（血液脳関門）外に求めることもあながち見当外れの推定ではなく、少なくとも一度は検討してみる価値があることと思える。ここではもちろんプロラクチンそのものが、あるいは高プロラクチン血症によって誘導されるなんらかの物質が二次的に脳内で作用すると想定されている。

ただし、以上の推定を推し進めるためには、その前提としてスルピリド有効例におけるプロラクチン分泌亢進を、対照的に無効例における分泌亢進の欠如を示しておく必要があろう。この点に関して筆者はいまだ研究の緒についたばかりであって確かではないが、これまでの経験において、プロラクチン濃度こそ測定されていないが、初期分裂病の女性・有効例において、たかだか五〇〜一〇〇mg／日のスルピリド投与によって無月経や乳汁漏出を観察した例が数例あり、有効例における分泌亢進—無効例における分泌亢進欠如は十分に可能性のあることと思える。

スルピリドにはそのほか、前頭葉のノルアドレナリン作動性神経終末における前シナプス性D_2受容体を遮断することによってノルアドレナリンの放出を増大させるとか、[13,16] あるいは辺縁系に存在する前シナプス性D_3受容体を遮断することによってドーパミン作動性神経の活動性を亢進するなどの知見が得られており注目されるが、[14] いずれにしてもこれらの薬理作用が初期分裂病、ひいては分裂病の一次性病態生理に関与している可能性があるとすれば、それらの薬理作用に関してスルピリドの特異性が高く、かつ in vivo－低用量での作用強度が強いことを見いだすことが仮説を推し進めるためには必須の条件となろう。

5　おわりに

これまでD_2受容体の選択的遮断剤としてのみ理解されがちであったスルピリドが、その作用を有しないと考えられる低用量において初期分裂病症状の消失をもたらすことを自験例の治療成績をあげて報告し、併せてそのことがもたらす分裂病の病態生理への示唆、ことにドーパミン系は分裂病の一次性病態生理にではなく、極期への進展に抗する防御メカニズムに関与している可能性があること、およびスルピリドによるプロラクチン分泌亢進作用を治療効果の観点から検討することの必要性を述べた。

初期分裂病の臨床に従事されている方、あるいは分裂病の生化学・薬理学的研究に従事されている方に、本稿がいささかの刺激ともなれば幸いである。

文献

(1) 麻生武志、本橋亨、松岡賢志ほか：Sulpirideのヒト下垂体卵巣機能におよぼす影響について。日産婦誌、三〇：二八一―二八二、一九七八。
(2) Conrad, K.: Die beginnende Schizophrenie — Versuch einer Gestaltsanalyse des Wahns. Georg Thieme Verlag, Stuttgart, 1971.（吉永五郎訳：『精神分裂病―その発動過程』。医学書院。東京、一九七三／山口直彦、安克昌、中井久夫訳：『分裂病のはじまり』。岩崎学術出版社、東京、一九九四）
(3) de Clérambault, G.: Automatisme mental et scission du moi. Oeuvre psychiatrique, Tome II, P. U. F. 457-467, 1942.（高橋徹、中谷陽二訳：精神医学、一九：五二七―五三五、一九七七）
(4) 前田潔、寺田照久、谷本建士ほか：Radioreceptor assayによる血中抗精神病薬濃度の測定。精神薬療基金研究年報、一三：一四五―一四九、一九八一。
(5) McGhie, A. & Chapman, J.: Disorders of attention and perception in early schizophrenia. Br. J. Med. Psychol., 34: 103-116, 1961.（天谷太郎、飯島幸生、加藤雅人、中安信夫訳：思春期青年期精神医学、一：九二―一一〇、一九九一）
(6) 中安信夫：『初期分裂病』。星和書店、東京、一九九〇。
(7) 中安信夫：状況意味失認と内因反応―症候学からみた分裂病の成因と症状形成機序。臨床精神病理、一一：二〇五―二一九、一九九〇。**（前々書第八章）**
(8) 中安信夫：『分裂病症候学―記述現象学的記載から神経心理学的理解へ』。星和書店、東京、一九九一。
(9) 中安信夫、関由賀子：初期分裂病の陰性症状―二症例にもとづく予備報告。精神科治療学、七：一三五三―一三五八、一九九二。**（本書第二三章）**
(10) 中安信夫：内因性若年-無力性不全症候群についての一考察―初期分裂病症状スペクトラムの一症状群として。村上靖彦編：『分裂病の精神病理と治療6　分裂病症状をめぐって』、星和書店、東京、二五九―二八四、一九九四。**（前々書第一一章）**
(11) 中安信夫：二段階病理発生仮説から見た分裂病の再発／治癒と再燃／寛解。太田龍朗編：『精神医学レビュー12　精神分裂病の再発』、ライフ・サイエンス、東京、一三―二六、一九九四。**（前々書第一二章）**
(12) 中安信夫：症例15　初期分裂病。木村敏編：『シリーズ精神科症例集1　精神分裂病I―精神病理』、中山書店、東京、二〇九―二三四、一九九四。
(13) Rossetti, Z.L., Pani L., Partos C. et al.: Brain dialysis provides evidence for D-2-dopamine receptors modulating noradrenaline release in the rats fronta l cortex. Eur. J. Pharmacol, 163 : 393-395, 1989.
(14) 多田幸司、小島卓也：ドパミン受容体サブタイプと抗精神病薬。Pharma Medica, 12（9）: 133-138, 1994.
(15) 巽雅彦、上島国利：抗精神病薬の副作用―スルピリドの安全性（特に中・高齢者への投薬に関し）。Pharma Medica, 13（2）: 110-115, 1995.
(16) 若松昇：ベンズアミド系薬物の作用機序と臨床。精神科治療学、八：二七―三八、一九九三。

（Pharma Medica、一三（九）：一二五―一三三、一九九五）

第二六章　自己危急反応の症状スペクトラム
——運動暴発、擬死反射、転換症、解離症、離人症の統合的理解——

抄録

原始反応の考察を端緒として、自己危急的事態の概念を拡大し、それに応じて自己危急反応の症候学を整理し、さらに症状に含まれる目的志向性ないし合目的性を検討して治療への示唆を述べた。

運動暴発と擬死反射からなる原始反応は生命‐客観的自己危急的事態に対する反応であるが、自己危急的事態の概念は第一に生命危急的事態にとどまらず精神危急的事態にも拡大され、第二に客観的危急的事態にとどまらず主観的危急的事態にも拡大された。この拡大に応じて、精神危急的事態に対する反応（精神危急反応）としての転換症、解離症、離人症が、また生命‐主観的自己危急的事態に対する反応（生命危急反応の一部）として緊張病症候群が定立された。次に各々の自己危急反応の目的志向性が検討され、生命危急反応では生命危急的事態からの脱出が、精神危急反応では精神危急的事態の隠蔽がその目的であると結論された。最後に、こうした症状の目的志向性の考察からはたんに症状のみを取り去ろうという対症療法が、またこと精神危急反応では心理的葛藤に対する不用意な取り扱いが患者を自殺に追いやるほどに危険なものであることを指摘した。

1　はじめに

本稿で筆者らが論じることとは、従来の疾患分類学 nosology においては互いに異なるものとして分類されるのを常としてきたいくつかの疾患もしくは症候群を、それらの症状形成機序の共通性に基づいて一括し、それらに統合的な理解を与えようとするものである。ＤＳＭ-Ⅲの登場以来、精神疾患の疾患分類学は病因を棚上げし、症候学をある意味では「機械的」とも言えるほどに重視する傾向にあるが、筆者らの試みはこの流れに逆行するものであり、病因もしくは症状形成機序を重視し、症候学的差異は同種の症状形成機序の枠内における相対的差異として、その評価にはある限定を付そうとするものである。筆者らがこうした試みを行うのは、言わずもがなのことであるが、病因もしくは症状形成機序に関する考察抜きの、いわば括弧づきの「疾患分類学」は、治療に際して経験と統計に依拠した対症療法（文字どおり「症状を取り去る」という意味の治療）の指針を与えるだけであって、病因もしくは症状形成機序を標的とした本質的な治療指針を示していないからである。病因もしくは症状形成機序に対する顧慮なく、ただ症状を取り去ることのみを治療目標とすることが時にいかに危険な事態をもたらすものか、これは臨床家には周知のことであろう。

さて、本稿で取り扱う「従来の疾患分類学においては互いに異なるものとして分類されるのを常としてきたいくつかの疾患もしくは症候群」とは原始反応（運動暴発と擬死反射）、緊張病症候群（緊張病性興奮と緊張病性昏迷）、ヒステリー（転換症と解離症）、離人神経症のことであり、共通する「症状形成機序」とは、それらは前形成的 präformiert に準備されてきた症候群 Symptomenkomplexe（Hoche, A.）[1] が自己危急的事態に際して発動したもの（自己危急反応 self-crisis reaction）というものであるが、すぐにわかるように筆者らの論は Kretschmer, E.[2] のヒステリー論と Hoche[1] の精神症状形成論にその多くを負っているものである。本稿になんらかのノイエスがあるとすれば、後述するようにそれは自己危急的事態の概念を拡大したことであり、それに応じて自己危急反応の症候学を整理し直したということであるが、筆者らの狙いはこうした僅かばかりのノイエスの主張にあるのではなく、現今忘れられた感のある、少なくとも主題的には取り扱われることのない Kretschmer のヒステリー論と Hoche の精神症状形成論に再度光を当てようというものである。

2　自己危急的事態の概念の拡大

Kretschmer のヒステリー論に倣って、筆者らの論もまた原始反応 Primitivreaktion ないし驚愕反応 Schreckreaktion の理解を端緒とするものである。周知のように、これは戦場での爆撃、火災・地震などの災害など個体の生命が危機に瀕する事態の突発に対して生じる運動暴発 Bewegungssturm もしくは擬死反射 Totstellreflex をさしたものであるが（これは人間に限らず下等動物にもあまねく見られる生得的反応様式であり、この点が原始反応と呼ばれる所以である）、上記の例に見られるように、ここで述べられる自己危急的事態とは第一には生命が危急に陥るものであり、第二にはその危急的事態は客観的にも実在するものであるということである。つまり、いうならば生命-客観的自己危急的事態なのであるが、筆者らは自己危急的事態を上記の二つに限定することなく、各々その延長線上にその概念を拡大することが、原始反応に類似した、もしくはその辺縁の病態の理解を促すものであるということに気づいたのである。

さて、その概念の拡大であるが、第一の方向の拡大は自己危急を生命危急的事態に限定するのでなく、個体の精神的実存が危機に陥る事態、いうならば精神危急的事態にも拡大しようとするものである。これは具体的には心理的葛藤や苦悩をさすが、ただし「精神危急的事態」という用語を使う以上は葛藤や苦悩の程度が自殺に至るほどに著しいものであることに限定する必要があろう。自殺念慮もまた生命の危機であり、その点でこの精神危急的事態とはある種の生命危急的事態ともいえるものであるが、この意味において概念のこの拡大は必ずしも「徒な拡大」とは呼べないものと思われる。

第二の方向の拡大は自己危急を客観的実在のものに限定するのでなく、主観的体験のものにも拡大しようとするものである。ここに筆者らが「主観的体験」と呼ぶものは客観的には自己危急的事態が実在していないということを含意しているのであるが、前者の客観的実在といえども、自己危急的事態が即原始反応を引き起こすのではなく、それが当該者に認識され、言い換えるならば主観的体験へと転化されて初めて原始反応が生じるものである以上、原始反応を引き起こすのに重要なものは自己危急的事態が客観的に実在することではなく、客観的実在の有無にかかわらずそれが主観的体験として存在することであろう。こうした認識に立つならば、客観的には実在しないものの、当該者の主観においては現実のことであると認識されている、いわば括弧づきの「自己危急的事態」にも原始反応の概念を適用することが妥当であることがおわかりいただけることと思う。

筆者らの一人中安が、[4] Kretschmer がすでに指摘していた原始反応と緊張病症候群との症候学的類似性（運動暴発と緊張病性興奮、擬死反射と緊張病性昏迷が各々対応する）に加えて、分裂病の症状形成機序の中に現れてくる〈「自己保存の危機」の意識下・無自覚的認知ないし意識上・自覚的認知〉（ここで「自己保存の危機」と括弧をつけて表現したのは、それが当該者の主観的体験にすぎないからである）に注目して、緊張病症候群はそれを成因とする偽因性原始反応であると結論づけたのは上記の考えに基づいてのことであったし、またいま一人の筆者関[5]が一四歳の少女に認められた過換気症状、発作性に起こる自律神経症状を伴う情動反応、退行等をそうした症状の背後に潜在していた初期分裂病症状を内的状況因とするヒステリー反応であると論じたのも同じ考えに基づいてのことであった。

3　自己危急反応の症状スペクトラム

さて、原始反応においては生命–客観的自己危急的事態のみに限定されていた自己危急の概念を、第一には精神危急的事態にも、第二には主観的危急的事態にも拡大してきたが、この拡大した概念に基づく「自己危急反応」にはいかなる症状が含まれるであろうか。議論の出発点であった生命–客観的自己危急的事態において発現する原始反応に認められる運動暴発と擬死反射が、また生命–主観的自己危急的状態において発現する緊張病症候群を構成する緊張病性興奮と緊張病性昏迷がこれらに含まれるのは当然のことであろう。

ここで最も考察を要するのは精神危急的事態において発現すると考えられる症状である。ここでいう精神危急的事態とは具体的には心理的葛藤ないし苦悩であり、ただしそれは自殺に至るまでの著しいものでなければならないことは先にも述べたことであるが、しかしこうした限定を付したとしても、なおそれは際限のないものであって、極論すればあらゆる精神症状の発現が上記のことで生じてくるという議論も可能かもしれない。よって筆者らは、自己危急反応としての症状は次の二つの要件を満たすことが必須であろうと考えた。

その一は、症状は前形成的 präformiert に準備されてきたもの（Hoche）、現代風に言い換えるならば生得的な反応様式として与えられたものでなければならないということである。ただし、こうは言ってもその前形成性ないし生得性はおいそれと証明されるものではなく、したがってここでは原因である精神危急的事態の内実と結果である症状の内容との間に通常の意味での発生的了解関連が容易には見てとれないことをもって前形成性ないし生得性を示すものとする。

その二は、症状は精神危急的事態に対する反応として生じるものである以上、そこで生じてくる症状には危急的事態に対して自己の精神を防衛するという意味合いが感知されるものでなければならないということである。すなわち、症状の形成には自己防衛という目的志向性ないし合目的性がなければならない。

以上、一方で前形成性ないし生得性、他方で自己防衛という目的志向性ないし合目的性という症状特性が必須の要件であることを述べたが、ただしこれら二つの特性は別のものではなく、一対のものと思われる。すなわち、前形成性ないし生得性とは個々の個体の自由意志を超えて、生物一般あるいはある特定の生物種全体にあらかじめ具備されたものという意味であるが、あまねく具備されている以上はそこになんらかの意味合いないし意義が含まれていると見做さざるをえず、そうであるとするとそれを具備するものが文字どおりの意味で『生ける物』としての生物であるからには、それは自己防衛という目的志向性ないし合目的性と考えられるからである。

さて、以上の観点よりすれば精神危急的事態において発現する自己危急反応の症状としていかなるものが考えられるのか。まず先に否定されるものを挙げておくが、それは心理的葛藤や苦悩に際して日常的に認められる抑うつ状態や神経衰弱状態であろう。なにゆえに否定されるのか、それはそれらの発生的了解関連が容易であり、またそこには自己防衛という意味合いが感知されないからである。それでは可能性のあるものとして肯定されるものは何か。筆者らは少なくとも旧来ヒステリーと呼ばれてきた転換症と解離症、加えて離人症はこれに含まれるものと思われる。筆者らがこう考えたのは転換症、解離症、離人症はいずれも心理的葛藤の果てに生じてくるものであり、そこで生じるものはその名称に表されているように各々心理的葛藤の身体症状への転換であり、心理的葛藤を起こしている当の人格の解離であり、心理的葛藤をも含めてすべての心的体験の現実感や迫真性を減退させるものであり、そこにおいてはなんらかの媒介項を置かないかぎり心理的葛藤と症状内容との間に発生的了解関連を読み取ることが容易ではなく、すなわち症状の前形成性ないし生得性が感知され、他方転換、解離、現実感喪失とまとめられる症状内容には自己防衛という目的志向性ないし合目的性がおぼろげながら感知されるからである（後者は次節において詳しく論じることにする）。

4　症状の目的志向性ないし合目的性―脱出と隠蔽

ここでは前節でも一部触れた、自己危急反応の症状に認められる目的志向性ないし合目的性を論じたいと思う。いま筆者らは「目的志向性ないし合目的性」と述べたが、その中で用いた「目的」という用語は一般に原因と結果の因果関連を追究する科学にはなじまないものである。精神医学もまた医学であり、医学が科学であろうとするかぎりにおいては「目的」論は排除されるべきものと思われ、筆者らもまたその考えに与するが、しかしことここで論じている自己危急反応においては、症状の「目的」を考えざるをえないと思われる。ただし、その「目的」は個体が自らの自由意志にて選択しうるようなものではなく、個体の意志を越えて生物であるかぎりあらかじめ備わっているものと思われる。この点において、「目的志向性ないし合目的性」という用語はやや個体の自由意志を感じさせるニュアンスのある「疾病利得性」という用語とは異なるものである。

さて具体的な議論に入るが、自己危急反応の症状に認められる目的志向性ないし合目的性を考えるにあたっては、これを生命危急的事態における自己危急反応（生命危急反応）と精神危急的事態における自己危急反応（精神危急反応）に分けて考える方が成算的と思える。

原始反応や緊張病症候群などの生命危急反応に認められる症状は、等しく運動暴発と擬死反射である。前者は生命危急的事態、往々外敵ないし捕獲者への直面に際してひとときも静止することのない、また規則性のない位置移動locomotionが激しく生じるものであるが（規則性がないという点では「運動暴発」より「運動乱発」という用語の方が適切である）、目的論的に考えれば、これは外敵による捕捉の可能性を減じるものであり、また偶発的な逃走の可能性を高めるものである。一方、後者は同様の事態に際して前者とは対極的に一切の運動（位置移動のみならず、位置移動を伴わない動きのすべて）の停止が生じるものであるが（この点で死の擬態、すなわち擬死と呼ばれる）、目的論的に考えれば、これは外敵による攻撃の停止を惹き起こし（動くものを攻撃するという動物の特性を逆手に取ったものと理解される）、逃走のための時間的猶予をもたらすものである。このように、両者の症状形態およびそれによってもたらされる「方法」は対極的なものながら、「目的」はいずれも生命危急的事態からの脱出にあることは明らかである。

次に精神危急反応に認められる症状、すなわち転換症、解離症、離人症の目的志向性ないし合目的性を検討したい。これらもまずは個々に検討することにする。

第一の転換症（旧来の転換型ヒステリー）であるが、これに含まれる症状には大きくは痙攣発作、種々の不随意運動、知覚過敏、疼痛（痛覚過敏）など機能が亢進するものと、運動麻痺（失立、失歩、失声）、知覚鈍麻・消失（種々の表在感覚、あるいは視覚や聴覚の障害など）など機能が減退・消失するものとを区別することができる。Kretschmer によってすでに指摘されているように、それらの症状形態の類似性からは前者の機能亢進型を運動暴発の不全型、後者の機能減退・消失型を擬死反射の不全型と考えることも確かに可能であるが、目的論的に考えれば先に検討したように運動暴発や擬死反射はその完全型において初めて生命危急的事態からの脱出という目的を遂げられるものであって、不全型というものは意味を有しないことになる。それでは転換症の目的は何か。筆者らはこれを、当該者の苦悩の対象を精神危急的事態をもたらしたそもそもの心理的葛藤から身体的症状へと「転換」し（Freud, S. の述べる転換型ヒステリーの『転換』とは満たされないで抑圧された無意識的欲求が身体的症状へと置き換わることを意味するが、筆者らがここで述べている転換症の「転換」とはたんに苦悩の対象が心理的葛藤から身体的症状へと置き換えられることを意味しているにすぎないことに注意されたい）、結果として心理的葛藤を主体の意識から隠蔽することにあると考えた。

第二の解離症（旧来の解離型ヒステリー）であるが、周知のようにこれらの典型としては心因性もうろう状態、全生活史健忘（自己史健忘と呼ぶ方が適切であろう）、交代人格（経時的多重人格という呼び方もあるが、これは語彙矛盾である）をあげえよう。さて解離症の目的は何か。ここで重要なことは、心因性もうろう状態も、全生活史健忘も、また交代人格も要は自己の連続性（これは Jaspers, K. のいう意味での「自己同一性の意識」を指したものではないことに注意されたい）が断たれたものであり、そうした病的状態を生ぜしめたと想定される心理的葛藤およびそれを担った自己は今現在の自己が関知するものではないこととして意識から切り離されていることである（ゆえに「解離」と呼ぶのであるが）。このことを考慮すると、先の転換症が苦悩の対象・客体ないし矛先を心理的葛藤から身体的症状へと置き換えることによって心理的葛藤を隠蔽しようとしたのとは対照的に、解離症は苦悩の主体すなわち自我を別の自我へと置き換えることによって心理的葛藤を真の主体から隠蔽しようとしたものであることがわかる。

なお、拘禁反応の一型として認められる犯罪行為の否認と願望妄想はなお自己の連続性を保ってはいるものの、無意識的に自己史を改変することによって心理的葛藤を隠蔽しようとしたものと考えられる。また通例解離型ヒステリーに入れられている遁走は、目的論的に考えれば精神危急的事態が生じている場所からの脱出であり、先に述べた運動暴発や擬死反射の目的と類似したものと思われる。

第三の離人症の議論に入ろう。筆者の一人中安はすでに[3]、離人症は心的営為の対象化たる心的体験の形成において、正常ならば付与されるはずの対象化性質が脱落したものであること（対象化性質の脱落態）を論じたが、このことを考慮すれば離人症の目的は、一方において転換症とは違って苦悩の対象・客体が心理的葛藤にあることを正しく認識し、他方において解離症とも違って自らがその苦悩をまさに主体的に引き受けつつも、苦悩の現実感、迫真性を減じようとしたものと思われる。不完全さは否めないものの、これもまた心理的葛藤に対するある種の隠蔽工作と思われる。

以上、精神危急反応の症状である転換症、解離症、離人症の目的とするものを順次検討してきたが、共通して見られたのは心理的葛藤すなわち精神危急的事態の源であるものの隠蔽であった。ただし、この隠蔽は表裏

表 1　自己危急反応の症状スペクトラム
（括弧内は疾患もしくは症候群の名称）

	生命危急的事態	精神危急的事態
客観的危急的事態	運動暴発 擬死反射 （原始反応）	転換症 （転換型ヒステリー） 解離症 （解離型ヒステリー） 離人症 （離人神経症）
主観的危急的事態	緊張病性興奮 緊張病性昏迷 （緊張病症候群）	

	↓	↓
（症状形成の目的）	生命危急的事態からの脱出	精神危急的事態の隠蔽

の形で身体症状（転換症）、意識障害・自己史健忘・人格変換（解離症）、対象化性質の脱落（離人症）という犠牲を払って得られるものである。主体がそうした犠牲を払ってでも心理的葛藤の隠蔽を行おうとするのは、精神危急的事態といえども当該者にとってはそれは、そうでもしないかぎりは自殺に至らざるをえないという、つまるところは生命危急的事態であるからであり、生命的実在を追求するかぎりにおいては残された唯一の選択肢であるからであろう。

最後に、本節のみならずこれまでのすべての議論のまとめとして表1を掲げておく。

5　おわりに

原始反応を考察の端緒として自己危急的事態の概念を拡大し、それに応じて自己危急反応の症候学を整理し、それらの症状が含む目的志向性ないし合目的性を論じてきた。稿を終えるにあたって最後に、以上の考察が与える治療への示唆を述べておきたい。

それはただ一点、自己危急反応における症状形成は危急的事態に対する生得的かつ最後の防衛手段であり、そのことを考慮すると危急的事態の解消・顧慮なくしてただ症状のみを取り去ろうという対症療法がいかに危険なことであるのかという指摘である。またこれは精神危急反応である転換症、解離症、離人症の治療にあてはまることであるが、対症療法でなく症状を生み出している心理的葛藤に顧慮を払うとしても、治療者が不用意に、時期を選ばず、急激にその在所を追究し、あるいは暴き立て、あるいは患者に直面化させることがいかに危険なことであるのかという指摘である。それはいうならば患者が多大な犠牲を払いつつもやっとのことで手に入れた束の間の安寧を破壊するものであり、そして「精神的自殺」とでもいうべき上記の状態になりかわって今度こそ本物の自殺企図へと患者を追いやるものである。

本稿はいくぶん試論的色彩を有するものであるが、緊張病症候群、ヒステリー、離人神経症の臨床にいささかのヒントを与えるものとなれば幸いである。

文献

（1）Hoche, A.: Die Bedeutung der Symptomenkomplexe in der Psychiatrie. Z. Neur. 12 : 540, 1912.（下坂幸三訳：精神医学における症状群の意義について。精神医学、一七：七七—八五、一九七五）

（2）Kretschmer, E.: Histerie, Reflex und Instinkt.（5 Aufl.）Georg Thieme Verlag, Berlin, 1948.（吉益脩夫訳：『ヒステリーの心理』。みすず書房、東京、一九六一）

（3）中安信夫：離人症の症候学的位置づけについての一試論—二重身、異常体感、実体的意識性との関連性。精神科治療学、四：一三九三—一四〇四、一九八九。**（前々書第一八章）**

（4）中安信夫：緊張病症候群の成因論的定義—偽因性原始反応として。中井久夫編：『分裂病の精神病理と治療3』、星和書店、東京、一—二八、一九九一。**（前々書第七章）**

（5）関由賀子：ヒステリー様症状にて急性発症した初期分裂病の1例—診断の経緯と病像形成の要因について。精神科

治療学、九：一三八七―一三九四、一九九四。

（関由賀子氏との共著。精神科治療学 一〇：一四三―一四八、一九九五）

拙著論文集三冊に収載した論文一覧

筆者はこれまで、「統合失調症症候学」をテーマとして本書を含め三冊の論文集を刊行したが、それらは正編にあたる『増補改訂 分裂病症候学―記述現象学的記載から神経心理学的理解へ』(二〇〇一)、その続編である『続 統合失調症症候学―精神症候学の復権を求めて』(二〇一〇)、そして補遺である本書『補 統合失調症症候学―精神科臨床のあり方：批判と提言』(二〇一八)である。三冊で総計八二編の論文(一九八四〜二〇一七)を収載したが、各冊ごとの部・章だてを示すとともに、論文名ならびに初出誌名を以下に掲げる。

『増補改訂 分裂病症候学―記述現象学的記載から神経心理学的理解へ』(星和書店、東京、二〇〇一)

第Ⅰ部　状況意味失認と内因反応

第一章　背景思考の聴覚化―幻声とその周辺症状をめぐって
(内沼幸雄編『分裂病の精神病理14』、一九九―二三五、東京大学出版会、東京、一九八五)

第二章　背景知覚の偽統合化―妄想知覚の形成をめぐって
(高橋俊彦編『分裂病の精神病理15』、一九七―二三一、東京大学出版会、東京、一九八六)

第三章　「自我意識の異常」は自我の障害か―ダブルメッセージ性に着目して
(土居健郎編『分裂病の精神病理16』、四七―六三、東京大学出版会、東京、一九八七)

第四章　状況意味失認‐半球間過剰連絡症状群—分裂病症状の神経心理学的理解
（土居健郎編『分裂病の精神病理16』、六三—七六、東京大学出版会、東京、一九八七）

第五章　分裂病最初期にみられる「まなざし意識性」について
（吉松和哉編『分裂病の精神病理と治療1』、一—二七、星和書店、東京、一九八八）

第六章　内なる「非自我」と外なる「外敵」—分裂病症状に見られる「他者」の起源について
（湯浅修一編『分裂病の精神病理と治療2』、一六一—一八九、星和書店、東京、一九八九）

第七章　緊張病症候群の成因論的定義—偽因性原始反応として
（中井久夫編『分裂病の精神病理と治療3』、一—二八、星和書店、東京、一九九一）

第八章　状況意味失認と内因反応—症候学からみた分裂病の成因と症状形成機序
（臨床精神病理、一一：二〇五—二一九、一九九〇）

第九章　自生と強迫—体験様式の差異とその臨床的意義
（永田俊彦編『分裂病の精神病理と治療5』、一—二五、星和書店、東京、一九九三）

第一〇章　緊迫困惑気分／居住まいを正させる緊迫感—初期分裂病治療の標的について
（精神科治療学、八：一一六一—一一六七、一九九三）

第一一章　内因性若年‐無力性不全症候群についての一考察—初期分裂病症状スペクトラムの一症状群として
（村上靖彦編『分裂病の精神病理と治療6　分裂病症状をめぐって』、二五九—二八四、星和書店、東京、一九九四）

第一二章　二段階病理発生仮説から見た分裂病の再発／治癒と再燃／寛解
（太田龍朗編『精神医学レビュー12　精神分裂病の再発』、一三―二六、ライフ・サイエンス、東京、一九九四）

第一三章　分裂病性実体的意識性―その形成機序、現象形態、ならびに進展段階
（花村誠一、加藤敏編『分裂病論の現在』、一四七―一八六、弘文堂、東京、一九九六）

第一四章　緊迫困惑気分に潜む加害・自罰性―分裂病初期状態における自殺に関連して
（中安信夫編『分裂病の精神病理と治療8　治療の展開』、一八三―二一一、星和書店、東京、一九九七）

第一五章　面前他者に関する注察・被害念慮―初期分裂病に対する誤診の一要因
（永田俊彦編『精神分裂病―臨床と病理2』、一三五―一五七、人文書院、京都、一九九九）

第一六章　要説：分裂病の病理発生と症状形成に関する状況意味失認-内因反応仮説（二〇〇一）
（書き下ろし）

第Ⅱ部　周辺テーマをめぐって

第一七章　経験性幻覚症ないし幻覚性記憶想起亢進症の二例
（精神神経学雑誌、八六：二三―五二、一九八四）

第一八章　離人症の症候学的位置づけについての一試論―二重身、異常体感、実体的意識性との関連性
（精神科治療学、四：一三九三―一四〇四、一九八九）

第一九章　ファントム理論に対する疑義
（臨床精神病理、一二：七―一八、一九九一）

第二〇章　夢幻様体験型（Mayer-Gross）のエピソードを頻回にくりかえした一例―状態像と発症因をめぐって
（精神科治療学、七：四四九―四六一、一九九二）

第二一章　解離症の症候学―精神危急時における〈葛藤主体の隠蔽〉の諸相
（中谷陽二編『精神医学レビュー22　解離性障害』、二二―三一、ライフサイエンス、東京、一九九七）

第二二章　強迫性の鑑別症候学―制縛性ならびに自生性との比較を通して
（思春期青年期精神医学、九：一四五―一五六、一九九九）

第Ⅲ部　臨床精神医学の方法

第二三章　記述現象学の方法としての「病識欠如」
（精神科治療学、三：三三―四二、一九八八）

第二四章　ＤＳＭ－Ⅲ（－Ｒ）「奇異な妄想 bizarre delusions」についての批判的検討―記述現象学とその妄想概念
（精神科治療学、四：六〇七―六一三、一九八九）

第二五章　ＤＳＭ－Ⅲ－Ｒに見る臨床的視点の欠落―精神医学における臨床診断のあり方に触れて
（精神科治療学、六：五一一―五二〇、一九九一）

第二六章　精神病理学における「記述」とは何か
（臨床精神病理、一四：一五―三一、一九九三）

第二七章　虚飾と徒花―「精神病理学 vs. 生物学的精神医学」に寄せて

（臨床精神病理、一四：二〇五―二一二、一九九三）
第二八章　方法としての記述現象学―〈仮説―検証的記述〉について
（臨床精神医学、二八：一九―二九、一九九九）
第二九章　精神科臨床診断の思想―臨床診断基準に求められるものは何か
（松下正明総編集『臨床精神医学講座24　精神医学研究方法』、六九―八一、中山書店、東京、一九九九）
第三〇章　ＥＢＭ（統計証拠）／アルゴリズム（フローチャート）vs. 経験証拠／治療適応―治療方針の選択に際しての臨床医の決断
（精神科治療学、一六：二二九―二三五、二〇〇一）

『続 統合失調症症候学―精神症候学の復権を求めて』（星和書店、東京、二〇一〇）

第Ⅰ部　辺縁症状の病態心理

第一章　内因性若年-無力性不全症候群―原典紹介とその批判的検討
（中安信夫編『稀で特異な精神症状群ないし状態像』、二〇五―二二四、星和書店、東京、二〇〇三。針間博彦氏との共著）
第二章　初期分裂病を疑う身体関連症状―体感異常に焦点化して
（精神科治療学、一七：六八三―六九二、二〇〇二）
第三章　自生記憶想起に対するパニック反応ならびに「自生」悲哀・涕泣―パニック発作と鑑別すべき初期統合失調症症状

（精神科治療学、一九：九七七―九八三、二〇〇四）

第四章　対他緊張―示説例、形成機序、そして quetiapine の使用経験
（『クエチアピン研究会報告集』、四一―八六、診療新社、大阪、二〇〇四から抜粋・改題）

第五章　加害性を内容とする自我親和的・妄想様反復観念（略称：加害性反復観念）―統合失調症と強迫神経症の境界領域をめぐって
（最新精神医学、一四：二三一―二四三、二〇〇九）

第六章　殺人欲動／情性欠如を呈し、顕在発症後にそれが消失した初期統合失調症の一例
（臨床精神病理、三〇：一〇三―一二六、二〇〇九）

第七章　「思考、表象、幻覚―中安理論の批判的考察」（生田孝：臨床精神病理、二二：二五―三五、二〇〇一）に対する討論―「背景思考の聴覚化」補遺
（臨床精神病理、二三：二六五―二七四、二〇〇二）

第八章　「非分裂病性自生思考が単一症候的に出現した一症例」（井上洋一ほか：精神医学、四四：一二九―一三六、二〇〇二）に対する討論―この症状は自生思考ではなく言語性精神運動幻覚（Séglas, J.）ではないのか？
（精神医学、四四：七六九―七七一、二〇〇二）

第Ⅱ部　初期統合失調症論の現在

第九章　概説：初期分裂病二〇〇四
（中安信夫、村上靖彦編『初期分裂病―分裂病の顕在発症予防をめざして（思春期青年期ケース研究10）』、一一―五〇、岩崎学術出版社、東京、二〇〇四。関由賀子、針間博彦氏との共著）

第一〇章　初期統合失調症研究の三〇年―発想の原点を振り返りつつ
（臨床精神病理、二六：二一五―二二五、二〇〇五）

第一一章　先行研究との比較から見た初期分裂病症状
（松下正明総編集『臨床精神医学講座2　精神分裂病I』、三一三―三四八、中山書店、東京、一九九九から抜粋・改題。針間博彦、関由賀子氏との共著）

第一二章　精神自動症と初期分裂病
（針間博彦訳『クレランボー精神自動症』、v―xiii、星和書店、東京、一九九八）

第一三章　初期統合失調症は近年になって出現してきた新しい病態か？
（MARTA、五：一四―二一、二〇〇七。関由賀子、針間博彦氏との共著）

第一四章　初期分裂病の顕在発症予見
（臨床精神病理、二三：一一七―一三一、二〇〇二。関由賀子、針間博彦氏との共著）

第一五章　初期統合失調症の自殺既遂例
（精神神経学雑誌、一〇七：一〇七八―一〇八五、二〇〇五。関由賀子氏との共著）

第一六章　張りつめ／くすみ―初期分裂病を疑う表出について
（精神科治療学、一七：一二一七―一二二〇、二〇〇二）

第一七章　らくになる
（精神科治療学、一六：八九二―八九四、二〇〇一）

第一八章　「分裂病の病名告知」私感
（精神科治療学、一四：一三四一―一三四二、一九九九）

第一九章　初期統合失調症患者に接する治療的態度―起承転結をなす四つの原則
（精神療法、三一：一九―二三、二〇〇五）

第二〇章　アスペルガー症候群患者の自叙伝に見られる「初期統合失調症症状」
（二〇〇九年九月三〇日開催の第五〇回日本児童青年精神医学会での教育講演「初期統合失調症 vs. アスペルガー症候群―『初期統合失調症症状』に焦点化して」のほぼ全文を、「ですます体」を「である体」に改め、改題して掲載したものである。なお、その短縮版は「児童青年精神医学とその近接領域」〈五一：三二五―三三四、二〇一〇〉に掲載）

第Ⅲ部　操作的診断基準への批判

第二一章　ＤＳＭ統合失調症とは「鵺（ぬえ）のごとき存在」である―操作的診断と疾患概念の変化
（Schizophrenia Frontier、六：三三―三七、二〇〇五）

第二二章　大うつ病（ＤＳＭ-Ⅳ）概念の「罪」
（精神科治療学、一七：九九一―九九八、二〇〇二）

第二三章　うつ病は増えてはいない―大うつ病性障害（ＤＳＭ）とは成因を問わない抑うつ症状群である
（精神神経学誌、一一一：六四九―六五六、二〇〇九）

第二四章　「内因性うつ病」について想い起こすこと

（精神科治療学、二四：五五―五八、二〇〇九）

第二五章　大うつ病性障害は内因性うつ病にあらず―ケースカンファランス「山本滋隆ほか：うつ病か統合失調症か？―診断が確定しなかった一例―」（精神科治療学　一八：一三四一―一三四六、二〇〇三）に対する討論
（精神科治療学、一九：九一六―九一九、二〇〇四）

第二六章　精神科臨床診断の「方式」―択一式を続けるのか、それとも記述式に戻るのか
（精神科治療学、二五：五五―五九、二〇一〇）

『補　統合失調症症候学―精神科臨床のあり方：批判と提言』（星和書店、東京、二〇一八）

第Ⅰ部　統合失調症の精神症候と病態心理

第一章　初期統合失調症における「妄想」三態
（鹿島晴雄、古城慶子、古茶大樹、針間博彦、前田貴記編『妄想の臨床』、二三四―二六一、新興医学出版社、東京、二〇一三。関由賀子氏との共著）

第二章　統合失調症の顕在発症に抗する防御症状―症状布置を把握するための一視点
（精神科治療学、二六：四八三―四九八、二〇一一）

第三章　意識下・自動的認知機構における状況意味認知の可逆的易傷性―病態心理レベルでみた統合失調症の内因
（臨床精神医学、四〇：一〇二一―一〇三〇、二〇一一）

第五章　私論：統合失調症の概念―統合失調症は状況意味失認症である
（臨床精神医学、四五：一〇五五―一〇六八、二〇一六）

第六章　統合失調症ははたして「自我の病」か？―MARTAの一二年を振り返って思うこと
（MARTA、第一三巻一号、一五―一九、二〇一六）

第六章　精神病理学は精神疾患の脳科学研究の片翼を担うものである
（臨床精神医学、三九：九九三―一〇〇二、二〇一〇）

第七章　私を初期統合失調症研究へ導いた患者たち
（臨床精神医学、四五：一三九七―一四〇四、二〇一六）

第八章　成人精神科臨床の場でアスペルガー症候群の疑いを抱く時―初期統合失調症と対比しつつ
（児童青年精神医学とその近接領域、五三：二四八―二六四、二〇一二）

第九章　遅発パラフレニーにおける妄想とそれへの対処についての一示唆―妄想が展開する場所の限局性と住所地からの引き離し
（老年精神医学雑誌、二五：一一〇五―一一一三、二〇一四）

第Ⅱ部　精神科臨床のあり方

第一〇章　初診時診察で私が心掛けていること
（第一四回日本外来臨床精神医学会〈二〇一四、二、一六〉シンポジウム「初診時診察で行うこと」での口演）

第一一章　統合失調症患者への私の接し方―「自己保存の危機」を鍵概念として

（精神療法、三六：七二一―七三一、二〇一〇）
第一二章　対談「職人芸を言葉にする…しかし、なお伝えきれぬもの」―初期統合失調症患者の診断面接について
（ＭＡＲＴＡ、第八巻二号、二―一三、二〇一〇、兼本浩祐氏との対談）
第一三章　「診立て」とは成因を考慮した病名の暫定的付与であり、それは終わりのない動的なプロセスである―山本周五郎著『赤ひげ診療譚』を取り上げて
（臨床精神医学、四三：一五九―一七〇、二〇一四）
第一四章　精神科初診において私が診断を保留する時
（精神科治療学、二九：八八七―八九八、二〇一四）
第一五章　精神科における診断の当否はいかにして検証されるのか―誤診をめぐって
（こころの科学　二〇一二年七月号、九八―九九）
第一六章　うつ状態の類型診断
（「精神科治療学」編集委員会編『気分障害の治療ガイドライン（新訂版）』、一九―二八、星和書店、東京、二〇一二）

第Ⅲ部　ＤＳＭ批判

第一七章　ＤＳＭは精神科医をして「感じず、考えない人」に堕さしめた！
（精神科治療学、二七：一三一―一三四、二〇一二）
第一八章　違いがわからない精神科医の、スペクトラム障害―統合失調症スペクトラム障害（ＤＳＭ‐５）を取り上げて

（臨床精神医学、四六：七四一―七四七、二〇一七）

第一九章　鵺のごとく正体不明、アメーバのごとく千変万化、烏合のごとく種々雑多―ＤＳＭには統合失調症の疾患概念がない！
（精神医学、五九：一〇〇一―一〇〇九、二〇一七）

第Ⅳ部　習作より

第二〇章　分裂病性シュープの最初期兆候―見逃されやすい微細な体験症状について
（精神科治療学、一：五四五―五五六、一九八六）

第二一章　ケースカンファランス「土門裕二・鈴木國文・村上靖彦：自分の常識が他人の常識と異なると訴え続けた症例。精神科治療学　二：六一三―六二一、一九八七」への誌上参加
（精神科治療学、三：一五二―一五五、一九八八）

第二二章　初期分裂病患者への精神療法的対応―診断面接に含まれる治療的意義について
（臨床精神病理、一〇：一八一―一九〇、一九八九）

第二三章　初期分裂病の陰性症状―二症例にもとづく予備報告
（精神科治療学、七：一三五三―一三五八、一九九二、関由賀子氏との共著）

第二四章　初期分裂病の表現変異―離人症、発作様不安、攻撃的行動が前景化した三症例
（思春期青年期精神医学、五：一四五―一五八、一九九五）

第二五章　初期分裂病とスルピリド―治療薬としての有効性と分裂病の病態生理への示唆

（Pharma Medica、一三（九）：一二五—一三二、一九九五）

第二六章　自己危急反応の症状スペクトラム—運動暴発、擬死反射、転換症、解離症、離人症の統合的理解（精神科治療学、一〇：一四三—一四八、一九九五。関由賀子氏との共著）

著者略歴

中安 信夫（なかやす のぶお）

1949 年　山口県宇部市に生まれる
1975 年　東京大学医学部医学科卒業、精神医学教室に入局
1984 年　群馬大学医学部神経精神医学教室・講師
1988 年　東京都精神医学総合研究所社会精神医学研究部門・副参事研究員
1991 年　東京大学大学院医学系研究科精神医学分野・准教授
2010 年　医療法人原会 原病院・顧問、現在に至る

専攻：臨床精神医学、精神病理学
著書：中安信夫『初期分裂病』（星和書店，1990）
中安信夫『分裂病症候学―記述現象学的記載から神経心理学的理解へ』（星和書店，1991）
中安信夫編著『対談　初期分裂病を語る』（星和書店，1991）
中安信夫『初期分裂病／補稿』（星和書店，1996）
中安信夫『宮﨑勤精神鑑定書別冊 中安信夫鑑定人の意見』（星和書店，2001）
中安信夫『増補改訂 分裂病症候学―記述現象学的記載から神経心理学的理解へ』（星和書店，2001）
中安信夫編『精神科臨床のための必読 100 文献』（星和書店，2003）
中安信夫編『稀で特異な精神症候群ないし状態像』（星和書店，2004）
中安信夫，村上靖彦編『初期分裂病―分裂病の顕在発症予防をめざして（思春期青年期ケース研究 10）』（岩崎学術出版社，2004）
村上靖彦，永田俊彦，市橋秀夫，中安信夫『座談 精神科臨床の考え方―危機を乗り越えるべく』（メディカルレビュー社，2005）
中安信夫『精神科臨床を始める人のために―精神科臨床診断の方法』（星和書店，2007）
中安信夫『体験を聴く・症候を読む・病態を解く―精神症候学の方法についての覚書』（星和書店，2008）
中安信夫『続 統合失調症症候学―精神症候学の復権を求めて』（星和書店，2010）
針間博彦，中安信夫監訳『フィッシュ臨床精神病理学―精神医学における症状と徴候（第 3 版）』（星和書店，2010）
中安信夫編『統合失調症とその関連病態 ベッドサイド・プラクティス』（星和書店，2012）
中安信夫『統合失調症の病態心理―要説：状況意味失認－内因反応仮説―』（星和書店，2013）
中安信夫『反面教師としての DSM ―精神科臨床診断の方法をめぐって』（星和書店，2015）
中安信夫，関由賀子，針間博彦『初期統合失調症　新版』（星和書店，2017）

補　統合失調症症候学
—精神科臨床のあり方：批判と提言—

2018年6月20日　初版第1刷発行

著　者　中安信夫
発行者　石澤雄司
発行所　株式会社星和書店
〒168-0074　東京都杉並区上高井戸1-2-5
電話　03（3329）0031（営業部）／03（3329）0033（編集部）
FAX　03（5374）7186（営業部）／03（5374）7185（編集部）
http://www.seiwa-pb.co.jp
印　刷　株式会社 光邦
製　本　株式会社 松岳社

　ISBN978-4-7911-0982-1